Herbologia Mágica

A cura pela natureza com base na Fitoterapia & na Botânica Oculta

Tânia Gori

Herbologia Mágica

A cura pela natureza com base na Fitoterapia & na Botânica Oculta

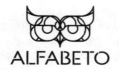

© Publicado em 2020 pela Editora Alfabeto

Supervisão geral: Edmilson Duran
Preparação de texto: Luciana Papale
Texto de quarta capa: Marcos Gomes
Revisão: Luciana Papale e Renan Papale
Fotografia da contracapa: Caian de Sousa e Rogério Santana
Diagramação: Décio Lopes

DADOS INTERNACIONAIS DE CATALOGAÇÃO NA PUBLICAÇÃO

Gori, Tânia

Herbologia Mágica: A cura pela natureza com base na Fitoterapia & na Botânica Oculta / Tânia Gori | 2ª edição Editora Alfabeto | São Paulo | 2021.

ISBN: 978-85-98307-84-8

1. Ervas: uso terapêutico 2. Plantas medicinais 3. Fitoterapia 4. Saúde: receitas I. Título

Todos os direitos reservados, proibida a reprodução total ou parcial por qualquer meio, inclusive internet, sem a expressa autorização por escrito da Editora.

A violação dos direitos autorais é crime estabelecido na Lei n. 9.610/98 e punido pelo artigo 184 do Código Penal.

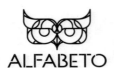

EDITORA ALFABETO
Rua Protocolo, 394 | CEP 04254-030 | São Paulo/SP
Tel: (11)2351.4168 | E-mail: editorial@editoraalfabeto.com.br
Loja Virtual: www.editoraalfabeto.com.br

Agradecimentos

Gratidão ao Universo por esta obra, que me permitiu experimentar e conhecer o mundo das ervas e das plantas medicinais e seu uso mágico.

E a todos meus alunos e clientes, muitos de vocês me ajudaram nas pesquisas e nas experiências práticas ao longo de 30 anos.

Uma enorme gratidão a minha família, meu grande tesouro. Sem vocês eu não teria conseguido colocar toda esta pesquisa aqui, obrigada por toda paciência e amor que sempre me dedicaram.

Gratidão também a toda equipe da Editora Alfabeto por tornar possível mais esta realização.

Apresentação

*Os livros são o tesouro precioso do mundo
e a digna herança das gerações e nações.*

Henry David Thoreau

Desde muito cedo a minha relação com o mundo das ervas e das plantas medicinais teve particularidades que me levaram a chegar até aqui. Nasci em uma família especial, que me permitiu acesso a todo conhecimento e pesquisa sobre este universo. Cresci em contato com a mãe natureza, estava tudo ali, à minha volta, e com uma curiosidade nata aguçada, aprendi a magia e a terapia que o uso de muitas plantas, conhecidas ou não, pode nos proporcionar.

Li mais de 500 livros de fitoterapia e muitos artigos e livros sobre o uso das ervas. Em tudo que li, eu sempre senti a falta de uma obra que tivesse a parte mágica e terapêutica juntas, sendo assim, comecei a fazer várias experiências, pessoais e com pessoas próximas, para sentir de perto o resultado obtido. Sempre tive uma relação de troca com todos ao meu redor, uma troca amorosa, no qual o meu trato sempre foi, "eu lhe passo uma receita, mas você tem que me dar o retorno do que aconteceu", com isso, fui acumulando muitas receitas testadas e com resultados maravilhosos.

Em 1997, já com bastante experiência na área, abri a primeira Universidade Livre Holística de São Paulo, a Casa de Bruxa, um local de atendimento no qual o uso de ervas e cristais sempre foi o carro chefe, fazendo com que mais receitas fossem aplicadas e testadas.

Assim nasceu esta obra, com a parte mágica e terapêutica juntas e todas as receitas aqui descritas testadas e aplicadas. Um trabalho de pesquisas e de experimentações feitas nos quase 30 anos de minha jornada aqui neste Planeta.

Esse é o primeiro de, quem sabe, muitos outros livros na área, então aproveite! Faça bom uso deste material desenvolvido com muito carinho para você!

Peço que, ao fazer algum ritual, feitiço ou receita contidos aqui, entre em contato conosco pelos canais que estão disponíveis no final deste livro. Descreva-nos as suas experiências, faça sugestões para uma próxima obra, interaja com a nossa equipe.

Tenha uma boa leitura, e que este tesouro possa passar de geração para geração acrescidos de suas próprias descobertas!

Beijos Encantados!

Tânia Gori

A diferença entre o remédio
e o veneno é a dose.
Paracelso (Médico e físico do século 16)

Prefácio

Meu primeiro contato com as ervas começou na infância, ao observar na linhagem de três gerações (bisavó, avó e mãe) como minhas matriarcas lidavam com o quintal de casa, cuidando e cultivando desde plantas ornamentais de jardim, até plantas utilizadas na culinária, como temperos, remédios, xaropes, banhos, chás, escalda-pés, unguentos, usufruindo de seus poderes de tratamento e de cura. Em verdade, convivíamos com uma farmácia caseira cem por cento natural.

Toda essa vivência e amor para com a natureza me fez, ao longo do meu crescimento na adolescência e na juventude, optar pela profissão que escolhi como missão de vida: a Medicina.

Ao término do curso e durante todo o período de trabalho, o aprendizado adquirido ao longo dos anos convivendo com a Medicina Tradicional Alopática me fazia pensar que algo faltava no sentido de ampliar ainda mais minha gama de conhecimentos e que, em uma trajetória de mais de vinte anos de profissão, muitos dos meus pacientes e das pessoas que eu tratava se sentiam insatisfeitos com a vida, tristes, deprimidos e mesmo utilizando um arsenal de medicamentos, não apresentavam melhora.

Já se sabe hoje que muitas doenças físicas têm como causa um fundo emocional. Foi aí que decidi procurar conhecimentos e cursos na área da Medicina Alternativa que pudessem ampliar meus horizontes, pois acredito que a Medicina Alopática se faz necessária sempre, jamais devemos abandoná-la, porém, muitas vezes ela deve ser complementada com a Terapêutica Natural, capaz de equilibrar pensamentos, sentimentos e emoções, tudo isso graças a grande energia vital que a natureza nos oferece.

Durante essa procura conheci minha grande mestra, a Bruxa Tânia Gori, atuante nas mais diversas formas de Terapia Holística Integrativa. Grande conhecedora do poder e das mais diferentes utilizações das ervas e que muito me ensinou nesses últimos cinco anos, como frequentadora da Casa de Bruxa (espaço de sua propriedade).

Sabe-se que, desde a Antiguidade, nos povos mais primitivos, a procura pela cura das doenças sempre fez parte da história da humanidade e, portanto, o uso de ervas medicinais é tão antigo quanto o surgimento do homem, até mesmo antes da escrita. Relatos históricos e arqueológicos demonstram suas utilizações nas mais diferentes civilizações do mundo, temos relatos entre os chineses (3500 a.C), os egípcios (1500 a.C), na Idade Média entre os monges, desde a culinária, aromas, remédios, venenos, bebidas alucinógenas, até o embalsamamento de mortos e seus rituais.

Ao longo dos séculos, seja no continente Europeu ou na América, nota-se um avanço e disseminação cada vez maior de adeptos à Medicina Natural, através, inclusive do crescente comércio das farmácias de manipulação. No Brasil, sabemos que a flora é muito rica. A Amazônia abarca cerce de 50% da biodiversidade do Planeta e nosso maior conhecimento de parte dessa riqueza se deve à cultura indígena, ao folclore e à medicina popular.

Ao compreendermos que todas as ervas, apesar de pertencerem a terra, possuem a força dos 4 elementos (Água, Terra, Fogo e Ar), assim como já nos elucidava Aristóteles. Ao entrarmos em contato com elas, estaremos usufruindo não só da força dos 4 elementos, mas também de toda energia vital que vem da natureza.

Assim sendo, convido à todos a mergulharem nesse oceano de conhecimentos e experiências, proporcionado por essa pessoal especial e iluminada, a Bruxa Tânia Gori. Uma amiga, mestra, escritora, educadora e conhecedora das ervas, que nos dá a oportunidade teórica e prática de toda sua experiência e vivência ao longo dos anos – através das mais diversas formas de seu uso, como chás, banhos, cremes, pomadas, macerações, sucos, tinturas, xaropes, poções. E ainda indicações, contraindicações e efeitos colaterais – sempre como muito amor, encantamento e magia. Objetivando nossa cura física e emocional, harmonizando nossa vida e, dessa forma, tornando-nos seres de luz cada vez melhores.

Silmara Cristina Friolani.
**Médica Hemodinamicista e Cardiologia Intervencionista,
Médica do setor de Coronariopatias do Instituto Dante Pazzanese de Cardiologia.**

Sumário

1. História das Ervas 15
   Teoria das Assinaturas 17
2. Encantamentos e Rituais 23
   Alguns usos encantatórios das plantas 23
   Como colher e conservar as ervas 24
   Riscos de uso das ervas medicinais 26
   Teste para alergia 26
3. Preparações caseiras 27
   Preparados de base 28
   Uso cosméticos 33
4. As plantas e suas propriedades 37

Acácia 39	Avenca 58
Açafrão 42	Babosa 60
Açaí 44	Bardana 62
Acerola 46	Basílico 64
Aipo 47	Baunilha 66
Almeirão 49	Beladona 69
Amor-perfeito 51	Calêndula 71
Angélica 54	Camélia 76
Arruda 56	Camomila 78

Canela	83	Freixo	155
Canforeira	89	Funcho	157
Capim-limão	92	Garra-do-diabo	161
Capuchinha	95	Gengibre	164
Carapiá	98	Gerânio	173
Cardamomo	100	Gergelim	177
Carqueja	104	Gérmen de trigo	180
Carvalho	106	Ginseng	183
Cavalinha	109	Girassol	186
Cebola	111	Goiabeira	190
Cedro	115	Grão-de-bico	193
Coentro	117	Graviola	197
Cogumelos	121	Groselha	199
Cominho	123	Guaco	201
Confrei	125	Guaraná	203
Coqueiro	127	Guiné	205
Cravo	130	Hamamélis	207
Crisântemo	133	Henna	211
Damasqueiro	135	Hera	213
Dente-de-leão	137	Hibisco	215
Erva-cidreira	139	Hissopo	219
Erva-de-são-joão	141	Hortelã	221
Ervilha	143	Hortênsia	226
Estragão	145	Ilangue-Ilangue (Ylang-Ylang)	228
Eucalipto	147	Inhame	230
Feijão	149	Jabuticabeira	234
Framboeseira	152	Jasmim	236

Jiló	244	Milho	373
Kiwi	246	Mirra	378
Laranjeira	249	Mirtilo	380
Lavanda	260	Morangueiro (Morango)	384
Lentilha	273	Moscadeira (noz-moscada)	390
Levante	279	Mostarda	395
Lichia	282	Murta	398
Limoeiro	291	Nabo	401
Linho	300	Narciso	405
Lírio	306	Noz-de-cola	408
Losna	310	Olíbano	410
Lótus	317	Oliveira	416
Loureiro (louro)	320	Orquídea	422
Macieira (maçã)	325	Orégano	426
Mamoeiro (mamão)	332	Opium (Papoula)	435
Mandioca	335	Ora-pro-nóbis	443
Mandrágora	338	Palmarosa	451
Mangueira (manga)	341	Papiro	455
Maracujazeiro (Maracujá)	346	Patchouli	458
Margarida	349	Pepineiro (Pepino)	464
Marmeleiro	351	Pereira (Pera)	470
Melancia	354	Pessegueiro (Pêssego)	477
Melão	357	Pimenta	482
Melaleuca (Tea Tree)	361	Pinheiro	495
Melissa	365	Pitangueira (Pitanga)	498
Mentruz	367	Poejo	502
Mil-folhas	370	Quebra-pedra	505

Quiabeiro (quiabo) 507

Rabanete 512

Repolho 516

Romãzeira (romã) 519

Rosa Mosqueta 523

Roseira (rosa) 529

Rúcula 538

Sabugueiro 542

Salgueiro 546

Salsão 549

Sálvia 552

Samambaia 557

Sândalo 559

Soja 562

Stevia 565

Tamarindo 568

Tanchagem 571

Tomateiro (tomate) 575

Tomilho 580

Trevo 586

Urtiga 589

Verbena 593

Videira (uva) 596

Violeta 601

Zimbro 603

Bibliografia Consultada 605

1

História das Ervas

E disse Deus: produza a terra erva verde, erva que dê semente, árvore frutífera que dê fruto segundo a sua espécie, cuja semente esteja nela sobre a terra.
E assim foi.

Gênesis 1.11

As ervas têm sido usadas para curar o corpo desde os tempos pré-históricos. Estudos de ervas medicinais datam de mais de cinco mil anos, na época dos antigos sumerianos.

Os remédios feitos com ervas são um sustentáculo na medicina tradicional chinesa. O livro de ervas mais antigo de que se tem conhecimento é o chinês *Pen-ts'ao*, escrito pelo imperador Shen-nung (3737 – 2697 a.C.), estão registrados nesse livro mais de 300 preparados com ervas medicinais.

Os egípcios também usaram remédios à base de ervas. De acordo com um registro antigo chamado *Papiro Ebers*, houve perto de 2.000 doutores em ervas praticando sua arte no Egito Antigo.

Livros sobre ervas foram encontrados também com os antigos gregos, que estudaram suas qualidades medicinais e registraram muitas observações. Segundo o botânico e filósofo grego, Teofrasto, mais de 300 ervas medicinais cresciam no jardim de Aristóteles.

No primeiro século da era cristã, o primeiro tratado europeu sobre as propriedades e uso medicinal das ervas foi compilado por Dioscórides, médico grego.

Os gregos usavam ervas e óleos aromáticos nos rituais religiosos. Eles acreditavam que somente os deuses poderiam ter criado aromas tão profundos e estavam convencidos de que os aromas naturais podiam ser uma ponte para alcançar o Olímpio e receber força, proteção, cura e beleza dos deuses.

A cura pelas ervas era um rito importante em várias religiões pré-cristãs. Referências que se repetem aparecem tanto no Antigo como no Novo Testamento da Bíblia, independentemente do fato de a igreja cristã primitiva ter preferido a cura pela fé à prática formal da medicina, a qual tentou proibir.

As tribos indígenas da América do Norte utilizavam ervas tanto para curar como para a prática da magia; eles descobriram utilidade para quase todas as plantas nativas. Seu conhecimento inestimável de inúmeros medicamentos botânicos foi passado para os colonizadores brancos europeus nos Estados Unidos e no Canadá.

No ano de 1526, o anônimo *Grete Herball* foi o primeiro livro sobre ervas publicado em língua inglesa. Em 1597, surgiu um dos mais famosos livros dessa Era, chamado de *Gerard's Herball*, um trabalho de John Gerard, cirurgião e farmacêutico inglês do reinado de James I. Em 1640, surgiu o livro *Theatrum Botanicum*, de John Parkinson, seguido de *The Complete Herbal and English Physician*, sobre as influências astrológicas no uso das ervas, de Nicholas Culpeper.

À medida que a química e outras ciências médicas rapidamente se desenvolveram, nos séculos 18 e 19, a medicina das ervas perdeu popularidade tanto nos Estados Unidos como na Europa, cedendo lugar às drogas químicas ativas e à prática da quimioterapia.

Atualmente, nos Estados Unidos, testemunha-se o ressurgimento do interesse popular pelas ervas e pelos produtos derivados; algumas pessoas estão começando a se afastar dos medicamentos artificialmente preparados pela sociedade moderna, para buscar os métodos mais naturais e antigos de cura.

As ervas são naturais. Muitas podem ajudar, prevenir e curar. Para muitas enfermidades, a cura pela Mãe Natureza pode ser muito melhor do que as pílulas sintéticas de sabor desagradável, produzidas pelo homem, que proporcionam alívio temporário dos sintomas, mas não erradicam a causa da doença.

É importante ressaltar que muitas doenças atuais precisam dos métodos de tratamentos modernos. No caso de condições emocionais ou físicas crônicas ou sérias, recomenda-se algum tratamento médico profissional a ser imediatamente procurado.

Muitas bruxas e magos apreciam plantar seus próprios jardins de ervas; entretanto, a maioria das ervas medicinais (e mágicas) pode ser obtida também em lojas de produtos naturais, florais, supermercados e até nas florestas, ao longo das estradas, se você conhecer o que está procurando.

Cuidado: muitas ervas são venenosas e podem causar doenças brandas ou graves e, em alguns casos, até a morte. Você nunca deverá tentar colher ervas selvagens para uso medicinal a menos que seja especialista ou esteja acompanhado de um herbalista experimentado e treinado.

Ao consultarmos um médico, ao iniciarmos um tratamento, ao realizarmos um procedimento cirúrgico, devemos informar sempre todos os medicamentos que estão sendo utilizados.

Teoria das Assinaturas

A Teoria das Assinaturas baseava-se no antigo provérbio *similia similibus curantur*, ou seja, "o semelhante cura o semelhante". O médico e alquimista suíço conhecido como Paracelso (Philippus Aureolus Theophrastus Bombastus von Hohenheim, 1493-1541) acreditava que tudo o que é criado pela natureza reproduz a imagem da virtude a que lhe é atribuída.

Assim, essa teoria associa o uso medicinal e nutritivo de uma planta ao seu formato e a sua cor. Um exemplo vivo disso é a romã. Seu suco vermelho era comparado ao do sangue humano e, por isso, era usado como depurativo. Suas sementes, com formato de pequenos dentes e dispostas como tal na polpa do fruto, eram utilizadas para tratar de dores de dente.

Antes das descobertas científicas dos séculos 18 e 19, quando ainda não se dispunha de técnicas para estudar as plantas com maior profundidade, a Teoria das Assinaturas foi de grande valia para ajudar os homens a encontrar a cura para seus males no meio natural. Hoje, ela representa uma maneira de conservar e resgatar o conhecimento das comunidades de tradição oral, auxiliando no reconhecimento das plantas, cujas propriedades medicinais foram colocadas em evidência anteriormente.

Astrologia Mágica – O Mundo Vegetal e as Constelações

A astrologia estuda a relação dos astros com a vida humana, podendo ser individual, grupal ou mesmo planetária. Com certeza os homens mais antigos observavam a passagem dos planetas e das fases da lua diante do zodíaco e sabiam utilizar beneficamente essa força no plantio, bem como na magia e no seu dia a dia.

Nossos antepassados observaram que, à medida que a Lua passa pelas constelações, ela transmite ao solo e às plantas forças que vão beneficiar as quatro partes dos vegetais: as raízes, que são favorecidas pela passagem das constelações do elemento Terra (Touro, Virgem e Capricórnio); as folhas e os caules, que são beneficiadas pelo elemento Água (Câncer, Escorpião e Peixe); as flores, que se beneficiam pelo elemento Ar (Gêmeos, Libra e Aquário) e os frutos e as sementes agraciadas pelas constelações regidas pelo elemento Fogo (Áries, Leão e Sagitário).

Se aceitarmos que os satélites dirigidos para Júpiter, Plutão entre outros nos mandam ondas magnéticas sensibilizando aparelhos eletrônicos e eletromagnéticos aqui na Terra, por que não acreditar que corpos celestes muito mais complexos refletem e enviam ondas elétricas pela própria luz de reflexão dos planetas?

A força das constelações sobre as plantas

ÁRIES: Signo de Fogo – Marte. Rege os liquens que preparam o caminho para o vegetal. Início do crescimento das forças. No decorrer deste período as plantas se desenvolvem mais rapidamente. Época propícia para se fazer sementeiras, principalmente das frutas, colher cereais, armazená-los, e bom também para fazer mudas de estacas.

- *Plantas regidas por Marte*: arruda, cebolinha, coentro, malva, manjericão, capuchinha, poejo, urtiga, mostarda, pêssego, tanchagem, raiz-forte, pinho, pimenta-da-Jamaica, coentro, rosa vermelha, sândalo, patchouli, gerânio, jasmim, abacaxi, acanto e alcachofra.

TOURO: Signo de Terra – Vênus. Rege os fungos e os cogumelos. Período que favorece tudo que dá debaixo da terra. Também favorável para plantar árvores ou transplantá-las.

- *Plantas regidas por Vênus*: mil-folhas, crisântemo, azedinha, rosa, alcachofra, hortelã-pimenta, camomila, erva-de-gato, tomilho, verbena, violeta, trigo, sândalo, benjoim, murta, pera, malva, pêssego, artemísia, mirra, narciso, visco, beladona, erva-moura, zimbro e maçã.

GÊMEOS: Signo de Ar – Mercúrio. Rege os musgos sobre as árvores e as pedras. Período não muito fértil para agricultura, sendo mais favorável preparar a terra para cultivá-la no período seguinte.

- *Plantas regidas por Mercúrio*: aneto, salsa, hortelã-pimenta, alfazema, manjerona, orégano, segurelha, cenoura, funcho, lírio-do-vale, canela, narciso, estoraque, cálamo-aromático, hamamélis, cana-de-açúcar e erva-de-gato.

Câncer: Signo de Água – Lua. Rege os fetos, cavalinhas e licopódios. Período propício para semear e transplantar folhas e ervas medicinais.

- *Plantas regidas pela Lua:* babosa, erva-cidreira, papoula, rosa-branca, avelã, amêndoa, peônia, cânfora, jasmim, olíbano, sândalo-branco, lírio-florentino, limão, bétula, gengibre, nabo, nogueira, aveia, couve, lúpulo, mil-folhas.

Leão: Signo de Fogo – Sol. Rege as plantas coníferas como os pinheiros, por exemplo. É neste período que começam a plantar cereais e feijões e fazer podas em trepadeiras, roseiras e plantas frutíferas.

- *Plantas regidas pelo Sol*: amêndoa-amarga, camomila, bergamota, calêndula, camomila, camomila-romana, citronela, louro, angélica, hipérico, alecrim, açafrão, girassol, cravo-da-índia, canela, mirra, violeta, laranja, tanchagem, aveia, cevada, genciana, incenso e lótus.

Virgem: Signo de Terra – Mercúrio. Rege os grãos e as gramas. Período que continuamos a plantar os cereais e a realizar podas. Durante o período de Virgem devemos borrifar as plantas com água de urtiga para protegê-las e para aumentar os poderes das ervas.

- *Plantas regidas por Mercúrio*: aneto, salsa, hortelã-pimenta, alfazema, manjerona, orégano, segurelha, cenoura, funcho, lírio-do-vale, canela, narciso, estoraque, cálamo-aromático, hamamélis, cana-de-açúcar e erva-de-gato.

Libra: Signo de Ar – Vênus. Assim como no signo de Touro, Libra é regida por Vênus, portanto rege os fungos e os cogumelos.

- *Plantas regidas por Vênus*: mil-folhas, crisântemo, azedinha, rosa, alcachofra, hortelã pimenta, camomila, erva-de-gato, tomilho, verbena, violeta, trigo, sândalo, benjoim, murta, pera, malva, pêssego, artemísia, mirra, narciso, visco, beladona, erva-moura, zimbro e maçã.

Escorpião: Signo de Água – Plutão. Rege as plantas medicinais e as palmeiras. Ótimo período para secar as ervas e armazená-las. Em Escorpião também devemos borrifar as plantas com água de urtiga.

- *Plantas regidas por Plutão*: begônia, datura e cipreste.

Sagitário: Signo de Fogo – Júpiter. Rege as grandes árvores e as florestas. Neste período, plantam-se com sucesso as árvores de frutas e também árvores que queremos que cresçam mais rapidamente e que fiquem mais altas.

- *Plantas regidas por Júpiter*: borragem, dente-de-leão, sálvia, agrimônia, hissopo, rosa vermelha, carvalho, noz-moscada, bálsamo, cedro, anis, morango, oliveira e couve.

Capricórnio: Signo de Terra – Saturno. Rege as plantas com flores e pétalas separadas. Neste período plantamos as árvores para que as madeiras durem muito mais tempo. Época de realizar as colheitas.
- *Plantas regidas por Saturno:* cavalinha, confrei, cipreste, ervilha-de-cheiro, magnólia, mirra, laranja, vetiver, absinto, patchouli, musgo, alho, beladona, cânhamo, estramônio, lúpulo e mandrágora.

Aquário: Signo de Ar – Urano. Rege as plantas de flores e pétalas unidas. Neste período continuamos a colher. Época propícia para secagem e armazenamento.
- *Plantas regidas por Urano:* arruda, cúrcuma, laranja-azeda e figueira.

Peixes: Signo de Água – Netuno. Rege as plantas com muita umidade ou que vivem na água. Período favorável para se iniciar uma horta, mas totalmente impróprio para as colheitas, podendo ocorrer rápida deterioração.
- *Plantas regidas por Netuno:* coca, maconha, peiote, orelha-de-onça.

Relação das plantas com as notas musicais

Dó: estimula a circulação, reduz a depressão, é estimulante, excitante e usada como tônico menstrual. A nota DÓ atua nos órgãos genitais.
- *Terapia com cristais:* granada e rubi.
- *Plantas relacionadas:* sândalo, gerânio, cânfora, rosa, abacaxi, jasmim, patchouli, pimenta, tomate, beterraba, pimentão vermelho, rabanete, vinho tinto, frutas vermelhas, ameixas, cebola e cerejas pretas.

Ré: normalizador do corpo, usada para asma, melhora da tireoide e da digestão e diminui a tensão nervosa. Atua diretamente no baço e no intestino.
- *Terapia com cristais:* coral, cornalina, pérola e ágata.
- *Plantas relacionadas:* absinto, orquídea, violeta, citronela, bergamota, amêndoa-amarga, camomila, canela, olíbano, damascos, vitamina A, cálcio, cenoura, ovos, abóboras, pêssegos e caqui.

Mi: estimula o intelecto, melhora a secreção da bílis, fortalece os nervos, cura problemas de pele e a exaustão. Atua nas suprarrenais, pâncreas, estômago e fígado.
- *Terapia com cristais:* topázio e citrino.
- *Plantas relacionadas:* acácia, verbena, laranja-azeda, lírio-florentino, cálamo-aromático, milho, banana, limão, melão, manteiga, melão, batata doce e mamão.

Fá: antisséptico, alivia todo o organismo, aumenta a vitalidade e cura queimaduras. Atua no coração e nos pulmões.
- *Terapia com cristais:* esmeralda e jade.
- *Plantas relacionadas:* narciso, aspargos, pepino, pimentão verde, maçã, kiwi, aipo, repolho, cebolinha e lima.

Sol: adstringente, calmante, analgésico, refrescante, reduz inflamações, acalma a agitação. Atua na tireoide e no timo.
- *Terapia com cristais:* safira, água-marinha e pedra da lua.
- *Plantas relacionadas:* benjoim, laranja, magnólia, ervilha-de-cheiro, ameixa, fubá e uvas.

Lá: anestésico, antirreumático e estimulante da ação paratireoide. Atua na glândula pineal.
- *Terapia com cristais:* lápis-lazúli e sodalita.
- *Plantas relacionadas:* cipreste, alfazema, feno, beringelas e repolho roxo.

Si: estimulante e restaurador, aumenta a resistência a doenças e é descongestionante. Atua na glândula pituitária.
- *Terapia com cristais:* ametista e diamante.
- *Plantas relacionadas:* hortelã-pimenta, canela, cravo-da-índia, amora-preta, brócolis, alho e folha de beterraba.

Influência da Lua sobre as plantas

O aproveitamento do fluxo e do refluxo da seiva determina práticas importantes no plantio e na colheita das plantas e das ervas.

Lua nova: fase lunar boa para capinar o mato, pois demora mais a crescer. Período ideal para colher raízes suculentas, fazer adubação e podas.

Lua crescente: o período é bom para arar e gradear a terra, semear e colher folhas e frutos, fazer enxertos e plantar flores e folhas em vasos ornamentais.

Lua cheia: no ápice lunar não devemos nem plantar, nem transplantar e muito menos capinar, pois o mato cresce muito mais rápido nesta época.

Lua minguante: período propício para plantar e colher raízes, bambus e madeiras para utilização de cercas, construção e móveis. Neste período a seiva se encontra nas raízes, favorecendo um tempo mais longo de vida à madeira. É época de colher e armazenar grãos.

2

Encantamentos e Rituais

A magia não é algo que você faz e sim algo que você é.
Donald Michael Kraig

Um dos pontos mais explorados no reino da magia das plantas é o seu uso como elemento facilitador em determinadas situações de nossas vidas. Esse uso é feito por meio de encantamentos e de rituais que empregam, além das plantas, os minerais e elementos animais, muitas vezes misturados em complexas fórmulas mágicas. Esses conhecimentos nos foram legados pelos herboristas, alquimistas, botânicos e sacerdotes do passado. Seus conhecimentos por vezes se perderam, restando apenas informações dispersas e pouco consistentes que, ainda assim, provocam grande curiosidade na maioria das pessoas.

Alguns usos encantatórios das plantas

Como afrodisíaco: cravo-da-índia, baunilha, canela, camélia, cardamomo, coentro, pimenta-da-Jamaica, pimentas em geral, laranja-azeda, flor-de-datura, jasmim, ilangue-ilangue, pimenta-do-reino, patchouli, sálvia, sândalo e rosa.

Para ajudar na meditação: zimbro, bálsamo, sálvia, sândalo, louro, magnólia e mirra.

Para atrair sorte: canela, jasmim, lótus, jacinto, baunilha, noz-moscada, gerânio, bergamota e cipreste.

Para atrair sucesso e promoção na carreira: azaleia, cravo-de-defunto, olíbano, hortelã-pimenta, erva-cidreira e hissopo.

Para atrair um amor: ervilha-de-cheiro, lótus, jacinto, baunilha, bétula, coentro, lírio-florentino, rosa e laranja-azeda.

Para estimular a clarividência: açafrão, capim-limão, anis-estrelado e louro.

Para estimular a mente: babosa, aipo, cânfora, zimbro, anis-estrelado, funcho, madressilva, cacto e gengibre.

Para estimular sonhos proféticos: peônia e mimosa.

Para limpar os ambientes de energia negativa: comigo-ninguém-pode, cânfora, guiné, arruda, alecrim e espada-de-são-jorge.

Para melhorar as finanças: camomila, olíbano, alfazema, erva-cidreira, cedro, hissopo, cipreste e abóbora.

Para promover amizades: ervilha-de-cheiro, citronela e erva-cidreira,

Para proteger contra magia negra e negatividade: alecrim, louro, jasmim, cenoura, violeta, hortelã-pimenta, verbena, assafétida, gerânio, manjericão, patchouli, hissopo, noz-moscada e bergamota.

Para purificar os altares e untar equipamentos ritualísticos: acácia, flor de maracujá, jacinto, benjoim, rosa, sálvia e mirra.

Para trazer paz e harmonia às relações: gardênia, alfazema, narciso, violeta e hissopo.

Como colher e conservar as ervas

Algumas ervas, flores ou folhas medicinais só podem ser obtidas por meio de compra. Outras, entretanto, estão disponíveis em seu habitat natural ou até mesmo em quintais que tenham pessoas dedicadas a cultivá-las. Segue alguns conselhos para colheita e conservação de suas ervas.

Período ideal para colheita

Ervas aromáticas: devem ser colhidas quando florescerem, pela manhã, depois que o orvalho tiver evaporado.

Flores: colha-as quando tiverem acabado de se abrir por completo. Dê preferência em tempos claros e secos, também pela manhã, após a evaporação do orvalho.

Folhas: espere pelo seu desenvolvimento completo. O horário da colheita é o mesmo das espécies anteriores.

Talos: o melhor período para colher os talos é no outono.

Bulbos: deverão ser colhidos somente quando as folhas entrarem em decadência.

Cascas: podem ser colhidas no outono ou no princípio da primavera, não importando se vai selecionar a casca da raiz ou do caule.

Sementes: não devem ser colhidas antes da maturação completa.

Raízes ou rizomas (caules subterrâneos): nas espécies anuais devem ser colhidas um pouco antes do florescimento da planta; nas espécies bienais, depois do perecimento das folhas do primeiro ano e nas espécies perenes na primavera, antes do reinício do brotamento.

Desidratação e conservação

Os processos de desidratação e de conservação exigem certos cuidados. Se a desidratação for feita de forma correta, conservando as ervas, suas folhas, raízes, flores ou cascas em recipientes fechados e em local seco e fresco, o resultado será uma matéria-prima de poderes terapêuticos e mágicos muito mais concentrados do que os existentes nas plantas ainda verdes.

Para obter um bom resultado proceda da seguinte forma:

Flores: espalhe-as sobre uma folha de papel e deixe-as à sombra, mas não se esqueça de levá-las alguns momentos ao sol para evitar que os fungos as destruam. A intensidade de seu poder terapêutico é reconhecida pela cor original que elas conservam depois de secas. A estocagem deve ser feita dentro de saquinhos de celofane marrom lacrados.

Folhas: os conselhos relativos às flores aplicam-se também às folhas, embora as não aromáticas possam ser secadas apenas ao sol. O tempo para sua desidratação varia conforme a sua espessura.

Bulbos: elimine sua membrana externa e corte-os em fatias transversais de 1 cm de espessura. Seque-os à sombra e ao sol, mexendo de vez em quando para evitar que criem bolor. Conserve-os em saquinhos de celofane ou em frascos de vidro de boca larga, hermeticamente fechado.

Cascas e talos: o sistema de secagem e de armazenamento é o mesmo dos anteriores.

Raízes e rizomas carnudos: corte-os em fatias transversais de 1 cm de espessura. Seque-os seguindo o mesmo critério usado com os bulbos, mexendo de vez em quando para evitar a formação de bolor. Guarde depois em frascos de boca larga, com tampa hermética.

Riscos de uso das ervas medicinais

Na hora do processo de absorção de substâncias ativas, a pele está sujeita a diversas reações, sejam elas benéficas ou não. As respostas negativas são caracterizadas por inflamações e alergias, tais como:

- Ardor: sensação transitória, diferente da alergia, que pode ser também considerada uma irritação.
- Irritação: a pele se torna avermelhada; essa alteração pode se dar apenas num primeiro contato com a substância ou por exposição secundária ou repetida ao mesmo agente irritante.
- Dermatite alérgica: parecida com a dermatite de contato, só que neste caso o mecanismo de exteriorização é diferenciado, pois é induzido pelo antígeno da substância usada com o anticorpo específico, dentro do sistema de defesa do organismo.
- Dermatite de contato: forte sensação de coceira na região quando a pele entra em contato com substâncias tóxicas, normalmente liberadas por glândulas especiais presentes nas plantas.

Teste para alergia

A pele de cada pessoa possui características diferentes, como cor, cheiro e textura. Além disso, cada uma apresenta sensibilidade única quando exposta a variadas substâncias químicas. Assim, antes de utilizar qualquer ingrediente natural, é importante fazer um teste para verificar se você apresenta alergia a algum componente, podendo variar entre planta, flor, óleo essencial ou qualquer outro produto natural. Algumas substâncias podem provocar uma hiperssensibilização em certos tipos de pele, devido a sua composição química, e outras podem causar danos à pele se utilizadas concomitantemente com a exposição solar. Por isso, valem o bom senso e o cuidado.

Para fazer um simples teste de reação alérgica, junte uma colher (sopa) de água fervente a uma colher (sopa) do material na forma de pó. Misture até formar uma pasta e coloque em contato com a parte de dentro do braço, onde a pele é mais fina e, portanto, mais sensível. Se quiser, pode envolver a área com uma bandagem. Espere por alguns minutos e veja se ocorre alguma reação adversa, como vermelhidão, coceira ou irritação. Em caso positivo, não utilize mais a planta ou o produto.

3

Preparações caseiras

> *Os alquimistas diziam que se uma planta é usada viva, sua cooperação na transformação desses corpos sutis é mais intensa, mas se, em adição, ela é aromática, essa faculdade se acentua. Hoje já sabemos também que se torna ainda mais eficaz se semeada, criada, colhida e preparada por indivíduos entregues à Lei do serviço.*
>
> Trigueirinho

Ensinar a fazer um chá pode parecer ridículo e até ofensivo, porque é lógico que qualquer pessoa pode fazer uma bebida com água quente e um punhado de ervas frescas ou secas. Mas como estamos falando de chás que serão tomados para curar alguma coisa, ou pelo menos aliviar alguma dor, certas regras básicas deverão ser seguidas, como os cuidados com o recipiente, que deve ser de vidro ou de porcelana, e com a água, que deve ser pelo menos filtrada para diminuir um pouco a quantidade de produtos químicos adquiridos no tratamento. Da mesma maneira, outras preparações caseiras exigem sempre cuidados e limpeza. Os vidros utilizados devem estar escrupulosamente limpos, lavados com detergente e depois postos para secar no forno, dentro de uma assadeira (por isso não pode ser vidro muito fino). Por fim, os produtos utilizados, como os óleos vegetais, por exemplo, devem ser sempre de ótima qualidade, lembrando que, ao manipular uma erva, seja para um chá, seja para um banho, seja para uma tintura, devemos ficar atentos a todos os cuidados já citados, fazendo sempre uma conexão com a energia de cada erva, trazendo a magia para dentro do nosso coração. Coloque as ervas em suas mãos e mentalize uma conexão com ela. Com certeza seu preparo terá muito mais força.

Preparados de base

Decocção: recomenda-se usar as partes de tecidos mais grosseiros da planta, como raízes, rizomas, sementes, casca e talos. No caso de se querer usar partes mais tenras, é preciso deixar no máximo por 10 minutos no cozimento.
Modo de fazer: separe as partes da planta que lhe interessam e lave-as cuidadosamente. Encha uma panela com água mineral, coloque a água dentro e leve ao fogo. Deixe cozinhando por 15 a 30 minutos. Após esse tempo, retire do fogo e deixe a panela tampada por mais alguns minutos antes de usar.

Infusão: conhecida popularmente por chá, recomenda-se usar as folhas, flores e tecidos tenros na infusão. No caso de precisar usar as partes mais grosseiras da planta, é necessário picar bem miúdo e deixar a solução em repouso por mais tempo.
Modo de fazer: separe as partes da planta que lhe interessam e lave-as cuidadosamente. Várias plantas podem ser usadas misturadas, desde que sejam provenientes de órgãos vegetais idênticos (ou só folhas, ou só flores). Encha uma chaleira com água mineral e leve ao fogo. Quando alcançar a fervura, desligue e mergulhe nela as partes da planta. Tampe a chaleira e deixe a solução abafada por cerca de 5 a 10 minutos.

Manteiga aromática: a manteiga é colocada para se liquefazer em banho-maria.
Modo de fazer: adicione as ervas no processo de banho-maria. Mexa continuamente até formar um creme homogêneo.

Maceração: pode-se usar qualquer parte da planta. Separe as partes da planta que lhe interessam e lave-as cuidadosamente. No caso das partes mais grossas, pique em pedaços bem pequenos.
Modo de fazer: reserve uma panela de vidro com água mineral fria. Coloque de molho as partes desejadas por até 24 horas. Para folhas, flores e partes mais tenras, deixe por 10 horas. Para cascas, talos e sementes deixem por 15 horas. Para raízes e rizomas, deixe por 24 horas.

Óleo de massagem: usa-se a tintura ou o óleo essencial, diluído em óleo carreador. Serve para massagear o corpo relaxando os músculos doloridos, ativar a circulação, promover a eliminação de toxinas pela pele e a drenagem linfática.

Modo de fazer: escolha um óleo carreador puro, de acordo com o seu tipo de pele. Misture o óleo carreador com a tintura da planta ou com o óleo essencial, numa proporção de três gotas de óleo essencial para cada colher (sopa) de óleo carreador. Aplique na pele com massagens suaves.

Pó: usado como veículo de diversos preparados.
Modo de fazer: separe as partes desejadas da planta. Proceda a secagem em estufa ou de acordo com as instruções dadas anteriormente. Triture em um moedor até alcançar a granulação desejada.

POMADA: uso tópico para massagear partes do corpo e tratar de problemas de pele e musculares.
Modo de fazer: em uma panelinha pequena e de preferência usada somente para este fim, coloque 50 g de óleo vegetal de boa qualidade (de gergelim, amêndoa ou uva, sempre com uma colherinha de chá de óleo de germe de trigo). Junte ao óleo uma colher de sopa de cera de abelhas ralada. Deixe o fogo bem baixo ou use uma panela de banho-maria. Mexa até a cera estar bem derretida (cerca de 2 ou 3 minutos). Deixe esfriar um pouco e junte uma colher de sopa do vegetal bem picado. Se a pomada ficar muito dura, aumente a quantidade de óleo. Se ficar mole é porque a cera foi pouca. Quando estiver fria, acondicione em latinhas ou potinhos de creme.

PURÊ: usado para fazer máscaras de beleza e tratar da pele e dos cabelos.
Modo de fazer: cozinhe a vapor os vegetais e/ou as frutas. Quando estiverem cozidos, retire-os do fogo e passe-os pelo espremedor para obter uma consistência pastosa. Aplique diretamente no local ou utilize em algum preparado avançado.

SAL AROMÁTICO: preparado com o uso de óleos essenciais.
Modo de fazer: escolha os óleos essenciais desejados. Pingue as gotas que achar necessário numa porção de sal grosso ou sal marinho (você sentirá o aroma e sua intensidade). O sal grosso serve para ser utilizado na água da banheira e o sal marinho, de granulação mais fina, pode ser usado com uma esponja natural para friccionar o corpo todo, ativando a circulação e promovendo a limpeza e a eliminação de toxinas. Depois de fazer a mistura, coloque tudo num vidro bem fechado e deixe o sal aromático maturar por mais ou menos 15 dias antes de usar.

Suco: usado para remineralizar o corpo, hidratar e refrescar.

Modo de fazer: lave cuidadosamente a fruta, legume ou verdura. Retire a casca e pique em pedaços pequenos. Leve ao liquidificador com um pouquinho de água mineral, até obter um líquido homogêneo. No caso da laranja e do limão, use um espremedor de frutas. Se preferir, você poderá coar a solução.

Tintura: esse preparado é usado quando não é possível extrair os princípios ativos da planta por meio de infusão ou decocção. A extração dos princípios ativos da planta é feita por solventes, que podem ser o álcool de cereais, a vodca, o vinagre ou a glicerina. Por ser um preparado muito concentrado, nunca deve ser usado diretamente sobre a pele. Recomenda-se diluir previamente em água mineral.

Modo de fazer (tintura alcoólica): escolha a planta desejada e transforme-a em pó. Coloque-a em um vidro escuro e cubra com a solução alcoólica. Agite bem o vidro, diariamente, por aproximadamente 15 dias consecutivos. Após esse período, coe bem a solução e acondicione em um vidro escuro bem fechado em local sombreado.

Banho de imersão: recomenda-se usar decocção, sal aromático, óleos comuns e essenciais, tintura ou extrato alcoólico. Pode ser feito em diferentes temperaturas, de acordo com o efeito desejado. O banho morno é indicado para relaxar o corpo e a musculatura, além de acalmar irritações na pele, inflamações e reações alérgicas. O banho quente ajuda a estimular a circulação, tratar de extremidades frias (mãos e pés) e eliminar as toxinas do corpo.

Modo de fazer: encha uma banheira com água de acordo com a temperatura desejada. Escolha a planta que será usada e deixe o preparado pronto com antecedência. Despeje na banheira a substância até sentir o aroma impregnando o ambiente. Com o corpo imerso na água, relaxe e fique nela por, no máximo, 20 minutos.

Bochecho e gargarejo: usa-se a infusão ou a decocção. O objetivo é tratar de problemas gerais da boca, como inflamação das mucosas, aftas, língua rachada, dentes manchados, mau hálito e gengivas fracas.

Modo de fazer: prepare a infusão ou a decocção. Espere amornar e então faça o bochecho ou o gargarejo. Jogue fora a solução. Repita esse processo pelo menos três vezes ao dia.

Borrifo d'água (spray): usa-se a infusão ou suco coado feito com água mineral. Não utilize, de forma alguma, frutas ácidas, pois podem causar queimaduras no rosto. Outra opção é usar água de coco ou ainda água mineral misturada com algumas gotas do óleo essencial de sua preferência. Para tanto, não se esqueça de que é preciso antes diluir o óleo essencial em um pouquinho de óleo carreador. O objetivo é refrescar e hidratar a pele.

Modo de fazer: escolha o tipo de líquido desejado. Coloque tudo em um pequeno borrifador. Em momentos de muito calor e secura da pele, borrife no rosto e no pescoço.

Cataplasma: recomenda-se usar as plantas em estado fresco. No entanto, se não dispuser de plantas frescas, você poderá também usar as plantas secas, na forma de pó. O objetivo do cataplasma é aquecer o local em que é aplicado, umedecer e estimular a circulação.

Modo de fazer: separe as partes da planta que lhe interessam e lave-as cuidadosamente. Promova a trituração dos elementos. No caso de legumes e frutas, transforme-os em purê. Misture tudo em água quente ou em algum outro líquido, que pode ser a infusão feita de alguma planta medicinal ou ainda uma tintura diluída em água. Aplique no local, diretamente sobre a pele.

Compressa úmida: recomenda-se usar a infusão, a decocção ou a tintura. Pode ser feita em diferentes temperaturas, de acordo com o efeito desejado. Usa-se compressa fria para tratamento de contusão, torção, dor muscular, inchaço nas pernas, olhos e pele congestionados e problemas inflamatórios gerais. A compressa morna é usada principalmente para acalmar peles irritadas e avermelhadas e relaxar músculos doloridos. A compressa quente é usada para estimular a circulação do corpo e ajudar na eliminação de toxinas pela pele. Para fazer a compressa, você precisa ter dois panos. Um deles, feito de algodão puro, que vai direto em contato com a pele. O outro feito de flanela, que vai por cima do primeiro, para ajudar a manter a umidade e a temperatura em equilíbrio.

Modo de fazer: escolha a planta que será utilizada e prepare sua infusão, sua decocção ou use sua tintura diluída em água. Da para usar também o óleo essencial, que deverá ser diluído previamente em óleo carreador e depois diluído em água. Analise o problema a ser tratado e escolha a temperatura ideal. Mergulhe o pano de algodão no líquido. Aplique diretamente sobre a pele e cubra em seguida com o pano de flanela.

Escalda-pés: recomenda-se usar infusão, sal aromático, decocção ou óleo essencial, diluído previamente em um pouquinho de óleo carreador. É indicado para acalmar e tirar as dores de pés cansados e inchados, estimular a circulação, relaxar e descongestionar. Seu efeito pode até se propagar por todo o corpo.

Modo de fazer: aqueça bem o líquido que será usado. No caso de se usar o óleo essencial, ferva uma chaleira de água mineral e coloque o líquido em uma bacia. Para usar o óleo essencial, despeje a água fervida na bacia e então pingue o óleo. Quando alcançar uma temperatura suportável, mergulhe os pés nela e relaxe, mantendo o corpo sempre bem aquecido. Mantenha os pés mergulhados por no máximo 20 minutos.

Unguento: usa-se a planta em estado fresco. Indicado para casos de contusão, torção, luxação e dor muscular.

Modo de fazer: escolha a planta e lave-a cuidadosamente. Triture a planta em um cadinho para extrair dela um líquido escuro. Misture esse líquido em um pouco de gordura vegetal. Se preferir, adicione um pouco de cera de abelhas para dar uma consistência mais pastosa. Leve tudo ao fogo baixo e mexa até derreter e obter uma mistura homogênea. Aplique sobre o local afetado quando a mistura atingir uma temperatura suportável.

Vaporização: usa-se principalmente o óleo essencial. Serve para limpar a pele, descongestionar e acalmar.

Modo de fazer: ferva uma chaleira de água mineral. Retire do fogo e despeje o conteúdo numa vasilha. Pingue de 5 a 8 gotas de óleo essencial, previamente diluído em um pouco de óleo carreador. Cubra a cabeça e a vasilha com uma toalha limpa e deixe o vapor agir por alguns minutos.

Vinagre e vinho aromáticos: use o mesmo modo de preparo que o dos óleos aromáticos a quente.

Modo de fazer: utilize vinagre de boa qualidade (de vinho branco ou de maçã). Leve o vinagre ao fogo. Quando estiver quase em ebulição, derrame o vinagre ou vinho sobre as ervas que já estão amassadas, dentro do mesmo vidro de boca larga usado para os óleos. Depois de esfriar um pouco, feche o vidro e deixe descansando por cerca de 30 dias. Filtre antes de usar.

Para uso cosméticos

Preparados de base

BANHO DE CREME *(para tratamento de choque)*
Material:
- 1 kg de base para creme capilar
- 2 g de Nipazol
- 2 litros de água deionizada
- 25 ml de essência
- 30 g de manteiga de Karité
- 150 ml de extrato glicólico
- Corante à base de água

Modo de fazer: aqueça a água e coloque o corante. Antes que a água ferva, acrescente a base para creme e o Nipazol e mexa até a completa dissolução da base. Retire a base do fogo e acrescente a manteiga, dissolvendo-a. Transfira a mistura para um recipiente frio e mexa até obter uma consistência cremosa. A esta altura, já deve estar morna. Depois de completamente fria, acrescente o extrato e a essência. Para que o banho de creme tenha uma função mágica e atraia a prosperidade, prepare-o em noite de Lua crescente, usando essência de pêssego. Para assumir uma função amorosa, prepare o banho de creme em noite de Lua cheia, usando essência de baunilha, chocolate ou morango.

CREME HIDRATANTE PARA AS MÃOS
- ½ g de Nipazol
- 10 g de manteiga de Karité
- 10 ml de silicone
- 15 ml de essência
- 30 ml de base para creme hidratante
- 100 g de ureia
- 900 ml de água deionizada, ou destilada ou desmineralizada

Modo de fazer: coloque a água com a base em um recipiente e bata na batedeira até ficar cremoso. Derreta a manteiga em banho-maria, já com o Nipazol, em seguida, acrescente ao creme. Junte a ureia, o silicone e a essência e misture bem.

Creme hidratante para os pés

- 1 g de Nipagim
- 2 g de mentol
- 3 g de cânfora
- 15 comprimidos de Melhoral adulto
- 15 ml de álcool de cereais
- 20 ml de essência
- 20 ml de óleo vegetal
- 50 ml de extrato de calêndula
- 100 ml de água oxigenada 20 volumes
- 100 ml de glicerina bidestilada
- 100 ml de ureia
- 200 g de base – emoliente para cremes e loções
- 800 ml de água deionizada, ou destilada ou desmineralizada

Modo de fazer: aqueça a água com a base e o Nipagim e deixe em fogo baixo por 20 minutos. Retire do fogo, passe para um recipiente frio e mexa até ficar cremoso. Dilua o mentol e a cânfora no álcool de cereais e junte ao creme. Amasse os comprimidos, dilua-os em um pouquinho de água e acrescente ao creme. Em seguida, coloque o restante dos ingredientes e mexa até ficar uniforme. Embale o creme em um pote que não seja transparente.

Sal de banho espumante *(ótimo para a limpeza energética)*

- 1 kg de cloreto de sódio fino
- 20 ml de essência de sete-ervas
- 100 g de lauril em pó
- 250 g de sulfato de magnésio
- Corante à base de água

Modo de fazer: coloque o corante no cloreto de sódio e misture até ficar homogêneo. Acrescente o sulfato e a essência e misture bem. Não é aconselhável usar sal de cozinha; seu processo de refinamento é muito químico e contém iodo, o que pode ressecar a pele. Não se deve colorir muito o sal de banho; o corante passa para a pele. Para receber a energia desejada, você deve trabalhar com as cores, as essências e as fases da Lua.

Base para poções mágicas
Material:

- 20 ml de propilenoglicol
- 30 ml de fixador
- 100 ml de água deionizada
- 100 ml de essência
- 750 ml de álcool de cereais

Modo de fazer: coloque o álcool em um recipiente de vidro e adicione a essência, o fixador e o propilenoglicol, misturando-os bem a cada adição. Acrescente a água e misture bem. Passe a poção por um filtro de papel. Coloque a poção em um vidro escuro. Deixe macerar sob temperatura ambiente por um dia. No dia seguinte, coloque para macerar na geladeira. Vai alternando assim durante pelo menos 10 dias. Não exponha o produto à luz do sol nem encha totalmente o vidro, deixando um espaço para o ar entre a poção e a tampa do vidro. Para receber a energia desejada, você deve trabalhar com as cores, as essências e as fases da Lua.

Super hidratante

- 5 ml dos extratos glicólicos de algas, abacate, aveia e germe de trigo
- 7 g de ureia
- 10 ml de essência de pêssego
- 200 g de base de creme hidratante
- 24 g de lanolina
- 25 ml de glicerina líquida
- 800 ml de água deionizada ou destilada ou desmineralizada

Modo de fazer: ferva a água e dissolva a ureia. Adicione aos poucos na base de creme hidratante, mexendo sempre. Adicione a glicerina e a lanolina. Continue mexendo até chegar a 40 ºC. Adicione os extratos e as essências. Pode usar o mixer, porém não é fundamental. Esse hidratante é indicado para todas as peles em regiões muito ressecadas como pés, calcanhares, joelhos e cotovelos.

> Obs.: para que esse super hidratante tenha uma função mágica, para atrair prosperidade, por exemplo, prepare-o numa noite de Lua crescente. Já para assumir uma função amorosa, substitua a essência de pêssego por uma essência de baunilha, chocolate ou morango e faça seu hidratante em uma noite de Lua cheia.

Repelente de insetos

- 10 ml de essência de citronela
- 90 ml de óleo mineral
- Corante amarelo

Modo de fazer: misture bem os ingredientes e envasilhe a mistura. Esfregue sobre a pele, nos locais que estiverem expostos ao ataque de insetos. Como a essência costuma se separar do resto da mistura, o produto deve ser bem agitado antes de ser usado.

Óleo de Massagem

Material:

- 2 g de cânfora
- 2 g de mentol
- 5 g de vaselina sólida
- 5 ml de salicilato de metila
- 100 ml de óleo mineral

Modo de fazer: derreta em banho-maria o óleo mineral e a vaselina sólida. Retire do fogo e acrescente os demais produtos misturando bem.

> Obs.: nesse óleo, particularmente, pode-se acrescentar a essência desejada para que ele tenha a função da erva escolhida.

Vinagre de toucador

- 1 vidro esterilizado e seco
- 15 g de flores secas de malva
- 15 g de folhas secas de sabugueiro
- 25 g de flores secas de camomila
- 300 ml de vinagre de maçã

Modo de fazer: coloque as ervas dentro do vidro, pressionando-as levemente. Despeje o vinagre no vidro até cobrir totalmente as ervas. O frasco deve ser tampado e em seguida rotulado. Mantenha o frasco em maceração por 15 dias, em lugar escuro e seco. Para pele sensível, o vinagre pode ser diluído 50% em água mineral. O vinagre aromático atua como tônico e é adstringente. Devido a essa ação, recomenda-se aplicá-lo no rosto após a utilização de máscara facial, o que ajudará a fechar os poros.

4

As plantas e suas propriedades

O fascinante mundo da herbologia, ciência que estuda as plantas, mágicas ou não, faz parte do meu universo de estudos e de muitas vivências. Características, propriedades e informações sobre o uso e a periculosidade de diversas plantas foram minuciosamente pesquisadas para compor este livro.

A ideia de classificar as plantas e as ervas não é nenhuma novidade. O que eu quero apresentar aqui, no entanto, é um compilado de informações que vão facilitar o uso dessas plantas, tanto mágica quanto terapeuticamente. Você vai encontrar um Guia especial de ervas e plantas medicinais e mágicas que compreende árvores, frutíferas ou não; arbustos; bulbos; raízes; rizomas; tubérculos; flores e até ervas daninhas, tudo para seu uso no dia a dia.

Fruto de uma vasta pesquisa, neste guia você vai conhecer curiosidades ou lendas sobre a planta, sua origem, onde ela se adapta melhor, como é o seu cultivo, além de detalhes sobre seu formato.

Seu gênero, que aponta a energia que essa planta emana, também é destacado, assim como que parte da planta pode ser aproveitada e seu uso na gastronomia, quando houver. A pessoa responsável pelo trabalho com as ervas deve estar sempre atenta a qual parte da planta pode ser usada. Nesses anos de pesquisa e orientação em fitoterapia, percebi que muitas pessoas tinham dificuldades em saber que parte da planta era útil e qual deveria descartar. Quando falamos em "utilizar" as partes de uma planta, estamos sinalizando seu uso para diversos fins, não somente para o consumo. Toda atenção na hora de fazer sua receita se faz necessário!

Muitas ervas tem nomes diferentes em vários lugares, para ajudar em sua consulta, foram adicionados nomes popularmente conhecidos, podendo, assim, facilitar seu uso em diversas regiões. O uso dos nomes científicos das plantas também é de extrema importância no trabalho terapêutico e medicinal. Devemos ter a certeza de que estamos tratando da planta certa em questão, pois muitas delas tem nomes parecidos, mas com desígnios bem diferentes, o que vai definir suas qualificações é seu nome botânico ou científico.

Isso nos remete a outro importante tópico, as contraindicações. Embora em alguns casos não sejam encontrados relatos de efeitos colaterais pelo consumo ou uso tópico de algumas plantas, é válido saber da importância no cuidado da ingestão e manuseio de cada erva e ter consciência de que cada organismo é único e pode reagir de forma inesperada. Todo tratamento medicamentoso – natural ou fármaco – deve ser orientado e acompanhado por um médico de sua confiança.

Trabalhar com plantas e ervas na magia requer uma série de detalhes que podem influenciar diretamente no seu feitiço. Planetas, elementos e deuses devem ser consultados para que você obtenha melhores resultados. Não adianta você usar uma erva, por exemplo, que é dedica a determinada deidade e fazer seu pedido para outra, tem de haver sincronia em seus trabalhos. Os planetas citados refletem a regência das ervas e a energia que esses astros emanam para elas. Os elementos que regem cada erva amplificam seu poder na utilização mágica e as deidades protegem a erva, ótimo para quem costuma fazer rituais dedicados aos Deuses e Deusas.

A Função Terapêutica das plantas vai lhe orientar quanto ao seu uso correto, para o que a planta serve e quais seus benefícios. Já a Função Mágica tem como objetivo ressaltar seu uso encantado, no qual os princípios vibracionais das ervas vão atuar em seu dia a dia.

Para deixar seu conhecimento ainda mais completo, uma gama de receitas terapêuticas e encantadas serão apresentadas. As receitas foram feitas, testadas e aplicadas, com suas posologias e finalidades bem detalhadas. Experimente, você vai se surpreender com os resultados.

Para finalizar, um Toque de Bruxa com todo carinho para você. Trata-se de dicas, ou um ritual ou qualquer informação diferente que vi ou vivi ao longo dos anos de estudos e práticas de todos estes trabalhos mágicos que agora apresento a vocês.

Boa leitura e aproveite!

Acácia

Nativa de vários estados brasileiros, a acácia é uma planta de crescimento lento, bastante frequente nos cerrados e, portanto, resistente à seca, não sendo muito exigente quanto à água ou ao solo. De flores pequenas e amarelas, a árvore pode chegar a 5 metros de altura.

Considerada a árvore sagrada dos egípcios, a acácia tinha o nome hieróglifo de *shen,* sua madeira era usada nas construções, enquanto a cortiça era utilizada no processo de curtição de peles (no caso das espécies taniferas). A acácia ficou conhecida também por ser a madeira utilizada na cruz de Jesus.

Planta de gênero masculino. Das incisões no seu tronco podemos tirar um suco pegajoso e denso, conhecido como goma-arábica. Suas cascas, folhas e flores são aproveitadas em diversas áreas. A acácia não tem uso na gastronomia.

Nome popular: barbatimão, casca da virgindade ou barba de timão.
Nome científico: *Acácia adstringesns*
Planetas: Sol e Mercúrio.
Elementos: Fogo e Ar.
Deidades: Astarte, Diana, Ishtar e Osíris.
Função terapêutica: usada contra leucorreia, hemorragias, diarreia e para limpeza de feridas. Em forma de decocto, sua casca previne as queimaduras resultantes da radioterapia. Age contra corrimento vaginal e feridas ulcerosas.
Contraindicações: pode causar irritações na pele e reações alérgicas.
Função mágica: suas flores são usadas no transe e também em feitiços amorosos. O suco de seu fruto ou do seu caule é misturado em tintas usadas para desenhar os talismãs sobre pergaminhos. A acácia é usada para abençoar qualquer lugar, para proteção, ajudar na clarividência, fazer contatos com outros planos, aumentar o poder dos feitiços e para atrair dinheiro.

TOQUE DE BRUXA: símbolo da ressurreição e também da Grande Iniciação na maçonaria, a acácia representa pureza e imortalidade. Sua casca é rica em tanino, que é de grande ação estíptica, por isso é muito procurada por mulheres "profissionais do sexo", daí o nome popular de "casca da virgindade".

Receitas terapêuticas e encantadas

- EXTRATO ALCOÓLICO PARA USO ORAL: inflamação de garganta, diarreias, corrimento vaginal e hemorragias, coloque 1 xícara de álcool de cereais a 50% e 2 colheres de sopa de casca de acácia picada. Deixe macerar por 3 dias. Tome 1 colher (café) diluído em água mineral de 2 a 3 vezes ao dia.

- Pó de casca de acácia: para feridas e úlceras externas, reduza as cascas de acácia a pó e aplique sobre o local.

Incenso para iluminação – para desenvolvimentos psíquicos

- 1 parte de folhas secas de acácia
- 1 parte de madeira de sândalo

Queime durante a meditação para buscar a iluminação e desenvolver poderes psíquicos.

Ritual mágico do amor – para que seu amor se decida
(Magia de origem cigana)

- 1 fita vermelha ou cor-de-rosa
- 1 saco de cetim rosa
- 2 galhos de acácia de tamanhos iguais
- Canela em pau
- Folhas secas de manjericão
- Papel vermelho ou cor-de-rosa
- Pétalas de rosa

Coloque tudo dentro do saco de cetim e escreva no papel vermelho primeiro o seu nome e por cima o do seu amado. Feche o saco com a fita, sempre mentalizando o seu desejo. Deixe tomar o sereno da Lua crescente ou da Lua cheia. No dia seguinte, antes do nascer do sol, retire o saco do sereno e sacuda-o nove vezes, mentalizando o pedido e a pessoa amada. Depois, enterre-o e agradeça a Mãe Terra pelo desejo atendido.

Ritual mágico de cura – para qualquer enfermidade
(Magia de origem gnóstica)

- 1 garrafa de rum
- 1 maço de filhas de acácia
- 1 novelo de lã
- 1 ramo de acácia

Colha um ramo de acácia e o abençoe. Trace um Círculo Mágico com ele, entoando o mantra *Moud Muud Hammaca*. Coloque dentro do Círculo Mágico o maço de folhas de acácia, já em maceração, por 13 ou 21 dias, dentro da garrafa de rum. Antes de começar o tratamento, faça com a mão direita um gesto com a intenção de retirar os fluidos negativos e doentes do órgão a ser tratado. Com o novelo de lã, faça sete nós sobre o órgão, a fim de isolar a doença. Terminada a operação, feche o Círculo e agradeça ao elemental da acácia, rogando em oração a cura do enfermo. Faça seus pedidos de cura ajoelhado em uma pedra. Terminado os pedidos jogue a lã fora com ânimo de expulsar a doença do corpo enfermo. Dê ao doente um cálice da maceração de rum de 2 a 3 vezes ao dia.

Pentáculo de dinheiro – para prosperidade
(Magia do Scott Cunningham)

- 2 colheres de sopa de goma arábica
- 4 colheres de sopa de água
- 4 colheres de sopa de canela moída
- 4 colheres de sopa de cravo-da-índia moído
- 4 colheres de sopa de gengibre moído
- 4 colheres de sopa de noz-moscada moída
- Algumas gotas de óleo de canela
- Algumas gotas de óleo de cravo-da-índia
- Algumas gotas de óleo de noz-moscada

Misture os condimentos. Adicione os óleos, misture bem e carregue de poder. Adicione a goma na água e misture bem. Deixe descansar até que tenha absorvido a água. Adicione os condicionamentos moídos e imbuídos de poder na goma de água e faça uma boa mistura usando seus dedos. Este ato deve produzir uma mistura firme, tipo massa de pão. Se estiver muito mole, adicione um pouco mais de ervas moídas. Com suas mãos, faça formas circulares planas de mais ou menos 2,5 cm. Usando uma faca afiada, trace um pentagrama em cada círculo plano. Deixe descansar em um lugar quente, sem sol, para secar. Quando estiver seco e com consistência de pedra, carregue no bolso ou na bolsa para atrair dinheiro, ou coloque em seu altar entre a chama de duas velas verdes que tenham sido ungidas com óleo de patchouli ou canela. Se desejar, faça um pentáculo maior com os condimentos e cerque com oito velas verdes para acelerar a entrada de dinheiro em seu caminho. Depois de quatro semanas, enterre o pentáculo na terra, agradecendo, e use um novo.

Açafrão

De origem mediterrânea, essa planta se adapta bem no Brasil. Sua reprodução é feita pelos bulbos-filhos, selecionados do ano interior. Por ser própria de climas temperados e quentes, ela prefere solos arenoso-argilosos, férteis, profundos, fofos e bem drenados. Seu plantio é na primavera ou início do verão.

Os gregos antigos usam o açafrão para combater insônias, curar ressacas e o considerava um afrodisíaco poderoso quando misturado no banho. A erva é um símbolo cristão da castidade, mencionada nos Salmos do Antigo Testamento. Na Pérsia, as mulheres grávidas usavam uma bola de açafrão sobre a barriga para acelerar o parto.

Zeus, deus dos deuses da antiga Grécia, dominado por insaciáveis apetites sexuais, chegou a dormir num colchão forrado com açafrão para que a planta exaltasse as paixões.

O açafrão é pelo menos tão antigo quanto a escrita, conforme consta de registros de tempos muito anteriores a nossa era, e sempre foi apreciado pelo seu aroma requintado e por suas propriedades medicinais. É a especiaria mais cara do mundo. Seu gênero é masculino e usa-se as flores e as raízes da planta. Na gastronomia é usado em pasteis, no arroz, em peixes e em sopas.

Nome popular: açafrão, flor da aurora, flor-de-hércules ou açafrão-verdadeiro.
Nome científico: *Crocus sativus L.*
Planeta: Sol
Elemento: Fogo
Deidade: Apollo
Função terapêutica: é um excitante do coração, antiespasmódico e sedativo. Aconselha-se seu uso na hipocondria, melancolia, histeria, asma, bronquite, coqueluche e doenças das vias urinarias. Pode ser usado para cólicas menstruais e falta de menstruação. Regula processos sanguínea e tireoide.
Contraindicações: em doses elevadas produz sonolência, embriagues, delírio e também abortos.
Função mágica: seu uso atrai sucesso e prosperidade. Seu chá purifica as mãos antes da realização de rituais de cura. O açafrão também é altamente afrodisíaco. Seu pó pode estimular o surgimento de ventos.

TOQUE DE BRUXA: você sabia que para obter um quilo da especiaria são necessárias mais de 100 mil flores de açafrão? O nome açafrão deriva do árabe *za fran*, "ser amarelo", e foi precisamente pela via árabe que o açafrão penetrou na Península Ibérica. Os árabes ainda hoje tomam café com cardamomo e açafrão.

Receitas terapêuticas e encantadas

- Para aliviar gases intestinais; afecções das vias urinarias; cálculos dos rins, da bexiga e da vesícula; afecções respiratórias, asma, bronquite, tosses e coqueluche: chá por infusão, 8 a 10 estigmas por xícara de água, tomar de 1 a 3 xícaras ao dia. Uso interno.
- Distúrbios da circulação: chá por infusão, 1 colher de sobremesa de raízes ralada para 1 xícara de água 1 a 3 vezes ao dia. Uso interno.
- Menstruação insuficiente: chá por infusão, 8 estigmas de açafrão por xícara de água, tomar 2 vezes ao dia. Uso interno.

PERAS NO AÇAFRÃO E MEL – para amor, paixão e é afrodisíaco

- 1 tira fina de casca de laranja
- 1 tira fina de casca de limão
- 4 colheres de sopa de açúcar
- 4 colheres de sopa de mel
- 4 peras descascadas
- 10 estigmas de açafrão
- Suco de meio limão

Coloque as peras numa panela e cubra com água. Adicione o açafrão, o mel, o açúcar, as cascas de laranjas e de limão e o suco. Deixe levantar fervura e abaixe o fogo. Cozinhe as peras por aproximadamente 25 minutos ou até que estejam ligeiramente firmes no centro quando espetadas com uma faca. Apague o fogo e deixe esfriar no xarope de açafrão. Retire as peras do xarope e leve-as à geladeira. Ferva o xarope até engrossar. Deixe esfriar. Coloque cada pera no centro de um prato e cubra-as com o xarope.

BANHO MÁGICO PARA A SEDUÇÃO

- 1 colher de mel
- Estigmas de açafrão
- Flores de jasmim
- Gotas de essência de baunilha
- Gotas de essência de chocolate
- Pétalas de rosas cor-de-rosa

Misture tudo em processo de infusão, em água quente, podendo ser usado em forma de banho ou escalda-pés.

Açaí

A árvore de açaí pode chegar a trinta metros; uma palmeira com seis troncos, ligeiramente curvos, que dá um fruto pequeno, arredondado e muito roxo, com caroço grande e pouca poupa. Sua origem é da Amazônia e é encontrado em beira de rios.

O nome do fruto, invertido, se dá devido à lenda de Iaçá, a Deusa nutridora que vivia em uma tribo que passou por um longo período de seca. O cacique local ordenou que toda criança que nascesse ali deveria ser morta para que a tribo sobrevivesse. Iaçá, com medo, escondeu sua gravidez da tribo com esperança de ficar com seu filho, pois até mesmo os filhos de suas irmãs o cacique mandou matar. Assustada, Iaçá foi ter seu filho na mata, porém, ao retornar para tribo, o cacique manteve a ordem e mandou matar a criança. Iaçá ficou muito triste. Depois de sete dias, ela ouviu o choro de um bebê e viu uma grande luz. Ela foi até a porta da oca e viu seu filho. Ao juntar-se a ele, Iaçá percebeu que seus pés haviam se transformado em raízes e seu filho tranformara-se em um lindo fruto que alimentou toda a aldeia.

O açaí é uma planta de gênero feminino. Seus frutos, folhas, flores, palmito, tronco e raízes são todos aproveitados. Na gastronomia, o açaí é usado in natura, como creme ou chá.

Nome popular: açaí, açaí de touceira, juçara ou açaí do baixo-amazonas, açaí do Pará.

Nome científico: *Euterpe oleraceae*

Planeta: Lua

Elemento: Água

Deidades: Iaçá e Tupã.

Função terapêutica: antidiarreico, cicatrizante e fortificante. Combate os radicais livres, o amarelão, o colesterol e as frieiras. É antianêmico, digestivo, vermífugo, energético hidratante, emoliente e antioxidante. Fortalece pele, unhas e cabelos.

Contraindicações: por ser rico em carboidratos e com alto teor enérgico, o açaí, quando consumido em excesso, favorece o acúmulo de gordura e pode estimular o desenvolvimento da diabetes.

Função mágica: o poder dessa erva está ligado à força e à caça. O açaí é usado em rituais de agradecimento a Tupã, bebendo o vinho do seu fruto. E pode ser usado, também, em rituais de prosperidade, abundância e riquezas.

Toque de Bruxa: numa noite de Lua cheia, coloque em seu caldeirão folhas secas de palmeira, erva-doce e suco de açaí e agradeça a Deusa Iaçá por algo de bom que aconteceu em seu caminho.

Receitas terapêuticas e encantadas

- **Ritual para prosperidade:** abra um Círculo Mágico com folhas de palmeiras e acenda velas verdes e roxas dentro dele. Faça um suco com o açaí e peça a Deusa Iaçá a prosperidade desejada. Celebre dançando e bebendo o suco.
- **Vinho da Deusa Iaçá:** bata no liquidificador com gelo ou com duas bolas de sorvete ½ xícara de granola, 1 colher de sopa de mel, 2 copos de água mineral, 20 ml de xarope de guaraná e 200 g de polpa de açaí. Sirva gelado.

Pão de açaí – para trazer prosperidade

- ½ xícara (chá) de granola para decorar (40 g)
- 1 colher (sopa) de leite em pó (12 g)
- 1 colher (sopa) de manteiga sem sal (20 g)
- 1 e ½ xícara (chá) de água (300 ml)
- 1 ovo (60 g)
- 1 xícara (chá) de polpa de açaí (200 g)
- 2 colheres (chá) de sal (10 g)
- 3 colheres (sopa) de açúcar refinado (60 g)
- 3 tabletes de fermento biológico fresco (45 g)
- 5 xícaras (chá) de farinha de trigo (550 g)
- Manteiga sem sal para untar

Acenda uma vela lilás pedindo à Deusa Iaçá prosperidade. Peneire os ingredientes secos, faça uma cavidade no centro e junte os ingredientes restantes. Trabalhe a massa até obter uma massa lisa. Divida a massa em 9 partes iguais, modele bolas, umedeça a superfície dos pães e coloque a granola. Deixe crescer em uma assadeira retangular grande (39 x 25,5 cm) untada até dobrar o volume. Asse no forno preaquecido até dourar. Deixe esfriar e compartilhe com todos que você deseja que tenha prosperidade.

Acerola

Nativa das Antilhas e da América Central, o arbusto de acerola pode chegar até três metros de altura. Seu tronco se ramifica desde a base, com folhas pequenas e de cor verde escura, com cachos de flores rosa e violeta. A acerola se desenvolve em qualquer tipo de solo, seus frutos são redondos, aromáticos e de sabor levemente ácido. A planta foi trazida de Porto Rico para o Brasil pela professora Maria Celene Cardoso de Almeida, em 1955, para a Universidade Federal de Pernambuco. Seu gênero é masculino. Fruto e folhas podem ser aproveitados. Na gastronomia é usada in natura, em sucos, chás e em tortas.

Nome popular: acerola, cereja-das-antilhas ou cereja de barbados.
Nome científico: *Malpighiaceae glabra*
Planeta: Júpiter
Elemento: Fogo
Deidades: Perséfone e Afrodite.
Função terapêutica: gripes, resfriados, tuberculoses, diabetes, disfunções do fígado, cicatrização difícil, irritação, fadiga, diminuição de dores musculares e articulares, fortalecimento dos ossos e combate ao reumatismo.
Contraindicações: em dose elevada, pode causar cálculo renal, gota, diarreia e cólicas abdominais.
Função mágica: seu poder está ligado à clarividência, ao amor e à beleza. Se desejar encontrar um novo amor, coma três acerolas e, enquanto come, peça à Deusa que lhe traga um grande amor, depois guarde os caroços. Quando o desejo se realizar coloque os caroços em um jardim florido.

Toque de Bruxa: a inalação com folhas de acerola faz abrir a clarividência.

Receitas terapêuticas e encantadas

Poção alquímica da acerola – para autoestima

- 1 litro de água
- Folhas novas de acerola
- Um punhado de acerola

Ferva a água com as folhas de acerola e coloque uma boa quantidade da fruta, espere esfriar e tome antes das refeições.

Aipo

Planta que se desenvolve bem em solos úmidos e salobros, em pântanos e em costas marítimas. Nativo do sul da Europa, o aipo é hoje cultivado em várias regiões do mundo. Os romanos utilizavam muito o aipo como coroa nos banquetes e nos funerais. Segundo Nicholas Culpeper, médico e botânico do século 17, as folhas de aipo quando comidas na primavera adoçam e purificam o sangue e melhora o escorbuto. O nome latino *apium* pode ser derivado de uma palavra indo-europeia que significava "água".

Planta de gênero masculino. O aipo é aproveitado integralmente. Na gastronomia é usado em saladas, arroz, sopas, molhos e caldos.

Nome popular: aipo ou salsão português.

Nome científico: *Apium graveolens*

Planeta: Mercúrio

Elemento: Água

Deidade: Perséfone

Função terapêutica: combate o reumatismo, é aperitivo, cicatrizante, diurético e tônico. Indicado no combate de anginas, inflamações da garganta devido a germes, processos dolorosos na garganta e dificuldade na deglutição. Bom para combater feridas, frieiras, reumatismo e obesidade. Para astenia (debilidade de todo o organismo, a nível físico ou mental), deve-se comer o aipo cozido. Para bronquite, consuma em forma de chá.

Contraindicações: apesar da baixa incidência, há pessoas que são alérgicas ao aipo, podendo ter urticárias e até dificuldades respiratórias. Evite o consumo caso perceber que a planta não está mais fresca. O consumo regular da planta reduz a eliminação de potássio no organismo, podendo causar hipocalemia.

Função mágica: mastigar sementes de aipo ajuda na concentração e na meditação. Colocar um rabo de aipo em cada canto do quarto ajuda a elevar o astral. Queimar suas sementes com raiz de lírio-branco aumenta o poder psíquico.

Toque de Bruxa: o aipo é ideal para combater a tosse e como expectorante. Em um litro de água, coloque 25 g de raízes e o aipo. Faça a decocção ou chá e tome três vezes ao dia entre as refeições. Uso Terapêutico.

Receitas terapêuticas e encantadas

Patê de ovo à la diable – (*Livro Mágico da Lua*)

- ¼ de colher de chá de folhas de manjericão moídas
- ¼ de colher de chá de pimenta
- ¼ de colher de chá de sal
- ½ xícara de aipo bem moído
- 2 colheres de sopa de maionese
- 2 colheres de sopa de mostarda com ervas
- 4 ovos bem cozidos e moídos

Misture bem os ingredientes e resfrie na geladeira. Sirva frio. Esta receita serve para levantar o astral.

Sopa de Perséfone – para trazer equilíbrio e eliminar falsidade e rancor

- 1 litro e meio de suco de tomate
- 1 pequena cabeça de repolho
- 1 raiz de aipo – duzentos gramas
- 2 pimentas búlgara
- 6 peças de cebola
- 6 tomates (tamanho médio)
- Ervas frescas, sal e tempero a gosto
- Vagens de feijão

Acenda uma vela lilás para Perséfone, pedindo equilíbrio e para afastar falsidade e rancor de seu caminho. Coloque em uma panela o repolho, o tomate e a pimenta cortados. Despeje o suco de tomate, adicionando um pouco de água. Pegue a cebola finamente picada e adicionada ao resto dos ingredientes com o feijão. Coloque um fogo fraco e dê fervura. Adicione o sal e o tempero e deixe repousar. Assim que a sopa for retirada, despeje-a em pratos, polvilhada com verduras frescas e sirva. Você pode adicionar alguns biscoitos.

Almeirão

Planta originária da Europa e da América, o almeirão prefere climas amenos, com temperaturas entre 12 ºC e 25 ºC e solos areno-argilosos, permeáveis e com pouca acidez. O almeirão se dá bem com a batata-doce, couve e brócolis. É uma planta herbácea, de caules retos e de tamanho variando entre 15 a 60 cm. Suas flores são de cor azul e seu sabor é amargo.

Na Inglaterra, no período de restauração da monarquia (1660-1685), o rei Carlos II tornou muito popular uma pastilha chamada *chicory tablets*, preparada com flores de almeirão. Os romanos já usavam o almeirão como alimento, cozido ou em saladas. Na Bélgica, as raízes novas e tenras são cozidas e comidas com manteiga, como se fossem cenouras.

O almeirão já era conhecido em 4000 a.C., e foi citado no *Papiro de Ebers*, um dos maiores textos egípcios que chegaram até a atualidade. Segundo Galeno, essa erva é "amiga do fígado".

Seu gênero é masculino, suas folhas, flores e raízes são aproveitados. Na gastronomia pode ser usado em saladas ou em refogados.

Nome popular: almeirão, chicória, chicória-selvagem, chicória-brava, chicória-do-café, chicória-amarga.
Nome científico: *Cichorium intybus*
Planeta: Sol
Elemento: Água
Deidades: Hera, Athena e Zeus.
Função terapêutica: evita perturbações estomacais, do fígado e dos rins. É digestivo e laxativo leve. Ativa a circulação, é vermífugo, diurético e depurativo. Combate a hipertensão, a gota e o artritismo.
Contraindicações: o consumo não é indicado em períodos de febre ou diarreia.
Função mágica: seu poder está ligado à remoção de obstáculos. O uso frequente de suas folhas renova e fortalece a pessoa.

TOQUE DE BRUXA: as folhas do almeirão, quando secas, podem ser usadas na forma de amuleto. Para obter favores de uma pessoa, unte antes o seu corpo com o sumo das folhas frescas. Para aumentar mais sua força, colha essa planta com uma faca dourada, à meia-noite.

Receitas terapêuticas e encantadas

- **Incenso para adivinhação**: uma parte de cravo-da-índia, uma parte de folha seca de almeirão, uma parte de folha seca de trevo. Queime durante ou imediatamente antes de fazer uma leitura com cartas de tarô, espelhos mágicos, esferas de cristais, runas e assim por diante.

Picles de almeirão – para eliminação de obstáculos

- 75 g de açúcar
- 250 ml de vinagre de vinho branco
- 375 ml de flores de almeirão

Coloque as flores de almeirão em um vidro, mentalizando a eliminação de seus obstáculos. Dissolva o açúcar no vinagre, em fogo brando, repetindo as seguintes palavras: "Assim como esse açúcar é diluído no vinagre, diluo também todos os obstáculos de meu caminho".

Cubra as flores do almeirão. Lacre e guarde por cerca de 20 dias. Sirva com sanduíches. Essa magia deve ser feita em uma Lua minguante.

Salada de Hera – para fortalecimento dos laços do casamento

- 1 cebola média
- 1 cenoura
- 1 maçã vermelha com casca
- 2 colheres (sopa) de azeite de oliva
- 3 dentes de alho
- 3 xícaras (chá) de folhas de almeirão cortadas finas
- 10 vagens
- Sal, vinagre, salsinha e orégano a gosto

Acenda uma vela rosa e uma azul para Hera, pedindo para abençoar essa salada. Cozinhe a cenoura e as vagens. Pique-as, tempere a seu gosto e reserve. Pique também a maçã com casca e reserve. Aqueça o azeite de oliva na frigideira, adicione o alho e a cebola bem picados e deixe dourar, mas sem deixar queimar. Desligue o fogo e adicione o sal e o orégano. Junte o almeirão cortado na frigideira e misture bem. Coloque o almeirão no centro de uma travessa. Ao redor, de forma alternada, coloque pequenas porções da maçã picadas, da vagem e da cenoura. Se possível coma com a pessoa amada.

Amor-perfeito

Proveniente da Europa, o amor-perfeito se desenvolve melhor em lugares frescos e em até 1800 m de altura.

Durante a Idade Média, acreditava-se que o chá extraído das folhas e das flores do amor-perfeito purificavam a mente e o espírito. Homero dizia que os atenienses a utilizavam para moderar a ira. Guirlandas de flores de amor-perfeito eram utilizadas para prevenir dores de cabeça e enjoos. Considerado um elixir do amor, essa planta foi fonte de inspiração para Shakespeare em *Sonhos de uma noite de verão*. Na história, gotas de uma poção mágica feita da flor são pingadas nos olhos de alguém que dorme, fazendo com que essa pessoa, ao acordar, apaixone-se por quem esteja à sua frente. Planta de gênero masculino. A parte usada são as flores. Na gastronomia é usada em saladas, entre outros pratos.

Nome popular: amor-perfeito, flor da trindade, violeta de três cores.
Nome científico: *Viola tricolor*
Planeta: Saturno
Elemento: Ar
Deidades: Cronos, Perséfone, Hera e Athena.
Função terapêutica: usada para acnes, eczemas, feridas, herpes, urticárias, psoríase e problemas de peles em geral. Combate o reumatismo e a indigestão. É usado como cosmético para limpeza de pele e como loção capilar contra queda do cabelo. Como creme, pode ser usado contra rugas e estrias.
Contraindicações: em doses elevadas causa vômitos e náuseas.
Função mágica: levada a um encontro amoroso, essa flor assegura um relacionamento tranquilo e sincero de ambas as partes. Pode ser usada como afrodisíaco. O incenso de amor-perfeito proporciona às pessoas que leem oráculos visões sobre o futuro e abertura de clarividência. O amor-perfeito estimula a lição de humanidade nas pessoas, tranquiliza o sono e ajuda nos estudos.

TOQUE DE BRUXA: o nome em francês, *pensée* significa pensamento. A flor seria uma garantia de que os amantes e os amigos não esqueceriam de você até o encontro seguinte. Diz-se que as pessoas que gostam do perfume dessa flor são incapazes de aceitar meias medidas, ou são amigos verdadeiros e leais, ou inimigos implacáveis. É tudo ou nada. Numa noite de Lua cheia, deixe uma flor de amor-perfeito em cima de seu travesseiro, dessa maneira a planta responderá a você, em sonho, sobre seus relacionamentos.

Receitas terapêuticas e encantadas

- Pomada para cicatrizar feridas: folhas secas de amor-perfeito e mel. Misture tudo em partes iguais e passe sobre a ferida.

SALADA DE TOMATE, QUEIJO E FLORES – para aumentar a autoestima e o amor entre as pessoas

- 1 punhado de flores de amor-perfeito
- 4 tomates
- 5 g de mostarda
- 20 ml de vinagre de vinho branco
- 30 ml de azeite
- 200 g de queijo muçarela
- Cebolinha picadinha a gosto
- Pimenta-do-reino e sal a gosto

Em uma travessa, espalhe os tomates, a muçarela e a cebolinha. Tempere com os demais ingredientes e cubra tudo com as flores.

PARA EFEITO DEPURATIVO

- 8 g de folhas de amor-perfeito
- 8 g de flores de amor-perfeito
- 100 g de leite açucarado

Em infusão, macere por uma noite as folhas e as flores de amor-perfeito em ¼ de água fria. Pela manhã, ferva tudo, adicionando o leite açucarado. Filtre e tome em jejum. Repita o procedimento por três semanas.

BANHO DE PROTEÇÃO NO LAR

- 3 rosas brancas
- 1 punhado de amor-perfeito
- 1 punhado de guiné
- Folhas de laranjeiras e de uma mangueira

Faça um banho durante a Lua crescente e jogue no corpo, do pescoço para baixo.

Banho afrodisíaco

- 1 vidro de água de flor de melissa
- 6 cravos
- 6 flores de amor-perfeito
- 6 folhas de caatinga de mulata
- 6 gotas de seu perfume preferido
- 6 ramos de alecrim
- 6 ramos de salsinha

Coloque todos os ingredientes em água morna em infusão e jogue da cabeça para baixo. Coloque as ervas em um campo bem florido.

Salada de Athena – para estimular a justiça de forma amorosa

- 1 colher (café) de aceto balsâmico
- 1 colher (sobremesa) de azeite de oliva
- Alface crespa roxa
- Alface orgânica
- Amor perfeito
- Endívia roxa
- Fatias de manga
- Sal e orégano a gosto
- Soja em flocos

Acender uma vela marrom pedindo a Athena que a justiça seja feita com doçura em seu caminho. Monte buquês com as alfaces, a endívia e as fatias de manga e deite-os sobre cada cumbuca ou prato. Polvilhe com os flocos de soja e distribua por entre as folhas as flores do amor-perfeito. Misture em bowls individuais o vinagre, o azeite e o sal para que os convidados temperem suas saladas.

Angélica

Originária do norte da Europa e da Ásia, a angélica é uma herbácea de até dois metros de altura, de caule grosso, flores distribuídas e aroma agradável, picante e adocicado.

Antigamente os caçadores carregavam a raiz da angélica para trazer sorte e proteção em suas caçadas. Diz uma lenda que, em 1665, um monge teve uma visão com o arcanjo Gabriel que declarava que a peste poderia ser curada com a angélica. Outra lenda diz que foi o arcanjo Rafael quem apresentou a angélica e suas virtudes aos homens. E outra, ainda, conta que foi o arcanjo Miguel que apareceu em uma visão para ensinar aos homens os poderes dessa planta.

A angélica é de gênero masculino. Suas folhas, raízes, caules e sementes são totalmente aproveitados. Na gastronomia pode ser usada em chás, licores e elixires feitos das folhas. A haste de suas folhas tem cheiro bom e podem ser cristalizadas e comidas. O caule, as raízes e as sementes servem como condimentos em saladas, tortas, carnes, queijos, carnes, bolos, doces e licores.

Nome popular: angélica, angélica-da-boemia, angélica-dos-jardins, erva-do-espírito-santo.
Nome científico: *Archangelica officinalis*
Planeta: Sol
Elemento: Fogo
Deidades: Arcanjos Gabriel, Rafael e Miguel.
Função terapêutica: aplicação para asma, contusão, problemas do coração, nervosismo, gripe e problemas menstruais. É útil em caso de depressão e no combate a enxaqueca.
Contraindicações: possui um elevado teor alcoólico. Em altas doses é tóxico.
Função mágica: a raiz dessa erva pode ser guardada em um tecido azul para funcionar como um patuá de proteção. A raiz também pode ser colocada ou pendurada nas janelas para proteção de sua casa e das pessoas que moram lá. Seu elixir prolonga a vida. O nascimento de um pé de angélica significa proteção efetiva contra influências negativas. Suas raízes secas, em forma de incensos, servem para exorcizar ambientes muito carregados de negatividade, suas folhas e flores secas podem ser moídas e polvilhadas pelos cantos da casa para proteção dos ambientes.

Toque de Bruxa: a angélica é considerada uma das mais valiosas ervas de proteção, porque atua de duas formas: ela cria uma barreira contra energias negativas destrutivas, e quem a utiliza é tomado por uma abundância de energias positivas e radiantes. O nome angélica, origina-se do arcano Gabriel, pois essa espécie começa a florescer no dia da festa do arcanjo, dia 8 de maio.

Receitas terapêuticas e encantadas

- Oração aos 4 arcanjos: acalme sua mente. Segure próximo de seu coração uma flor ou uma raiz de angélica. Determine o seu objetivo. Inspire profundamente, retenha por 4 segundos e solte o ar pela boca. Faça isso 3 vezes. Determine ao Universo o seu desejo, por exemplo: "Grande Universo, venho nesse momento presente, determinar (diga seu desejo, podendo ser a cura de uma pessoa, solução de um processo jurídico, a verdade sobre um determinado ato ou algo que você queira muito) e assim sendo, eu realizo a cruz dos arcanjos". Esteja em pé, coluna reta, rosto reto, pernas juntas, mãos fechadas para saudação. Faça uma saudação, abra um pouco as pernas e comece a determinar: "Pois a minha frente está Raphael. Pois atrás está Gabriel. Pois ao lado direito está Miguel, Pois ao lado esquerdo está Uriel. Acima está o Deus. Abaixo está a Deusa. No centro do meu Ser a essência divina dos arcanjos ativa". Repita o seu desejo e no final agradeça: "Pois assim agradeço aos arcanjos, anjos, aos deuses e ao Universo, abençoado seja, luz e amor". Use a flor ou a raiz de angélica para fazer um banho ou o escalda-pés.
- Unguento para ter visões: misture angélica, anis-estrelado e cava-cava com óleo vegetal e passe pelo seu corpo para despertar visões.

Peixe grelhado à Arcanjo Gabriel – para atrair paz interior

- Caldo de limão
- Files de linguado
- Flores de angélica
- Manteiga para grelhar os file
- Pimenta-do-reino a gosto
- Sal a gosto

Grelhar os files com manteiga e com as flores de angélica durante três minutos, na hora de servir, coloque o suco o limão, o sal e a pimenta-do-reino. Peça ao Arcanjo Gabriel paz interior.

Arruda

Planta muito antiga, que acompanha a humanidade da bacia do Mar Mediterrâneo desde os tempos da Grécia Antiga. A arruda cresce em solos bem drenados e com boa iluminação. Apesar de ser originária de áreas do Mediterrâneo (sul da Europa e norte da África), é amplamente distribuída pelo mundo. Nos Alpes, a arruda é encontrada em altitudes de até 1000 m. A planta atinge uma altura entre 30 e 50 cm e geralmente pode ser colhida quatro meses após o plantio. Suas flores são pequenas e amarelas.

Na Grécia e em Roma já se conhecia seu uso para banhos contra sarna, piolho e percevejo e, em chá, para tratamento de convulsões, estados febris e para casos de "sangue preso". Também vem de longe o seu uso em "escalda-pés" que era tido, pelas mulheres da época, como um santo remédio para menstruações em atraso, regras doloridas e parto difícil.

Desde esses tempos já se sabia que a arruda era tóxica e abortiva se usada em dosagens maiores ou em pessoas mais sensíveis. Mas a santa arruda teve também seus dias de glória. Em tempos da peste negra, quando era usada macerada em vinagre, como tônico que afastaria as doenças contagiosas. Esse vinagre podia ser tomado como preventivo e também era usado para embeber as máscaras dos que tratavam dos doentes, dos que os levavam para serem enterrados e até pelos bandidos que roubavam os mortos. A arruda era também usada na desinfecção de mãos e partes enfermas, em lavagens, banhos e compressas. Isso lá no tempo de Ibn Sina, o maior médico da história antiga da humanidade.

O termo *Rua*, do nome científico *Ruta graveolens*, provém do grego antigo e significa "liberar". Uma referência à capacidade que esta planta teria de "livrar" as pessoas das doenças.

A arruda é do gênero das hermafroditas. Suas folhas e caules são aproveitadas. Não tem uso na gastronomia.

Nome popular: arruda dos jardins, arruda alemã, erva-da-graça, mãe das ervas, arruda fedorenta, arruda doméstica.
Nome científico: *Ruta graveolens*
Planeta: Marte
Elemento: Fogo
Deidade: Diana

Função terapêutica: as folhas de arruda colocadas na testa aliviam dores de cabeça. Em forma de escalda-pés, por aumentar a resistência dos vasos sanguíneos, ajuda a combater varizes. É antiparasitária, vermífuga, antipirética e repelente de insetos. Utilizada frequentemente em infusões para aliviar as dores menstruais e usada para combater várias doenças e até mesmo como remédio caseiro contra os piolhos. Planta muito utilizada na homeopatia.

Contraindicações: planta abortiva, não é recomendado o uso durante a gravidez, a lactação, por crianças menores de 10 anos e por pessoas com problemas no fígado. A arruda pode causar sérias queimaduras na pele quando exposta ao sol.

Função mágica: cura, amor, exorcismo, riqueza. Afasta os maus pensamentos, energias negativas e pessimismo. Combate a inveja. Coloca todo o azar atrás das costas. Pode ser usada como amuleto de proteção, além de ser conhecida por espantar mau-olhado. Tem arruda macho, grande, de folhas graúdas e cheirosas, e a arruda fêmea, de folhas miudinhas, de odor mais suave. Dizem uns que os quebrantos são benzidos só com a arruda fêmea. Dizem outros que a forte mesmo é a arruda macho. Muitas benzedeiras usam galhos de arruda em seus benzimentos. Toda casa cabocla tem seu pé de arruda na entrada. Toda curandeira tem arruda no quintal. Toda benzedeira tem sua arruda de proteção. Mas não só as benzedeiras já que, na Antiguidade, era com galhos de arruda que se espargia a água benta nas missas católicas.

TOQUE DE BRUXA: misture suco de arruda fresca com o orvalho da manhã e borrife-a em um círculo ao seu redor enquanto realiza atos mágicos para proteção. Coloque um galho de arruda atrás da orelha contra mau-olhado e um vaso de arruda à esquerda da entrada da casa para impedir os maus espíritos.

Receitas terapêuticas e encantadas

- Escalda-pés (banho de arruda): misture 2 xícaras de folhas frescas de arruda picadas em 5 litros de água quente. Mergulhe as pernas por 30 minutos. Enxágue em seguida com água fria. Utilize no máximo três vezes por semana e em dias alternados. Não se exponha ao sol por até duas horas após o uso, que deve ser somente externo.
- Compressas: prepare uma infusão com uma colher de chá de arruda seca para 250 ml de água e aplique como compressas em feridas ou reumatismo.

Avenca

Encontrada na Ásia, no Brasil e no sul da Europa, em geral a avenca é um vegetal de pequeno porte, medindo de 10 a 15 cm de altura. O formado de suas folhas lembra pequenos leques, seu aroma é fracamente aromático.

As avencas costumam viver à sombra de árvores, nas fendas de rocha e em lugares úmidos. Propagam-se por pedaços de rizomas e por germinação de um pó que aparece em forma de pontinhos pretos embaixo de suas folhas. Seu nome científico *adianthum* deriva do grego, e quer dizer "não molhada", pois as suas folhas, quando mergulhadas em água, permanecem secas.

Além de ser uma planta medicinal, a avenca é uma linda planta ornamental de gênero feminino. No século 18, na França, popularizou-se a bavaroise, uma bebida feita no infuso e em xaropes de avenca, leite quente e açúcar. Sua forma lembra também os brônquios. Na Antiguidade, ela era prescrita por Dioscórides para combater a asma.

Em outras regiões era utilizada como tônico do couro cabeludo. Os ramos e as folhas da avenca são aproveitados. Na gastronomia, o uso fica mais por conta dos chás.

Nome popular: avenca, cabelo-de-vênus, capilária, capilária-de-montpellier, avenca-do-canadá.
Nome científico: *Adantium capillus veneris L.*
Planeta: Vênus
Elemento: Terra
Deidades: Vênus e Afrodite
Função terapêutica: auxílio no combate à tosse, à rouquidão, à garganta inflamada e à queda de cabelo. Tem ação diurética e é reguladora da menstruação.
Contraindicações: o chá de avenca é contraindicado para pessoas com glicemia alterada e para gestantes.
Função mágica: cuidados com a beleza, estímulo da gentileza, harmonia, modéstia, paz e tranquilidade. Também é afrodisíaca.

Toque de Bruxa: a avenca é ótima para ser cultivada em casa, pois ela serve como um teste de energia. Por ser uma planta muito sensível, se ela estiver bem, a energia e a harmonia do lar também está bem, se ela estiver mal e feia, seu lar está desequilibrado, sem harmonia.

Receitas terapêuticas e encantadas

Tosse, rouquidão e garganta inflamada

- 1 colher de sopa de folhas de avenca
- 1 copo de açúcar cristal
- 1 xícara de chá de água

Deixe ferver por 10 minutos e coe em pano, espremendo o resíduo. Adicione o açúcar cristal e volte novamente ao fogo, até dissolver totalmente o açúcar. Deixe esfriar. Tome uma colher de sopa de 2 ou 3 vezes ao dia. No caso de criança reduza a dose pela metade.

Xampu contra queda de cabelo

- 1 copo de chá de avenca, preparado com duas colheres de folhas da planta
- 5 ml de essência
- 20 ml de anfótero
- 200 ml de base concentrada para xampu
- 775 ml de água destilada

Em uma tigela, coloque a base concentrada para xampu, em seguida, adicione o anfótero e mexa até formar uma mistura homogênea. Evite agitação para que o produto não tenha espuma abundante. Coloque a água destilada, a essência e o chá e misturem bem.

Incenso de Vênus (beleza e amor)

- ¼ de parte de pimenta-da-Jamaica
- ¼ de parte de tomilho
- ¾ de parte de orégano
- 1 parte de avenca
- 1 parte de sândalo

Queime tudo em nome da Deusa para atrair beleza e amor, para você e para sua casa.

Babosa

De origem africana, a babosa pertence à família das liliáceas e é parecida com o cacto. Existem aproximadamente 300 espécies de babosa, mas a aloe vera é a mais conhecida. A planta gosta de clima quente e úmido. É rica em lignina, minerais, cálcio, potássio, magnésio, zinco, sódio, cromo, cobre, cloro, ferro, manganês, betacaroteno (pró-vitamina A), vitaminas B6 (piridoxina), B1 (tiamina), B2 (riboflavina), B3, e (alfa tocoferol), C (ácido ascórbico), ácido fólico e colina, podendo ser utilizada amplamente para vários fins. Antigos grupos indígenas mexicanos e da América do Norte utilizavam esta planta para tratamento da pele, cabelos e problemas estomacais.

O aloe vera já era usado no antigo Egito servindo para fins medicinais e religiosos, bem como para a conservação dos cadáveres mumificados. Vários escritores gregos, tais como Plínio e Dioscórides, apontam que os médicos árabes já haviam introduzido e utilizavam a babosa nos países que beiram o Mediterrâneo. Nicodemos levou o pó das folhas do aloe misturado com mirra para embalsamar o corpo de Jesus após a crucificação. (João 19:39)

Muçulmanos, maometanos e judeus usavam a planta pendurada nas portas como proteção para todos os males. Perto de Meca, ela era plantada ao lado dos túmulos para dar paciência aos mortos.

Você sabia que no Egito Antigo (aproximadamente 4.000 a.C.) a babosa era utilizada como um tipo de "elixir da vida"? De acordo com a literatura, os faraós acrescentavam o gel às suas bebidas, acreditando que isso traria longevidade.

Planta de gênero feminino. Suas folhas não tem epiderme e espinhos e são vulgarmente chamadas de "gel da babosa". Planta não usada na gastronomia.

Nome popular: babosa, erva-babosa, aloe-vera e outros.
Nome científico: *Aloes humilis / Aloe vera*
Planeta: Lua
Elemento: Água
Deidade: Ártemis
Contraindicações: não indicada para grávidas e pessoas com cálculos na bexiga.
Função mágica: a babosa é uma planta protetora, previne acidentes domésticos e traz boa sorte para dentro de casa, repelindo energias negativas e malignas.

TOQUE DE BRUXA: um pano vermelho com algumas gotas do sumo da babosa colocado no carro evita acidentes e roubos.

Receitas terapêuticas e encantadas

Elixir tônico

- ½ kg de mel puro
- 5 g de açafrão
- 10 g de folhas de babosa picadas
- 10 g de mirra
- 15 g de ruibarbo
- 50 ml de bebida destilada
- 200 ml de vinho xerez

Coloque em uma garrafa as folhas de babosa picadas, a mirra, o açafrão e o ruibarbo. Adicione o vinho xerez, agite bastante e deixe macerar por 10 dias. Depois de filtrado, conserve na garrafa, ingerindo 50 gotas antes das refeições.

Para essa receita devem ser respeitados os seguintes passo: na coleta das folhas, prefira as mais velhas; colha-as antes do nascer do sol e depois dele posto. Nunca em pleno sol, devido as radiações ultravioletas, e geralmente uma semana depois da chuva (pesquisas concluíram que as folhas, quanto menos água contêm, mais eficazes são). Não colha a babosa em flor (toda a energia da planta estará direcionada para a flor). Escolha folhas de babosa, de maneira que, postas em fila, somem um metro (300 a 400 gramas); coloque o mel e a bebida destilada (cachaça de alambique, gaspa, conhaque, uísque, tequila, etc.) Limpe as folhas do pó com um pano ou esponja; corte os espinhos das folhas e, depois pique-as (sem remover a casca), coloque os pedaços com os outros ingredientes no liquidificador e bata, não sendo necessário coar. A mistura obtida deve ser guardada longe da luz, de preferência na geladeira (envolva o frasco em embrulho escuro, folha de alumínio ou vidro de cor âmbar). Fora da geladeira não azeda.

Adultos: tomar três colheres de sopa uns quinze minutos antes das refeições, quando as pepsinas do organismo estão prontas para entrarem em ação e, assim, levarem os alimentos até os confins do corpo. O álcool ajuda a dilatar os vasos sanguíneos e favorece esta viagem de limpeza. Agite o frasco antes de tomar. Iniciado o tratamento tome todo o frasco. Crianças: se estiverem doentes, a dose é a mesma do adulto. Mas se for tomá-la como reforço ao seu sistema imunológico, deve-se começar com uma colher de chá e ir aumentando até a dose maior.

Bardana

De origem europeia, a bardana pode crescer de 50 cm a 2 metros de altura, seu caule é robusto, suas folhas grandes, verdes e acinzentadas, suas flores rosa--púrpura, seus frutos castanho-avermelhados e sua raiz, comprida e carnuda, tem sabor adocicado. A bardana gosta de locais úmidos e sombrios.

Algumas referências sugerem que seu nome científico *Arctium lappa* deriva do grego *arctos*, que é igual a "urso" e *lambanô*, que é igual a "eu tomo", em alusão ao aspecto peludo da planta. Conta-se que o rei Henrique III da França teria sido curado de sífilis mediante o suco de bardana.

Seu gênero é feminino. Tanto suas folhas quanto suas raízes são aproveitadas. Na gastronomia é utilizada em sucos, azeite e refogadas.

Nome popular: erva-de-unha, erva-dos-tinhosos, pega-moço ou orelha-de-gigante.
Nome científico: *Arctium lappa*
Planeta: Vênus
Elemento: Fogo
Deidades: Hera e Demeter.
Função terapêutica: a bardana é sudorífera, diurética e depurativa do sangue, fígado e rins. Ajuda no tratamento de moléstia de pele, combate o colesterol, a psoríase, a artrite e é desintoxicante.
Contraindicações: não usar para diabéticos, no período de gravidez e em fase de amamentação.
Função mágica: seu poder está ligado à proteção e à saúde. Tenha sempre uma raiz de bardana pendurada em algum canto da casa para proteção do ambiente. Folhas de bardana colocadas embaixo do travesseiro atrai a atenção da pessoa amada. As folhas secas queimadas purificam o ambiente.

TOQUE DE BRUXA: pique um pouco de raiz de bardana em um pires em uma noite de Lua minguante e deixe secar por alguns dias, depois coloque num pequeno saco de cetim e use-o junto ao corpo para proteção contra mau-olhado.

Receitas terapêuticas e encantadas

Receita para artrite

- Folhas de bardana
- Gaze

Faça um cataplasma esmagando algumas folhas frescas de bardana. Aplique com a gaze sobre a região afetada.

Receita para hemorroidas

- 1 punhado de folhas secas de bardana
- Gaze
- Leite

Lave e enxugue as folhas de bardana e cozinhe-as com um pouco de leite. Quando o leite estiver evaporando, coloque as folhas cozidas em uma gaze limpa e aplique sobre a região afetada.

Bardana refogada para Hera – proteção do lar

- 1 raiz de bardana
- Óleo de gergelim
- Saco de cetim
- Shoyu a gosto

Corte a raiz em pedaços pequenos, coloque o óleo de gergelim em fogo brando e vai pingando água até ficar tenra. Temperar com Shoyu. Pede a Hera proteção para todos que comerem o refogado.

Basílico

Planta herbácea, originária da região do Mediterrâneo, de folhas estreitas púrpuras e eretas e caule quadrangular. A propagação é por sementes ou por ramos que enraízam facilmente. O basílico se desenvolve mais no verão, pois gosta de lugares quentes e ensolarados. Planta imbuída de essência divina, por isso os indianos a escolheram para fazerem seus juramentos sobre ela em tribunais. O nome basílico é a forma latina medieval da palavra grega *basileus*, que significa "rei". No Irã, na Malásia e no Egito ela era plantada nos túmulos. O basílico foi encontrado crescendo no túmulo de Jesus, após a ressurreição, por isso, na igreja, ele é usado para preparar a água benta e potes com a erva são colocados nos altares.

Seu gênero é masculino, da planta é aproveitada as folhas. Na gastronomia é utilizado em chás e em temperos.

Nome popular: alfavaca, basílico-grande, manjericão de cozinha, manjericão.
Nome científico: *Ocimum basilicum*
Planeta: Marte
Elemento: Fogo
Deidades: Ares, Eros, Zeus, Apolo, Vishnu e Krishna.
Função terapêutica: ações antimicrobial e antigripal. Atua em problemas nervosos, na falta de leite materno e na tuberculose. Tonifica a pele, ajuda na queda de cabelo e acalma e relaxa os músculos.
Contraindicações: não utilizar em gestantes nos primeiros três meses de gestação.
Função mágica: está ligado à saúde, ao amor, ao exorcismo e à clarividência. Suas folhas frescas servem como perfume natural e atrai uma paixão. Alguns galhos pendurados na casa protegem o ambiente e trazem alegria permanente. Usado como incenso é um poderoso condutor de positividade. Em algumas culturas antigas o basílico é colocado no peito dos mortos para servir de passaporte para o paraíso.

Toque de Bruxa: tomar quatro goles de chá feito com as folhas de basílico fresco, antes de consultar um oráculo, propicia maior clarividência. Você sabia que o basílico é um símbolo sagrado do amor e da coragem? Ele ajuda as pessoas muito contidas a liberarem o amor. O escalda-pés com folhas de basílico acalma e afasta a raiva. Outra curiosidade é que existem mais de 64 tipos diferentes de basílico.

Receitas terapêuticas e encantadas

Poção mágica de melão com basílico – para restabelecer o bem-estar e o amor próprio

- 1 melão
- 4 g de açúcar
- 140 ml de iogurte
- 4 colheres de sopa de flores de basílico
- 140 ml de água

Misture as flores com o açúcar. No processador de alimentos, prepare o melão, a água e o iogurte. Junte tudo e tome em colheradas. Ao preparar, consagre essa poção a Apolo, pedindo e agradecendo o restabelecimento do bem-estar e o seu amor próprio.

Incenso de proteção

- ½ parte de angélica
- ½ parte de artemísia
- ½ parte de basílico
- ½ parte de erva-benta
- ½ parte de erva-de-são-joão
- ½ parte de milefólio
- 1 parte de alecrim
- 2 partes de semente de junípero
- 3 partes de mirra
- 4 partes de olíbano

Queime tudo junto para ter proteção em sua casa e no seu dia a dia.

Óleo de massagem para sucesso nos negócios

- 1 parte de basílico
- 1 parte de patchuli
- 1 pitada de canela em pó
- 3 partes de perfume de bergamota
- Óleo carreador

Misture os óleos e adicione a pitada de canela no óleo carreador (de semente de uva ou de germe de trigo). Passe nas mãos, na caixa registradora, nos cartões de visita ou na porta principal de seu negócio, ideal para aumentar o fluxo de caixa.

Baunilha

Planta orquídea trepadeira, originária do Brasil e da América Central, de caule espesso, flores de cor verde amareladas e frutos do tipo vagem marrons. Gosta de clima tropical, quente e úmido e solo fresco, solto e profundo. Uma das orquídeas comestíveis mais famosas é a *Vanilla Edwalli*, que produz a baunilha.

A baunilha foi descoberta por Hernán Cortés e seus exploradores, em 1520, no México, onde os astecas a utilizavam como aromatizante, e foi adotada com igual finalidade pelos espanhóis.

Os astecas faziam uma bebida para oferendas aos deuses, com uma mistura de chocolate, baunilha e pimenta-malagueta.

A baunilha é de gênero feminino, de sua planta se aproveita os frutos. Na gastronomia é usada em especiarias para doces, chás e óleos. A produção mundial de baunilha é demasiadamente pequena para satisfazer as exigências dos consumidores.

Nome popular: baunilha
Nome científico: *Vanilla aromática*
Planeta: Vênus
Elemento: Fogo
Deidades: Afrodite, Vênus e Ísis.
Função terapêutica: seu fruto é usado em impotência sexual masculina, doenças dos nervos, hipocondria, esterilidade, inflamações do útero e para promover e restabelecer as regras menstruais.
Contraindicações: não encontrada na bibliografia consultada.
Função mágica: seu principal poder está ligado ao amor. Acredita-se que acrescentar a essência de baunilha ao bolo de casamento garante e abençoa a união do casal com frutos de amor. Seu aromatizador pode deter fofoca.

TOQUE DE BRUXA: antes de beijar o seu amado, experimente espalhar uma gota de baunilha pelos lábios. Você se surpreenderá com a intensidade dos beijos que surgirão. Outra dica é que, inalar o aroma de baunilha quase sempre fará você pensar na sua mãe, na comida de casa, nos doces e bolos, trazendo calma e tranquilidade para sua alma.

Receitas terapêuticas e encantadas

Ritual para fortalecer seu amor ou abrir os caminhos para o amor verdadeiro

- Açúcar
- Favas de baunilha
- Pétalas de rosa

Em uma noite de Lua crescente para cheia coloque algumas favas de baunilha dentro de um vidro e cubra-as com açúcar, deixando em um lugar escuro, onde ninguém possa tocar. Deixe guardado por dois meses e retire o vidro durante a noite, com o ambiente todo apagado. Leve-o cuidadosamente para o jardim e deixe-o rodeado por pétalas de rosas. Enquanto pega o sereno, repita o seguinte encantamento "Pelo poder de Afrodite e da Lua, pelo sonho da noite e da terra, pelos ventos, astros e sombras. Pelas pedras, pelos mares e pelo fogo, eu quero que a noite sonhe, que a terra fertilize, que o vento sopre, que os astros brilhem, que as sombras caiam, que as pedras rolem, que os mares inundem e que o fogo arda em paixão no coração do meu verdadeiro amor".

Tintura de baunilha caseira

- ½ litro de álcool de cereais
- 15 g de fava de baunilha

Macere a baunilha no álcool de cereais. Passados 21 dias, filtre a tintura e conserve-a em uma garrafa bem fechada. Use para perfumar chocolates, tortas e bolos.

Incenso para deter fofocas

- ½ colher de chá de talco
- 1 fava de baunilha
- 2 colheres de chá de madeira de sândalo
- 5 gotas de óleo mineral

Queime para afastar fofocas e intrigas da sua vida.

Flan de baunilha – para efeitos afrodisíacos

- 1 colher de café de essência de baunilha
- 1 colher de sopa de água
- 1 pitada de noz-moscada

- 1 pitada de sal
- 4 colheres de sopa de marmelada
- 7 ovos
- 10 colheres de sopa de açúcar
- 750 ml de leite
- Chantilly e raspas de chocolate a gosto

Bata os ovos e junte o açúcar, o sal, a noz-moscada, a essência de baunilha e o leite. Misture tudo muito bem, despeje em uma forma de pudim e leve para assar em banho-maria durante 1 hora e 15 minutos. Nesse meio tempo, dissolva a marmelada numa colher de sopa de água e leve a fogo brando. Após o cozimento do pudim, deixe-o esfriar e desenforme-o. Cubra toda a superfície com a marmelada e decore com chantilly e raspas de chocolates a gosto.

Unguento do amor

- 1 gota de cardamomo
- 1 gota de extrato de baunilha
- 2 gotas de ylang-ylang
- 2 gotas de lavanda
- Cera de abelha

Adicione os óleos na cera de abelha, com um quarto de óleo de oliva. Mexa muito bem com uma colher de madeira e despeje em um recipiente resistente ao calor. Depois de frio, passe no corpo sempre que estiver procurando um amor.

Travesseiro para viagem astral

- 1 fava de baunilha
- 1 parte de pétalas de rosa
- 1 parte de sândalo
- 1 pitada de raiz de íris moída
- 2 partes de vetiver
- 3 partes de artemísia

Forme com as ervas um pequeno travesseiro. Durma sobre ele para promover viagens astrais durante o sono.

Beladona

Originária do Mediterrâneo, a beladona possui folhas ovais, grandes e verdes, quando frescas, e roxas ou amareladas quando secas. Suas flores são púrpuras, seus frutos são verdes, passam para o vermelho e no fim ficam pretos.

De acordo com lendas antigas, a beladona pertence ao demônio. Seu nome científico, *Atropa*, refere-se a uma das Deusas grega do destino, Átropos, que cortava o fio da vida humana. Acreditava-se que Atropa Belladonna era a planta predileta do diabo, e daí ser temida pelos camponeses, pois acreditavam que esta planta atraia as forças do mal. Outra tradição antiga é que as sacerdotisas costumavam beber uma infusão antes de venerar e evocar a ajuda de Bellona, irmã de Marte, deus romano da guerra.

Na Antiguidade, era usada para tratamento de depressão, psicose e doenças do foro espiritual. A beladona era igualmente utilizada para encorajar a projeção e produzir visões no plano astral.

Seu gênero é feminino, suas raízes, folhas e sementes são aproveitadas. Atenção: a beladona não tem uso na gastronomia, por ser uma planta extremamente tóxica, ela deve ser utilizada somente por profissionais na preparação de alguns medicamentos.

Nome popular: beladona, bela-dama, erva-envenenada.
Nome científico: *Atropa belladona*
Planeta: Saturno e Vênus.
Elemento: Fogo
Deidades: Hécate, Bellona, Circe e Átropos.
Função terapêutica: combate tosse nervosa, asma, coqueluche, enxaqueca, tétano, dores uterinas, insônia e gota. Tem efeito calmante e diurética. A tintura de beladona é atualmente usada na homeopatia como tratamento de tosse, febre, epilepsia, entre outros.
Contraindicações: por ser tóxica, seu uso interno deve ser feito por quem entende. A beladona desintoxica por meio de lavagem estomacal feita por profissionais. Em alta quantidade pode levar à morte.
Função mágica: usada em amuletos e em filtros ligados à proteção e ao amor.
TOQUE DE BRUXA: a beladona associada à datura, à cicuta e à fuligem é muito usada pelas Bruxas em seu famoso unguento para voar. A planta facilita determinadas práticas de viagem astrais e dissolve toda negatividade e forças malignas. É uma das plantas mágicas de Paracelso, que dizia que suas folhas secas e trituradas,

misturadas com cânfora e açafrão, constituem um perfume mágico para afugentar as larvas do mal. As Bruxas também a utiliza como pomadas para diversos fins. Adicionada ao vinho das festas dionisíaca, proporcionava uma espécie de alucinação coletiva, atuando como desinibidor nas festas orgíacas. Esfregada pelo corpo e, muitas vezes, nos seus órgãos sexuais, a beladona proporcionava um êxtase místico.

Receitas terapêuticas e encantadas

Pomada de beladona – para abertura do terceiro olho (Fitoterapia – Furúnculo)

- 1 parte de lanolina anidra
- 2 partes de beladona
- 2 partes de vaselina sólida

Aqueça a vaselina e a lanolina em banho-maria até derreter totalmente. Adicione a beladona e deixe em banho-maria durante 30 minutos. Retire do fogo, coe em pano e distribua nas embalagens. Obs.: não esprema o pano.

Pó de exorcismo

- 1 parte de arruda
- 1 parte de beladona
- 1 parte de enxofre
- 1 parte de milefólio
- 1 parte de sálvia
- 2 partes de alecrim
- 2 partes de olíbano
- 3 partes de manjericão

Espalhe por toda a casa ou em qualquer lugar que precise de forte purificação e proteção.

Calêndula

A calêndula é uma erva originária do Egito, que logo se difundiu por toda a Europa. Ela se adapta a qualquer clima, podendo ser encontrada em estado silvestre em quase todas as regiões do mundo. Uma herbácea anual, ereta, ramificada de 30 a 60 cm de altura, com folhas simples de 6 a 12 cm de comprimento, flores amarelas ou alaranjadas, dispostas em capítulos terminais grandes e que se multiplica por sementes. Sua semeadura, de preferência, deve ser feita na primavera e no verão. As sementes preferem locais ensolarados e de solos bem drenados.

A calêndula era conhecida de todos os antigos herbalistas como uma flor de jardim que abre suas flores quando o sol nasce e as fecha quando o sol se põe. No cristianismo, é a flor associada à Virgem Maria. Uma das suas lendas diz que a pessoa que pisar descalça em suas pétalas, sem amassá-las, começará a entender a linguagem dos pássaros.

Usada como floral brasileiro é indicada para pessoas que se escondem atrás da dureza, que não assumem a sua sensibilidade e usam a máscara do guerreiro para esconderem suas fragilidades e sensibilidades.

Os antigos egípcios acreditavam que a planta possuía propriedades rejuvenescedoras. Os hindus utilizavam-na para decorar altares e os persas e os gregos guarneciam e aromatizavam a comida com suas pétalas douradas.

Na Idade Média, a calêndula era muito apreciada para colorir sopas, em substituição ao açafrão, a partir daí, passou a ser chamada de "açafrão dos pobres". As mulheres medievais davam brilho avermelhado ao cabelo com lígulas amassadas dessa planta. Conta-se que, na Guerra Civil Americana, os médicos que atuavam nos campos de batalha utilizavam as flores e as folhas da calêndula para tratar os ferimentos dos soldados. Anos mais tarde, a ciência comprovou os efeitos que aqueles médicos conheceram na prática.

A "Noivinha do Sol", era assim que a calêndula era conhecida em alguns povos na Antiguidade. Atualmente, no Brasil, o ministério da saúde aprova o uso fitoterápico da calêndula.

De gênero masculino, suas flores e folhas são aproveitadas. Na gastronomia, ela substitui o açafrão e pode ser aplicada em arroz, sopas, queijos-creme, iogurte, manteiga, omeletes, pratos com leite, pães e bolos. Essa flor acrescenta um colorido muito bonito às saladas. Um patê de ricota, creme de leite ou iogurte natural com pétalas de calêndula pela manhã refaz a energia e aumenta a capacidade de compreensão e raciocínio.

Nome popular: maravilhas, malmequer, flor de defunto, maravilha do jardim.
Nome científico: *Calêndula officinalis*
Planeta: Sol
Elemento: Ar e Fogo.
Deidades: Apollo e Amaterasu.
Função terapêutica: a calêndula é anti-inflamatória, analgésica, antiespasmódica, emenagoga, antiviral, vasodilatadora e um ótimo tônico para a pele. Regula a menstruação, combate a anemia nervosa, auxilia o aparelho genital feminino e traz alívio para queimaduras e feridas. A infusão das flores é usada contra escorbuto, inflamações nos olhos, úlceras gástricas e problemas digestivos. Suas folhas são empregadas como resolutivas nas inflamações purulentas, em calos, verrugas e também em tratamentos de artritismo e doenças nervosas. Na medicina popular, a infusão da planta também é usada para lavar a boca contra doenças das gengivas.
Contraindicações: a planta fresca pode produzir dermatite de contato. Em excesso pode provocar depressão, nervosismo, falta de apetite, náuseas e até vômitos. Não é indicado seu uso no período de gestação.
Função mágica: reconfortante para o coração e para alma, traz alegria aos tristes e deprimidos e equilíbrio aos que têm oscilações de humor, é tranquilizadora, protege contra feitiços, ajuda a ver a dança das fadas e é boa para adivinhações. Seus poderes também são invocados em sonhos premonitórios. Uma guirlanda de calêndula feita em uma noite de Lua crescente e colocada na porta de entrada da casa espanta qualquer mal. Um buquê colocado sob a cama pode realizar todos os sonhos. Uma crença alemã diz que se a calêndula não abrir suas flores até 7 horas pode aguardar que vem chuva. Essa planta tem a função de proteção, colhida ao meio-dia, a calêndula é extremamente poderosa e eficaz contra feitiços de inimigos. Para obter a orientação nos problemas basta colocar três flores frescas sob o travesseiro, pedindo-lhe, ao dormir, que mostre as soluções e a resolução do mesmo. A calêndula é a erva do perdão, ótima para quem quer esquecer traumas ou lembranças ruins.

TOQUE DE BRUXA: o óleo da calêndula é indicado para combater o ressecamento dos mamilos de mulheres em fase de amamentação, não sendo prejudicial ao bebê. Também protege contra os raios UVA e UVB. O nome calêndula tem origem na palavra latina *calendae*, porque, acreditava-se que sempre havia essa flor aberta no primeiro dia de cada mês (calendário). Plantada ao redor da casa afasta formigas.

Receitas terapêuticas e encantadas

- **FERIDAS**: cataplasma – esmague um punhado de folhas e de flores frescas de calêndula, até obter uma pasta que deverá ser aplicada diretamente ou entre dois panos sobre o local afetado.
- **GRIPE**: infusão – em 100 g de água quente coloque 5 g de folhas ou flores de calêndula. Coe e adoce com mel, bebendo antes de se deitar.
- **INTESTINO (DORES)**: tintura – macere 15 g de flores frescas de calêndula em 50 g de álcool de cereais a 70°. Depois de oito dias filtre o líquido, conservando-o em um vidrinho conta-gotas. Tome dez gotas diluídas em pouca água. Decocção: cozinhe 2 g de folhas e de flores de calêndula em um quarto de litro de água. Coe, adoce com mel e beba durante o dia.
- **REUMATISMO, CONTUSÕES E DORES MUSCULARES**: aplique duas vezes ao dia durante 15 minutos a pasta preparada com duas colheres de sopa de folhas e de flores de calêndula amassadas.
- **LOÇÃO PARA DESPERTA A BELEZA**: uma xícara de flores frescas misturadas em duas xícaras de leite morno. Deixe esfriar, coe e conserve em geladeira até o uso. Aplique na pele previamente lavada com vinagre de maçã.
- **ÚLCERAS EXTERNAS, VEIAS CONGESTIONADAS OU LUXAÇÕES**: coloque um punhado de flores num pote de vidro com uma xícara de azeite de oliva. Deixe em uma janela ensolarada e sacuda de vez em quando. Use após uma semana a um mês.
- **ESCALDA-PÉS**: refaz a energia gasta durante o dia e traz um sono gostoso e tranquilo.
- **FURÚNCULO**: tomar duas xícaras de chá por dia de infusão de calêndula, 50 g de flores para um litro de água fervente, infundir por 10 minutos e aplicar a compressa da pasta de flores cozidas no local infeccionado.

SALADA DA PROSPERIDADE – um prato para dias quentes

- 1 xícara de ervilha cozida
- 2 xícaras de arroz
- Azeite de oliva
- Folhas de hortelã
- Pétalas de calêndula
- Pimenta calabresa a gosto
- Sal a gosto
- Vinagre de vinho branco

Cozinhe o arroz com as pétalas de calêndula em água com um pouco de sal. Misture o arroz (frio) com a ervilha e tempere com azeite, vinagre, sal e pimenta calabresa. Pique algumas pétalas de calêndula junto às folhas de hortelã e misture no arroz. Consagre esse prato a Apollo e faça-o em uma noite de Lua crescente.

Incenso de cura

- 1 parte de canela
- 1 parte de flores secas de calêndula
- 2 partes de Mirra

Queime para acelerar o processo de cura enquanto fizer sua visualização.

Tinta mágica da prosperidade

- Flor de calêndula
- Suco de limão

Faça um chá de flores de calêndula e misture com o suco de limão. Use essa tinta para escrever com uma pena seu pedido de prosperidade em uma noite de Lua crescente. Visualize as letras com energia. Peça para Apollo atender logo seu pedido. Queime esse papel na chama de uma vela amarela.

Banho do perdão

- 1 punhado de boldo do chile
- 1 punhado de calêndula (Flor)
- 1 punhado de carqueja
- 1 punhado de crisântemo

Misture tudo em processo de infusão em água quente, podendo ser usado em forma de banho ou de escalda-pés.

Talismã de Proteção

- Dente de lobo
- Flor de calêndula
- Folhas de louro
- Pano vermelho

Em um dia que o Sol estiver no signo de Virgem, embrulhe as flores de calêndula com um dente de lobo e várias folhas de louro em um pedaço de pano vermelho. Carregue na bolsa ou no bolso.

Unguento de São Lucas – para encontrar o amor verdadeiro

- Flor de calêndula
- Losna
- Manjerona
- Mel
- Tomilho
- Vinho

Em uma noite de Lua cheia, misture as flores de calêndula fresca com o tomilho, a losna e a manjerona e macere com vinho e mel. Depois, unte o corpo e reze para São Lucas, para que ele indique em sonho o melhor candidato para ser seu amor.

Pomada de calêndula para uso cicatrizante

- 1 xícara de café de água destilada
- 3 colheres de café de tintura de calêndula
- 4 colheres de vaselina creme

Para obter uma cicatrização mais rápida, dilua a tintura com a água fervida, misture com a vaselina e aplique diretamente sobre o ferimento. Utiliza-se uma a duas partes de água para uma de tintura. Use sobre as partes afetadas 3 a 4 vezes por dia.

Banho para despertar o poder do prazer

- Garrafa azul
- 9 tipos de flores diferentes
- Açúcar
- Calêndula
- Camomila
- Colorau
- Essências de morango, chocolate e baunilha
- Mel
- Sal

Durante três noites de Lua cheia seguidas, deixe a garrafa com um litro de água tomando sereno. Após esse período, acrescente todos os ingredientes, leve ao fogo e ferva por 9 minutos. Consagre à Lua cheia. Tome o banho da cabeça para baixo.

Camélia

Originária da Ásia, do Japão e da Coreia, a camélia adapta-se melhor em climas frios ou temperados, não tolerando o calor. Sua floração ocorre nos meses de outono e inverno, e ela se multiplica por alporque e estacas. Para garantir floradas intensas, uma vez por ano deve-se incorporar ao solo, em volta da planta, sulfato de ferro ou de alumínio. O arbusto pode chegar a 6 metros. Curiosamente, a camélia é associada a dois personagens completamente diferentes: um padre jesuíta, cujo nome, Georg Kamel, deu origem ao nome desta planta, e uma bela cortesã francesa, Marie Duplessis, que o famoso escritor Alexandre Dumas imortalizou com o nome de Marguerite Gauthier, em seu célebre romance *A Dama das Camélias*. Georg Kamel foi trabalhar na China como missionário e se encantou com a flor, passando a divulgá-la. Após trinta anos de sua morte ele foi homenageado com a flor que tanto divulgou. Como no latim não tem a letra K, ela foi substituída pela letra C, dando origem a *Camellus*, que se tornou *Camellia*. As moças do século 17 tinham o hábito de adornar seus cabelos e seus chapéus com guirlandas de camélias.

A camélia foi consagrada na música "A Jardineira", de Orlando Silva, e pela célebre frase proferida pela Rainha Vitória, na Inglaterra, em 1740: "Se não temos montanhas para gabarmos, temos o mar, que é sempre agradável, e temos camélias, que se mantiveram por dois invernos cobertas de flores vermelhas".

Seu gênero é feminino. Da planta se usa a flor. Na gastronomia existem referências do seu consumo na cozinha oriental. Das suas sementes é extraído um óleo alimentar conhecido como *tsubaki*, e as suas flores são usadas, secas e cozidas, em pratos de arroz como o *mochi* japonês. As suas folhas são utilizadas para infusões, tal como as da sua parente mais conhecida, *Camellia sinensis*, a planta do chá.

Nome popular: camélia, cameleira ou japoneira.
Nome científico: *Camellia japonica*
Planeta: Lua
Elemento: Água
Deidade: Hera
Função terapêutica: as flores da camélia são adstringentes e anti-hemorrágicas. Misturadas com óleo de sésamo, pode ser utilizada para o tratamento de queimaduras. Tem efeito hemostático e tônico.

Contraindicações: a *camellia japonica* é parente próxima da *camellia sinensis*, como qualquer substância em excesso, seu chá pode acarretar algumas disfunções no organismo, devendo ser evitado por gestantes e por pessoas com problemas renais, hepáticos ou cardiovasculares. Quem tem pressão alta, gastrite ou úlcera deve evitar esse chá.

Função mágica: seu poder está ligado à riqueza e à prosperidade. Quando estiver precisando de dinheiro extra, basta pedi-lo, em uma noite de Lua crescente, a uma flor de camélia, carregue-a sempre junto ao corpo, o dinheiro virá. Plantá-la perto de casa traz sorte e prosperidade. Adicione em qualquer incenso para dinheiro pétalas secas dessa flor e verá que o resultado será mais rápido. A camélia produz um azeite de grande valor mágico, destinado à alimentação das lâmpadas empregadas em diversos ritos teúrgicos e em invocações angélicas. Seu uso assegura a comunicação com entidades elevadas e seres de luz.

Toque de Bruxa: a camélia faz parte do sistema das essências florais de minas. Sua essência estimula nas pessoas o amor altruísta e incondicional, sendo recomendada para banir sentimentos de ódio, inveja, ciúme, ganância, desconfiança e vingança. Considerada por Paracelso uma planta extremamente mágica, existe outra espécie de Camélia (*Camellia Sinensis*), que é usada pelos chineses; é dessa erva que é feito o chá verde, o chá preto e o banchá.

Receitas terapêuticas e encantadas

Banho estimulante

- Flores frescas de camélia
- Jasmim
- Lavanda
- Pétalas de Rosas

Misture em processo de infusão em água quente, podendo ser usado em forma de banho ou de escalda-pés.

Incenso para atrair dinheiro

- 1 parte de cravo-da-índia
- 1 parte de noz-moscada
- 1 parte de semente de girassol
- 2 partes de flores secas de camélia

Queime para acelerar o processo de atrair dinheiro para você e para seu lar.

Camomila

A camomila é originária da Europa, uma planta anual, de aproximadamente 50 centímetros de altura. Suas flores lembram pequenas margaridas brancas. Planta que cresce espontaneamente junto a estradas e campos ermos, gosta de terra fofa, porosa e de lugares ensolarados. Desenvolve-se, também, por meio de semeaduras, que podem ser feitas em recipientes abrigados, para garantir uma boa germinação. As mudas são transplantadas ao ar livre, após atingirem dez centímetros. Três ou quatro meses depois da semeação, as flores, totalmente abertas, são colhidas antes de murcharem e depois são secas à sombra. Os egípcios já usavam a camomila no tratamento da malária, para queimaduras de sol e para olhos cansados. Na Idade Média, devido a seu perfume, as flores eram espalhadas pelo chão. As mulheres davam a cor dourada aos cabelos com a camomila. As descobertas empíricas de Dioscórides sobre a ação emenagoga dessa planta só foram confirmadas por trabalhos laboratoriais dezenove séculos mais tarde. O banho de infusão de flores de camomila desperta na pessoa a força para atrair o amado e é muito boa para tomar decisão. A camomila era considerada pelos antigos como "a mãe das ervas", pois acreditava-se que ela doava saúde às outras plantas semelhantes. Para ter bons sonhos faça um travesseiro de camomila. Seu gênero é masculino, da planta é aproveitado as flores e as folhas. Na gastronomia é usada apenas como chá. Em tempos antigos foi usada como conservante.

Nome popular: camomila-da-alemanha, camomila-vulgar, camomilha, maçanilha, kamille, matricária, manzanilla.
Nome científico: *Matricaria chamimilla*
Planeta: Sol
Elemento: Fogo
Deidades: Astarte, Afrodite e Circe.
Função terapêutica: a camomila tem propriedades calmantes, tônicas, febrífugas, antiespasmódicas, antinevrálgicas e sudoríferas, sendo aplicada no tratamento de numerosas enfermidades, tais como: dores abdominais, cólicas intestinais com gases, afecções nervosas, cistite, reumatismo, inflamações bucais, doenças da pele, conjuntivites, hemorroidas, dores de ouvido e moléstias infecciosas. Facilita a menstruação, combate distúrbios digestivos, dor de garganta, gota e vermes intestinais. A inalação de óleo essencial de camomila ajuda no tratamento de irritabilidade, depressão, histeria, insônia e distonias neurovegetativas.

Contraindicações: não deve ser utilizada por quem estiver fazendo tratamento radioterápico, pois como tem efeito antioxidante, a camomila impede que a radiação destrua tanto as células sadias quanto as malignas. A camomila pode causar dermatites em algumas pessoas. Não deve ser usada em excesso por gestantes.

Função mágica: atrai dinheiro. Plantada ao redor da casa afasta olho gordo. Um banho com um sache pendurado no chuveiro é um excelente calmante e restaurador de forças. Muitos jogadores antes de partidas importantes costumam lavar as mãos no chá de camomila. Podemos usar magicamente a camomila para pessoas que não sabem esperar, que não confiam em si próprio e que acumulam muitas tensões em seu dia a dia. Planta que desenvolve a gentileza, a modéstia e a boa sorte.

TOQUE DE BRUXA: outra espécie de camomila, a romana *Anthemis Nobilis*, tem aspecto bem semelhante ao da planta vulgar, distinguindo-se apenas pelo capítulo floral, cujo receptáculo é sólido e rasteiro. Olheira é sinal de cansaço, tensão e compressão na pele da pálpebra. Para estimular a circulação sanguínea do local e dar uma leve clareada na tez, o chá de camomila é um grande alívio. Coloque o saquinho do chá sobre os olhos, ou então embebede dois chumaços de algodão e deixe agir por cinco minutos. Não é necessário enxaguar.

Receitas terapêuticas e encantadas

- **FEBRE INTERMITENTE, INSÔNIA, NEVRALGIA:** infusão – coloque uma pitada de flores de camomila e um pedaço de casca de laranja em uma xícara de água fervente. Depois de 5 minutos, filtre, adoce com mel e beba o líquido.
- **ESTÔMAGO (DIGESTÃO):** vinho – macere por cinco dias, 100 g de flores secas de camomila em um litro de vinho branco. Filtre e consuma o vinho em colheres, quando a digestão for difícil.
- **ÓLEO PARA ALIVIAR QUEIMADURAS SOLARES:** deixe cozinhar por 10 minutos, ¼ de xícara de azeite de oliva com 30 g de camomila. Desligue o fogo, deixe esfriar. Filtre em gaze, esprema e aplique no local.
- **REUMATISMO:** fricções – 50 g de flores secas de camomila, 200 g de azeite de oliva 20 g de álcool de cereais, 20 g de cânfora. Coloque a camomila no azeite e aqueça em banho-maria por duas horas. Dissolva a cânfora no álcool, quando o azeite estiver frio, passe através de um guardanapo, apertando bem para sair o suco da camomila. Misture o óleo ao álcool canforado e coloque em uma garrafa de tampa esmerilhada. Utilize o óleo para friccionar as regiões atingidas.

Pot-pourris da calma e da prosperidade

- Pétalas de rosas, lavanda e alecrim
- Camomila seca
- Canela em pó e cravo
- Essência de camomila
- Folhas secas
- Sementes

Despeje as especiarias e a essência numa tigela, misture bem. Passe essa mistura para um recipiente com tampa hermética e coloque o pote num local escuro por seis semanas, mexendo semanalmente. Após esse tempo, espalhe a mistura por recipientes decorativos e decore a gosto.

Chá contra resfriados e gripes

- 1 punhado de camomila
- 1 punhado de hortelã
- Mel

Faça uma infusão em uma xícara de água e tome duas vezes ao dia.

Tintura para a cura – acalma, limpa os chacras e traz tranquilidade

- 20 g de camomila
- 30 ml de água mineral
- 70 ml de álcool de cereais

Coloque as ervas em um vidro escuro e complete com a água e o álcool de cereais. Feche bem o vidro e deixe em descanso por 28 dias. Agite o vidro todos os dias. Use em banhos ou tome quatro gotas diluídas em água duas vezes ao dia.

Banho de Lua – para estimular o poder feminino, a intuição, a sensibilidade e a criatividade

- 1 punhado de alfazema
- 1 punhado de camomila
- 2 rosas brancas
- 4 colheres de capim-cidreira
- 5 folhas de gerânio
- 8 folhas de laranjeira

Faça uma infusão em um litro de água. Uma dica: espere o chá esfriar e use-o para dar brilho aos cabelos, na última água de enxágue, pós xampu.

ÓLEO PARA EQUILIBRAR A INTUIÇÃO E A CLARIVIDÊNCIA

- 1 gota de óleo essencial de camomila
- 1 gota de óleo essencial de milefólio
- 4 gotas de óleo essencial de palmarosa

Misture os óleos e use para equilibrar seus poderes psíquicos.

INCENSO PARA SINTONIZAR AS ENERGIAS DO SOL

- 1 parte de artemísia
- 1 parte de camomila
- 1 parte de pétalas de gardênia
- 2 partes de sândalo
- Algumas gotas de óleo de lavanda
- Algumas gotas de óleo de milefólio
- Algumas gotas de óleo de rosa

Queime para acelerar o processo de sintonizar as energias do Sol.

MÁSCARA DE CAMOMILA PARA CLAREAR SARDAS E MANCHAS (receita da esteticista Jô Resende)

- 1 colher de chá de bicarbonato de sódio
- 1 colher de chá de mel
- 1 xícara de café de suco de mamão verde
- 1 xícara de café de suco de tomate
- 1 xícara de chá de camomila

Bata tudo no liquidificador. Limpe o rosto com vinagre de maçã. Aplique a máscara massageando com movimentos circulares. Deixe por 30 minutos. Retire com água fria.

TRATAMENTO DE ENXAQUECA

- 2 colheres de sopa de anis-estrelado
- 2 colheres de sopa de boldo-do-chile
- 2 colheres de sopa de capim-cidreira
- 2 colheres de sopa de raiz de angélica

- 2 colheres de sopa de sálvia
- 2 colheres de sopa de verbena
- 2 colheres de sopa de flor de camomila

Deixe em processo de infusão por três minutos em ½ litro de água, em repouso por trinta minutos. Coe e tome três xícaras de chá por dia. No desjejum, após o almoço e após o jantar.

Banho de imersão para mãos e unhas

- 1 colher de chá de óleo de amêndoas
- 1 colher de sopa de calêndula seca
- 1 colher de sopa de camomila seca
- 1 colher de sopa de lavanda seca
- 500 ml de água

Ferva as ervas com água em um bule. Tampe e deixe em infusão por dez minutos. Coe e adicione o óleo de amêndoas. Mergulhe as mãos na solução morna por dez minutos. Limpe as unhas e retire as cutículas ainda úmidas. Em seguida, massageie mãos e unhas com um creme hidratante.

Chá contra insônia

- 1 punhado de camomila
- 1 punhado de capim-limão
- 1 punhado de erva-de-são-joão
- 1 punhado de folhas de maracujá
- 1 punhado de melissa

Adicione as ervas em ½ litro de água fervente, deixe esfriar e tome três vezes ao dia.

Óleo da beleza de Cleópatra

- 4 gotas de óleo essencial de camomila
- 4 gotas de óleo essencial de gerânio
- 4 gotas de óleo essencial de lavanda
- 60 ml de água desminerizada

Dilua os óleos essências na água. Lave o rosto ou borrife-o algumas vezes ao dia.

Canela

A canela é originária do Sri Lanka, do sudeste da Índia e do Ceilão, onde suas folhas são usadas como principal alimento do bicho-da-seda. No Brasil, a canela foi introduzida no final do século 18, pelos jesuítas. A árvore da canela pode chegar a até 10 m de altura, suas folhas são grandes e ovaladas. Suas flores, brancas ou amarelas, exalam um aroma característico.

Os antigos egípcios usavam a canela para embalsamar as múmias. Em 1200 a.C. Ramsés III apresentava oferendas deste tempero às divindades. No Antigo Testamento, ela foi usada por Moisés no Tabernáculo. Existe uma lenda que diz que a rainha de Sabá entregou a canela ao rei Salomão como um dos aromas destinados a ungir a Arca da Aliança, que contém os códigos sagrados. Em 500 a.C., Hipócrates escreveu sobre a importância de suas propriedades medicinais. Existem relatos de textos chineses que se referem ao uso da canela como planta medicinal há 4 mil anos. Em tempos antigos, as especiarias eram consideradas tão preciosas que costumavam ser religiosamente guardadas e fechadas à chave. Seu uso era um sinal de riqueza, inacessível à grande parte da população. A canela era usada pelos gregos como símbolo de sabedoria e do amor, para aromatizar os vinhos. Na Grécia ela tomava parte nas procissões a Dionísio.

De gênero masculino, a parte usada da planta é a casca, em pedaços ou moída. Na gastronomia sua aplicação é vasta, entrando no preparo de vários pratos e guloseimas.

Nome popular: falsa-canela, canela-da-índia, canela-da-china.
Nome científico: *Cinnamomum zeylanicum*
Planetas: Sol e Mercúrio.
Elementos: Fogo e Ar.
Deidades: Afrodite e Eros.
Função terapêutica: combate leucorreias, febres, escorbuto, vômitos, hipertensão, resfriados e digestão lenta. É também usada contra gases, dores abdominais e úlceras estomacais.
Na cosmética, a canela é usada para dar brilho aos cabelos, em pastas dentais e em óleos bronzeadores. Pode ser usada contra sarna e piolhos, no combate à preguiça e no estancamento de sangue.
Contraindicações: a canela é abortiva, pode causar alergias cutâneas e não deve ser usada por quem sofre de úlcera péptica gastroduodenal. Evitar em casos de alcoolismo e câncer de próstata.

Função mágica: seu poder está ligado à espiritualidade, à saúde, ao sucesso, à proteção e ao amor. O pó usado como incenso espalha no ambiente poderosa espiritualidade. Um pauzinho de canela usado como amuleto em um pequeno saco de cetim amarelo atrai dinheiro. Em vez de perfume, experimente passar um pouco de pó de canela; é um poderoso atrativo para o sexo oposto. Antes do ato sexual, espalhe um pouco de pó de canela na cama para aumentar sua disponibilidade para o sexo. Sua energia é restauradora, exalta o otimismo e a alegria. O molho de maçã temperado com canela é um excelente alimento de amor. Segundo Scott Cunningham, para realçar o amor numa manhã de Lua cheia, encha uma colher de chá com canela moída e despeje o tempero em uma fatia de pão, formando um coração, visualizando o amor desejado. Espalhe a canela no pão e coma.

Toque de Bruxa: a palavra canela é derivada da palavra indonésia *Kayu manis*, que significa "madeira doce". Mais tarde recebeu o nome hebreu *quinnamon*, que evoluiu para o grego *kinnamon*. Para atrair o amor em seu caminho, tome um banho com canela e cravo e coma cerejas. Segundo Paracelso, usa-se a canela para preparar perfumes mágicos para o Sol e também para filtros do amor.

Receitas terapêuticas e encantadas

- **Estômago (atonia gástrica):** tinturas – coloque 50 g de casca de canela em um quarto de litro de álcool de cereais. Depois de 24 horas, filtre o líquido e coe em uma garrafa, consumindo-o em colheres, antes das refeições.
- **Gripe:** infusão – coloque 5 g de casca de canela, 5 g de eucalipto e 10 g de alcaçuz em uma xícara de água fervente, deixando em infusão por aproximadamente dez minutos. Filtre o líquido e adoce-o com mel antes de beber.
- **Fraqueza:** elixir – macere em um litro de vinho por 24 horas, 25 g de casca de canela e 10 g de hortelã fresco. Filtre e coloque em uma garrafa, consumindo o líquido em pequenos cálices toda vez que se sentir cansado.
- **Dor de barriga:** infusão de 8 a 15 g de casca de canela para cada um litro de água. Tome uma xícara quando sentir dor, até 4 vezes ao dia.
- **Cólica menstrual:** faça uma infusão de 8 a 15 g de casca de canela ou folha para um litro de água. Tome uma xícara 2 a 3 vezes ao dia.

Doce de figo – prosperidade e sucesso

- 1 colher de chá de canela em pó
- 1 kg de figos
- 4 xícaras de açúcar mascavo
- 100 ml de água

Corte os figos em cubos. Leve ao fogo o açúcar com a água, deixe ferver e mexa até ficar em calda. Junte os figos, polvilhe-os com a canela e deixe ferver lentamente até formar ponto de pérola. Consuma com a intenção de ter prosperidade.

Bolo da prosperidade

- 1/3 de xícara de óleo
- 1 colher de chá de canela
- 1 colher de chá de fermento em pó
- 1 xícara de açúcar
- 1 xícara de cenoura ralada
- 1 xícara de farinha de trigo
- 2 colheres de sopa de erva-doce
- 4 ovos

Bata as claras em neve, junte o açúcar e continue batendo. Adicione as gemas e bata até a mistura ficar fofa. Misture a cenoura, a farinha e o fermento. Adicione o óleo, a canela e a erva-doce. Misture e coloque em uma forma refratária. Asse em forno médio por cerca de 30 minutos. Consagre esse bolo ao Sol. Acenda duas velas amarelas e reparta o bolo com seus amigos e vizinhos.

Pot-pourris de tranquilidade

- Canela em pau e em pó
- Hortelã e alfazema secas
- Óleo de alfazema
- Pétalas de rosa, margaridas e peônias secas
- Raiz de lírio em pó

Em uma noite de Lua crescente, misture as pétalas secas. Junte a alfazema seca, os paus de canela e espalhe por cima uma colher de sopa de pó de canela, a hortelã seca e a raiz de lírio em pó. No final, salpique com gotinhas de óleo de alfazema. Guarde em recipientes decorativos e coloque espalhados pela casa.

Banho afrodisíaco

- 7 colheres de chá de canela em pó
- 7 colheres de chá de erva-cidreira
- 7 folhas de cada: colônia, eucalipto e hortelã
- 7 rosas vermelhas

Coloque todos os ingredientes em três litros de água fervente. Deixe em infusão por cinco minutos. Coe se desejar. Deixe em uma temperatura agradável para o seu corpo e vá derramando lentamente da cabeça para baixo, sempre mentalizando seu desejo.

Poção para autoestima

- 1 parte de cada: anis, canela e verbena
- Pétalas de rosas vermelhas

Prepare uma decocção com o anis e a canela. Junte as rosas e a verbena. Tome este chá numa sexta-feira de Lua crescente. Se preferir, adoce com mel. Acenda duas velas vermelhas na hora de fazer a poção.

Pó para viagem astral

- 1 parte de artemísia
- 1 parte de canela
- 2 partes de sândalo em pó

Espalhe em lençóis e travesseiros antes de dormir, para encorajar conscientemente a viagem astral direcionada.

Banho da prosperidade

- 1 pedaço de canela
- 1 punhado de cravo-da-índia
- 1 punhado de semente de milho
- 1 punhado de sementes de girassol
- 4 sementes de maçã
- 8 folhas de louro
- Velas verde, amarela ou laranja

Em infusão, misture todos os ingredientes. Ferva por oito minutos em dois litros de água. Esse banho terá mais força se for feito em uma Lua crescente e nos dias 8, 17 ou 26 do mês. Acenda uma vela da cor sugerida e mentalize a prosperidade desejada. Jogue o banho da cabeça para baixo.

SABONETE PARA O DINHEIRO

- 1 parte de cada: canela, manjericão e pinheiro
- 2 partes de hortelã
- 3 partes de patchuli

Use a receita do sabonete dada nos Preparados de Base no início do livro e misture todos os ingredientes a ela. Lave suas mãos diariamente com este sabonete para atrair dinheiro ou use antes de rituais para Lua crescente.

SABONETE PARA AUMENTO DE SEU PODER PESSOAL (Sabonete da Bruxa)

- 1 parte de canela
- 1 parte de suco de laranja
- 2 partes de pinheiro
- 3 partes de alecrim

Use a receita do sabonete dada nos Preparados de Base e misture todos os ingredientes a ela. Lave-se com esse sabonete antes de qualquer ritual que precise de confiança e poder pessoal.

CHÁ AFRODISÍACO

- 1 xícara de água
- 2 pauzinhos de canela
- Mel
- Rodelas de limão

Acenda duas velas rosa. Coloque em uma panela a água e a canela. Leve ao fogo e deixe ferver. Desligue o fogo e abafe por cinco minutos. Peça a Afrodite o estímulo necessário. Coe e acrescente a rodela de limão. Beba depois das principais refeições.

XAROPE CONTRA GRIPE, RESFRIADO E CATARRO

- ½ copo de água
- 1 colher de sopa de gengibre ralado
- 1 pau de canela médio
- 2 folhas de hortelã

- 2 limões grandes
- 3 colheres de açúcar
- 5 cravos-da-índia
- Mel

Lave bem os limões e corte-os em quatro. Numa panela pequena, leve ao fogo uma colher de chá de água e o açúcar, até virar caramelo. Junte o limão e amasse bem. Coloque o gengibre, o cravo e a canela. Deixe ferver com mais um pouco de água, por aproximadamente cinco minutos. Junte o mel e as folhas de hortelã, desligue o fogo e tampe. Deixe descansar por vinte minutos.

Incenso de atração

- 1 parte de corante azul
- 1 parte de óleo de girassol
- 1 parte de salitre
- 2 partes de mirra
- 4 partes de canela
- 4 partes de sândalo
- 8 partes de olíbano
- 16 partes de serragem

O aroma desse incenso atrai pensamentos agradáveis.

Infusão para clarividência

- Artemísia
- Canela
- Louro
- Noz-moscada
- Pétalas de rosa

Em uma noite de Lua cheia coloque em um bule todos os ingredientes e encha com água fervendo. Deixe a infusão fechada por alguns minutos. Retire a tampa e aspire o vapor por um tempo. Visualize o aroma místico abrindo sua consciência psíquica, depois, deite-se e faça previsões. Se desejar, beba também um pouquinho da infusão e deixe o vapor continuar a se elevar no ar, conforme desenvolve sua consciência psíquica.

Canforeira

Encontrada sobretudo na China e no Japão, a canforeira tem origem asiática. Suas folhas são ovais, pontiagudas e brilhantes. Da sua madeira se extrai a cânfora, uma substância volátil concreta e bastante aromática. Árvore de crescimento moroso, que pode ser cultivada com vantagens nas regiões temperadas ou em grandes alturas nas regiões tropicais. Suporta temperaturas bastante baixas, mas prefere terrenos leves e úmidos. A árvore pode chegar a 30 metros de altura.

A cânfora já era conhecida dos alquimistas medievais e sempre foi usada como bálsamo nas dores musculares. Algumas civilizações do Extremo Oriente consideravam-na uma planta consagrada aos deuses, muito usada em cerimônias religiosas. Os heróis guerreiros eram coroados com suas folhas, que também eram usadas no embalsamento de corpos. Os chineses usavam a cânfora para construção de templos e de embarcações. Na Pérsia (Irã), foi usada contra a peste, e na Babilônia o rei Chrosroes II considerou a cânfora um grande tesouro.

Gênero feminino, de sua planta se aproveita o caule. Na gastronomia, apesar de não ser muito usual no Ocidente, na Índia, a cânfora faz parte da lista de temperos utilizados em alimentos e em cerimônias religiosas.

Nome popular: alcanforeira, erva-cavaleira, rabugem de cachorro, canforeto.
Nome científico: *Laurus camphora*
Planeta: Lua
Elemento: Água
Deidades: Diana, Perséfone e Hera.
Função terapêutica: a cânfora possui inegáveis qualidades antissépticas, estimulantes e excitantes. Como sedativo, é recomendada para doenças nervosas, hipocondria, histerismo, convulsões, epilepsia, melancolia, nevralgias e reumatismo. É indicada para hemorragias uterinas e como vermífugo. Com os cubinhos de cânfora à venda nas farmácias, preparam-se remédios caseiros para massagens e fricções. Na Aromaterapia, atua para tratamentos de asma, bronquite, cólera, resfriados, cólica, diarreia, febre, gota, choque, tuberculose, vômito e feridas.
Contraindicações: risco de irritação de pele. A super dosagem pode causar vômito e convulsões. Deve ser evitada na gravidez e por pessoas que sofrem de epilepsia.
Função mágica: a cânfora limpa ambientes carregados negativamente, abre o desenvolvimento psíquico e acalma corações angustiados. Seu poder está ligado à abertura da clarividência, pois seu aroma pode trazer inspiração e melhorar nossa memória e nosso discernimento. Pode ser usada por pessoas que acreditam

que a vida é apenas uma manifestação dos nossos cinco sentidos, sua flor vai gerar essa energia e vai fluir para as áreas espirituais. Use óleo de cânfora para ungir as velas em rituais, com isso você fortalecerá seu corpo físico.

TOQUE DE BRUXA: a cânfora pode ser extraída de outras plantas como gengibre, zedoária, sassafrás, caneleira, cedro e cardamomo. Uma planta extremamente decorativa, indicada para a ornamentação de vias públicas e também para quebra-ventos. Pessoas que fazem tratamento com remédios homeopáticos ou com os sistemas florais não devem fazer uso da cânfora, pois essa tem o poder de eliminar os efeitos terapêuticos desses medicamentos.

Receitas terapêuticas e encantadas

PREPARO PARA CONTUSÕES, DORES MUSCULARES E REUMATISMO

- 4 g de cânfora
- 10 g ácido cético
- 50 g de álcool de cereais
- 400 g de vinagre de vinho
- Flores de alfazema, de laranjeira e de sálvia
- Folhas de alecrim e de hortelã

Esmague as flores e as folhas juntas e coloque 50 g dessa mistura em uma garrafa com o vinagre de vinho e o álcool de cereais. Em seguida, tape bem a garrafa, guardando-a em local fresco por 10 dias. Dissolva a cânfora no ácido cético e adicione aos outros ingredientes. Depois de algumas horas, filtre o líquido e conserve-o em garrafa hermeticamente fechada. Use para fricções e massagens nos locais afetados por reumatismo ou contusões.

BANHO DE LIMPEZA E RESTAURAÇÃO DAS ENERGIAS

- 1 g de cânfora
- 1 punhado de camomila
- 1 punhado de lavanda
- 1 punhado de manjericão
- 1 punhado de melissa

Misture tudo em dois litros de água e jogue da cabeça para baixo.

Sabonete para a Lua

- 1 parte de eucalipto
- 1 parte de limão
- 2 partes de cânfora
- 3 partes de sândalo

Faça a receita base de sabonete do começo do livro e misture esses ingredientes. Use antes de rituais de Lua cheia para sintonizar com a energia da Lua e do amor.

Incenso dos sonhos

- 1 parte de cânfora
- 1 parte de pétalas de rosa
- 2 partes de sândalo
- Algumas gotas de óleo de canela
- Algumas gotas de óleo de jasmim

Queime no quarto antes de dormir para produzir sonhos psíquicos.

Sabão canforado

- 5 ml de tintura de alecrim
- 5 ml de tintura de alfazema
- 80 g de cânfora
- 80 g de sabão neutro

Triture a cânfora e dissolva nas tinturas. Derreta o sabão em banho-maria e junte as tinturas. Use em massagens para dores reumáticas e contusões.

Poção mágica para alívio de dores de cabeça

- 1 pedra de cânfora
- 50 ml de óleo de uva
- 200 g de folhas de arruda

Coloque todos os ingredientes em um vidro âmbar e deixe repousar por pelo menos três dias em local escuro. Passe a infusão sobre a testa com as pontas dos dedos para aliviar a dor de cabeça. Tome cuidado para não atingir os olhos.

Capim-limão

Originária da Índia, esta planta se desenvolve em quase todo o Brasil. Trata-se de uma erva perene, com folhas aromáticas, longas e estreitas, que formam grandes touceiras exalando odor característico de limão. Suas flores são raras e vivem agrupadas em pequenas espigas, reproduzindo-se por divisão de suas touceiras.

O capim-limão permite até quatro cortes por ano. Essa era uma planta sagrada para as antigas sacerdotisas druidas, por isso os seus cabelos eram enfeitados pelas coroas feitas com as folhas dessa erva.

Seu gênero é masculino, da planta se aproveita suas folhas. Na gastronomia é usado em carne de galinha, vegetais, refrescos, chás e em um prato filipino chamado *binakoe*.

Nome popular: capim-catinga, capim-cheiroso, capim-cidrão, capim-cidreira, capim-cidrilho, chá-de-estrada, erva-cidreira, grama-cidreira, capim-marinho, capim-ciri.
Nome científico: *Cymbopogon citratus*
Planeta: Mercúrio
Elemento: Ar
Deidade: Perséfone
Função terapêutica: sedativo, sonífero e calmante. Combate gases intestinais, tosses, perturbação urinária histerismos e alergias. Tem ação analgésica e é calmante para os nervos. Recomendável para mulheres grávidas, pois acalmam as cólicas e as sensações de vômito, além de estimular a produção de leite materno. Seu chá pode ser usado na limpeza de pele e têm ação contra acne, manchas e sardas. Também pode ser usado como sabonete e xampu.
Contraindicações: em dose elevada pode causar sensação de fraqueza.
Função mágica: seu poder está ligado à força psíquica. Suas folhas secas devem ser queimadas para cortar influências negativas de um ambiente.

TOQUE DE BRUXA: o capim-limão pode ser usado em banhos aromáticos. Em forma de sachê, a planta é usada para perfumar tecidos e afastar traças e outros insetos. Batido com água gelada e limão, tira o desânimo nos dias de calor.

Receitas terapêuticas encantadas

- ÁGUA DE CHEIRO: misture 10 ml de tintura de benjoim, 20 ml de tintura de jasmim, 25 ml de tintura de laranja, 25 ml de tintura de limão, 40 ml de tintura de capim-limão, 40 ml de tintura de cravo e 150 ml de tintura de alecrim, deixe amadurecer por uma semana e use como perfume corporal ou para banhos relaxantes.
- COMPOSTO RELAXANTE: misture 2 ml de tintura de camomila, 2 ml de tintura de laranja, 2 ml de tintura de rosa, 4 ml de tintura de alfazema e 4 ml de tintura de capim-limão e use para banhos ou para massagens.
- INCENSO PARA DESPERTAR O CONTATO COM A MÃE TERRA: misture 1 parte de espinho de pinheiro, 1 parte de folha seca de capim-limão, 1 parte de raiz de angélica, 1 pitada de tabaco e 2 partes de sálvia. Queime durante rituais de reverência às divindades e aos espíritos da Terra e para entrar em sintonia com as energias de colheita e de prosperidade.
- ÓLEO PARA PROVOCAR O AMOR: preencha a metade de uma garrafa de vinagre ou de vinho branco com duas partes de folhas de capim-limão e uma parte de folhas de tomilho silvestre. Use uma panela para aquecer em fogo brando um pouco de óleo de nozes por um tempo e, em seguida, despeje-o no interior da garrafa até enchê-la inteiramente. Vede-a com uma tampa ou rolha, depois guarde essa garrafa por seis meses. Não coe. Este óleo mágico de culinária é para ser usado nos molhos de saladas para inspirar amor e provocar sono sem sonhos.
- POÇÃO CALMANTE: misture 2 g de folha de laranja, 2 g de talo de alface, 2 g flor de maracujá e 5 g de capim-limão e deixe repousar por meia hora. Tome aos cálices.

CONEXÃO COM A MÃE TERRA – harmonização interior e a afirmação do amor por si mesmo e por tudo o que o cerca (Ritual adaptado da Bruxa Soraya Mariani)

- 1 copo de suco de verduras ou de frutas
- 1 cumbuca com sementes de imburana
- 1 pão de cereais
- 1 taça com lama (água + terra)
- 1 vela verde e 1 vela marrom
- Algumas folhagens ou flores silvestres

- Essência de capim-limão
- Incenso de alfazema
- Música com sons da natureza ou sons de tambor
- Pedras verdes e/ou marrons

Este é o momento ideal para o plantio de novas sementes em nossa vida, mentalmente e fisicamente. Podemos nos tornar menos críticos, julgar menos e aceitar mais, acessando novos planos de percepção. De agora em diante, apesar do inverno, o Sol passará a fazer o caminho de volta, se aproximando cada vez mais de nós e culminando a sua presença no Solstício de Verão, em dezembro. Este é um momento muito especial para cultivarmos a esperança e a fé no futuro... afinal o Sol brilha para todos! Você pode dedicar este ritual a uma Deusa da Terra específica do panteão que trabalha, ou dedicá-lo de maneira geral à Grande Mãe Terra. Qualquer forma que escolher estará correta. Algumas Deusas da Terra são: Cerridwen, Deméter, Hera, Cibele e Gaia. Todo este material você vai organizar na forma de um altar, da forma como está habituado.

Acenda as velas e o incenso. Unja seus pontos de poder (os chamados chacras) com a essência escolhida. Lance o Círculo de forma usual e faça uma meditação para relaxamento, até achar que está pronta. Não demore menos de dez minutos com este exercício. Quando achar que está bom, visualize todos os itens no seu altar. Sinta-se na Natureza, pois você é Dela. Medite olhando para o fogo das velas. Depois observe como a água e a terra se completam virando lama. Observe as sementes, que são os embriões de novas plantas, e pense no sentido da vida. Medite sobre todos esses aspectos. Diga para si mesmo: "sinto-me conectado ao Divino e com toda a humanidade". Feche os olhos e imagine-se banhado por uma luz verde brilhante que sai da terra e imana por todo o seu corpo. Sinta como essa luz remove todos os pontos escuros de sua vida. Preste atenção em sua respiração e veja como seu coração pulsa com o centro da Terra. Somos apenas Um. Visualize uma luz rosa saindo de seu coração e misturando-se à luz verde. Então diga: "amo a mim mesmo e tudo aquilo que me cerca". Segure o pão e o copo de suco em suas mãos e consagre estes alimentos em nome da Deusa. Enquanto os ingere, sinta como está se conectando ainda mais com a Terra. Quando achar que está bom, agradeça à Deusa pelo ritual e desfaça o Círculo. Enterre as sementes e jogue a lama por cima delas, assim como as folhas e flores. Enterre junto uma de suas pedras, como oferenda à Terra. Bênçãos sobre todos nós!

Capuchinha

Procedente do Peru, a capuchinha foi introduzida na Europa, especialmente pela Holanda e Espanha, no século 16. Planta facilmente cultivável que, uma vez aclimatada, reproduz-se por si mesma. As folhas, as pétalas e as sementes têm sabor picante. Deve ser plantada em pleno sol, em solo fértil com rica adubação não tolera muito frio nem geada. Os frutos são formados por três coquinhos carnosos que se separam por completo. Muito semelhante ao agrião, a capuchinha cresce rapidamente. Em 1805, o médico Cartheuser descobriu suas propriedades no tratamento do escorbuto. O suco da planta encerra um princípio tintorial que era usado antigamente para tingir de amarelo os tecidos de lã.

Diz uma lenda que um indígena peruano descia uma das encostas dos Andes carregando uma sacola cheia de ouro, quando foi atacado pelos espanhóis. Desesperado, ele implorou a seus deuses que escondessem o ouro. Na luta entre ele e os espanhóis, as pepitas de ouro rolaram encosta abaixo. De cada pepita, nasceu uma flor luminosa e dourada; a capuchinha.

Seu gênero é feminino. Suas folhas, flores e sementes são aproveitadas. Na gastronomia é usada em saladas e em ensopados. Seus frutos podem substituir a alcaparra e o vinagre de vinho branco pode ser aromatizado com suas flores. As flores também podem substituir a mostarda ou o agrião em sanduíches. Segundo Gil Felippe "Flores de chaguinha recheadas com guacamole é uma delícia!"

Nome popular: chagas, flor-de-chagas, chaguinha, cappuccina, capucine, cinco-chagas, agrião-do-méxico, agrião-da-índia, nasturcio, mastruço, chagas de cristo.
Nome científico: *Tropaeolum majus*
Planeta: Sol
Elemento: Água
Deidades: Ishtar e Saraswati.
Função terapêutica: propriedades antiescorbúticas, antissépticas e tônicas do sangue e dos órgãos digestivos. Usada nas depressões nervosas, estafas e limpeza da pele e dos olhos. Indicada para o tratamento de psoríases e outras afecções cutâneas. Na cosmética é usada em xampus contra a caspa, melhorando a aparência dos cabelos e evitando a sua queda.

Contraindicações: pode causar irritação gástrica e hipotensão se usada em excesso.

Função mágica: indicada para pessoas honestas, simples e com dotes artísticos, que optam por uma vida solitária e independente, a capuchinha estimula os sentimentos de humanidade, sabedoria, paz e serenidade. Um banho com suas folhas e flores desenvolve o equilíbrio e a integridade.

TOQUE DA BRUXA: faça uma salada de folhas frescas de capuchinha com batatas cozidas, temperada com sal e limão; além de ser rica em vitamina C, consumida à noite favorece um sono tranquilo. Para ter cabelos fortes e brilhantes, ferva duas colheres de sopa de folhas frescas trituradas em um litro de água, por cinco minutos. Esprema, coe e use para enxaguar os cabelos. Serve também para combater a queda. Faça esse procedimento uma vez por semana.

Receitas terapêuticas e encantadas

- USO GERAL: suco – tomar uma colher de sopa de suco de folhas de capuchinha de duas em duas horas.
- DECOCÇÃO: ferva de 40 g a 50 g de sementes em um litro de água, por mais ou menos meia hora. Coe e beba de 4 a 5 xícaras por dia.
- PURGANTE: tome 0,5 g de pó do fruto seco com água.
- AFECÇÕES PULMONARES: amasse em um pilão duas colheres de sopa de folhas frescas. Coloque uma xícara de leite quente, ingira uma xícara de chá coado duas vezes ao dia.
- ACNES E ESPINHAS: esmague as sementes e misture com vaselina. Passe nas espinhas e nas acnes.
- ESCORBUTO: misture 50 g de capuchinha em um litro de água e consagre a São Lucas. Ferva e deixe esfriar completamente. Beba quatro xícaras do preparo ao dia. Durante a preparação da poção pronuncie 7 vezes:

    Pai e Mãe que estais no Céu e na Terra, santificados sejam vossos nomes, venha a nós vossos reinos e sejam feita as vossas vontades, assim na Terra como no Céu, curai (falar o nome para quem estás fazendo a poção).

    Que assim seja e assim será.

Alimento nutritivo contra estafa e estresse

- 1 cebola média picada
- 1 maçã picada
- 1 punhado de folhas e de flores frescas de capuchinha
- 1 xícara de chá de trigo para quibe, já preparado
- Sal e limão a gosto

Pique as flores e as folhas da capuchinha e adicione os outros ingredientes, tempere com sal e limão. Deve ser consumida antes das principais refeições.

Água da rainha da Hungria (Formula milenar)

- Alecrim, hortelã, citronela e pimenta
- Folhas de verbena e de capuchinha
- Água de rosa e de flor de laranjeira
- Álcool de cereais

Misture tudo com a água de rosas e a água de flor de laranjeira e adicione o álcool de cereais. Deixe envelhecer durante seis meses. Filtre o líquido e massageie o corpo. O resultado é rejuvenescedor.

Bruschetta de Saraswati – para atrair a harmonia em família

- 1 colher de sopa de suco de limão
- 1 couve-flor pequena
- 1 dente de alho pequeno (sem o miolinho)
- 30 ml de azeite extravirgem
- 50 ml de óleo de sua preferência
- Sal e pimenta a gosto

Acenda uma vela rosa pedindo a Saraswati que traga beleza e harmonia em sua família. Cozinhe bem a couve-flor. Quando ela estiver bem macia é só remover a água do cozimento e colocar a couve-flor cozida e todos os demais ingredientes no liquidificador. Eu gosto de reservar alguns pedacinhos e picar bem miudinhos para dar uma textura na bruschetta, junte estes pedaços depois da maionese pronta e corrija o tempero. Para montar, basta colocar uma quantidade de maionese sobre a fatia do pão e decorar com cebola roxa (dica: tempere a cebola roxa com sal, azeite e limão), os talos da capuchinha picados, cebolinha verde picada fininha, uma flor e uma folha de capuchinha. Sirva a toda sua família.

Carapiá

Planta de origem brasileira, encontrada em vários estados do país. Suas folhas são compridas e de bordas arredondadas, suas flores são pequenas, divididas em masculina e feminina e dispostas em forma de pendão. De seu rizoma, perfumado e amargo, extrai-se uma massa branca, rica em óleo, usada para fins terapêuticos.

Planta silvestre e perene, erva rasteira, que chega a 25 cm de comprimento. Os guaranis usavam o carapiá contra o veneno das cobras e das flechas.

Seu gênero é masculino. Da planta é utilizada as raízes. Não tem uso na gastronomia.

Nome popular: carapiá, carapá, contra-erva, caiapiá, caapiá, contra-veneno, liga-liga, tiú, liga-osso, conta-de-cobra, chupa-chupa, carapiá do grande.
Nome científico: *Dorstenia brasiliensis*
Planeta: Marte
Elemento: Fogo
Deidade: Tupã
Função terapêutica: possui propriedades antissépticas, purgativas, estimulantes, tônicas, diuréticas e emenagogas. É usado nas atonias do aparelho digestivo e indicado para alívio dos sintomas da menopausa. Sua raiz pode ser usada como cataplasma para apressar a cicatrização de ossos fraturados.
Contraindicações: em altas doses pode causar intoxicação, vômito, ardor no estômago e diarreia. Pode ter efeito narcótico e abortivo.
Função mágica: ajuda a atrair clientes para o comércio, é afrodisíaco e estimula a resolução de problemas sentimentais. Raiz utilizada para induzir sonhos lúcidos ou vívidos, ótima para relaxamento. A carapiá tem um aroma agradável quando queimada, sendo utilizada também com o tabaco e outras plantas.

TOQUE DA BRUXA: o banho com a raiz de carapiá estimula sexualmente o casal. Faça um tônico afrodisíaco: em uma noite de Lua cheia ou crescente, ferva uma porção de carapiá em um litro de água benta. Deixe esfriar e beba uma xícara de chá pela manhã. Essa erva é conhecida por alguns povos indígenas como "erva dos sonhos". Isso porque o seu uso vai além do medicinal. Eles também têm como tradição utilizá-la para provocar os chamados sonhos lúcidos, costume o qual vão passando de geração em geração e que se estende até os dias de hoje. Além de potencializar os sonhos, a erva tem um saboroso gosto quando bebida ou fumada, potencializando também os efeitos de outras plantas que compõem uma mistura preparada. Quando queimada como defumador atrai clientes ao comércio.

Receitas terapêuticas e encantadas

Fogo sagrado – para atrair clientes

- Aveia, trigo
- Casca de canela
- Cobre, enxofre
- Cristais de sal grosso
- Folhas secas de eucalipto, cedro e sândalo
- Raiz de carapiá
- Sal refinado

Queimar no comércio para atrair clientes e dinheiro.

Chá de carapiá – contra cólica menstrual

- 50 g de artemísia
- 50 g de casca de agoniada
- 50 g de raiz de carapiá
- 750 ml de vinho tinto seco

Misture tudo e deixe macerar por no mínimo sete dias. Tome um copinho três vezes ao dia, no final do ciclo.

Cardamomo

Originário da Índia, o cardamomo cresce tanto de forma selvagem como por cultivo. Planta da família do gengibre, de grande porte, podendo ter de 3 a 4 metros de altura e de folhas grandes, flores brancas e sementes secas, que são usadas como condimento e têm sabor picante, o cardamomo se multiplica por meio de sementes ou pela divisão do rizoma e só pode ser cultivado em climas quentes.

Os egípcios mascavam o cardamomo para conservar os dentes brancos e a boca aromática. A Grécia importava sementes da planta vindas do Oriente já no ano 400 a.C. Mais tarde, apesar do alto custo, o cardamomo tornou-se o tempero mais popular de Roma. Mencionado primeiramente no século 4 a.C. em textos medicinais ayurvédicos, esse tempero é importado desde a época helênica. Os árabes antigos misturavam o cardamomo com a saliva e passavam na glande para excitar o órgão e aumentar-lhe o tamanho.

Planta de gênero feminino. Suas folhas e sementes são aproveitas. Na gastronomia, dizem que assado com maçãs numa torta e servido como sobremesa à pessoa amada, ajuda a conquistar seu amor. Pode também ser usadas em picles, conservas e em certos bolos. É um ótimo aromatizante de licores, ponches, chás, café e vinhos.

Nome popular: pacova, cardamomo.
Nome científico: *Elettario cardamonun*
Planetas: Sol e Mercúrio.
Elementos: Fogo, Água e Terra.
Deidades: Afrodite e Eros.
Função terapêutica: digestiva, antissépticas, expectorante, laxante, analgésica, carmativa e sedativa. Combate o artritismo, cólicas intestinais, dores lombares, inchaços e reumatismos. É tônico e estimula o apetite. Alivia gases intestinais e distúrbios gástricos. Estudos desenvolvidos na China demonstraram que o cardamomo reduz o efeito colateral de vários medicamentos quimioterápicos.
Contraindicações: em alta dose provoca vômitos e pode causar alergias.
Função mágica: altamente afrodisíaco, revitalizante, refrescante e reanimador, o cardamomo estimula todos os sentidos. Suas sementes, transformadas em pó e adicionadas ao vinho do amado, é um poderoso filtro amoroso. Faça um pequeno amuleto com sementes de cardamomo e use-o sempre que quiser conquistar alguém. O pó de suas sementes também é utilizado como óleo para massagens sensuais. O cardamomo atrai alegria, felicidade e sucesso.

Toque de Bruxa: depois do açafrão, esse é o tempero mais caro do mundo. Para ter um ótimo estimulante sexual, faça seu café como de costume, porém, na hora de servir, coloque umas sementes de cardamomo. Essa sugestão também serve para biscoitos. Para que seu amado lhe dedique eterna paixão, adicione uma colher de chá desta erva na massa do bolo. Mas lembre-se: nunca revele para ele os ingredientes de sua receita. Se a pessoa que você deseja não corresponde ao seu amor, experimente soprar três pitadas de cardamomo em suas costas. O resultado logo será visível.

Receitas terapêuticas encantadas

- **Uso geral:** infusão – coloque 20 g de sementes de cardamomo em um litro de água fervente, deixe repousar por 10 minutos. Depois de coado, beba o líquido dividido em quatro ou cinco vezes.

Ritual para um amor quente

- 1 garrafa de vinho
- 3 sementes de cardamomo

Em uma noite de Lua cheia ou crescente, adicione as três sementes trituradas de cardamomo dentro da garrafa de um bom vinho. Deixe-a tomar o sereno da lua por sete noites, sempre retirando antes do nascer do sol. Após esse período, guarde a garrafa em local escuro e ofereça para pessoa amada.

Banho afrodisíaco

- 1 punhado de cardamomo
- 1 punhado de coentro
- 1 punhado de gerânio
- 1 punhado de murta
- 1 punhado de verbena

Misture tudo em dois litros de água e jogue da cabeça para baixo. Faça esse banho de preferência em uma noite de Lua cheia.

Incenso da boa sorte

- 1 parte de sândalo
- 2 partes de cardamomo

Acenda sempre que desejar atrair felicidade, amor e boa sorte.

Óleo para atrair parceiros sexuais

- 1 gota de óleo de cardamomo
- 1 gota de óleo de sândalo
- 2 gotas de óleo de gengibre
- 2 gotas de óleo de patchouli

Use sempre que quiser atrair parceiros sexuais.

Sachê para atrair dinheiro e bem estar

- 1 fava de baunilha esmagada
- 1 parte de cardamomo
- 1 parte de pétalas de rosa
- 2 partes de musgo de carvalho
- 3 partes de patchouli

Amarre em um tecido amarelo ou azul e use para fortalecer seu dinheiro e seu bem estar.

Óleo para estimular poderes psíquicos

- 1 pitada de pimenta-do-reino
- 2 gotas de óleo de cardamomo
- 3 gotas de óleo de pinheiro

Use para ungir velas em rituais de abertura e equilíbrio da clarividência.

Chá revitalizante

- 1 ½ colher de café de cardamomo
- 1 colher de sopa de folhas verdes de hortelã
- 1 xícara de água

Ferva, coe e tome em dose única.

Batata para Afrodite e Ares

- 1 cebola grande picadinha
- 1 colher de chá de cardamomo
- 1 colher de chá de curry
- 1 colher de chá de pimenta calabresa
- 1 colher de sopa de óleo

- 1 copo de creme de leite fresco
- 1 maçã verde grande descascada e ralada
- 800 g de batata descascadas e picadas em quadrados médios
- Casca de um limão
- Óleo para fritura
- Sal a gosto

Frite as batatas e coloque para escorrer em papel absorvente. Doure a cebola no óleo, separadamente. Junte a maçã. Deixe cozinhar um pouco e acrescente o creme de leite, a casca de limão, o curry, o cardamomo, a pimenta calabresa e o creme de leite. Bata essa mistura no liquidificador, volte à panela e torne a ferver. Coloque sal e sirva sobre as batatas.

Abacaxi indiano (Efeito Afrodisíaco)

- 1 abacaxi
- 1 pitada de canela
- 1 pitada de noz-moscada
- 2 cravos-da-índia
- 4 grãos de cardamomo
- 5 gotas de essência de baunilha
- 8 grãos de pimenta
- 50 g de adoçante em pó para forno
- 500 ml de vinho branco doce
- Castanhas picadas
- Pêssegos em calda
- Raspas de um limão

Descasque o abacaxi e corte-o em rodelas. Leve ao fogo uma panela com o vinho, o adoçante, as raspas de limão e as especiarias. Deixe ferver e junte as rodelas de abacaxi por 20 minutos em fogo brando. Após esse tempo, escorra a fruta e deixe o molho ferver em fogo forte por mais 10 minutos. Em seguida, filtre-o, espere que esfrie e leve-o a geladeira com os pêssegos e o abacaxi. No momento de servir, coloque as rodelas de abacaxi e os pêssegos em travessas, regue-os com o molho e decore com as castanhas picadas.

Carqueja

Planta típica brasileira, sendo mais comum encontrá-la nos campos e à beira de estradas. Erva que nasce espontaneamente e se adapta a uma grande variedade de solos. Entre os habitantes do campo e da cidade não há quem a dispense para debelar um desarranjo do estômago. A carqueja é muitas vezes usada como substituta do lúpulo na fabricação de cerveja. Planta que se adapta muito bem com a camomila.

Seu gênero é masculino e dela se aproveita as folhas. Na gastronomia é usada em chás e licores.

Nome popular: carqueja, bacanta, bacórida, cacália-amarga, carque, carqueja-amargosa, quina-de-codinome, tiririca-de-babado ou vassoura.
Nome científico: *Baccharis trimera*
Planeta: Marte
Elemento: Fogo
Deidades: Ares e Marte.
Função terapêutica: indicada como tônico amargo, é aperitiva, digestiva, anti-hepatotóxica e hipoglicemiante. Atenua em sintomas como intolerância a gorduras, digestão lenta, azia e sensação de peso no abdômen sem patologia gastrintestinal específicas. Pode ser usada contra a fraqueza orgânica, perturbações do estômago e contra vermes intestinais. Acredita-se que tem ação benéfica nos casos de diabetes, porém seu uso deve se limitar a um máximo de duas semanas consecutivas.
Contraindicações: diarreias crônicas.
Função mágica: a carqueja traz de volta nossa vontade de sermos nós mesmos, desperta as metas e a vontade de trabalhar e de construir coisas, ajuda a retirar das pessoas emoções envelhecidas e diminui a teimosia, criando em nossa alma condições para aceitar o novo, novos valores e sentimentos. Na Argentina, a população rural acredita que a carqueja pode combater a impotência masculina e a esterilidade feminina.

TOQUE DE BRUXA: as hastes da carqueja devem ser colhidas com as raízes e secas em local ventilado e ao sol. As pessoas nascidas sobre o signo de Escorpião demoram a identificar suas reais vontades, além de ter dificuldades para dar o primeiro passo, o chá de carqueja auxilia essas pessoas a resolverem mais rapidamente esses probleminhas.

Receitas terapêuticas e encantadas

- **Ressaca:** infusão – 2 a 3 g de planta seca para cada xícara de água fervente. Tomar antes da ingestão de bebidas alcoólicas.
- **Contra anemia, fraqueza intestinal e perda de sangue:** 10 g de carqueja, 10 g de fedegoso, 4 folhas de laranja e 10 g de sal. Coloque tudo num litro com água, coe e beba uma xícara de 4 em 4 horas.
- **Chagas e feridas:** decocção – ferva cerca de 30 m 60 g de carqueja em um litro de água. Use o líquido para lavagens.
- **Diabetes:** chá – Faça uma infusão de 5 g de erva seca em 100 ml de água fervente durante 10 minutos. Filtre e tome 2 a 3 vezes ao dia, antes das principais refeições.
- **Chá emagrecedor:** em ½ litro de água fervente adicione uma colher de chá das seguintes ervas: bugre, carqueja, cavalinha, centella, dente-de-leão, funcho, erva-de-são-joão, hibisco e sene. Deixe esfriar e tome 4 vezes ao dia.

Banho do Perdão

- 1 punhado de calêndula (flor)
- 1 punhado de crisântemo
- 1 punhado de boldo do chile
- 1 punhado de carqueja

Misture em processo de infusão em água quente. Pode ser usado em forma de banho ou escalda-pés.

Carvalho

Originária da Europa, da Ásia Menor e do Marrocos, o carvalho é de difícil cultivo no Brasil. Sua árvore é exótica, com mais de 20 metros de altura e de grandes proporções, com tronco rugoso e ramos bastante frondosos. Possui folhas duras, brilhantes na parte de cima e recobertas de pelos na parte inferior. Na Antiguidade, os soldados valorosos e os poetas eram coroados com ramos de carvalho. Sua madeira é muito utilizada na construção civil, em barcos e em barris para armazenar bebidas.

Árvore considerada sagrada na Antiga Religião, longamente reverenciada e venerada como uma divindade. Os espíritos das florestas protegiam o carvalho e as oferendas eram deixadas a seus pés para assegurar o seu favor e obter o conhecimento oculto.

O carvalho era a madeira tradicional para a lenha de Yule e do Solstício de Verão e forma, com o freixo e o espinheiro, a tríade de poder na sabedoria celta, formando uma trilogia mágica na Tradição das Fadas. Conta a lenda que, quando essas três árvores são plantadas juntas, as fadas podem ser vistas e interagem com os mortais.

Os Druidas mantinham o carvalho em alta reverência e os bosques de carvalhos sagrados eram empregados para cerimônias e rituais. Outra lenda conta que Egéria, uma ninfa das águas da fonte sagrada em Nemi, era ritualmente casada com o Deus do Carvalho. Já na Grécia, Heródoto relatou que os carvalhos possuíam poderes oraculares.

Seu gênero é masculino, folhas, frutos e cascas da planta são aproveitadas. O carvalho não tem uso gastronômico.

Nome popular: carvajal, oak grove ou querceto.
Nome científico: *Quercus Robur*
Planeta: Sol
Elemento: Fogo
Deidades: Thor e Brigit.
Função Terapêutica: a casca do carvalho é adstringente e febrífuga, reduzida a pó é usada para pulverizar e lavar úlceras. Ajuda no tratamento de diabetes, diarreias, hemorragias, tem efeitos contra catarros, bronquite, hemorroidas e fissuras.
Contraindicações: pode causar irritação em peles sensíveis.
Função mágica: simboliza força, vigor e lealdade. Queimar suas folhas purifica o ambiente, deixando o local alegre e feliz. Sua madeira é usada como varinha

mágica em muitos círculos esotéricos e de magia. Seu fruto é usado para fazer encantamentos de fertilidade, preservação da juventude e para evitar doenças. Seu pó pode ser usado sobre a cama do casal para que aumente o poder sexual. Dentro da cultura celta, o carvalho traz proteção para que a pessoa possa continuar um objetivo traçado, uma porta de entrada para mistérios e intensidades; que tanto pode ser aberta para a conquistas quanto pode ser fechada contra movimentos indesejados. Por esta razão, o carvalho simboliza força e limites apropriados, conferindo o poder necessário para a superação de qualquer obstáculo. Também transmite a energia que possibilita o acesso a universos paralelos e auxilia na comunicação com o invisível. Em adição, ajuda a pessoa a permanecer de pé por conta própria com a resistência de um carvalho.

Toque de Bruxa: o carvalho é uma árvore sagrada em muitas culturas. É também utilizada pelos botânicos e geólogos como medidor de catástrofes naturais, um exemplo de superação, quanto mais temporais ele enfrenta, mais forte ele fica. A varinha mágica feita de carvalho traz uma resposta de realização de desejos muito forte.

Receitas terapêuticas e encantadas

- **Inflamações na boca:** decocção – ferva 15 g de casca de carvalho em um litro de água por dez minutos. Use o líquido para bochechos e gargarejos várias vezes ao dia.
- **Hemorragias estomacais:** decocção – cozinhe 10 g de casca de carvalho em 200 g de água. Filtre e adoce com mel, tomando uma colherinha a cada meia hora.
- **Diarreia:** vinho – em um litro de vinho tinto seco coloque 30 g de casca de carvalho e 10 g de ácido clorídrico medicinal. Depois de seis dias de maceração, filtre o vinho e beba de três a cinco colherinhas por dia.
- **Inflamações dos rins:** decocção – coloque 20 g de casca de carvalho e 20 g de cabelo de milho, ambos cortados em pedaços, em um litro de água, deixando ferver por dez minutos. Beba três xícaras por dia.
- **Inflamações no útero:** decocção – ferva 100 g de folha de carvalho ou 70 g de casca em dois litros de água, por uma hora, em fogo brando. Quando o líquido estiver morno, filtre-o. Use para uma irrigação. Repita a operação duas vezes ao dia.

Pentáculo da proteção

- Açafrão
- Canela em pó
- Casca de carvalho
- Cravo-da-índia
- Goma arábica
- Noz-moscada em pó

Misture tudo em partes iguais em uma vasilha. Amasse como se estivesse fazendo bolachas. Modele os pentáculo de forma redonda e desenhe a runa *tiwaz*, como no modelo abaixo. Do outro lado do pentáculo, escreva seu nome e a data de seu aniversário. Essa runa lhe trará proteção.

Sachê para proteção da casa

- 1 parte de louro
- 1 pitada de sal
- 2 partes de manjericão
- 2 partes de semente de endro
- 2 partes de semente de erva-doce
- 3 partes de alecrim
- 3 partes de musgo de carvalho

Amarre tudo em um tecido vermelho. Coloque o sachê no lugar mais alto que existir dentro da sua casa.

Incenso para atrair as bênçãos dos Deuses

- 1 parte de camomila
- 1 parte de flor de lavanda
- 1 parte de jasmim seco
- 2 partes de casca de carvalho
- Algumas gotas de essência de baunilha

Queime sempre que desejar as bênçãos dos Deuses em seu lar e em sua vida.

Cavalinha

Nativa de áreas pantanosas de quase todo o Brasil, a cavalinha parece um bambu fino e sem folhas. Seus caules podem parecer estéreis, brancos amarelados e vermelhos na ponta, a planta atinge até 30 cm de altura. A cavalinha surge na primavera e no verão, propaga-se em locais sombrios, a beira de estradas, junto de poços, lagos e em regiões pantanosas e é utilizada na marcenaria para polir madeira. De gênero feminino, suas flores e folhas são aproveitadas. Na gastronomia existem relatos de que, na Roma Antiga, a cavalinha era consumida como comemos aspargos nos dias de hoje. Na Suécia, a planta já foi usada na alimentação das vacas. Hoje em dia seu uso não é mais registrado para consumo.

Nome popular: rabo-de-cavalo, rabo-de-rato, erva-canudo, lixa-vegetal, rabo-de-cabra, equisseto, milho-de-cobra, cana-de-jacaré, cauda-equina, erva carnuda, cola-de-cavalo ou cauda-de-raposa.
Nome científico: *Equisetum arvense*
Planeta: Saturno
Elemento: Água
Deidade: Demeter
Função terapêutica: é emenagoga, tem efeito diurético, hemostático e cicatrizante. Combate infecções e cálculos urinários, hemorragias, transpiração dos pés, cistites, anemias, osteoporoses e problemas de próstata. Pela sua ação vulnerária, a cavalinha ajuda a recuperar a pele e ferimentos. Na cosmética, combate a celulite, é hidratante, tonificante, vasoconstritor e tônico para peles oleosas. Nas inflamações dos olhos usa-se em forma de compressa de chá. Mulheres acima de 40 anos podem tomar esse chá para recompor os minerais.
Contraindicações: não deve ser usada por pessoa com pressão alta.
Função mágica: ligada à fertilidade, alguns ramos de cavalinha sob o colchão ou um vaso da planta no quarto aumenta a capacidade de engravidar. Assoprar um canudinho de cavalinha em um campo florido faz com que as fadas realizem seu desejo. Após o desejo ser atendido, deve-se dar as fadas um espelho. Essa erva trabalha os sentimentos negativos trazidos da infância ou de vidas passadas. Deve ser usada por aqueles que ainda têm, em muito dos seus atos e pensamentos, as lembranças negativas de seu pai ou de sua mãe. É ótima para pessoas que já têm consciência de que existem vários bloqueios em sua vida, tanto pessoal como profissional, por sequelas de uma educação rígida ou cheia de nãos.

Toque de Bruxa: remanescente de plantas pré-históricas, a cavalinha é a única sobrevivente de um gênero fóssil que existiu antes do aparecimento do homem, há milhões de anos. Seu nome se deve ao formato dos talos e caules que possui, que são semelhantes à cauda (*setum*) de um equídeo (*equi*).

Receitas terapêuticas e encantadas

- **Celulite:** infusão – ferva 30 g da erva em dois litros de água por 15 minutos. Coe e despeje na banheira. Tome banho de imersão por 20 minutos. Repita 2 ou 3 vezes por semana. Uma infusão mais forte feita com bandagens, ou mesmo cataplasma da erva, aplicada em locais do corpo propensos à celulite, faz verdadeiras maravilhas.
- **Uso geral:** decocção – deixe descansar, durante uma ou duas horas, uma colherada de cavalinha para cada xícara de água. Em seguida, ferva em fogo brando nesta mesma água, por dez minutos, deixando repousar por outros dez. Coe e beba uma ou duas xícaras por dia, ligeiramente quente.
- **Hemorragias nasais:** coloque uma colher de sopa de caule fatiado em um copo de água fervente. Deixe ferver por cinco minutos e coe. Tome a metade do copo e com o restante do líquido faça lavagens nos locais, aspirando e assoando o nariz, até desaparecer o sangue.
- **Anemia:** em uma xícara de chá coloque uma colher de sopa de caule fatiado e adicione água fervente. Abafe, espere esfriar e coe. Tome uma xícara de chá duas vezes ao dia.
- **Diminuir ácido úrico:** coloque para ferver folhas novas de cavalinha em um litro de água. Beba uma xícara pela manhã e de tarde.

Suco regenerador e emagrecedor

- 1 copo de água gelada
- 1 fatia de abacaxi
- 1 folha de erva-cidreira
- 1 limão sem casca
- 1 rama de cavalinha
- 6 folhas de pitanga
- Adoçante a gosto

Bata todos os ingredientes no liquidificador e tome duas vezes ao dia.

Cebola

A cebola é originária da Ásia Central, foi cultiva na Índia e na China desde tempos remotos e levada para a Pérsia, onde se propagou por toda a África e Europa. Um bulbo bianual, durante o primeiro ano a planta acumula reservas e no segundo ano dá flores e frutos. Suas flores são numerosas, pequenas e brancas. Planta que se multiplica por meio de semeadura e cresce em lugares ensolarados e com terra bastante rica e drenada. Os egípcios a apreciavam associada ao alho e ao alho-poró. Assim como o rabanete, a cebola era um dos principais alimentos dos trabalhadores que construíram as pirâmides, além de ser incluída nos amuletos designados a manterem os fantasmas prejudiciais longe das crianças. A cebola, o pão e a cerveja compunham a dieta básica dos antigos egípcios e tinha papel no processo de mumificação. Na Roma antiga, o naturalista Plínio escreveu que os corredores deveriam comer cebolas diariamente para ter velocidade e resistência. Alexandre, O Grande, para encorajar suas tropas, utilizava a cebola como oferenda a Marte. Em *Remedia Amoris*, Ovídio aconselha o amante decepcionado, desejoso de esquecer seu amor não correspondido, a estimular sua paixão comendo cebolas. Por volta de 1934, um escritor árabe recomendou as cebolas fervidas com ervilhas verdes e temperadas com cardamomo, canela e gengibre para criar o desejo sexual. A grande cidade de Chicago recebeu este nome devido a palavra indígena para cebolas silvestres que cresciam na área. Os hindus devotos eram proibidos de comer cebolas, por considerar-se que prejudicava o autocontrole. Assim, aqueles que aspiravam a espiritualidade deviam evitar a cebola, porém, outros, com finalidades mais carnais, eram aconselhados a comê-la. Existe uma lenda que diz "quem chora quando descasca cebola é por que é muito ciumento".

Planta de gênero masculino. Bulbos e cascas são aproveitados. Na gastronomia pode ser usada em infinitos pratos, sendo considerada como um dos condimentos mais usados como temperos.

Nome popular: cebola, cepa, onin, cebolla.
Nome científico: *Allium cepa*
Planeta: Marte
Elemento: Fogo
Deidades: Ísis, Ares e Marte.
Função Terapêutica: a cebola é vermífuga, diurética, expectorante, estomáquica, antirreumática, antisséptica, anti-inflamatória e hipoglicemiante. Previne a febre, alivia os furúnculos, combate a trombose e a tosse. O cataplasma feito do bulbo

é aplicado para retirar o veneno de aranhas, vespas e abelhas. A cebola auxilia na eliminação de substâncias cancerígenas, seu sumo é usado para massagear articulações ou reumatismo. Em fatias, podem ser aplicadas no peito para tratar congestão. Na cosmética é usada no tratamento da caspa e de acnes.

Contraindicações: pode causar flatulência intestinal e anemia quando consumida em excesso.

Função mágica: seu poder está ligado à proteção, ao dinheiro, à saúde e à autoestima. Para que a boa sorte ande com você, pegue uma pequena cebola e enterre cravos em toda sua superfície. Deixe no sereno da Lua crescente e retire no terceiro dia de Lua cheia. Coloque dentro de um pequeno saco de veludo verde em um lugar onde as pessoas não perguntem o que é. Queime as cascas de cebola dentro de sua casa para que a proteção, o dinheiro e a saúde façam parte de sua vida. Ter em casa vaso com mudas de cebola garante proteção. Uma cebola partida ao meio e deixada na cozinha, absorve qualquer mal.

TOQUE DE BRUXA: a cebola pode ser usada para perda de peso, quanto mais picante for o gosto, mais eficaz a cebola será. Ingerida crua por alguns dias, promove uma boa desintoxicação do organismo. Para ter bons momentos na noite de núpcias, faça uma sopa enérgica (receita árabe). Doure duas cebolas grandes em manteiga. Remova-as e liquidifique. Acrescente um ovo e torne a liquidificar. Tempere com sal e pimenta. Podendo acrescentar canela, cardamomo e gengibre.

Receitas terapêuticas e encantadas

- **CIRCULAÇÃO:** ferva um bulbo de cebola em um litro de água. Deixe esfriar e beba uma xícara de chá pela manhã e outra à noite.
- **DIABETES:** coloque as escamas carnosas picadas de uma cebola média em uma xícara de álcool de cereais. Deixe por cinco dias e coe. Tome uma colher de café diluída em um pouco de água duas vezes ao dia.
- **DESCOLORAÇÃO E PROTEÇÃO DOS CABELOS:** coloque uma xícara de chá de escamas de cebola e uma colher de camomila em ½ litro de água em fervura por dez minutos e coe. Após a lavagem, com o cabelo ainda molhado, faça aplicações desse líquido e deixe secar naturalmente. Também pode ser utilizado para clarear os pelos escuros do corpo.
- **DIURÉTICOS:** tintura – em uma garrafa, coloque 100 g de cebola fresca triturada, com seu suco, e 100 g de álcool de cereais, depois de 24 horas filtre o líquido e guarde em um vidrinho âmbar. Tome uma colherinha antes de cada refeição.

- **Hemorroidas:** compressa – misture um pedaço de manteiga com uma cebola crua amassada. Aplique a massa obtida sobre a região afetada.
- **Calos:** infusão – junte uma cebola crua, cortada em fatias, com um cálice de vinagre e deixe ferver. Coe a infusão. Quando estiver morna, esprema a polpa da cebola a fim de coletar todo o suco. Use o líquido obtido em compressas, feitas com pedaços de gaze, sobre os calos.
- **Frieiras:** unguento – esmague uma cebola e misture meia colherinha de lanolina. Friccione mãos e pés atingidos pelas frieiras com o preparado ao menos duas vezes ao dia.
- **Vermes:** infusão – coloque em uma tigela ¼ de litro de água e uma cebola grande cortada em fatias. Deixe em infusão por uma noite inteira. Depois coe, esmagando a cebola para sair todo seu suco. Beba a infusão em jejum.

Incenso para afastar energias negativas

- ½ parte de canela
- ½ parte de cravo-da-índia
- ½ parte de noz-moscada
- 1 parte de benjoim
- 1 parte de cardamomo
- 1 parte de casca de cebola
- 1 parte de gengibre
- 1 parte de pimenta
- 1 pitada de sal
- 2 partes de sândalo
- Algumas gotas de conhaque

Acender sempre que quiser espantar energias negativas.

Banho para autoestima

- 1 colher de café de glitter
- Algumas gotas de essência de baunilha
- Casca de cebola
- Mel
- Pétalas de rosa vermelha

Coloque todos os ingredientes em dois litros de água quente e jogue, após seu banho, da cabeça para baixo.

Xarope de cebola – tosse e resfriados

- ½ xícara de açúcar mascavo
- 1 cebola grande
- 2 colheres de sopa de mel
- 2 limões

Corte a cebola em rodelas e coloque em uma travessa de vidro. Junte o mel, o suco de limão e misture. Cubra com um pano e deixe descansar. Coe e guarde em vidro escuro.

Poção mágica para uso em saladas – estimula a força e a autoestima

- 1 cenoura ralada
- 1 kg de cebola
- 1 maço de cebolinha
- 1 maço de salsinha
- 2 cabeças de alho
- 240 ml de azeite de oliva
- 250 g de Sal

Bata todos os ingredientes no liquidificar e coloque em um vidro. Use sempre que quiser estimular a força e a autoestima.

Chili à moda das bruxas – atrair proteção e prosperidade

- ½ kg de carne picada
- ½ kg de feijão branco cozido
- 1 cebola
- 1 colher de azeite
- 1 dose de vinho branco
- 1 pimentão vermelho picado
- 2 colheres de sopa de polpa de tomate
- 2 tabletes de caldo de carne
- Sal, pimenta e coentro a gosto

Pique a cebola e refogue-a no azeite. Junte o pimentão em cubos e deixe-o dourar um pouco. Acrescente a carne e tempere com sal, pimenta e coentro. Refogue com o vinho e deixe dourar. Junte a polpa de tomate e o caldo da carne e deixe cozinhar lentamente. Coloque o feijão e deixe apurar por mais cinco minutos. Polvilhe com coentro.

Cedro

Originário das montanhas mediterrâneas, o cedro é bastante encontrado no Líbano e em outros países da região. Uma árvore majestosa, podendo chegar a 50 metros de altura, sem ramificações. O caule chega a aproximadamente um metro de diâmetro, sua casca é grossa e as folhas são aciculadas, de cor verde ou esbranquiçada. As flores masculinas atingem entre 3 e 5 cm de comprimento, e as femininas têm formato ovalado. A floração acontece no mês de setembro. Várias vezes citado na Bíblia como símbolo da fertilidade, abundância e força espiritual, nos tempos antigos a madeira dos cedros eram usadas nas portas dos templos para estimular os centros psíquicos dos fiéis e também na fabricação de sarcófagos. Seu óleo já era usado pelos egípcios no processo de embalsamar e em cerimônias ritualísticas e era um remédio oriental usado no tratamento da gonorreia. Na Mesopotâmia, o cedro era usado para a cura, para exorcismos e em rituais, após o sexo. Foi muito usado na Babilônia, onde seu perfume alimentava os antepassados e repelia os maus espíritos. Dentro da religião hindu, a madeira de cedro ocupa um lugar de destaque, pertencendo aos tipos sagrados de madeira que servem para esculpir as representações sagradas.

Planta de gênero masculino, seu uso se dá pela madeira. Não é utilizado na gastronomia.

Nome popular: cedro
Nome científico: *Cedrus libani*
Planeta: Sol
Elemento: Fogo
Deidade: Cornífero
Função terapêutica: antisséptico, sedativo, calmante e fungicida. Tem efeito expectorante e é indicado para lavagem de feridas e úlceras.
Contraindicações: em altas doses podem causar irritação na pele. Não deve ser usado durante a gravidez e em casos de epilepsia.
Função mágica: o cedro traz felicidade e sucesso nos negócios. Aumenta a honra, a riqueza e a dignidade. Estimula o entusiasmo, a capacidade crítica, a independência, a liderança, o otimismo, a autoconfiança e a sabedoria. Sua madeira deve ser usada nas portas de nossas casas para atrair paz e sucesso. Inalar o seu aroma diminui a tensão nervosa e os estados de ansiedade, ajudando em processos de meditação. O cedro consegue direcionar indivíduos desorientados.

Toque de Bruxa: a origem da palavra cedro é semítica, que significa "o poder espiritual está dentro de você". O cedro representa a fé constante. Seu incenso é queimado para despertar capacidades paranormais e também protege contra pesadelos. Faça um escalda-pés para orientação psíquica emocional com óleos essências de alecrim, bergamota, canela, cedro, cipreste, jasmim, lavanda, olíbano e rosa. Coloque em uma bacia com água quente quatro gotas de cada óleo essencial. Mergulhe seus pés até a água começar a esfriar.

Receitas terapêuticas e encantadas

Incenso para estimular a força física

- 1 parte de cedro
- 1 parte de pinheiro
- 2 partes de benjoim
- Algumas gotas de óleo de patchouli

Queime sempre que estiver precisando estimular suas forças físicas.

Incenso para aumentar a concentração

- 1 parte de corante vermelho
- 1 parte de óleo de laranja
- 1 parte de salitre
- 2 partes de mirra
- 4 partes de canela
- 4 partes de cedro
- 4 partes de sândalo
- 8 partes de olíbano
- 16 partes de serragem

Queime sempre que estiver precisando de concentração.

Banho de dinheiro

- 1 litro de água morna
- 1 parte de cedro
- 1 pitada de canela
- 3 partes de manjericão
- Algumas gotas de óleo de patchouli

Banhe-se nesta mistura para aumentar suas finanças.

Coentro

Nativo da Ásia, o coentro é uma herbácea cultivada no mundo todo. Suas flores são brancas ou cor-de-rosa e os frutos redondos, medindo de 3 a 5 cm de diâmetro. A propagação se dá por meio de sementes.

O nome do coentro tem origem no grego *koríannon, koríandron*, que significa percevejo, e no latim, *coriandrum*, que evoluiu para o português colandro, coandro, coendro, coentro. A planta é cultivada há mais de 3000 anos e mencionada em textos sânscritos, em papiros egípcios e em *As Mil e Uma Noites*, obra clássica da literatura árabe. Grãos de coentro foram encontrados preservados na tumba do jovem faraó Tutancâmon (1324-1305 a.C.). Para os chineses, o coentro é a erva da imortalidade.

Seu gênero é masculino, suas folhas, frutos e sementes são aproveitados. Na gastronomia, é usado como tempero no arroz, no feijão, em saladas, em peixes e em vários outros pratos. Em muitas cozinhas da América Central são colocados ramos de coentro a fim de protegê-las contra o mal.

Nome popular: cheiro, coendro ou coentro.
Nome científico: *Coriandrum sativum*
Planeta: Marte
Deidades: Afrodite e Eros.
Elemento: Fogo
Função terapêutica: o coentro é febrífugo, fortificante para o estômago e ajuda a retardar os efeitos do veneno de picadas de cobras. Usado para digestão difícil, dores histéricas, flatulência, gastrite, insuficiência pancreática e mau hálito.
Contraindicação: em doses elevadas pode provocar convulsão ou sonolência.
Função mágica: seu poder está ligado ao amor e à saúde. As sementes, secas, moídas e diluídas num pouco de vinho são poderosas nas poções do amor. Com as sementes se fazem amuletos de amor e de proteção; usadas como tempero, tornam os alimentos altamente afrodisíacos e o banho com elas torna a pessoa mais atraente. O coentro é também utilizado como incenso da longevidade. É um floral para a alma, estimula a força e a coragem quando nos sentimos acuados e sem reação diante de situações que precisamos enfrentar sem medo, principalmente quando se trata de mudanças ou de novidades.

TOQUE DE BRUXA: o pó das sementes de coentro estimula o desejo sexual quando feito em noite de Lua cheia, com o Sol e a Lua em conjunção com a constelação de Touro. Em noite de Lua cheia, faça um filtro do amor moendo 7 sementes de coentro, enquanto diz: "Semente ardente, coração ardente e (diga o nome da pessoa amada), que jamais se separem!" Esse é um poderoso pó da paixão, deve ser misturado à bebida ou à comida do ser amado. Para fazer um amuleto da paixão, reduza em pó sementes de açafrão, almíscar, coentro e incenso, você vai obter um perfume de Vênus muito eficaz nas práticas das magias sexuais.

Receitas terapêuticas e encantadas

- **Apetite excessivo**: em uma garrafa de vinho branco, coloque três colheres de sopa de sementes e de frutos secos de coentro, duas colheres de sopa de gengibre fatiado e uma colher de sopa de melissa. Deixe em maceração por 10 dias, agitando a garrafa de vez em quando. Após esse período, coe o vinho e tome um cálice 15 minutos antes das refeições principais.
- **Digestão difícil**: em uma xícara de chá, coloque uma colher de sobremesa de sementes, folhas e frutos secos de coentro e adicione água fervente. Abafe por 10 minutos e coe. Tome uma xícara de chá 30 minutos antes das refeições principais.
- **Problema de estômago e no fígado**: faça uma infusão, colocando 5 g de frutos de coentro em uma xícara de água fervente. Filtre, adoce e beba logo após as refeições.

Lanche da saúde

- 1 colher de sopa de manjericão
- 1 dente de alho
- 1 folha de louro
- 1 peito de frango
- 1 pimentão
- 1 xícara de café de coentro
- 2 cebolas
- 2 cenouras
- Sal

Cozinhe o peito de frango com água, sal e louro. Após cozinhar, desfie o frango. Rale as cebolas e as cenouras. Amasse o dente de alho. Pique o coentro, o manjericão e o pimentão. Coloque tudo numa travessa, adicione maionese e mexa. Consagre a iguaria a Afrodite e a Eros e sirva-a com pão e alface.

Bebida da paixão

- 1 pitada de alecrim
- 1 pitada de coentro
- 2 colheres de chá de chá preto
- 2 pitadas de tomilho
- 3 folhas de hortelã
- 3 pedaços de casca de laranja
- 3 pitadas de noz-moscada
- 5 folhas frescas de limoeiro
- 5 pétalas de rosa

A bebida deve ser preparada em noite de Lua cheia, preferencialmente numa sexta-feira. Coloque todos os ingredientes dentro de um bule. Ferva três xícaras de água e despeje no bule. Coe, adoce com mel e tome a bebida ainda quente.

Incenso para afastar maus espíritos

- 1 parte de acácia
- 1 parte de raiz de erva-doce
- 2 partes de sementes de coentro
- 3 partes de olíbano
- Algumas gotas de óleo de almíscar

Queime à noite, em ambiente externo, a fim de afastar as energias ruins e atrair as boas energias para dentro de sua casa.

Incenso para facilitar o contato com os seres de luz

- 1 cálice de anis-estrelado
- 1 cálice de artemísia
- 1 cálice de cânfora
- 1 cálice de cardamomo
- 1 cálice de erva-doce
- 2 cálices de coentro

O incenso deve ser preparado preferencialmente durante a Lua crescente. Moa todos os ingredientes e coloque-os sobre brasas, visualizando seus pedidos enquanto defuma o ambiente.

Poção mágica para aguçar a sexualidade

- 1 pitada de alecrim-do-campo
- 1 pitada de coentro
- 2 colheres de sopa de chá preto
- 2 pitadas de tomilho
- 3 folhas secas de menta
- 3 pedaços de casca de laranja
- 3 pitadas de noz-moscada
- 5 folhas frescas de limoeiro
- 5 pétalas frescas de rosa

Ferva as plantas em água mineral e use no banho ou deixa-as secar e as triture para usar como defumação.

Brisa de Amor feita com alho francês – para abrir os caminhos do amor

- 1 alho francês grande às rodelas
- 1 caldo de legumes
- 1 colher de chá de mel, sal e pimenta branca
- 1 iogurte cremoso magro
- 2 cebolinhas picadas
- 2 pezinhos de coentro

Misture todos os ingredientes e triture-os. Esta sopa deve ser servida bem fria. Para dar à sua sopa um ar mais sensual, enfeite-a com as folhas dos coentros.

Cogumelos

De origem asiática, o cogumelo foi amplamente cultivado pelos chineses e japoneses desde o início dos séculos. Cogumelos não possuem clorofila e preferem solo fofo e úmido. No Egito, era consumido pelos faraós, mas as pessoas comuns não podiam consumi-los. Na Grécia, o cogumelo era associado ao pênis. Os romanos acreditavam que os cogumelos fortaleciam o corpo físico.

Cogumelos e fungos geralmente são vistos com desconfiança. Seu miraculoso aspecto noturno, após uma chuva intensa, seu misterioso meio de propagação e sua aparência enigmática os colocam em inúmeros livros de encantamentos e contos de fadas. Segundo a tradição maia, o cogumelo *Psilocybe Mexicana Heim* é chamado de "Carne de Deus", porque possui substâncias alucinógenas; quem o consome diz ter o poder de fazer revelações divinas. Esse tipo de cogumelo é usado até hoje em cerimônias religiosas no México. Há um tipo de cogumelo chamado Túbera (*Tuber melanospermum*), que é regido por Vênus. Os romanos acreditavam que as túberas tinham sido criadas pelos raios.

Seu gênero é masculino e a planta toda é aproveitada. Na gastronomia é consumido frito, refogado, em molhos, tortas ou em saladas.

Nome popular: cogumelo
Nome científico: *Cucumellum e ou Agaricus*
Planeta (astro): Lua
Deidades: Ártemis e Deméter
Elemento: Terra
Função terapêutica: o cogumelo *Agaricus Blazei* (cogumelo-do-sol) é indicado como um bom digestivo, já as substâncias do cogumelo *Shiitake* regulam a pressão arterial e combatem tromboses, tumores e vírus, além de ser um alimento natural de baixa caloria e com alto teor de fibras, sais minerais, proteínas e vitaminas A e C. Para doenças circulatórias, digestivas e respiratórias, recomenda-se o uso de 10 a 40 g de cogumelo-do-sol seco em um litro de água.
Contraindicação: algumas espécies são alucinógenas e outras até mortais.
Função mágica: quando adicionados às refeições, os cogumelos culinários normais ajudam a desenvolver a consciência psíquica. Adicionadas aos alimentos, as túberas aumentam a capacidade tanto de dar quanto de receber amor.

TOQUE DE BRUXA: em noite de Lua cheia, frite cogumelos com um pouco de azeite de oliva, alho, pimenta, sal e algumas colheres de vinho e sirva-os com pão torrado à pessoa amada para harmonizar e firmar a relação.

Receitas terapêuticas e encantadas

Estrogonofe de Ártemis – para abrir a intuição

- 1 cebola pequena
- 2 dentes de alho picado
- 5 colheres de sopa de manteiga
- 100 ml de vinho branco
- 200 g de arroz
- 200 g de cogumelos
- 200 ml de creme de leite fresco
- 800 g de alcatra em tiras
- Pimenta-do-reino, sal e salsa picada

Derreta metade da manteiga. Junte a carne e mexa de vez em quando, até dourar. Adicione o alho, os cogumelos e o vinho branco e deixe ferver. Peça à Deusa Ártemis que ajude você a abrir a sua intuição. Acrescente o creme de leite, a pimenta-do-reino e o sal e cozinhe até obter um molho cremoso. Enquanto isso, tempere o arroz com a cebola e a manteiga restante. Coloque água suficiente e cozinhe o arroz por 12 minutos. Em homenagem a Ártemis, ao servir, coloque o arroz em forma de coroa no prato e o estrogonofe no centro. Polvilhe com a salsa e leve à mesa.

Cogumelos para a prosperidade

- 1 dente de alho
- 3 colheres (sopa) de azeite
- 6 ramos de salsinha
- 100 g de cogumelos shitake
- 100 g de cogumelos-de-paris
- Sal e pimenta-do-reino moída na hora a gosto

Acenda uma vela amarela pedindo a abertura dos caminhos da prosperidade. Com um pano úmido (ou papel toalha), limpe os cogumelos-de-paris e o shitake. Não lave sob água corrente, eles absorvem água e perdem o sabor. Corte os cogumelos em 3 fatias grossas. Caso estejam pequenos, corte apenas ao meio. Descasque e pique fino os dentes de alho. Lave, seque e pique a salsinha. Leve uma frigideira grande ao fogo médio. Quando aquecer, regue com o azeite, adicione o alho e mexa por 1 minuto para perfumar. Junte os cogumelos, tempere com sal e pimenta a gosto e refogue por 2 minutos, até ficarem macios e levemente dourados. Desligue o fogo, misture a salsinha picada e sirva a seguir.

Cominho

Nativo do Mediterrâneo, o cominho é uma herbácea anual, de até 50 cm de altura. Suas folhas são muito finas, as flores brancas, róseas ou avermelhadas e os frutos oleaginosos. Nos tempos bíblicos, as sementes de cominho eram usadas em assados e pães durante os períodos de jejum religioso. Os egípcios faziam oferendas de cominho e de pimenta nas tumbas dos faraós. Conta-se que os fariseus da Judeia pagavam parte do dízimo com sementes de cominho.

Seu gênero é masculino, da sua planta é aproveitado os frutos e as sementes. Na gastronomia é usado no arroz, em carnes e em saladas.

Nome popular: alcaravia, cominho, cominho-armênio, cominho-dos-prados, cominho-romano, quirúvia.
Nome científico: *Cuminum cyminum*
Planeta (astro): Marte
Deidades: Apolo, Atena e Zeus.
Elemento: Ar
Função terapêutica: o cominho é digestivo, estimulante e laxante e auxilia em caso de cólica, febre e gastrite.
Contraindicação: a essência de cominho pode causar convulsão.
Função mágica: seu poder está ligado à proteção e à prosperidade. Seu fruto, quando mastigado ou adicionado aos alimentos, serve de estimulante sexual.

TOQUE DE BRUXA: o amuleto com sementes de cominho evita maus pressentimentos. No pão, as sementes de cominho servem para afastar ladrões. Asse o pão com as sementes e coma ritualisticamente, mentalizando proteção para sua casa.

Receitas terapêuticas e encantadas

CELULITE E CONGESTÃO LINFÁTICA

- 1 gota de óleo de cominho
- 1 gota de óleo essencial de pimenta-malagueta
- 3 gotas de óleo de cipreste
- 120 ml de óleo carreador

Misture tudo. Após o banho, esfregue nas áreas atingidas pela celulite.

Banho purificador de energias

- 8 colheres de camomila
- 8 colheres de mirra
- 8 colheres de sementes de cominho
- 8 folhas de boldo
- 8 gotas de essência de amêndoas doces
- 8 gotas de essência de lavanda
- 8 pedras de benjoim
- 8 rosas brancas

Misture tudo em oito litros de água mineral e jogue da cabeça aos pés.

Infusão para limpeza solar

- 1 parte de arruda
- 1 parte de cominho
- 1 parte de pimenta
- 2 partes de alecrim
- 2 partes de samambaia seca

Coloque as plantas moídas em uma garrafa vermelha, com água até a metade. Deixe a infusão ao sol e depois coe. Para uma limpeza suave, borrife a infusão ao redor da sua casa ao nascer do sol, durante três ou quatro dias, todos os meses.

Filé de frango para Apolo – abertura dos caminhos de prosperidade

- 1 colher (café) de cominho
- 1 colher (café) de semente de coentro
- 2 cebolas médias picadas
- 2 colheres (sopa) de azeite
- 2 folhas de citronela
- 3 dentes de alho picados, bem fininhos
- 4 filés de frango cortados em cubos médios
- Espetinhos de madeira

Acenda uma vela amarela pedindo a Apolo a abertura de seus caminhos de prosperidade. Mexa todos os ingredientes juntos e misture aos cubos de peito de frango. Deixe marinar por no mínimo 2 horas na geladeira. Coloque os cubos em espetinhos e grelhe na chapa ou na frigideira.

Confrei

Nativo da Europa, o confrei é uma erva com folhas ásperas e lanceoladas, com flores brancas, rosadas ou violáceas. De fácil cultivo, a planta prefere solo solto e úmido e se desenvolve nas margens de rios e lagos e em lugares frescos e ensolarados. Sua reprodução se dá através das sementes ou das mudas obtidas a partir da divisão dos rizomas.

Conhecido na Antiguidade, o confrei é usado desde a Idade Média, para consolidar ossos quebrados, curar feridas e úlceras e estancar hemorragias internas. Na época medieval, as jovens que tinham perdido a virgindade se banhavam com um chá bem forte de confrei na véspera do casamento, com a certeza de que seus noivos de nada desconfiassem devido as virtudes adstringentes da planta.

O nome botânico do confrei deriva do grego *symphuo, súmplokos* ou *sumpléko,* que significa consolidar, juntar, soldar ossos fraturados.

Gênero masculino, da planta é usada suas folhas frescas ou secas. Seu uso na gastronomia não é muito comum, podendo ser usado em chás ou misturadas com outras hortaliças em uma salada nutritiva e saborosa ou em forma de refogado.

Nome popular: confrei, consolda, consolda-maior, consólida, erva-do-cardeal e orelha-de-boi.
Nome científico: *Symphytum officinale*
Planeta (astro): Saturno
Deidades: Hebe, Hermes e Juno.
Elementos: Água e Terra.
Função terapêutica: adstringente, analgésico, anti-inflamatório, depurativo, tônico, cicatrizante de contusões, cortes, feridas e queimaduras e usado para tratar o reumatismo e a tromboflebite.
Contraindicação: cuidado com o uso interno, o confrei possui substâncias que irritam o estômago e o fígado e podem até dar origem ao câncer.
Função mágica: seu poder está ligado ao dinheiro e à segurança. A raiz é de muita eficácia contra feitiços ligados ao dinheiro. Algumas folhas na mala garantem a proteção e a segurança durante as viagens. Para que sua bolsa nunca seja furtada, roubada ou perdida, tenha sempre dentro dela uma folha de confrei. Sendo a erva do luto, o confrei ajuda a esquecer a perda dos entes queridos.

Toque de Bruxa: o confrei era conhecido como orelha-de-boi nas receitas das Bruxas antigas. Em algumas Tradições, é usado para honrar o aspecto ancião da Deusa. Use o confrei como floral para a alma, para os momentos de tomada de consciência da aparente demolição do nosso estado interior, gerando força vitalizadora e colocando-nos de pé, dando-nos ciência das ferramentas que devemos utilizar. O confrei é muito eficaz em banhos de assento para doenças venéreas. Para atenuar as feridas, faça um cataplasma, esmagando um punhado de folhas frescas de confrei até obter uma pasta, e aplique diretamente sobre as feridas ou entre dois panos.

Receitas terapêuticas e encantadas

Pomada para hemorroidas e queimaduras

- 1/4 de xícara de chá de cera de abelha, ralada
- 1 colher de sopa de cúrcuma em pó
- 1 colher de sopa de pedaços de confrei seco
- 1 xícara de chá de azeite de oliva extravirgem
- 2 colheres de sopa de tanchagem seca

Misture o azeite, o cúrcuma, o confrei e a tanchagem em uma panela e leve ao fogo na potência mínima, por três ou quatro horas. Quando a mistura estiver apurada, coe e inutilize as ervas. Coloque o azeite em uma panela de ágata, acrescente a cera de abelhas e aqueça em fogo brando. Depois que a cera derreter, despeje a pomada numa vasilha de vidro e deixe esfriar em temperatura ambiente.

Sachê de proteção para o lar

- 1 parte de confrei
- 1 parte de louro
- 1 parte de samambaia
- 1 pitada de sal
- 2 partes de alecrim
- 2 partes de erva-doce
- 2 partes de manjericão
- 2 partes de sementes de endro

Amarre tudo num tecido vermelho e coloque o sachê no lugar mais alto que existir dentro da sua casa.

Coqueiro

Planta encontrada pelos portugueses no território asiático de Malabar, na viagem do navegador Vasco da Gama à Índia (1497-1498), e trazido do Cabo Verde ao Brasil pelos portugueses, por volta de 1553. O coqueiro atinge entre 05 e 10 m de altura e forma touceiras com espinhos. As folhas verde-escuras têm forma de pinha, o fruto contém um líquido incolor, de sabor levemente amargo. A planta prefere solos alcalinos, férteis, profundos, úmidos e bem drenados. Sua multiplicação se faz por meio de sementes. Na Índia, existe a crença de que o coco cura doenças das vias urinárias e aumenta a quantidade e a qualidade do sêmen. Os indianos costumam fazer uma bebida com mel e leite de coco.

Seu gênero é masculino. Cascas, folhas, frutos e sementes são aproveitados, com o diferencial de que a água contida dentro do fruto é altamente nutritiva. Na gastronomia é consumido in natura e seu fruto é usado para uma infinidade de preparados, como doces, pudins, bolos, sucos, além de o óleo e o leite extraído da fruta terem poderoso valor gastronômico.

Nome popular: coco
Nome científico: *Cocos nucifera*
Planeta (astro): Lua
Elemento: Água
Deidades: Ártemis e Valquírias.
Função terapêutica: antidiarreico, calmante e vermífugo. Seu fruto é usado para artrite, asma, cáries, doenças das vias respiratórias, enjoos, icterícia e males dos rins. Na cosmética, a água de coco é usada na pele como calmante, emoliente, hidratante e refrescante, além de seu consumo proporcionar rejuvenescimento. Para amaciar e dar brilho aos cabelos, friccione o couro cabeludo com a gordura da semente do coco e depois lave os cabelos normalmente. Repita o processo 2 ou 3 vezes por semana.
Contraindicação: os espinhos do coqueiro podem provocar tétano.
Função mágica: seu poder está ligado à castidade e à proteção, por isso vem sendo usado ao longo dos tempos em rituais para esse fim. O coco também estimula o bem-estar. A casca dura é usada como carvão para desenhar mandalas de energização ou para escrever pedidos.
Toque de Bruxa: para estimular a sexualidade, misture água de coco com rum e pimenta-da-jamaica. O coco estimula também a espiritualidade. Para sua proteção, parta um coco ao meio, encha-o com ervas de proteção adequadas, feche com a ajuda de uma vela derretida e enterre num canteiro de sua casa.

Receitas terapêuticas e encantadas

- **Diarreia:** coloque uma colher de sobremesa do carvão em pó da casca do coco em uma xícara de chá de água e misture bem. Tome uma xícara de chá após cada evacuação. Obtendo melhora, suspenda o tratamento.
- **Hemorroidas:** coloque três pedaços da casca fibrosa do coco, em fatias, em um litro de água em fervura. Deixe ferver por 10 minutos e coe. Faça banho de assento morno, massageando suavemente o local.
- **Artrite, dor muscular e reumatismo:** quanto mais madura a semente do coco, maior é a produção de gordura. Rale a polpa e a semente de um coco e as ponha num saco de pano, bem fechado. Coloque o saco numa vasilha com água e leve ao fogo lento, deixando ferver. O óleo vai se desprender e boiar sobre a água. Deixe esfriar até a gordura se solidificar na superfície. Retire a gordura com uma colher. Coloque três xícaras de café da gordura numa panela e leve ao fogo. Ao aquecer, adicione uma xícara de chá de gengibre picado e uma xícara de café de pimenta-malagueta amassada. Deixe em fogo brando por 10 minutos. Coe num pano, espremendo o resíduo e espere esfriar. Use em compressas ou em massagens sobre as regiões doloridas.
- **Preparo energizante:** para obter uma bebida calmante, hidratante, nutritiva e refrescante, lave muito bem um coco verde em água corrente. Perfure a parte da polpa e introduza um canudo plástico no buraco. Sugue o líquido o máximo que puder durante o dia todo.

Biscoitinhos da Lua para a limpeza energética de ambientes

- ½ colher de chá de canela em pó
- ½ colher de chá de fermento em pó
- ½ xícara de farinha de trigo
- ¾ de xícara de chá de açúcar
- 1 colher de chá de baunilha
- 1 colher de sopa de manteiga
- 1 xícara de chá de coco ralado
- 2 ovos batidos
- 150 g de cobertura de chocolate picado

Misture todos os ingredientes e asse os biscoitinhos em forno quente. Depois de frios, cubra-os com chocolate derretido e polvilhe-os com coco ralado.

Creme hidratante para trazer calma

- 1 cápsula de vitamina E
- 1 colher de sopa de cera de abelhas ralada
- 1 colher de sopa de óleo de coco
- 3 colheres de sopa de óleo de sementes de uva
- 5 gotas de óleo essencial de rosa
- 5 gotas de óleo essencial de sândalo
- 60 ml de água de rosas

Em fogo baixo, aqueça a cera de abelhas, o óleo de coco e o óleo de sementes de uva, até que a cera derreta. Desligue o fogo e adicione a vitamina E. Aqueça a água de rosas em fogo baixo. Apague o fogo e espere amornar. Aos poucos, despeje a água de rosas sobre a mistura dos óleos, mexendo com batedor de ovos. Acrescente os óleos essenciais e deixe esfriar antes de tampar. Use diariamente.

Incenso para trazer harmonia

- 1 parte de alfazema
- 1 parte de coco ralado seco
- 2 partes de benjoim

Queime para trazer harmonia para você e para a sua casa.

Salada para o espírito (receita de Scott Cunningham)

- 1/8 de xícara de coco ralado
- 1 banana madura
- 1 pote de iogurte
- 1 colher de sopa de mel
- 1 colher de sopa de vinho branco

Descasque a banana e corte-a em pedaços pequenos. Coloque a banana e o coco ralado numa tigela. Misture o vinho com o mel e despeje sobre a banana e o coco e deixe descansar por um minuto. Derrame o iogurte sobre as frutas e misture tudo com uma colher, em sentido horário, desejando espiritualidade e paz de espírito.

Cravo

De provável origem da região do Mediterrâneo, na Europa, e aclimatado no Brasil, o cravo é uma planta herbácea, vivaz e pluriflora, de até 1 m de altura. Suas folhas são lineares, grossas e compridas, e as flores têm cores variadas, como branco, amarelo, rosa e vermelho. O cravo (*Dianthus caryophyllus*), flor do craveiro, é muito cultivado como ornamento, para o comércio de flores e para extração do óleo essencial das pétalas usado em perfumaria. Durante a Inquisição, as Bruxas carregavam cravos junto ao corpo para se protegerem da captura, da prisão, do enforcamento e da fogueira. Nas zonas rurais da Inglaterra, as pétalas das flores do cravo são embebidas no vinho.

O cravo-da-índia (*Syzygium aromaticum*) é o botão da flor do craveiro-da--índia, uma árvore de até 15 m de altura, com madeira de excelente qualidade, originário das ilhas Molucas, Indonésia. No início do século 16, ele era uma das especiarias mais valorizadas no mercado, pois 1 k de cravo-da-índia equivalia a 7 g de ouro.

O botão da flor do craveiro-da-índia se tornou conhecido como cravo por ser uma especiaria com formato semelhante ao do cravo ou prego de cravar. O cravo, flor do craveiro, passou a se chamar cravo por ter perfume semelhante ao cravo, especiaria. O cravo, especiaria, passou a se chamar cravo-da-índia a partir do momento em que o cravo flor se tornou popular.

Os gregos deram ao cravo o nome de *dianthus* ou dianto, que apresenta duas flores de forte fragrância, porque o consideravam divino e o usavam para confeccionar coroas e grinaldas para os festivais. Diz-se que a variedade de cravos amarelos simboliza a rejeição e o desprezo, enquanto que em alguns países a variedade de cravos vermelhos simboliza a liberdade.

Seu gênero é masculino, da sua planta se aproveita as sementes e as flores. Na gastronomia as pétalas frescas servem para aromatizar compotas, saladas e vinhos e as pétalas cristalizadas são usadas para acompanhar sobremesas.

Nome popular: craveiro, cravina-dos-jardins, cravina-do-poeta, cravo, cravo--bordado e cravo-mimoso.
Nome científico: *Dianthus caryophyllus*
Planeta (astro): Sol
Deidades: Marte, Quíron e Zeus.
Elemento: Fogo

Função terapêutica: além de sudorífero e tônico, o cravo é usado para afecções do peito, dores de cabeça, paralisia das pernas e tonturas. Especiaria usada como condimento desde a Antiguidade, o cravo-da-índia é antisséptico, alivia a náusea, a dor de dente e é aromatizante de incensos. Dele se extrai um óleo que é bastante utilizado em odontologia, farmácia e perfumaria.

Contraindicação: mulheres grávidas não devem usar remédios à base de cravo, pois eles podem provocar contrações uterinas. Uso exagerado, e a sua aplicação em zonas mucosas irritadas também deve ser evitado.

Função mágica: seu poder está ligado à proteção, à prosperidade e à saúde e seu aroma é altamente afrodisíaco, excitante e expectorante. O cravo tem a função mágica de purificar os ambientes, equilibrar todos os chacras, despertar a força interior e a espiritualidade, desenvolver a sensualidade e abrir os caminhos da atração.

TOQUE DE BRUXA: se tiver uma pessoa convalescente em casa, coloque alguns cravos em sua cabeceira para energizá-la e apressar seu restabelecimento. Alguns cravos dentro de um pequeno saco de veludo preto serve de poderoso amuleto contra doenças e mau-olhado.

Receitas terapêuticas e encantadas

CHÁ PARA ATRAIR DINHEIRO

- ½ litro de água mineral
- 1 cálice de cravo-da-índia
- 1 cálice de endro
- 1 cálice de pimenta-da-jamaica
- 2 cálices de cedro

Ferva todos os ingredientes em dia de Lua crescente. Quando amornar, beba o chá visualizando apenas dinheiro.

Incenso para afastar mau-olhado

- 1 parte de cravo seco
- 1 parte de sálvia
- 2 partes de benjoim

Queime para trazer harmonia para você e para a sua casa.

Poção da paixão

- 1 colher de chá de canela em pó
- 1 colher de chá de cravo-da-índia em pó
- 1 colher de chá de pétalas de rosas
- 1 colher de sopa de raiz de mandrágora em pó
- 10 gotas de óleo de rosas

Em noite de Lua cheia, misture todos os ingredientes na água. Salpique algumas gotas no lugar onde você vai passar ou vai dormir, enquanto repete estas palavras: "Mandrágora e cravo, coração de uma rosa, onde esta poção eu pingar, uma doce paixão crescerá!"

Garrafada Mel de Afrodite

- 1 caixa de morango (colocar nº par)
- 1 garrafa cor âmbar ou verde escuro
- 1 litro de mel
- 1 pacote de canela em casca
- 1 pacote de cravo-da-índia
- 1 pacote de maçã seca ou desidratada
- 1 pote de cereja em calda
- 1 pote de pêssego em calda
- 2 cachos de uva
- 12 rosas vermelhas

Coloque todos os ingredientes na garrafa, as frutas sempre em número par. Antes de fechar a garrafa mentalize que o amor, a beleza, a juventude e o romance estejam sempre presentes para quem tomar desse mel. Então feche a garrafa e deixe enterrada durante 28 dias.

Crisântemo

Nativo da Ásia, especialmente da China, onde era cultivado em jardins há mais de 2500 anos, o crisântemo foi levado ao Japão por monges budistas por volta do ano 400. Um subarbusto perene e anual, com sistema radicular e inflorescência em capítulos. Suas flores são linguais e tubulosas, de cores branca, amarela e vermelha. Em 1795, chegou à Inglaterra e depois se espalhou pela Europa, norte da África e América do Norte.

Uma lenda chamada "À procura da estrela-de-ouro" conta que, Olhos da Lua crescente, uma jovem que há muito tempo aguardava seu noivo que partira para terras distantes para combater pelo império japonês, para acalmar seu coração sofredor, sempre percorria os bosques, procurando encontrar um pouco de consolo. Numa noite em que seus pequenos pés sangravam, ela se envolveu no seu quimono e deitou-se na terra, clamando pelo auxílio do Buda de Cem Braços, e logo adormeceu. Em seu sonho, encontrava-se no Templo de Tokoshira, quando ouviu a voz do Deus Todo-Poderoso lhe ordenar: "Volta ao bosque, procure a flor que chamam de estrela-de-ouro e conta as suas pétalas. Teu noivo viverá tantos dias quantas pétalas tu contares". Ao despertar, tremendo de frio, mas com o coração transbordando de esperança, a jovem partiu em busca da estrela-de-ouro. Caminhou, atravessou rios e bosques, até que, após três dias, viu diante de si a flor que procurava e a colheu, começando a contar suas pétalas. Enquanto tremia de frio e de emoção, a jovem contava e recontava, mas as pétalas sempre lhe pareciam poucas. Ela então tirou um grampo dos cabelos para tentar desdobrar cada pétala em várias outras. Pouco a pouco, a estrela-de-ouro foi se tornando cada vez mais bela e mais cheia de pétalas. Mas o frio e a fadiga enfraqueceram a moça de tal modo que ela caiu desfalecida. Como que por um encanto, em torno da jovem morta começaram a surgir centenas de flores iguais as que ela havia despetalado. Eram os crisântemos, flores do amor e do sacrifício.

Seu gênero é masculino. Da planta são aproveitadas as flores. Na gastronomia é usado em saladas.

Nome popular: bem-me-quer, crisântemo, despedidas-de-verão, malmequer, margaridão, monsenhor e saudade-de-inverno.
Nome científico: *Chrysanthemum*
Planeta (astro): Sol
Deidade: Zeus
Elemento: Ar

Função terapêutica: como tônico para os nervos, alívio de cólicas, doenças das vias urinárias, feridas, indigestão, insônia, medo, perturbações estomacais, sinusite e tremores, tome 10 g de erva seca de crisântemo para cada litro de água, três vezes ao dia.

Contraindicação: pode causar dermatite de contato, manchas vermelhas e coceiras devido ao componente químico na planta que irrita a pele ou porque a pessoa é alérgica a plantas e flores da família da margarida, podendo causar reações leves, como erupções cutâneas, bem como reações graves, como urticária ou asma. O uso na gravidez e na amamentação não é recomendado. Diabéticos devem evitar o consumo do seu chá. Contém piretrina, produtos químicos usados para fazer pesticidas e inseticidas que pode causar problemas nos olhos, envenenamento e inflamação do sistema nervoso central em exposição prolongada.

Função mágica: está ligado à proteção e ao esquecimento. O chá com pétalas frescas da flor é excelente para combater o alcoolismo. Plantado do lado de fora da casa protege contra os maus espíritos. O aroma da flor estimula a sensualidade.

TOQUE DE BRUXA: as pessoas de antigamente achavam que era um milagre da natureza que um caule tão frágil pudesse suportar uma flor tão pesada quanto o crisântemo. Quando ele nasce e cresce espontaneamente, é sinal de que os deuses estão por perto, protegendo o lar contra influências nefastas. Durante três madrugadas de Lua cheia, colha nove gotas de orvalho sobre a flor, coloque-as na língua e engula-as enquanto visualiza uma flor desabrochando. Pode estar certa de que toda a sua sensualidade virá à tona.

Receitas terapêuticas e encantadas

SALADA PARA ESQUECER UMA DECEPÇÃO AMOROSA

- 1 cebola ralada
- 1 maçã em cubos
- 1 xícara de chá de pétalas de crisântemos
- 2 batatas cortadas em cubos pequenos e cozidas
- 2 corações de alcachofra cozidos e picados
- 15 ml de vinagre
- 20 ml de azeite
- Pimenta e sal a gosto

Misture todos os ingredientes e consagre a salada à Deusa Mnemósina para que qualquer lembrança ruim seja apagada da sua memória.

Damasqueiro

Cultivado na China desde 2000 a.C., o damasco é uma fruta pequena e arredondada. A casca e a polpa são amarelas, ligeiramente rosadas ou alaranjadas. O fruto tem sabor ácido e a polpa é pouco suculenta. O damasqueiro prefere clima temperado e requer poda de formação e de frutificação. Propaga-se por enxertia em solo rico, profundo e bem drenado. Seu nome vem do grego *Damaskós* e do latim *Damascus*, dando também o nome a Damasco, cidade da Síria. Há controvérsias entre os linguistas sobre a origem da palavra, pois ela pode ter vindo do idioma hebreu *damissek*, ou do nome de um rei ou herói, filho do deus Hermes, ou do idioma árabe *Dimixk-ax-Xam* "sangue da ferida do infeliz", em alusão ao deus Adônis.

Segundo o calendário gastronômico americano, Dia 9 de janeiro, comemora-se o Dia do Damasco. Especula-se que as maçãs dos Jardins do Éden, na verdade, eram damascos.

Seu gênero é masculino. Sementes, folhas e frutos são aproveitados. Na gastronomia, consome-se in natura, o fruto seco, em compotas ou em doces.

Nome popular: abricó, abricoque, abricote, alberge, alperce, alperche, damasco e damasqueiro.
Nome científico: *Prunus armeniaca*
Planeta (astro): Vênus
Deidades: Afrodite, Adônis, Eros e Ísis.
Elemento: Fogo
Função terapêutica: afrodisíaco, antiespasmódico, rejuvenescedor, demulcente, diurético, hidratante, laxativo e sedativo. Combate à depressão e as disfunções sexuais. É rico em vitaminas A e B. O óleo de sementes de damasco alivia as cólicas. Externamente, é utilizado contra as hemorroidas.
Contraindicação: o consumo excessivo pode provocar efeitos nocivos em crianças com menos de um ano de idade e em adultos com mais de 50 anos de idade.
Função mágica: seu poder está ligado a feitiços amorosos.

TOQUE DE BRUXA: ingerir damasco seco em companhia da pessoa amada acende a paixão. Seus frutos secos, levados dentro de um pequeno saco de cetim vermelho, são poderosos filtros do amor.

Receitas terapêuticas e encantadas

Creme para remover impurezas físicas e energéticas

- 1 colher de chá de mel
- 4 damascos secos
- Gotas de vinagre de maçã
- Leite

Cozinhe os damascos num pouco de água para amaciá-los. Esmague-os e misture-os ao leite, mel e vinagre, em proporções que deem consistência. Remova as impurezas do rosto e pescoço e aplique o creme. Após 30 minutos, remova o creme e se lave com água morna.

Salada mágica para prosperidade

- ½ xícara (chá) de damascos picados
- ½ xícara (chá) de pinholes torrados
- 1 xícara (chá) de quinua
- 4 xícaras (chá) de caldo de frango (faça o caldo em casa)
- 2 colheres (sopa) de azeite extravirgem
- 3 colheres (sopa) de vinagre
- 1 colher (sopa) de raspas de laranja, bem picadas
- 1 colher (sopa) de hortelã fresca picada
- 1 colher (sopa) de salsinha fresca picada
- 1 colher (sopa) de tomilho fresco picado
- 12 tomates-cereja cortados em quatro partes
- Sal a gosto

Aqueça o azeite e refogue a quinua até começar a pipocar. Junte o caldo, tempere com sal, mas sem exageros, e cozinhe por cerca de 12 minutos, até que o grão se abra, o que indica que ele já está no ponto. Escorra o excesso de caldo e junte o damasco, o pinhole, as ervas e as raspas de laranja. Acerte o sal e misture o vinagre. Resfrie. Na hora de servir, junte os tomates e finalize com um fio de azeite. Dica: o prato vai bem com frangos e peixes – pode ser servido frio ou quente. Se preferir, substitua o damasco por figo.

Dente-de-leão

Nativo da Europa e da Ásia, o dente-de-leão é conhecido desde a Antiguidade e cultivado mundialmente. Planta vivaz e perene, de 5 a 50 cm de altura. As folhas são compridas, em roseta basilar densa, e as flores, de um amarelo-ouro intenso, formam um grande capítulo cinzento azulado, com pedúnculo longo, radical, liso, oco e aquênio, com a extremidade superior um pouco espinhosa. Possui látex branco. No século 10 era usado por médicos árabes. No século 16 foi descoberta sua função cicatrizante e diurética. No século 19, quase toda a população dos Estados Unidos e da Europa tinha uma muda de dente-de-leão em casa. É a planta dos sonhadores. Ajuda os idealistas a trabalhar com ideias que não têm base na realidade. Traz centralidade, coragem, estrutura e posicionamento na vida. Seu nome deriva do grego *táraksis*, "perturbação" e *ákos*, *kos-kous*, "remédio"; do árabe *trahxaqun*, "chicória selvagem" e do latim científico *Taraxacum*.

Seu gênero é masculino. Suas folhas e raízes são aproveitadas. Na gastronomia, as folhas são usadas em chás, saladas e sucos.

Nome popular: alface-de-cão, amor-dos-homens, bola-de-sopro, dente-de-leão, relógio-do-meio-dia, salada-de-toupeira e taráxaco.
Nome científico: *Taraxacum officinale*
Planeta (astro): Júpiter
Deidades: Brigit e Hécate.
Elemento: Ar
Função terapêutica: antiescorbútico, aperitivo, colestérico, depurativo, diurético, estomáquico, laxativo e tônico. Estimula o apetite, alivia escamações e irritações da pele e diminui a celulite, as dermatoses e as manchas da pele. Combate o colesterol, a fraqueza e a gota e é ótimo para o tratamento de emagrecimento.
Contraindicação: não deve ser usado por pessoas que apresentem acidez estomacal, cálculos renais, obstrução no ducto biliar e sensibilidade gastrointestinal.
Função mágica: o dente-de-leão era conhecido como focinho-de-porco nas receitas das Bruxas antigas. Seu poder está ligado à clarividência e à realização dos desejos. Para enviar uma mensagem ao amado, basta soprar uma flor de dente-de-leão e visualizar o seu amor. O chá feito com a sua raiz tostada é ótimo para a saúde física e para aumentar os poderes psíquicos. O dente-de-leão é a planta usada para dar boas-vindas. É ótimo para quem dá mil desculpas para não conseguir concretizar seus desejos.

Toque de Bruxa: para aumentar a clarividência, coloque alguns galhos secos de dente-de-leão para queimar. Enquanto queimam, fique observando-os, sem piscar. Um bom floral para a alma, excelente para aqueles que, conscientemente, sabem que deverão enfrentar uma batalha e da qual não podem nem devem fugir, precisa de dois ingredientes que a flor de dente-de-leão dinamiza: força e coragem. Os ventos sopram! Saia do olho do furacão! Para atrair os espíritos, coloque o "café" feito com suas raízes debaixo da cama. Se soprar todas as sementes num só fôlego, seus desejos serão realizados.

Receitas terapêuticas e encantadas

- **Cálculo no fígado:** decocção – ferva 80 g de raízes de dente-de-leão em 1 litro de água, por 5 minutos. Coe e tome de 2 a 3 xícaras ao dia.
- **Depurativo de hidropisia:** decocção – ferva 100 g de raízes de dente-de-leão em 1 litro de água. Coe e tome 3 xícaras ao dia.
- **Desinfetante para a bexiga:** infusão – coloque 6 g de raízes de dente-de-leão em 1 litro de água fervente. Deixe repousar por 18 minutos, adicione suco de limão e mel e tome 3 vezes ao dia.

Salada para realização de desejos

- 1 abacate pequeno maduro
- 1 cenoura crua pequena fatiada
- 1 colher de sopa de semente de gergelim
- caldo (suco, sumo) de limão
- folhas de dente-de-leão na quantidade que desejar
- Pequenos floretes de couve-flor
- Repolho roxo picado
- Sal, pimenta e azeite de oliva a gosto

Lave e escorra as folhas de dente-de-leão e coloque em uma travessa. Corte o repolho em fatias e as cenouras em pequenas meias-luas. Coloque sobre as folhas de dente-de-leão. Corte em cubinhos e disponha sobre os outros legumes. Adicione os pequenos floretes de couve-flor, tempere com uma pitadinha de sal e pimenta a gosto, esprema um limão e coloque o azeite de oliva. Por último, espalhe as sementes de gergelim sobre a salada e sirva.

Erva-cidreira

Nativa do Mediterrâneo e cultivada na América do Sul, inclusive em todo o Brasil, a erva-cidreira é uma planta aromática, de formato variável e de folhas simples, patentes, inteiras, pecioladas, opostas, decussadas ou ternadas. Prefere clima subtropical e adapta-se bem a diversos tipos de solo. Diz uma lenda que a planta recebeu o nome de melissa em homenagem à ninfa grega Melona, protetora das abelhas. A palavra melissa vem do grego *mélissa,* que significa "abelha", e *phúllon*, "folha", resultando em *melissóphullon*, assim nomeada por causa da atração que as abelhas sentem por essa planta.

Seu gênero é feminino e o uso é feito de suas folhas. Na gastronomia, é usada in natura em forma de chás. Pode ser apreciada em sucos, em pratos salgados, sopas, marinados, ovos, compotas de frutas, pratos com peixe, frutos-do-mar e frango.

Nome popular: alecrim-do-mato, capim-limão, chá-de-estrada, chá-de-febre, chá-de-tabuleiro, cidreira-brava, cidreira-capim, cidreira-crespa, cidreira-da--terra, erva-cidreira, falsa-melissa, malmequer-do-mato, melissa, mentrasto--do-grande, salva-brava, salva-limão.

Nome científico: *Melissa officinalis*

Planeta (astro): Lua

Deidades: Afrodite, Apolo, Diana e Eros.

Elemento: Ar

Função terapêutica: calmante, emenagoga e estomáquica. Indicada para cólica menstrual, diarreia, gripe e nervosismo.

Contraindicação: embora não sejam encontrados relatos de contraindicações ou efeitos colaterais é importante ter consciência de que cada organismo é único e pode reagir de forma inesperada.

Função mágica: seu poder está ligado ao amor, à saúde e ao sucesso. O aroma da erva-cidreira alivia todo tipo de tensão, neutraliza vibrações fortes, equilibra o corpo e proporciona serenidade em todos os planos.

TOQUE DE BRUXA: coloque algumas folhas frescas na garrafa de um bom vinho. Deixe tomar sereno durante a Lua crescente e retire sempre antes do nascer do sol. Esse vinho é um poderoso filtro amoroso a ser oferecido à pessoa amada, em caso de brigas ou discussões. As folhas secas, colocadas num pequeno saco de veludo vermelho e carregadas sempre junto ao corpo, servem de poderoso amuleto para se encontrar um amor.

Receitas terapêuticas e encantadas

Banho restaurador

- 1 colher de sopa de camomila seca
- 1 colher de sopa de erva-cidreira
- 1 litro de água

Ferva as ervas na água por um minuto, em panela tampada. Deixe esfriar e coe. Banhe-se normalmente, em seguida, despeje a infusão da cabeça para baixo. Aguarde um minuto para se enxugar, para que as propriedades das ervas atuem em seu corpo.

Suco calmante, diurético, emagrecedor e regenerador

- 1 copo de água
- 1 fatia de abacaxi
- 1 folha fresca de erva-cidreira
- 1 limão sem casca
- 1 rama fresca de cavalinha
- 6 folhas frescas de pitanga
- Adoçante a gosto

Bata todos os ingredientes juntos, coe, adoce e tome duas vezes ao dia.

Incenso para o restabelecimento de uma pessoa doente

- ½ cálice de erva-cidreira
- ½ cálice de pétalas de rosas brancas
- 1 cálice de cedro
- 1 cálice de cravo-da-índia
- 1 cálice de manjericão
- 2 cálices de noz-moscada
- 3 cálices de mirra
- 6 gotas de óleo de amêndoas doces
- 6 gotas de óleo de pinheiro

Durante a Lua crescente, moa todos os ingredientes e coloque-os sobre brasas. Defume toda a sua casa, visualizando os seus pedidos.

Erva-de-são-joão

Planta encontrada desde o Mediterrâneo até a China Central. Erva perene, que floresce de maio a setembro. Tanto as folhas como as flores amarelo-ouro contêm glândulas produtoras de óleo. Desde a Antiguidade o hidromel é feito com água, mel e flores de erva-de-são-joão. O mel é dissolvido na água, misturado às flores, e o hidromel é fermentado durante algumas horas, até se tornar levemente alcoólico. Os antigos gregos usavam a erva para curar todo tipo de moléstias. Na Idade Média, os cruzados curavam suas feridas com o óleo da planta e acreditava-se que a erva tinha o poder de prever o amor, pois se uma donzela colhesse suas flores e elas não murchassem, era um indício de que logo um casamento ia se realizar.

A origem do nome da planta pode ter surgido durante a Idade Média porque, quando os botões florais da erva-de-são-joão eram espremidos, produziam um líquido vermelho que os europeus daquela época faziam alusão ao sangue derramado por São João Batista.

Gênero feminino. As partes utilizadas são as flores e as folhas, podendo ser guardadas secas em um pote ou saco de papel não transparente por um bom tempo. Não há uso para a gastronomia.

Nome popular: catinga-de-bode, erva-de-são-joão, fedegosa, hera-terrestre, hipericão, hipérico, hortelã-do-mato, milfurada.
Nome científico: *Hypericum perforatum*
Planeta (astro): Sol
Deidade: Apolo
Elemento: Fogo
Função terapêutica: combate ao estresse e à depressão. Tanto na forma de extrato seco quanto de folha, pó e tintura, os melhores resultados começam a aparecer cerca de duas semanas do início do tratamento, tempo mínimo que levam para impregnar a área do cérebro onde atuam. Isso acontece também com os antidepressivos alopáticos ou químicos. Nenhum deles tem efeito imediato como se fosse um analgésico ou anestésico.
Contraindicação: nas doses prescritas são mínimos e raros. Pode provocar eritema (manchas vermelhas) em algumas pessoas de pele muito clara expostas aos raios ultravioletas do sol entre 10 e 16 horas.
Função mágica: aumenta a confiança, a coragem e o poder da magia. Atrai boa sorte, ajuda a quebrar feitiços e auxilia nos exorcismos.

Toque de Bruxa: segundo uma lenda grega, a planta do hipérico nasceu do sangue de Prometeu, o herói grego, símbolo da rebelião contra a autoridade e da liberdade contra o poder. Prometeu foi punido por roubar o fogo dos Deuses para dar aos homens. A erva-de-são-joão é conhecida como a planta do alto astral, por fazer um verdadeiro milagre trazendo bom sono e tranquilidade na alma.

Receitas terapêuticas e encantadas

HIDROMEL DE SÃO JOÃO

- 1 litro de mel
- 4 litros de água
- 5 g de fermento
- Erva-de-são-joão
- Saquinho de chá preto
- Suco de um limão e uma laranja

Ferva a água para tirar os resíduos de cloro, tire metade da água e deixa em fogo alto, a outra parte tire do fogo e deixe reservado. Na metade que está no fogo, você adiciona todo mel, os sucos e o saquinho de chá, fique mexendo até quando perceber que irá ferver; abaixe o fogo e deixe lá por mais 1 hora, mexa nos primeiros 30 minutos e depois deixe o resto do tempo para formar uma camada na superfície. Passada 1 hora, retire essa camada que se formou e jogue fora, tire o saquinho e tudo que puder tirar. Acrescente a metade de água que estava reservada e misture. Adicione o fermento e guarde em um recipiente que possa ser fechado com uma tampa (um ótimo meio de guardar o hidromel é em um garrafão de vinho de 4,6 l); coloque um *air-lock* (sistema que permite que o ar saia, mas não entre) no lugar da tampa. Acrescente a erva-de-são-joão. Deixe fermentando de uma a duas semanas em lugar escuro. Após o período de fermentação, coe o líquido, tirando tudo que tiver no fundo, engarrafe em garrafas que lhe for mais conveniente e deixe na geladeira por no mínimo três meses, se você quiser pode degustar sua obra nesse período.

Ervilha

Nativa da Ásia Central e da Europa, a ervilha é uma trepadeira anual cultivada desde a Antiguidade em quase todo o mundo, inclusive ao redor do Mediterrâneo. Seus ramos são delicados, folhas compostas e alternadas, flores com corola azul, branca ou roxa, vagens oblongas, verdes como as sementes. Frutos com doze ou mais sementes, por meio das quais se dá a sua propagação. A planta é resistente a temperaturas baixas e é rica em cálcio, cobre, ferro, fósforo, potássio e vitaminas A, B, e C. No Brasil é plantada entre os meses de março e maio. Na Tailândia foram achados vestígios de ervilhas, provavelmente cultivadas em 7000 a.C. Durante a Inquisição, acreditava-se que a ervilha era o alimento padrão das Bruxas, porque a planta sempre foi consagrada à Deusa Mãe. No século 18, tornou-se um prato popular na Europa e muito apreciada na corte do rei francês Luiz XIV de Bourbon (1638-1715), onde ficou conhecida como *petit-pois*, "pequena ervilha".

A ervilha também serviu para as experiências do meteorologista, botânico e monge agostiniano austríaco Johann Gregor Mendel (1822-1884), que o levou a descobrir as leis da herança biológica e genética.

Gênero feminino. Da planta é aproveitada a vagem. Na gastronomia é consumida in natura e em pratos como purês, tortas, recheios, saladas, etc.

Nome popular: ervilha
Nome científico: *Pisum sativum*
Planeta (astro): Vênus
Deidades: Afrodite e Eros.
Elemento: Água
Função terapêutica: usada contra o diabetes e para manter o peso corporal.
Contraindicação: não encontrada.
Função mágica: seu poder está ligado ao amor e ao dinheiro. Quando precisar de dinheiro extra, carregue no bolso ou na bolsa um pequeno saco de cetim verde com alguns grãos secos de ervilha e três folhas secas de patchuli.

TOQUE DE BRUXA: cozinhe ervilhas com coentro, endro, manjericão ou manjerona, visualizando o alimento como um poderoso atrativo para o amor, e depois as coma. A mulher solteira que deseja se casar deve obter uma vagem de ervilha que tenha exatamente nove sementes para pendurá-la na porta de entrada da casa. O primeiro homem que surgir será seu futuro marido. É aconselhável que a mulher marque antes um encontro com o homem com quem deseja se unir a fim de que ele seja a primeira pessoa a passar pela porta da casa dela.

Receitas terapêuticas e encantadas

Salada dos gnomos

- 1 maço de almeirão
- 1 pé de alface
- 10 folhas de rúcula
- 100 g de ervilhas cozidas
- Azeite, pimenta-do-reino, sal e vinagre a gosto

Cubra uma travessa com as folhas verdes e coloque as ervilhas. Depois tempere e sirva com arroz branco.

Caldo dos Gnomos – para abrir os caminhos do amor

- 1 e ½ colher (sopa) de sal
- 1/4 de xícara de azeite de oliva
- 1 cebola grande picada
- 2,5 litros de água fervente
- 3 dentes de alho picados
- 4 cenouras médias picadas
- 5 xícaras de ervilhas frescas
- 6 batatas médias cortadas em cubos de 2 cm
- 50 g de toucinho defumado
- 125 g de linguiça portuguesa defumada

Junte, em uma panela de pressão, o alho, a cebola e o azeite e refogue em fogo médio, mexendo de vez em quando, até a cebola ficar macia. Acrescente a linguiça, cortada em três pedaços, o toucinho e refogue até a cebola dourar. Coloque a batata, a cenoura e refogue por dois minutos. Regue com a água, tampe e cozinhe por mais 15 minutos depois que ferver. Resfrie a panela sob água corrente para sair todo o vapor. Abra, retire a linguiça, o toucinho e descarte-os. Bata a sopa no liquidificador até ficar homogênea. Despeje de volta na panela, junte as ervilhas, tempere com o sal e cozinhe em fogo médio, mexendo até as ervilhas ficarem macias. Passe para uma sopeira e sirva a seguir.

Estragão

Encontrado naturalmente no México, América do Norte, Europa, Eurásia e Ásia, incluindo a Índia, o estragão é uma planta perene e vivaz, de quase 1 m de altura, de caule ereto e de folhas pequenas e estreitas, sem divisões, lanceoladas e carnosas, estimulantes e condimentares, de sabor forte e picante. As flores, de cor amarela, surgem no verão, e há duas variedades delas no comércio: a francesa, mais perfumada, e a siberiana, menos perfumada. A propagação se dá por meio da divisão das raízes, porque a planta produz poucas sementes.

O estragão é considerado uma erva aristocrática, seus ramos florais aromatizam o ambiente. Dizia-se que o estragão era capaz de curar as picadas de cobras e as mordidas de cães raivosos.

Há uma lenda que conta como surgiu o estragão: uma semente de linho foi introduzida na raiz do rabanete. O rabanete foi plantado na terra e, quando começou a germinar, nasceu o estragão.

Gênero masculino. Da sua planta aproveita-se raízes e folhas. Na gastronomia cozidos, molhos, peixes e sopas são feitos com estragão.

Nome popular: estragão
Nome científico: *Artemisia dracunculus*
Planeta: Marte
Deidade: Marte
Elemento: Fogo
Função terapêutica: a raiz alivia a dor de dente.
Contraindicação: seu uso não é indicado durante a gravidez ou em caso de suspeita de gravidez. Por promover a contração uterina, pode levar ao aborto. Não comprovado seu uso na amamentação.
Função mágica: o estragão é afrodisíaco, ajuda a guardar segredos e aumenta o amor, a confiança, a força, a paixão, a proteção e a sensualidade.

Toque de Bruxa: o estragão é a erva usada para atrair a força dos dragões em sua vida. Com um ramo de estragão em sua porta ou janela, os dragões estarão trazendo para ti uma grande proteção.

Receitas terapêuticas e encantadas

Unguento para o voo das Bruxas

- ½ colher de chá de tintura de benjoim
- ½ colher de chá de óleo de trevo
- ¼ de colher de chá de beladona
- ¼ de colher de chá de estragão
- ¼ de colher de chá de papoula
- ¼ de colher de chá de verbena
- 1 colher de chá de fuligem de chaminé
- 1 xícara de toucinho

Misture todos os ingredientes numa panela de ferro e cozinhe por 10 ou 15 minutos. Coe e deixe esfriar. Em noite de Lua cheia, unte as têmporas e o terceiro olho com uma pequena porção do unguento para voar antes da projeção astral (somente uso externo).

Molho de estragão para atrair seu dragão interior – uso em massas ou peixe

- 3 dentes de alho picados
- 5 g de estragão fresco
- 10 g de azeite
- 10 g de manteiga
- 100 ml de vinho branco
- 150 ml de creme de leite
- 50 g de cebola roxa picada
- 80 ml caldo de peixe

Aqueça a frigideira, coloque o azeite com a manteiga. Refogue a cebola em lume brando. Acrescente o alho, o estragão e o vinho e deixe reduzir até obter 120 ml de caldo, aproximadamente. Finalize com creme de leite fresco e tempere com sal e pimenta a gosto.

Eucalipto

Nativo da Tasmânia, Austrália e do leste da Malásia, o eucalipto é uma árvore perene, de crescimento rápido, com até 70 m de altura. Tem cheiro ativo e sabor amargo. O tronco é liso e cinzento. As folhas são lanceoladas, com glândulas oleíferas. As flores têm forma de umbelas e os frutos são capsulares.

No mundo há cerca de 730 subespécies de eucalipto, que é cultivado para produção de celulose, reflorestamento e extração de óleo para uso farmacêutico e medicinal.

O eucalipto foi introduzido na Europa no fim do século 18 e destilado comercialmente por volta de 1850.

Seu gênero é masculino, da árvore se usa as folhas, as cascas e a madeira. Não há uso na gastronomia.

Nome popular: eucalipto
Nome científico: *Eucalyptus globulus*
Planeta (astro): Lua
Deidade: Atena
Elemento: Ar
Função terapêutica: antiespasmódico e antisséptico, o eucalipto é utilizado para combater asma, bronquite, diabetes, dores nas costas, febre, gripe, males da bexiga e nevrite. Os aborígines australianos cobriam suas feridas com folhas de eucalipto para apressar a cicatrização. Mascar folhas de eucalipto alivia a dor e a inflamação da garganta.
Contraindicação: seus óleos devem ser usados com precaução, porque alguns são tóxicos.
Função mágica: seu poder está ligado à proteção e à saúde.

TOQUE DE BRUXA: para que a doença de um enfermo vá embora, coloque sobre a cama dele um ramo de eucalipto. Ao realizar rituais de cura, antes de acender as velas não se esqueça de esfregar folhas secas de eucalipto em volta delas ou de colocar folhas de eucalipto ao redor de uma vela azul. Para que sua saúde nunca seja abalada, faça um pequeno boneco com pano branco virgem, encha-o com folhas secas de eucalipto e use-o sempre junto ao corpo. Erva pertencente ao Orixá Oxóssi, da caça e da fartura. As ervas de eucalipto atraem sustento, alimento e sabedoria.

Receitas terapêuticas e encantadas

- **Asma**: faça uma tintura, macerando 5 g de folhas frescas de eucalipto em 50 ml de álcool a 60°, por 5 dias. Após esse período, filtre a tintura e conserve-a em um vidro com conta-gotas. Para acalmar os acessos de asma, dilua 10 gotas da tintura em um pouco de água e beba.
- **Febre malárica**: pulverize 100 g de folhas secas de eucalipto e coloque para macerar em ¾ de litro de água ou de vinho branco suave, por 10 dias. Após esse período, adicione açúcar e um pouco de água fervente na mistura e agite. Depois de meia hora, filtre o vinho medicinal e guarde em garrafa de tampa esmerilhada. Tome 50 ml do vinho diariamente.
- **Tosse**: faça uma infusão, colocando 30 g de folhas de eucalipto em 1 litro de água fervente. Mantenha o recipiente quente por 15 minutos. Filtre e beba até 4 xícaras ao dia.
- **Ulceração**: para obter uma loção desinfetante e cicatrizante, coloque 100 g de folhas de eucalipto em 1 litro de água quente. Espere amornar, filtre e use para lavar as ulcerações.

Incenso para restabelecer a vitalidade

- 1 cálice de eucalipto
- 1 cálice de pétalas de rosas brancas
- 1 pitada de açafrão
- 3 cálices de mirra
- 6 gotas de óleo de cedro

Durante a Lua cheia, moa todos os ingredientes e coloque-os sobre brasas. Defume toda a sua casa, mentalizando os seus pedidos.

Poção para amplitude

- 2 copos de água
- Folhas de eucalipto

Ferva o eucalipto em panela com tampa. Após a fervura, desligue o fogo, destampe a panela e inale o aroma da fumaça, mantendo o rosto distante da panela cerca de 50 centímetros.

Feijão

Nativo de civilizações americanas, o feijão é uma herbácea anual, de pequeno porte, que se adapta bem em terrenos férteis, de terra fofa e temperatura moderada. A planta foi levada pelos portugueses para a Europa no século 16.

O feijão foi muito utilizado pelos maias e pelos astecas. Apolo recebia oferendas de feijões em sacrifício. O rei egípcio Ramsés III ofereceu 11.998 jarros de cascas de feijões para as divindades em uma ocasião. Algumas religiões antigas proibiam os sacerdotes e as sacerdotisas de comer feijão.

Os feijões promovem o desejo sexual, por esse motivo o padre São Jerônimo, proibiu as freiras de comê-los, visto que eles "excitavam os órgãos genitais".

Seu gênero é masculino. Flores, brotos e sementes da planta são aproveitados. Na gastronomia, o feijão é usado para uma infinidade de receitas.

Nome popular: feijão-base, feijão comum.
Nome científico: *Phaseolus vulgares L.*
Planeta: Mercúrio
Deidades: Hermes e Demeter.
Elemento: Ar
Função terapêutica: o feijão é antirreumático, nutritivo, combate o cálculo renal, a anemia, a desnutrição, a hipoglicemia, dores ciáticas, edemas e diabetes. Na cosmética, aplica-se sua pasta para retirar manchas e embelezar a pele.
Contraindicação: quem sofre de hepatite, gota ou ácido úrico deve evitar o consumo excessivo de feijão.
Função mágica: harmoniza a mente, protege contra o mal, promove fertilidade e prosperidade. Seu poder também está ligado à reconciliação no amor.

Toque de Bruxa: se você quer se livrar de uma verruga faça este ritual mágico: em uma Lua minguante esfregue uma semente de feijão sobre a verruga, todos os dias da lua, repetindo o seguinte encantamento: "assim como o feijão cai, essa verruga se vai". Repita três vezes e deixe o feijão cair. Adicione feijões nas dietas para aumentar a riqueza.

Usar as sementes secas colocadas em um pequeno saco de cetim azul é um poderoso amuleto contra a negatividade. Três sementes secas, carregadas pela pessoa durante os três primeiros dias de Lua cheia, é um talismã para reconciliação e dissolvem problemas afetivos. Para potencializar a comunicação e os negócios, faça um patuá com sementes de feijão, sementes de romã e uma moeda de qualquer valor para carregar na bolsa, esse patuá traz proteção e prosperidade.

Receitas terapêuticas e encantadas

- **Dores reumáticas**: a farinha de feijão em forma de cataplasma quente é ótima para acalmar dores reumáticas e ciáticas.
- **Nódulos nas mamas**: triture o feijão vermelho e misture com óleo de gergelim e argila medicinal. Prepare a pasta e aplique sobre as mamas, deixe os mamilos livres. Faça duas aplicações por dia, de manhã e à noite. Deixe a argila secar totalmente, remova 30 minutos após ter secado.
- **Diabetes**: lave duas vagens verde frescas, fatie em pedaços pequenos e coloque uma xícara de chá de água em fervura. Deixe cozinhar por 5 minutos e coe. Tome uma xícara de chá antes das principais refeições.

Salada de vagem com flores escarlates – para abertura da prosperidade

- ¼ de xícara de chá de flores de manjericão
- 1 cebola pequena cortada em rodelas
- 1 limão
- 1 xícara de chá de flores de feijão – escarlate
- 30 ml de azeite
- 500 g de vagens sem as pontas
- Pimenta calabresa
- Sal e salsinha picada a gosto

Pique a vagem em pedaços pequenos, cozinhe em água com um pouco de sal até ficarem macias. Deixe esfriar. Coloque em uma vasilha, misture tudo, menos as flores de manjericão e as do feijão, que vão ser colocadas sobre a salada, por último. Consagre essa salada a Apollo pedindo prosperidade em seu caminho.

Salada de Hermes – para estabelecer uma comunicação mais clara

- 3 pimentões nas cores: verde, vermelho e amarelo
- 500 g de feijão branco cozido
- Folhas de hortelã
- Nozes picadinhas
- Orégano, salsinha e cebolinha
- Azeite e sal a gosto

Misture tudo e tempere pedindo uma comunicação mais clara a Hermes.

Ritual cigano para negócios

- 1 folha de louro
- 1 pouco de salsinha desidratada
- 2 pedaços de pano branco virgem de 5 para 6 centímetros
- 3 grãos de milho
- 7 grãos de feijão
- 7 grãos de lentilha
- Linha verde
- Vela amarela

Costure em volta à mão, com a linha verde, deixando uma abertura. Coloque os ingredientes dentro. Feche a última abertura e deixe a noite inteira no sereno. Depois coloque na sua bolsa e deixe lá. Acenda a vela amarela para os ciganos mercadores.

Ritual de proteção e prosperidade

- Feijão
- Azeite
- Gengibre
- Pimenta-malagueta

Em uma noite de Lua cheia, cozinhe os seus feijões e depois coloque-os para assar. Adicione um toque de gengibre, azeite e pimenta-malagueta, visualize enquanto mistura seu dinheiro crescendo e sua proteção acontecendo. Depois coma agradecendo os bens recebidos.

Para receber uma dívida

- 3 chaves de qualquer tamanho
- 3 feijões
- 3 velas brancas
- Papel branco
- Prato branco

Em uma noite de Lua crescente, escreva o nome completo do devedor, o valor da quantia devida e o endereço em um papel branco. Coloque em um prato branco e acenda três velas brancas em triângulo sobre ele. Pegue as 3 chaves e coloque em forma de cruz repetindo: "Pela força dos 4 elementos, peço que com essas chaves abram a mente de fulano (devedor) para que venha me pagar". Em seguida coloque os 3 feijões. Repita o feitiço por 3 dias seguidos (com outras chaves e velas novas) e jogue tudo fora em um lugar onde o devedor não passe.

Framboeseira

Nativa da Europa, da Ásia e da América do Norte, a framboeseira é uma planta de clima temperado, que pode ser propagada por estaquia, requer podas periódicas e frutifica durante o verão e a primavera. Seu cultivo se dá desde o século 16. A planta gosta de solo úmido e levemente ácido e propaga-se por divisão da raiz ou ramos. Colete as folhas no início ou no meio do verão e os frutos no verão ou outono. Temos mais de duzentas espécies de framboesa dentro da botânica.

Seu gênero é feminino. Da planta se aproveita folhas e frutos. Na gastronomia é usada em tortas, bolos, geleias e muitas outras opções.

Nome popular: framboeseira vermelha
Nome científico: *Rubus idaeus*
Planeta: Vênus
Deidades: Afrodite e Vênus.
Elementos: Água
Função terapêutica: seu fruto é rico em vitamina C, potássio, sais de frutos e taninos. Alivia a febre, dores menstruais e infecções urinárias.
Contraindicação: não deve ser tomada no começo da gravidez.
Função mágica: felicidade, proteção e amor. Ativa a suavidade e o equilíbrio em reações agressivas, impulsivas ou exageradas. Trabalha para diminuir os ciúmes e a necessidade de vingança. Ensina a perceber os limites entre o eu e o outro.

TOQUE DE BRUXA: galhos do framboeseiro colocado nas portas e nas janelas protegem a casa contra energias negativas. Suas folhas devem ser carregadas pela grávida para aliviar as dores do parto. Para conquistar alguém basta colocar na comida do ser desejado uma pitada de pó feito com as folhas secas do framboeseiro em uma noite de Lua cheia.

Receitas terapêuticas e encantadas

- CHÁ DE FRAMBOESA: misture uma colher de sopa de folhas secas de framboeseira. Deixe em infusão durante 10 minutos e, em seguida, adoce com mel e sumo de laranja. O chá morno é indicado para gargarejar e estimula os movimentos do intestino. Diz-se que relaxam os músculos pélvicos.
- SUCO PARA FEBRE: tome 10 ml quatro vezes ao dia. Em caso de febre, faça o suco com a polpa do fruto.
- GOTA: prepare um chá sob a forma de decocção das folhas na seguinte proporção: 30 g das folhas para um litro de água. Aplique no local várias vezes durante o dia.

- **Hemorroidas**: deixe em infusão em dois litros de água fervente 100 g de folhas de framboeseira até o líquido amornar. Filtre e empregue para banhos prolongados. Pode ser usado também nas fissuras anais e dos seios, neste último caso por meio de compressas.

Brilho labial para o amor
- 100 g de manteiga de cacau
- 100 ml de óleo mineral
- 800 ml de fortigel 7500
- Corante alimentício vermelho
- Essência alimentícia de framboesas

Aquecer o fortigel 7500, o óleo, a manteiga e espere homogeneizar. Retire do fogo, acrescente a essência e o corante. Peça para Afrodite abençoar seus lábios. Passe o preparo nos lábios sempre que for ao encontro de alguém especial.

Torta de circe – para aquecer certas situações
- ¼ xícara de chá de amido de milho
- ½ xícara de chá de cubinhos de manteiga
- 1 ¼ xícara de chá de farinha de trigo
- 1 colher de chá de baunilha
- 1 galho de hortelã para decorar
- 2 colheres de sopa de açúcar de confeiteiro
- 2 gemas

Recheio:
- 1 xícara de chá de cream cheese amolecido
- 2 xícaras de chá de morangos, framboesas e amoras
- 4 colheres de sopa de geleia de framboesas

Acenda 2 velas cor-de-rosa, espalhe pétalas de rosa sobre a mesa e acenda um incenso de rosas. Coloque uma música que você goste e inicie seu trabalho. Peneire a farinha, o amido e o açúcar em uma tigela. Junte a manteiga e friccione a massa com as pontas dos dedos até ela ficar com aspecto de pão esfarelado. Em uma xícara, bata as gemas e a essência de baunilha. Junte tudo. Adicione um pouco de água gelada. Abra a massa em um círculo e forre o fundo de uma forma rasa. Fure o fundo com um garfo. Deixe gelar durante 30 minutos. Asse a massa por 2 minutos. Misture todos os ingredientes do recheio e espalhe na massa assada. Coloque as frutas e a geleia por cima. Decore a torta com um galho de hortelã. Sirva imediatamente.

Amor de verão

- 1 pimenta dedo de moça
- 2 doses de licor de morango
- 2 doses de vodca com essência de pimenta
- 2 frutas de cada: framboesas, amoras, morangos ou outras frutas vermelhas
- Sementes de carambola a gosto

Misture a vodca com o licor de morango. Amasse um pouco das frutas no fundo da taça e coloque as outras em pedaço. Despeje a bebida por cima. Consagre a Leto e a Zeus.

Licor de Vênus – fortalece os laços de amor

- 1 kg de açúcar
- 1 kg de framboesa bem maduras
- 1 litro de água filtrada
- 1 litro de pinga de boa qualidade

Acenda uma vela rosa mentalizando o amor entrando em sua vida. Lave as framboesas e adicione a pinga em um vidro de boca larga e tampe. Deixe macerar por 30 dias ou mais. Coloque o vidro num local fresco e escuro, tendo o cuidado de mexer pelo menos uma vez ao dia. Após macerar, extraia as frutas da infusão espremendo bem para retirar o máximo de caldo possível.

Reserve a infusão e prepare uma calda grossa: coloque o açúcar numa panela com a água, leve em fogo alto e mexa sempre (não deixe depositar no fundo nem queimar). Quando começar ferver, abaixe o fogo e deixe por ±15 minutos até formar uma calda grossa (levante a colher, se formar um fio grosso caramelado marrom, está no ponto). Retire a panela do fogo e espere baixar a temperatura para ± 40 ºC (morno). Atenção: não deixe esfriar totalmente, senão fica muito denso e difícil de misturar). Preparo do Licor: após a temperatura da calda baixar, despeje aos poucos sobre a infusão de framboesa mexendo bem. Deixe macerar por mais 30 dias em local fresco e escuro, mexendo de vez em quando. Nesse período, aproveite para experimentar e fazer seu ajuste pessoal, deixando o teor alcoólico ao seu gosto. Coe, filtre e envase numa garrafa bonita e limpa, coloque uma etiqueta de identificação. Sirva para a pessoa amada.

Freixo

Nativo da região Mediterrânica e espontâneo em Portugal, o freixo cresce em bosques e bordas de rios. Árvore de casca lisa, folhas compostas e flores escuras. Na Irlanda, as varetas feitas de freixo eram usadas pelos druidas nos seus rituais mágicos. Na Escócia era usado para proteger as crianças dos feiticeiros e na Inglaterra como remédio popular para curar verrugas. As crianças eram frequentemente rezadas com ramos de freixo para serem curadas de cortes e raquitismo. Bastões de freixo eram usados para curar doenças pela magia em animais domésticos, para traçar círculos mágicos e manter longe as serpentes.

Diz uma lenda escandinava que o conceito de Universo como árvore aparece repetidamente na mitologia e no simbolismo pagão, sendo talvez mais bem conhecido na sua forma escandinava, onde, acreditava-se, um freixo gigante sempre verde, conhecido como "Yggdrasil", é a "Árvore do Mundo", que liga o Céu ao Submundo. Seu tronco sagrado passa pelo centro do mundo, e seus galhos se espalham sobre os céus e estão cheios de estrelas brilhantes. As três Deusas do destino e uma serpente gigantesca, semelhante a um dragão, habitam suas raízes. Debaixo da Yggdrasil, os deuses teutônicos se reúnem todos os dias para julgar.

Seu gênero é masculino. Suas folhas, brotos e sâmaras (frutos) são aproveitados. Na gastronomia seu broto pode ser usado em saladas.

Nome popular: freixo-europeu
Nome científico: *Fraxinus excelsior*
Planeta: Sol
Deidades: Apollo, Odin, Gwydion, Thor e Marte.
Elementos: Fogo
Função terapêutica: efeito diurético. Estimula os rins sem causar irritações. Limpa o sangue e pode ser usado como laxante suave.
Contraindicação: não encontrada.
Função mágica: usado para fazer vassouras e bastões de cura.

TOQUE DE BRUXA: para que seu filho cante como um pássaro enterre as aparas do primeiro corte de unha do recém-nascido na raiz de um pé de freixo. As folhas deixadas debaixo do travesseiro induzem a sonhos psíquicos. Uma folha de freixo no bolso atrai boa fortuna.

Receitas terapêuticas e encantadas

- **Para tratamento de gota ou reumatismo:** ferva 1 colher de chá de folhas secas de freixo em uma xícara de água durante 3 minutos e depois coe. Beba 2 xícaras ao longo do dia, durante 15 dias.
- **Artrite:** ferva em 400 ml de vinho branco de boa qualidade e 50 folhas frescas de freixo, por 20 minutos. Depois de frio, acrescente os 600 ml de vinho restante, passadas algumas horas, filtre e guarde em uma garrafa. Tome dois cálices por dia durante as refeições.
- **Ritual mágico com o freixo:** em uma bacia com água, coloque 4 folhas de freixo. No quarto onde você dorme, evita o aparecimento de doenças. A água deve ser trocada a cada manhã e as folhas a cada mês.
- **Magia do mar:** queime uma casca de freixo para proteção daqueles que estão distantes, no mar.
- **Para trazer boa sorte:** pegue uma folha de freixo e divida em partes iguais enquanto diz: "Com esta folha que agora corto, nos surja a boa sorte". Este talismã era usado em chapéus ou nas lapelas.
- **Ritual druídico:** as varas dos druidas eram muitas vezes feitas de freixo e enfeitadas com gravações. Coloque folhas frescas debaixo da almofada para estimular sonhos psíquicos. Recolha folhas de freixo e leve-as para um local ao ar livre onde possa trabalhar sem ser incomodado. Com a sua espada ou faca, escave um círculo à sua volta no chão. Faça-o suficientemente grande para que possa trabalhar lá dentro sem ultrapassar a linha. Vire-se para Leste, segurando as folhas de freixo em ambas as mãos. Diga: "Elementais do Leste, governantes de Ar, dai-me conhecimento e inspiração". Atire as folhas para Leste. Vire-se para Sul e diga: "Elementais do Sul, governantes de Fogo, dai-me energia e mudança". Atire algumas folhas para Sul. Vire-se para Oeste e diga: "Elementais de Oeste, governantes da Água, dai-me cura e amor." Atire algumas folhas para Oeste. Vire-se para o Norte e diga: "Elementais do Norte, governantes da Terra, dai-me prosperidade e sucesso". Atire as folhas para Norte. Mantenha-se no centro do Círculo com ambas as mãos erguidas: "Bênçãos para todos os que vieram em meu auxílio. Entre amigos é este o contrato feito". Apague a linha traçada. As varas de freixo são boas para a magia curativa, geral e solar.

Funcho

Sua origem é nas regiões próximas ao Mediterrâneo. O funcho gosta de sol, solo leve e bem drenado. É encontrado em terrenos baldios e em colinas secas. Era uma planta muito popular entre os antigos chineses, que a usavam como medicamento para picada de cobra. Os egípcios e os romanos reconheciam suas propriedades de tônicos estomacais e antitóxicos e apreciavam a erva como símbolo de vitória. Os gregos a chamavam de *marathon*, significando manter a forma. Atletas a comiam para ganhar energia, sem aumento de peso, e as damas romanas a comiam para evitar engordar. Na Inglaterra medieval o funcho era usado para afastar feitiçaria e espíritos malignos, sendo também mastigado nos dias de jejum para tapear a fome. É uma erva dedicada a São João Batista.

O termo *foeniculum* provém do vocábulo latino *foenum*, que significa feno. Na Roma antiga acredita-se que o funcho ajudava a obter uma boa visão e auxiliava no combate à obesidade. Já na Idade Média era atribuído poder de expulsar os maus espíritos.

Seu gênero é masculino, bulbos, folhas e sementes são aproveitados. Na gastronomia é usado para o tempero de biscoitos, pães e bolo. Combina com carne de porco e de javali.

Nome popular: funcho, erva-doce, maratro, anis-doce.
Nome científico: *Foeniculum vulgare*
Planeta (astro): Mercúrio
Deidade: Hermes
Elemento: Ar
Função terapêutica: expectorante, bactericida, estimulante estomacal, combate cólicas e gases intestinais. O funcho é usado para estimular o leite materno. O bulbo tem ação diurética e é comestível. Estimula o apetite.
Contraindicação: a superdosagem pode causar convulsões. Não deve ser usado por grávidas, pessoas asmáticas e em casos de úlcera gástrica.
Função mágica: proteção, saúde e purificação. Desenvolve o desejo de buscar e aperfeiçoar seus talentos, virtudes, trazer força para materializar seus sonhos e expressar seus projetos. O funcho gera transformação interna, corta laços com o passado, proporciona força e coragem em casos de adversidade e promove longevidade. Traz relaxamento mental e físico.
TOQUE DE BRUXA: acrescente sementes de funcho aos pães para trazer mais espiritualidade àqueles que deles comerem. Para fazer um Travesseiro dos

Sonhos, faça pequenos travesseiros de 12,5 cm, quadrados e coloque sobre seu travesseiro normal: coloque 2 partes de pétalas de rosas, 2 partes de funcho, 1 parte de hortelã, 1 parte de cravo-da-índia e 1 parte de alfazema.

Receitas terapêuticas e encantadas

- **Chá de funcho:** ferva uma xícara de água com sementes de funcho esmagadas. Deixe em infusão cerca de 10 minutos e depois coe. Para tratar de constipação adoce com mel.
- **Xarope de funcho:** esmague 3 colheres de chá de sementes de funcho num almofariz, cozinhe em 125 ml de água durante cerca de 5 minutos e depois coe. Leve a ferver em 110 g de cana de açúcar até ficar em xarope. Para a tosse ou bronquite consuma umas 6 colheres de sopa diariamente.
- **Creme de funcho para as mãos:** faça um chá forte com um acolher de sopa de funcho e ½ xícara de água. Coe. Numa panela, junte ao chá coado duas colheres de sopa de glicerina e duas colheres de sopa de alfazema. Mexa em fogo brando até a mistura ficar bem cremosa.

Sabonete para proteção

- 1 kg de base glicerinada
- 10 g de semente de funcho
- 10 ml de corante alimentício verde
- 30 ml de essência de funcho

Usando um recipiente esmaltado em banho-maria, derreta a base glicerinada com o corante, mexa pedindo aos quatro elementos proteção. Assim que derreter totalmente, retire do fogo e com o auxílio de uma espátula ou bastão de vidro mexa a base derretida, afastando a nata que se formou. Em seguida, acrescente a essência e as sementes. Coloque nas formas.

Banho mágico para acalmar os pensamentos

- 1 punhado de agrimônia
- 1 punhado de camomila
- 1 punhado de funcho
- 1 punhado de pétalas de rosas brancas

Misture tudo em processo de infusão, em água quente, e use em banho ou escalda-pés.

Biscoitos encantados da prosperidade e da espiritualidade

- 1 colher (chá) de fermento em pó
- 1 colher (sobremesa) de semente de funcho
- 1 ovo
- 25 g de fubá
- 30 g de açúcar
- 90 g de manteiga
- 100 g de farinha de trigo
- Gema para pincelar

Misture todos os ingredientes, juntando o ovo por último, e amasse muito bem, mentalizando a prosperidade e a espiritualidade para as pessoas que estiverem comendo os biscoitos. Em seguida, abra a massa com um rolo, na espessura de 1 cm, e corte uma forminha. Por fim, pincele a gema e asse em forno brando.

Encantamento para trazer harmonia para a família

- 1 ametista
- 1 punhado de camomila
- 1 punhado de erva-cidreira
- 1 punhado de funcho ou erva-doce (só a rama)
- 1 punhado pétalas de rosa branca,
- 1 quartzo-branco
- 1 quartzo-rosa
- 6 velas brancas

Para acalmar uma pessoa extremamente irritada dentro de casa, acenda as velas brancas num prato, coloque o funcho ou a erva-doce aos pés das velas e forre o prato com as ervas. Faça um preparo com as pétalas de rosa branca, a camomila e a erva-cidreira e tente fazer a pessoa irritada tomar este banho. Para ficar mais forte, adicione o quartzo-branco, o quartzo-rosa e a ametista. Se não conseguir fazer com que a pessoa tome o banho, tome você mesma, pois só o aroma do banho já faz a casa ficar em harmonia. Pode-se reduzir todo o banho a pó e jogar na pessoa ou colocar o pó num travesseirinho de pano e pôr dentro da gaveta da pessoa.

Poção do amor dos bruxos e ciganos

- 1/4 xícara de vinho tinto
- 1 colher (de sopa) de funcho seco
- 1 colher (de sopa) de manjericão seco e triturado
- 1 colher (de sopa) de verbena europeia seca
- 1 vela cor-de-rosa
- 3 pitadas de noz-moscada-rasteira
- Mel
- Óleo de rosa

Coloque todos os ingredientes num caldeirão. Misture bem e leve ao fogo. Acenda uma vela cor-de-rosa que tenha sido untada com óleo de rosa e diga: "Luz da vela, morna e brilhante, acenda as chamas do amor esta noite que o amor da minha alma companheira. Queime forte por mim. Esta é a minha vontade. Que assim seja!

Após a poção ter fervido por três minutos, retire o caldeirão do fogo e deixe esfriar. Coe o líquido numa gaze limpa e coloque numa xícara. Adicione um pouco de mel para adoçar a poção e beba. Se você deseja o amor de determinado homem ou mulher, concentre-se sobre ele ou ela enquanto prepara a bebida. Beba metade da poção e dê a outra metade para o ser amado a fim de que ele a beba logo que possível. Se ele ou ela for carmicamente perfeito para você, a centelha do amor será instantaneamente acesa. Naturalmente, o resto ficará por sua conta.

> NOTA: as melhores épocas para preparar a Poção do Amor dos Bruxos e Ciganos, como todas as poções e encantamentos de amor, são as sextas-feiras (regidas por Vênus), à véspera de Santa Agnes (a noite de 20 de janeiro), o dia de São Valentim (14 de fevereiro), qualquer noite de Lua crescente e sempre que a Lua estiver nos signos regidos por Vênus, Touro ou Libra.

Garra-do-diabo

Nativa da África, particularmente do deserto Kalahari e atual Namíbia, a garra-do-diabo nasce apenas no deserto e se desenvolve em terrenos arenosos e argilosos. Suas raízes são primárias e secundárias, possuem gosto amargo e são utilizadas para remédios. Suas flores se destacam pelo seu tom de vermelho púrpura.

Seu gênero é masculino, da planta é utilizado os bulbos ou rizomas. Não há registro na gastronomia.

Nome popular: garra-do-diabo
Nome científico: *Harpagophytum procumbens*
Palneta: Saturno
Deidade: Hades
Elemento: Terra
Função terapêutica: ação anti-inflamatória e analgésica. Usada no reumatismo, na artrite, nas dores musculares ou osteoarticulares em geral. Consumida como chá, em pó ou em cápsulas.
Contraindicação: tomada em alta dose pode provocar contrações uterinas. Deve ser evitada durante a gestação.
Função mágica: afastar energias negativas e realizar desejos impossíveis.

TOQUE DE BRUXA: nossas antepassadas colocavam uma garra-de-diabo na porta de entrada de casa para afastar os maus espíritos. Faça um talismã em um pano vermelho com a garra-de-diabo para sua proteção.

Receitas terapêuticas e encantadas

- ANTI-INFLAMATÓRIA: coloque em um vidro escuro por 10 dias, 10 g de cada: abutua, aroeira e calêndula; 20 g de arnica, de chapéu-de-couro e de garra-do-diabo e 500 ml de vinagre de maçã. Coe e tome 1 colher de sopa em meio copo de água 3 a 4 vezes ao dia.
- ARTROSE: coloque em um vidro escuro por 10 dias, 20 g de chapéu-de-couro, garra-do-diabo e mil-homens; 40 g de erva baleeira e 500 ml de vinagre de maçã. Coe e tome 1 colher de sopa em água 3 vezes ao dia.
- SINUSITE: bata no liquidificador até virar uma pasta, 10 g de alho; 10 g em pó de eucalipto, garra-do-diabo, gengibre e hortelã e 300 g de mel com própolis. Coloque em um vidro com tampa e tome 1 colher de sopa 4 vezes ao dia.

- **Reumatismo:** coloque em ½ litro de água fervente, em processo de infusão, 2 colheres de sopa de flores e folhas de arnica, talos de folhas de cordão-de-frade, garra-do-diabo, lenho de unha-de-gato e casca de sassafrás. Adicione parte aérea de cipó-de-frade e de cipó-cruzeiro. Espere 30 minutos e tome 3 xícaras ao dia. No desjejum, após o almoço e após o jantar.

Garrafa dos desejos

- 1 garrafinha de vidro escuro
- 1 pedaço de garra-do-diabo
- 1 pitada de raiz de mandrágora
- 3 velas negras
- 28 ml de álcool
- Algumas folhas de papiro virgem (se não encontrar use folha de papel normal)
- Incenso de sangue-de-dragão
- Tinta mágica vermelha (ou, se não arranjar, use uma caneta de tinta vermelha)

O uso das garrafinhas mágicas que contêm os seus desejos, mesmo os mais secretos, foi muito difundido em épocas mais remotas. As Bruxas e os Bruxos usavam garrafas ou outros recipientes em terra cozida. Em magia branca, garrafinhas mágicas servem essencialmente para atrair sorte, dinheiro e prosperidade, e para se livrar de malefícios, proteger a casa, etc.

As garrafinhas têm sempre de ser postas em contato ou com a pessoa ou com o local a que se destina. Para realizar estes rituais será sempre necessário ou uma garrafa de vidro com uma rolha de rosca, ou com uma rolha de cortiça, que será lacrada com a cera negra (ou com a que for indicada no feitiço).

Lave a garrafinha e deixe secar bem, após o que deverá enchê-la a ¾ com o óleo base. Se fizer por si mesmo os rituais, siga as instruções, sendo que no fim a garrafinha deverá ficar bem fechada. Agite para que os óleos se misturem bem e veja como deve ser usada.

Ritual da garrafinha mágica

Em uma noite sem lua, acenda as velas e o incenso e diga o seguinte:

Anjos da noite, neste momento aqui eu os convido, nesse ritual sagrado, ouça meus pedidos.

Escreva nas folhas de papiro, com a tinta vermelha, todos os seus desejos, um por cada folha. Coloque as folhas dentro da garrafa. Fure seu dedo com uma agulha esterilizada e deixe pingar para dentro da garrafa 3 gotas do seu sangue e então diga:

Anjos da noite, recebei a minha energia para concretizar os meus pedidos.

Coloque o álcool dentro da garrafa e diga:

Anjos da noite aqui presentes, faço-vos esta oferenda.

Espere até que as folhas de papiro parem de mexer e coloque imediatamente dentro da garrafa a raiz de mandrágora e diga o seguinte:

Pelo poder desta garrafa, pelo tempo necessário à concretização dos meus desejos, realizem-nos. Que assim seja.

Feche a garrafa com cuidado, lacre-a com a cera da vela. Guarde-a em local seguro e não dê conhecimento a ninguém. Quando os seus desejos tiverem sido atendido, não se esqueça de lhes agradecer. Coloque sob a diligência de 3 anjos, para que eles lhe ajudem realizar seus desejos.

Gengibre

Nativo do sudeste da Ásia, da Índia e da China, o gengibre é uma especiaria da qual se contam lendas mirabolantes associadas as suas propriedades afrodisíacas. Seu hábitat é nas florestas tropicais. Planta perene, robusta, pode atingir 1,50 m de altura. Suas folhas verde-escuras nascem a partir de um caule duro, grosso e subterrâneo, suas flores são tubulares e estéreis, de cor branca-amarelada, protegidas por escamas membranosas e em espigas ovais. O fruto é uma cápsula com sementes. O rizoma, também chamado de raiz, é rasteiro, carnoso, espesso, nodoso, ramificado e de cheiro e sabor picante e agradável. Na Universidade de Salerno, na Itália, os professores da escola de medicina declararam, há alguns séculos, que todas as pessoas de idade mais avançada deviam consumir gengibre com regularidade, de forma a poderem amar e ser amadas como na juventude. Os portugueses, na colonização da África, costumavam dar gengibre aos escravos para incentivar a procriação. Na Idade Média, essa raiz foi usada como remédio no combate à peste negra.

Gênero masculino. Da planta, sua raiz é utilizada para diversos fins. Na gastronomia é uma especiaria usada em conservas, em peixes, mariscos, bacalhau e carnes.

Nome popular: mangarataia, mangaratiá e gengibre.
Nome científico: *Zingiber officinalis*
Planetas: Sol e Saturno.
Deidades: Apolo, Ares, Afrodite e Athena.
Elementos: Fogo e Terra.
Função terapêutica: é excitante. Recomendado para combater as dispepsias, a inapetência e as cólicas produzidas pelo acúmulo de gases no estômago e nos intestinos. O chá é um remédio popular para debelar as doenças das vias respiratórias, como tosse, bronquites, catarro crônico, asma, resfriados e rouquidão. Combate à enxaqueca, estimula o apetite e o seu óleo é utilizado contra dor de ouvido.
Contraindicação: não recomendado para gestantes, pessoas com sangramentos ou mesmo com menstruação excessiva.
Função mágica: no Brasil o gengibre é o principal substituto da mandrágora, erva usada para estimular sexualmente uma pessoa. Atrai forças astrais e aumenta o ânimo em situações que exigem força de vontade. Dinamiza as pessoas para a ação, para ter iniciativa e colocar "os pés no chão". Ativa a energia do caminhar, proporciona prosperidade, aquece a alma e ativa o fogo no temperamento. O gengibre estimula a luta pelos seus ideais e ajuda a vencer os obstáculos para atingir seus objetivos.

TOQUE DE BRUXA: cantores usam o gengibre frequentemente para deixar a voz mais clara e agradável. O gengibre impede a oxidação de alimentos. Antes de realizar um ritual, coma um pedaço de gengibre, isso aumenta o seu poder. Salpicar pó de gengibre sobre o dinheiro atrai abundância e o incenso protege e potencializa os efeitos de outros incensos. O seu aroma abre a clarividência. Um chá por infusão de 10 g de gengibre em pó em 30 ml de água fervente é bom para bulimia, tomar de manhã e à noite.

Receitas terapêuticas e encantadas

EMPLASTO DE GENGIBRE PARA ARTRITE

- ¼ de xícara de chá de gengibre em pó
- 2 colheres de sopa de argila cosméticas em pó
- 15 gotas de óleo de alfazema
- 20 gotas de óleo de hortelã-pimenta
- Água quente

Misture todos os ingredientes até formar um emplasto, aplique ainda quente no local que tem artrite.

CHÁ DE ERVAS PARA DORES DE CABEÇA DE TENSÃO

- 1 colher de chá de camomila (seca)
- 1 colher de chá de gengibre fresco picado
- 1 colher de chá de tília (seca)
- 250 ml de água

Deixe o gengibre em imersão na água numa panela coberta por cinco minutos. Retire do fogo. Adicione a camomila e a tília e deixe em infusão por dez minutos. Coe, adoce com mel e beba o chá quente.

CHÁ PARA ACABAR COM AS ONDAS DE FRIO

- 1 colher de sopa de mel
- 2 colheres de sopa de suco de limão
- 3 colheres de chá de raiz fresca de gengibre moída
- 500 ml de água

Ferva o gengibre e a água numa panela tampada por dez minutos. Tire do fogo, coe e acrescente o suco de limão e o mel. Beba o quanto desejar.

Chá para constipação

- ½ colher de chá de raiz de gengibre fresca ou seca
- ½ colher de chá de sementes de erva-doce
- 1 colher de chá de casca seca de cascara sagrada
- 500 ml de água

Ferva as ervas e a água numa panela tampada por dez minutos. Tire do fogo e deixe em infusão por mais dez minutos. Coe, adoce se desejar e beba cerca de 250 ml antes de se deitar e, caso necessário, beba outra xícara pela manhã. Se preferir, tome o extrato de cáscara sagrada, dilua meia colher de chá em um pouco de água quente.

Chá herbal para má digestão

- ½ colher de chá de hortelã seca
- ½ colher de chá de sementes de erva-doce
- 1 colher de chá de raiz fresca de gengibre picada
- 250 ml de água

Numa panela tampada, ferva a água, o gengibre e as sementes de erva-doce por cerca de cinco minutos. Tire do fogo e acrescente a hortelã. Tampe e deixe em infusão por mais dez minutos. Coe e adoce com mel se desejar. Beba ainda quente.

Maceração para diarreia

- 20 g de angico
- 20 g de carvalho
- 20 g de gengibre
- 20 g de rosa branca
- 20 g de sementes de funcho
- 500 ml de vinagre de maçã

Coloque em vidro escuro por 10 dias. Coe e tome 1 colher de sopa em um copo de água 4 vezes ao dia. Banana, maçã, cenoura, arroz e batata ajudam no processo. Tome água de coco e suco de goiaba.

Chá para cólicas suaves

- 1 colher de chá de camomila seca
- 1 colher de chá de raiz de gengibre fresca picada
- 250 ml de água

Numa panela tampada, ferva a raiz de gengibre na água por cinco minutos. Tire do fogo e acrescente a camomila. Tampe e deixe o chá em infusão por dez minutos. Coe e adoce com mel se desejar, beba no máximo três xícaras ao dia.

Sedativo Fitoterápico

- 7,5 ml de extrato de gengibre
- 15 ml de extrato de casca de salgueiro-branco
- 30 ml de extrato de valeriana

Misture os ingredientes e guarde-os numa garrafa de vidro escuro. Tome de meia a uma colher de chá diluída em 60 ml de água morna, no máximo quatro vezes ao dia.

Dentifrício herbal em pó

- ¼ colher de chá de gengibre em pó
- ½ colher de chá de sal marinho finamente moído
- 2 colheres de sopa de bicarbonato de sódio
- 3 gotas de óleo essencial de menta

Misture os ingredientes e guarde o pó num recipiente tampado. Use meia colher de chá nas escovações.

Bronquite

- 10 g de douradinha em pó
- 10 g de gengibre em pó
- 10 g de malva em pó
- 10 g de sabugueiro em pó
- 10 g de verbasco em pó
- 300 g de mel

Misture todos os ingredientes até virar uma pasta. Coloque em um vidro tampado. Tome 1 colher de sopa de 3 a 4 vezes ao dia.

Compressa para dor de ouvido

- 1 pedaço de gengibre
- 1 xícara de chá de água

Leve ao fogo uma xícara de água e deixe ferver. Coloque dentro da xícara as folhas de caqui, o gengibre e o mel. Tampe e deixe em infusão por 5 minutos. Filtre o líquido e beba em seguida.

Coquetel para diminuir o colesterol

- 1 maçã média
- 3 ramos de salsinha
- 5 cenouras
- 5 g de gengibre

Bata no liquidificador todos os ingredientes. Beba 2 copos desse coquetel por dia.

Suco para rejuvenescer

- ½ abacate
- 1 banana
- 1 cenoura
- 1 maçã
- 2 g de gengibre
- 3 castanhas de caju
- 3 copos de água

Bata tudo no liquidificador e tome uma vez ao dia.

Pomada de gengibre para tendinite

- 1 parte de gengibre fresco
- 1 parte de lanolina
- 1 parte de vaselina

Leve ao fogo em banho-maria, em uma panela de ágata, a vaselina e a lanolina. Ao derreter, junte o gengibre e espere levantar fervura. Tire do fogo e coe. Coloque em um pote próprio para pomada. Obs.: não torça o coador para não aguar a pomada.

Chá emagrecedor de gengibre com camomila
(receita da nutricionista Ioná Zalchman)
- 1 colher (chá) de gengibre ralado
- 1 colher (sobremesa) de camomila
- 200 ml de água fervida

Despeje o gengibre e a camomila na água e tampe por alguns minutos. Coe e tome quente.

Chá emagrecedor tradicional (receita da nutricionista Roseli Rossi)
- 1 colher (chá) de gengibre ralado
- 1 xícara (chá) de água

Despeje o gengibre na água e ferva por cinco minutos. Coe e tome morno. Se quiser, pode mastigar os pedacinhos da erva.

Chá contra inchaço das amigdalas
- ½ xícara de chá de água fervente
- 1 colher de chá de gengibre em pó
- 1 colher de chá de mel
- Suco de ½ limão

Despeje a água fervente no gengibre em pó e junte o limão e o mel. O gargarejo precisa ser profundo, para uma maior eficácia.

Quibe vegetal – para prosperidade
- ½ kg de triguilho
- 1 cebola ralada
- 1 colher de sopa de cheiro verde
- 1 limão
- 2 colheres de sopa de hortelã
- 2 dentes de alho socados
- Sal a gosto
- Sumo de 1 pedaço de gengibre

Coloque o triguilho de molho durante a noite. Pela manhã consagre com sua varinha ao Deus Sol. Esprema. Junte o sal, a cebola, o sumo de gengibre e o alho socado, o limão, o cheiro verde, o coentro e a hortelã. Faça bolinhos. Frite ou coloque no tabuleiro para assar.

Bala de gengibre – para abrir a clarividência

- 1 colher de sopa de farinha de trigo integral
- 1 colher de sopa de manteiga
- 1 copo de água
- 1 copo de leite
- 1 gema de ovo
- 2 colheres de café de própolis em pó
- 3 colheres de sopa de mel
- 3 copos americanos de açúcar orgânico
- 4 colheres de sopa de rizomas de gengibre

Misture o açúcar orgânico, o leite, o mel, a manteiga, a farinha de trigo integral e a gema de ovo com o copo de água. A seguir, acrescente o rizoma de gengibre recém-ralado e coloque própolis em pó. Leve ao fogo mexendo com uma colher de pau, pedindo aos deuses da clarividência a abertura de seu campo de telepatia. Misture até ficar em ponto de bala. Despeje em pedra untada com manteiga. Deixe esfriar e depois corte.

Frango ao molho do gengibre – para eliminar dificuldades financeiras

- ½ kg de filé de frango em cubos
- ½ xícara (chá) de água
- ½ xícara (chá) de salsão picado
- ½ xícara (chá) de vinho branco seco
- 1 cebola picada
- 1 colher (sopa) de margarina
- 1 maçã verde grande com casca picada
- 1 xícara (chá) de maionese
- 2 colheres (chá) de gengibre ralado
- Fatias de maçã verde e cubos de salsão para decorar

Em uma panela, aqueça a margarina e refogue a cebola e o gengibre por 1 minuto. Acrescente o frango e refogue até dourar. Junte o vinho branco e a água. Cozinhe em fogo médio por 10 minutos ou até ficar macio. Acrescente o salsão e a maçã. Cozinhe por mais 5 minutos, mexendo de vez em quando. Junte a maionese e misture. Decore com fatias de maçã verde e cubos de salsão. Sirva em seguida.

Rosquinha da prosperidade

- 1 colher de sopa de gengibre ralado
- 175 ml de cerveja
- 250 g de margarina
- 500 g de farinha de trigo
- Açúcar cristal

Misture todos os ingredientes (menos o açúcar cristal) sem sovar a massa. Com o rolo de macarrão em espessura bem fina, corte retângulos, dobre e passe no açúcar cristal. Coloque em assadeiras untadas e polvilhadas com farinha de trigo. Leve ao forno quente até as rosquinhas ficarem levemente coradas.

Banho de sol – Para estimular o lado masculino, motivar a ação e desenvolver a força guerreira.

- 1 litro de água
- 1 pedaço pequeno de canela.
- 1 punhado de sementes de girassol
- 2 colheres de chá de gengibre
- 2 rosas amarelas e 2 vermelhas

Em um domingo de Lua cheia ou crescente ferva a água por três minutos. Retire do fogo e coloque as sementes de girassol, as rosas amarelas e vermelhas, o chá de gengibre e o pedaço de canela. Coe e jogue da cabeça para baixo.

Para neutralizar energia negativa

- ½ xícara de chá de gengibre ralado
- Essência de rosas, sândalo ou mirra
- Incensário com carvão em brasa

Pegue o gengibre ralado e coloque para queimar no incensário. Defume cada cômodo de sua casa e a seguir borrife gotas de essência em todos os cantos. Durante a realização do ritual, procure imaginar apenas coisas positivas. Antes de realizá-lo, você pode acender uma vela pedindo proteção ao seu anjo da guarda. Durante o ritual faça suas orações de preferência. A defumação deve ser feita dos fundos para frente da casa e as gotas de essência são jogadas da porta de saída para dentro.

Garrafada de Afrodite – para abrir os caminhos do amor, aumentar a paixão e fortalecer a autoestima.

- 1 litro de álcool de cereais
- 1 raiz de gengibre
- 2 paus de canela
- 2 punhados de alfazema
- 2 punhados de hibisco
- 2 punhados de jasmim
- 2 punhados de maçã seca
- 2 punhados de manjericão
- 2 punhados de noz-moscada
- 6 cravos sem bolinha
- Pétalas de duas rosas rosa
- Pétalas de duas rosas vermelhas

Coloque tudo dentro do litro de álcool de cereais e deixe macerar por 28 dias. Guarde em local escuro ou enterre. Depois pode-se tomar 30 gotas diluída em água uma vez ao dia.

Garrafada dourada – Traz prosperidade e abre os caminhos financeiros.

- 1 litro de álcool de cereais
- 3 paus de canela
- 3 pitadas de noz-moscada
- 3 punhados de alecrim
- 3 punhados de calêndula
- 3 punhados de erva-doce
- 6 pedaços de gengibre
- 6 punhados de camomila
- 8 cravos sem bolinha
- 8 folhas de louro
- 8 pétalas de rosa amarela

Coloque tudo dentro do litro de álcool de cereais, deixe macerar por 28 dias. Guarde em local escuro ou enterre. Depois pode tomar 30 gotas diluída em água uma vez ao dia.

Gerânio

Nativo da África do Sul, essa planta não resiste a geadas, mas pode se obter facilmente mudas com suas hastes podadas. Deve ser plantada em local ensolarado, bem drenado, mantendo um espaçamento de 90 cm entre as mudas. Sua altura vária de 10 a 40 cm. Caule avermelhado, delgado, flores cor-de-rosa. O gerânio não sobrevive a floração, secando em seguida. A palavra gerânio deriva da palavra grega *geranos, grou*. Introduzido na Europa em 1690, a planta começou a ser cultivada pela indústria francesa para obtenção do óleo essencial do gerânio-rosa em 1847.

Seu gênero é masculino. Da planta, folhas e raízes são aproveitadas. Na gastronomia as folhas são usadas para aromatizar frutas, doces e geleias.

Nome popular: bico-de-cegonha, bico-de-grou, pé-de-pombo.
Nome científico: *Pelargonium capitatum*
Planeta: Marte
Deidade: Ares
Elemento: Água
Função terapêutica: é tranquilizante, cuida de nevralgias e de distúrbios hormonais, combate a depressão, é tônico, adstringente, diurético e hipoglicemiante.
Contraindicação: em grandes quantidades pode causar irritação em peles sensíveis.
Função mágica: aumenta a força do espírito, diminui a ansiedade, ajuda a superar obstáculos, favorece o aparecimento de bebês, estimula corpo e mente, atrai sorte e aumenta a coragem e a audácia. O uso do gerânio evita discussões, aumenta o carinho, o amor, a paz, o poder criativo, a coragem, a inspiração, a determinação e nos ensina a nos entregarmos de corpo e alma a uma causa; ele age no ato da entrega. É também usado em banhos rituais, para purificação, sorte e assistência. Como óleo ajuda na concretização de desejos. Como incenso é antidepressivo, estimulante e relaxante, bom para saguões de hotéis. O Floral de gerânio trabalha a depressão, a ansiedade e medos que certas pessoas apresentam frente aos desafios normais da vida. O gerânio ancora as pessoas no aqui e agora para executarem suas tarefas. Ótimo para memória.

TOQUE DE BRUXA: plante gerânio em frente à sua casa para obter proteção, afastar maus espíritos e também repelir serpentes. Para atrair o ser amado, colha alguns gerânios vermelhos numa noite de Lua crescente. Deixe-os tomando o sereno da lua, só recolhendo no dia seguinte, antes do nascer do sol. Deixe-os durante um dia num lugar escuro e fresco e coloque-os outra vez no sereno da noite, faça isso até chegar à noite de Lua cheia, e então, na primeira noite, pegue os gerânios e os coloque em um pequeno saco de cetim vermelho. Acrescente uma mecha de seu cabelo, um pau de canela, dois cravos-da-índia e duas pimentas malaguetas secas. Amarre o saco com uma fita vermelha e enterre-o ao pé do gerânio, repetindo por três vezes o encantamento: "Por Afrodite e por Eros terei um grande amor".

Receitas terapêuticas e encantadas

- Açúcar perfumado: esfregue 1 xícara de açúcar com 12 folhinhas de gerânio e guarde num vidro por uma semana. Peneire, descarte as folhas e use o açúcar em chás ou doces.
- Aroma para massa de bolo: unte a forma, espalhe as folhinhas inteiras e despeje a massa (pão de ló, por exemplo) de bolo ou arranje a massa de torta que ficará perfumada.
- Caldas para umedecer pão de ló, para sorvetes ou para cozinhar frutas: ferva 1 xícara de água com 1 xícara de açúcar até formar um xarope ralo. Junte 12 folhas de gerânio de cheiro, desligue o fogo e abafe até esfriar. Junte 1 colher (sopa) de suco de limão e (opcional) 4 colheres (sopa) de rum bom para umedecer o bolo.
- Chás ou infusões: para cada litro de água fervente, acrescente de 10 a 12 folhas frescas ou secas de gerânio. Abafe por 10 minutos e tome adoçado com mel e incrementado com umas rodelas de limão. Se quiser, deixe as próprias folhinhas.
- Folhas desidratadas: pegue folhas sadias, lave bem, seque bem com papel-toalha e as espalhe sobre uma peneira ou papel e cubra com um tule, deixando em local seco e ventilado até secar. As folhas escurecem, mas ficam extremamente perfumadas.
- Infusão de leite para pudins, bolos e sorvetes: acrescente 10 folhinhas de malva para cada xícara de leite fervente. Abafe e espere 5 minutos antes de usar.
- Máscara para remoção de impurezas na pele: misture ½ colher de chá de argila cosmética, 1 gota de óleo essencial de gerânio, 2 colheres de chá de iogurte natural integral e 2 gotas de óleo essencial de lavanda. Espalhe a máscara sobre a pele limpa e retire-a após 15 minutos, usando uma toalha morna e úmida.
- Óleo hidratante: misture bem 3 gotas de óleo essencial de gerânio a 30 ml de óleo de jojoba e 7 gotas de óleo essencial de lavanda, num pequeno vidro com conta-gotas. Lave o rosto e, com a pele ainda úmida, massageie-a com várias gotas desse óleo.

• SABONETE PARA LEVANTAR O ÂNIMO: misture 10 gotas de óleo essencial de bergamota, 10 gotas de óleo essencial de gerânio, 20 gotas de óleo essencial de lavanda e 125 ml de sabonete líquido neutro. Guarde em uma garrafa plástica e agite bem antes de usar. Esse sabonete é ligeiramente picante e é capaz de levantar o ânimo.

PÃO DE LÓ AO PERFUME DE GERÂNIO – Abertura dos caminhos no amor

- ½ xícara de açúcar
- ½ xícara de farinha de trigo
- 3 ovos caipiras
- 4 folhinhas de malva frescas cortadas em tirinhas finas
- 10 folhinhas de gerânio-cheiro-de-rosas inteiras
- Raspas de um limão

Calda

- ½ xícara de açúcar
- ½ xícara de água
- 1 colher (sopa) de suco de limão
- 2 colheres (sopa) de rum
- 6 folhinhas de gerânio-cheiro-de-rosas

Na batedeira, bata as claras em neve (até formar picos macios). Junte o açúcar e continue batendo. Adicione as gemas uma a uma, sempre batendo. Desligue a batedeira, junte a farinha, peneirando aos poucos, misturando com batedor de arame. Acrescente as raspas de limão e as folhinhas de gerânio. Unte 10 forminhas de muffins com manteiga, polvilhe com farinha e no fundo de cada uma disponha uma folhinha de malva. Distribua a massa entre as forminhas, sobre as folhas, preenchendo só metade do espaço. Leve para assar por 25 minutos em forno médio (180 ºC) ou até que comecem a ficar dourados. Espere esfriar e desenforme. Se preferir, tire as folhas antes de servir (já que não serão comidas).

Para fazer a calda leve para ferver o açúcar misturado na água. Quando formar uma calda rala (cerca de 2 minutos depois da fervura) desligue o fogo, junte as folhinhas e tampe, deixando assim até esfriar. Junte o suco de limão e o rum, misture e umedeça cada bolinho com uma colher (sopa) da calda. Sirva com café ou vinho de sobremesa. Se quiser, junte, em vez do rum, 2 colheres (sopa) de água de rosas. Rende 10 bolinhos.

Creme ao gerânio perfumado – Para atrair felicidade

- 4 colheres (sopa) de açúcar branco
- 150 g de nata ou creme de leite
- 400 g de amoras frescas
- Folhinhas de gerânio para perfumar
- 4 folhas de gerânio perfumado
- 150 g de queijo fresco
- Açúcar de gerânio
- Gotas de limão

Aqueça o creme de leite com as folhas de gerânio e o açúcar em banho-maria. Cozinhe por cerca de 10 minutos. Guarde na geladeira até o outro dia (ou cerca de 8 horas). Coe a mistura, pressionando bem as folhas. Descarte-as. Junte ao creme de leite o queijo fresco e bata com mixer com umas gotinhas de limão – se quiser. Deixe na geladeira para gelar bem e sirva o creme em prato baixo (interpretação minha, para as frutas não afundarem numa taça), com as frutas frescas por cima. Nota: eu polvilhei com açúcar esfregado em folhas de gerânio com 1 colher de chá de açúcar granulado e 2 folhas de gerânio. Esfreguei com as mãos e passei por peneira. Espalhei por cima, ficou ótimo. Rende 4 porções inacreditavelmente saborosas.

Picolé do Amor

- ½ xícara de folhas frescas de verbena
- ¼ de xícara de açúcar
- 1 xícara de folhas frescas de gerânio-cheiro-de-rosas
- 2 colheres (sopa) de suco de limão
- 2 flores de hibiscos secos
- 2 xícaras de água
- Mini rosas vermelhas

Acenda 1 vela rosa pedindo a abertura dos caminhos no amor. Leve a água e o açúcar ao fogo, ao levantar fervura, desligue, junte as folhas de gerânio e da verbena, tampe e espere 10 minutos. Escorra, espere esfriar e junte o suco de limão. Coloque o líquido em forma de gelo de bolinha. Espalhe pétalas de mini rosas e folhinhas de verbena. Congele. Prepare uma infusão de hibisco: leve água, açúcar e hibisco ao fogo. Deixe ferver 3 minutos, desligue, junte as folhas, tampe e espere 10 minutos. Escorra, espere esfriar e junte o suco de limão. Leve ao freezer para gelar (sem congelar). Distribua as bolinhas de gelo em formas de picolé e despeje por cima a infusão de hibisco. Volte ao freezer. Sirva em dias quentes de Lua cheia para as pessoas que precisam de amor em suas vidas.

Gergelim

Nativo da Índia, o gergelim é uma planta herbácea, arbustiva e anual, que pode crescer até 1,80 m. As flores são brancas ou róseas, e suas numerosas sementes podem ser vermelhas, marrons, pretas ou douradas, dependendo da variedade. Conhecido como *Tahine* na Grécia, Chipre, Líbano, Jordânia e Síria.

Seu gênero é masculino e de sua planta é usada a semente. Na gastronomia é bastante usado na culinária japonesa. O gergelim misturado ao sal marinho forma o gersal, muito usado por vegetarianos.

Nome popular: gergelim
Nome científico: *Sesamum indicum*
Planeta (astro): Sol
Deidade: Apolo
Elemento: Fogo
Função terapêutica: suas sementes maceradas são cicatrizantes nas queimaduras. Seu óleo lubrifica articulações e intestinos, diminui o inchaço das pernas e é ótimo para pele seca, cabelos e reumatismo. Também fortalece o cérebro, normaliza problemas menstruais e fortalece a medula.
Contraindicação: não encontrada na biografia consultada.
Função mágica: atrai prosperidade e produz energia sexual e intelectual.

TOQUE DE BRUXA: uma massagem na planta dos pés com o óleo de gergelim tem forte poder calmante sobre o organismo e favorece o sono tranquilo. Colocar na entrada de sua casa um vidro repleto de gergelim, trocando as sementes todo mês, assegura que nunca faltará dinheiro em sua casa.

Receitas terapêuticas e encantadas

- GERSAL: paçoca feita de gergelim com sal, muito boa para servir por cima do arroz. Coloque na frigideira 14 colheres de sementes de gergelim e toste ligeiramente, mexendo sempre; estarão boas quando você puder esmagar as sementes entre os dedos. Cuidado para não tostar demais! Junte 1 colher de sal marinho e bata rapidamente no liquidificador ou soque no pilão, de modo que fique uma paçoca grossa. Use no máximo uma colher de chá para cada porção de arroz.
- CREME NUTRITIVO PARA PELE SECA E SUBNUTRIDA: misture 5 g de cera branca, 10 g de espermacete, 10 ml de lanolina e 50 ml de óleo de gergelim, que são ingredientes gordurosos e depois adicione 25 ml de água de rosas. Mexa sempre, até obter um creme. Excelente para pele subnutrida ou seca.

Bolo de banana – Para prosperidade

- ½ xícara de chá de óleo de girassol
- 1 kg de banana
- 1 xícara de chá de açúcar mascavo
- 1 xícara de chá de farelo
- 1 xícara de chá de linhaça
- 2 xícaras de chá de gérmen de trigo
- 3 xícaras de chá de farinha de trigo branca
- 3 xícaras de chá de farinha de trigo integral
- 4 colheres de gergelim
- Canela e cravo em pó

Misture os 7 primeiros ingredientes. Acrescente o óleo aos poucos, fazendo uma farofa seca. Corte as bananas em rodelas e coloque uma pitada de açúcar, canela e cravo. Forre a forma com a farofa e espalhe a banana por cima. Termine com a farofa e leve ao forno por 20 minutos.

Rosca para abertura de caminhos

- ¼ de xícara de gergelim para salpicar sobre a rosca
- ½ xícara de chá de azeite
- ½ xícara de chá de farinha de trigo integral
- ½ xícara de chá de fibra de trigo fina
- 1 colher de chá de açúcar demerara
- 1 colher de sobremesa de sal marinho
- 1 colher de sopa de fermento para pão (seco)
- 1 gema de ovo para pincelar
- 1 xícara de chá de água morna
- 2 colheres de sopa de extrato de soja
- 2 xícaras de chá de farinha de trigo branca

Recheio

- 1 colher de chá de missô
- 1 xícara de chá de soja texturizada granulada
- 3 colheres de sopa de shoyu
- 4 colheres de sopa de azeite
- Temperos à vontade

Comece pelo recheio, coloque em uma frigideira todos os ingredientes e tempere a gosto com azeitonas picadas, cebola desidratada, alho desidratado, salsa e pimenta. Deixe fritar até que incorporem na proteína. Se necessário, coloque água para dissolver. Reserve até esfriar.

Misture todos os ingredientes até formar uma massa de pão. Abra a massa com um rolo e vá colocando o recheio. Enrole como um rocambole, torça e dê forma de uma rosca. Pincele com o ovo e salpique com o gergelim. Coloque em uma assadeira e asse por 30 minutos ou mais, até que fique dourada. Consagre ao Sol para que o mesmo ilumine seu caminho e seus projetos.

Simpatia para unir um casal

- 1 goiaba vermelha grande
- 1 melão grande
- 1 pedaço de papel
- 1 prato de papelão dourado
- 1 vela amarela
- 1 vela azul
- Açúcar cristal
- Gergelim
- Hortelã miúda

Escreva a lápis no papal o nome de seu amado com o seu por cima. Fure a goiaba no alto, enfie o papel e cubra com o açúcar cristal. Abra o melão. Coloque dentro a goiaba, cubra com o gergelim e açúcar e tampe. Coloque no centro do prato de papelão, cercado por uma rodilha de hortelã. Leve para baixo de uma árvore frondosa. Acenda as velas juntas e ofereça ao povo cigano.

Gérmen de trigo

Os arqueólogos demonstraram que o cultivo do trigo é originário da Síria, Jordânia, Turquia e Iraque, tendo sido cultivado no Crescente Fértil e no Médio Oriente. Planta de colmo ereto, com folhas planas e compridas, suas glumas são ovaladas e uniformes, com o ápice carenado, espigas, glandes compactas e extremidades pendentes. Seu cultivo é mundial, necessita de solo sílico-argiloso, profundos e com certa retenção de água.

Há cerca de 8000 anos, uma mutação ou hibridização ocorreu, resultando em uma planta com sementes grandes, porém que não podiam se espalhar pelo vento. Esta planta não poderia vingar como silvestre, porém, poderia produzir mais comida para os humanos o que, de fato, teve maior sucesso que outras plantas com sementes menores, tornando-a o ancestral do trigo moderno.

Seu gênero é masculino. Da planta são usadas as sementes (óleo extraído do germe). Na gastronomia podem ser adicionados a recheios, panados, sopas, pão, iogurtes, batidos, para polvilhar massas, saladas de frutas e de vegetais, tartes doces ou salgadas, cereais de pequeno-almoço, leites, molhos salgados ou doces, em patês, na pastelaria, e muito mais.

Nome popular: gérmen de trigo
Nome científico: *Triticum sativum Lank*
Planeta: Sol
Elemento: Fogo
Deidade: Apolo
Função terapêutica: ajuda a combater anemia, pressão baixa, debilidade óssea, depressão psíquica, nervosismo, raquitismo e prisão de ventre. É emoliente, estimulante, laxativa, remineralizante e antidiabética. Neutraliza o colesterol, evita a coagulação do sangue, melhora o sono, previne catarata e é um ótimo tônico do coração.
Contraindicação: o trigo, assim como o malte, a cevada, a aveia e o centeio, contém glúten na sua composição, desta forma, não deve ser consumido por pessoas com alergias ao glúten.
Função mágica: atrai a prosperidade e o sucesso de todas as maneiras.

Toque de Bruxa: se você deseja prosperidade o ano todo basta ter em casa um vaso com um pé de trigo plantado.

Receitas terapêuticas e encantadas

- ELIMINAR OU ATENUAR ESTRIAS: primeiro remova as células mortas: misture duas colheres de gérmen de trigo em quatro colheres de água, duas colheres de fubá e duas de aveia, formando uma pasta. Aplique na região que você pretende tratar, com uma bucha vegetal umedecida, fazendo movimentos leves e circulares. Depois energize a pele: com rosa mosqueta ou óleo de gérmen de trigo, massageando-a para ativar a circulação, em movimentos contrários à direção da estria. Após a massagem, coloque mel puro na área tratada e cubra com um plástico filme. Deixe agir por 5 minutos e retire com água corrente. Por fim, aplique na estria uma loção, com a ajuda de um algodão, por 5 minutos e deixe a região descansar.
- ESFOLIANTE PARA AUTOESTIMA: em uma noite de Lua cheia, misture com sua varinha mágica 125 ml de iogurte, 10 morangos, 1 colher de mel e 30 g de farelo de trigo. Passe em todo o seu corpo com movimentos circulares, mentalizando que você é bela e poderosa. Agradeça a Afrodite e enxague-se em água morna.
- ÍNDICE DE AÇÚCAR NO SANGUE E FALTA DE CÁLCIO E VITAMINAS A E C: coma um mingau ao natural, misturado ao leite ou suco de frutas.
- PROTEÇÃO DA PELE: faça banhos com o farelo de trigo regularmente.
- REGULADOR DAS FUNÇÕES INTESTINAIS: adicione farelo de trigo a mingaus, sucos e sopas ou use uma ou duas colheres de sopa durante o dia, associadas a iogurtes, sucos, vitaminas, farofas, saladas e no pão integral.

PÃO DA FELICIDADE – prepare quando estiver em busca de alegria e felicidade

- ½ xícara (chá) de germe de trigo
- ½ xícara (chá) de leite adoçado
- ½ xícara (chá) de mel
- ½ colher (chá) de sal
- 1 colher (sobremesa) de fermento em pó
- 1 xícara (chá) de manteiga
- 1 xícara (chá) de passas 2 xícaras (chá) de farinha de trigo integral

Misture todos os ingredientes e mexa com uma colher de pau. Coloque numa forma de pão, untada, e asse em forno quente por uma hora. Consagre o feitiço a Júpiter.

Muffins da paz

- ½ colher (chá) de canela
- ½ colher (chá) de sal
- ½ xícara de manteiga
- 3/4 de xícara de gérmen de trigo
- 1 ½ xícara de farinha de trigo
- 1 colher (chá) de noz-moscada
- 1 colher (sopa) de castanha de caju picado
- 1 ovo
- 1 xícara de açúcar
- 1 xícara de leite
- 2 colheres (chá) de fermento em pó
- 3 colheres (sopa) de melado
- 3 colheres (sopa) de nozes picadas
- 3 colheres (sopa) de passas

Bata o açúcar com a manteiga até obter um creme claro. Acrescente o leite, a farinha de trigo, o fermento, o gérmen de trigo e o ovo. Misture levemente o restante dos ingredientes, sem bater demais. Leve ao forno quente em forminhas para bolinhos, untadas, por 25 minutos. Sirva-os frios. Essa é uma poderosa magia de reconciliação. Utilize em reuniões de confraternização. Consagre à Hécate, Diana e Celene. Pode ser servido no Yule (Solstício de Inverno). Melhor horário para ser feito: dia de Júpiter, hora de Mercúrio.

Vitamina do Sol

- $1/2$ xícara (110 g) de cubos de gelo
- $1/3$ xícara (40 g) de leite em pó desnatado
- $1/4$ xícara (30 g) de gérmen de trigo torrado
- 1 xícara (220 g) de morangos congelados sem açúcar
- 1 xícara (240 ml) de suco de laranja

Bata tudo no liquidificador e está pronto para consumir.

Ginseng

Originária das zonas geladas e montanhosas da China, Japão, Coreia e Nepal, o ginseng é uma planta perene, medindo de 20 a 60 cm de altura e de caule reto, terminando em três folhas grandes, compostas, cada uma com 5 folíolos dentados. Suas flores são pequenas e de coloração branca-esverdeada.

Antigamente o ginseng era considerado uma panaceia mágica. Devido a sua grande popularidade, tornou-se uma planta rara e está oficialmente ameaçada de extinção. Por isso sua coleta é proibida.

Os indígenas norte-americanos usavam o ginseng como amuleto protetor e para o amor. Seu gênero é masculino, da planta são usadas suas raízes. Na gastronomia é usado em especiarias.

Nome popular: ginseng
Nome científico: *Panax ginseng*
Planeta: Sol
Deidade: Apolo
Elemento: Fogo
Função terapêutica: famoso em todo oriente por suas propriedades rejuvenescedoras, tônicas e estimulantes, o ginseng é utilizado em forma de chás, cápsulas e vinhos medicinais. Pode ser utilizada a própria raiz da qual se deve ingerir um pedacinho todos os dias. É antidepressivo e atua na disfunção erétil.
Contraindicação: deve ser usado com cautela por hipertensos.
Função mágica: na magia, pode ser um substituto pela mandrágora. Ótimo fortalecedor energético, afrodisíaco, atua na realização de desejos, na saúde, na beleza e na proteção. Sua raiz faz parte das sete ervas sagradas da medicina antiga chinesa. Como a adrenalina, o ginseng também é estimulante e relaxante do SNC.

TOQUE DE BRUXA: carregue sempre uma raiz de ginseng, sob a forma de talismã, para atrair o amor. O chá feito com sua raiz restitui o apetite sexual. Para realizar um desejo, pegue uma raiz e projete nela o que você deseja. Depois lave a raiz em água corrente de rio e deixe por fim que ela siga a corrente. Quanto mais velha a raiz – parte usada – tanto maiores serão os seus efeitos.

Receitas terapêuticas e encantadas

- **Andropausa**: misture em uma vasilha uma colher de sopa de pó dos seguintes ingredientes: ginkgo biloba, ginseng, maçã desidratada e mulungu. Adicione 300 g de mel, mexa bem e tome uma colher de sopa duas vezes ao dia.
- **Impotência**: misture em uma vasilha, até formar uma pasta, uma colher de sopa de pó das seguintes ervas: catingueira, gengibre, ginseng, noz-de-cola e nó-de-cachorro. Adicione ao pó 300 g de mel. Coloque em um vidro com tampa e tome uma colher de sopa duas vezes ao dia.

Maceração antiestresse

- 20 g de dente-de-leão
- 20 g de erva-de-são-João
- 20 g de flor de jasmim
- 20 g de folhas de alfafa
- 20 g de folhas de caqui
- 20 g de raiz de ginseng
- 500 ml de vinagre de maçã

Coloque tudo em vidro escuro por 10 dias. Coe e tome uma colher de sopa, três vezes ao dia misturado no suco de frutas de sua preferência: salsinha, kiwi, acerola ou laranja.

Poção afrodisíaca

- 1 colher de sopa de catuaba em pó
- 1 colher de sopa de ginseng em pó
- 1 colher de sopa de marapoama em pó
- 1 colher de sopa de nó-de-cachorro em pó
- 1 colher de sopa de noz-de-cola em pó
- 200 g de mel

Em uma noite de Lua cheia, em um dia de Vênus, misture bem todos os ingredientes pedindo para que Afrodite traga o despertar sexual. Tome uma colher de sopa da poção duas vezes ao dia.

Suco para trazer energia e força

- 1 colher (sopa) de mel de abelha
- 2 fatias médias de abacaxi
- 200 ml de água de coco

Bata tudo no liquidificador e consuma na hora.

Suco fortificante

- ½ tomate sem sementes
- 1 coco verde
- 1 colher de ginseng
- 1 galho de menta
- 4 vagens frescas
- Gelo e mel a gosto

Bata tudo no liquidificador. Coe e tome antes do seu desjejum.

Costeletas de porco para a sexualidade

- 1 cebola
- 1 cenoura
- 1 colher de chá de ginseng em pó
- 1 couve-flor pequena
- 1 tomate
- 2 costelas de porco
- 10 grãos de cardamomo
- 20 ml de azeite
- Sal a gosto

Separe os ossos das costelas de porco. Corte a carne em cubos pequenos. Em uma panela grande, frite os cubinhos no azeite bem quente e acrescente a cebola e a cenoura cortadas em rodelas. Junte o tomate cortado em pedaços e o cardamomo. Cozinhe durante alguns minutos. Coloque sal a gosto. Corte a couve-flor em pedaços e misture aos outros ingredientes; deixe descansar por alguns minutos. Coloque os ossos na panela e cubra tudo com água. Polvilhe com o ginseng e deixe cozinhar por cerca de uma hora, acrescente água quente se for preciso. Retire os ossos e está pronto para servir.

Girassol

Originário das Américas, mas cultivada em todo mundo. O girassol desenvolve-se em climas tropicais, subtropicais e temperados e é resistente à seca e à baixa temperatura. Pode medir até 2 m de altura, tem folhas de nervura pronunciada, grande, rugosa, cerrada e de forma ovalada. Suas flores têm diâmetros de 10 a 25 cm, com pétalas amarelas nas flores femininas. Nas flores hermafroditas, o miolo é avermelhado, com disco volumoso que encerra centenas de sementes, claras ou escuras, que fornecem valioso óleo comestível. Sua cultura é muito extensa, especialmente na Rússia, Bulgária, Hungria e Romênia, assim como na Argentina e na África. Há mais de três mil anos o girassol é cultivado pelos Incas e venerado como a planta do Deus Sol.

A característica desta planta é que as inflorescências se voltam para a luz do sol girando sobre o pedúnculo ao longo do dia. O nome girassol deriva da junção de duas palavras gregas: *hélios*, que significa Sol, e *anthos*, que quer dizer flor, e foi tema dos filmes Girassóis da Rússia e Dr. Jivago.

Seu gênero é masculino. Da planta são usados seus frutos, folhas, flor e semente. Na gastronomia seu óleo é excelente para temperar saladas, os botões das suas flores podem ser usados em saladas e suas sementes, tostadas com a casca e salgadas, são consumidas como aperitivos, do mesmo modo que os amendoins.

Nome popular: girassol, flor-do-sol, coroa-real
Nome científico: *Helianthus annuus*
Planeta: Sol
Deidades: Apolo e Demeter
Elemento: Fogo
Função terapêutica: balsâmico, anti-inflamatório, anticolesterol e antidiabético. Atua contra resfriados, males do estômago e pulmões; fortalece os nervos; é indicado contra hemorragia nasal, males do coração e do estômago, nervos e contusões. O óleo de girassol favorece a limpeza do sistema nervoso central e pode ajudar como complemento dietético.
Contraindicação: não encontrada na biografia consultada.
Função mágica: o girassol traz as bênçãos do Sol em qualquer jardim que cresce, é uma planta muito utilizada em magias de prosperidade e de dinheiro. Planta consagrada a Apolo; estimula revelações internas; facilita a interpretação de sonhos; promove alegria, paz, renascimento e auxilia na aquisição de bens. Planta sagrada para os rosas-cruzes. Para o Feng Shui, o girassol é a integridade e a força que temos dentro de nós e que queremos transmitir aos outros. Já que

acompanha o movimento do Sol, ela simboliza também longevidade e lealdade, transmitindo energia positiva a todos que estão a sua volta.

Toque de Bruxa: entregue o talo comprido de girassol a uma pessoa sonâmbula, ela vai adquirir uma extraordinária visão orgânica interna que pode levá-la a uma faculdade especial para interpretação de sonhos. Mulheres que desejam engravidar devem comer sementes de girassol. Colha um girassol ao entardecer fazendo um pedido, os gregos acreditavam que no outro entardecer o pedido se realizaria. Desejando conhecer a verdade sobre algum problema, coloque uma flor de girassol debaixo do travesseiro, pedindo-lhe que lhe mostre a verdade.

Receitas terapêuticas e encantadas

- Fixar dente frouxo, fortalecer e proteger as gengivas: faça bochechos por 20 a 30 minutos com uma colher de sopa de óleo de girassol. Não engula a substância, cuspa-a quando estiver totalmente branca. Se a substância estiver amarela, não deve ser eliminada, pois o tempo do bochecho foi curto, continue bochechando. Após eliminar a substância, lave bem a boca várias vezes e escove os dentes. Devem ser feitos três bochechos durante o dia, sendo o primeiro pela manhã, em total jejum.
- Chá para arteriosclerose: faça um chá de decocção de 50 g de flores de girassol ou 20 g de semente em meio litro de água. Tome três xícaras ao dia.
- Café calmante com sementes de girassol: as sementes torradas e moídas podem ser usadas em substituição ao café. O sabor é bom e o efeito excelente, pois age como calmante.

Maceração para gripe com dores no corpo

- 10 g de mil homens
- 20 g de assa-peixe
- 20 g de avenca
- 20 g de folhas de jaborandi
- 30 g de flor de sabugueiro
- 30 g de sementes sem casca de girassol
- 100 g de mel de eucalipto
- 500 ml de vinagre de maçã

Com exceção do mel, coloque os demais ingredientes em um vidro escuro por 10 dias. Após esse período, misture o mel, coe e tome uma colher de sopa em água de 3 em 3 horas.

Chá para dor de cabeça

- 1 colher de sopa de sementes de girassol
- 1 xícara de chá de água fervendo

Misture as sementes de girassol na água fervendo e deixe amornar. Coe e tome com mel.

Bolo integral de creme de ricota – para abrir os caminhos do amor

- ½ xícara de chá de açúcar mascavo
- 1 colher de café de essência de baunilha
- 2 xícaras de chá de farinha de trigo integral
- 3 xícaras de chá de fermento em pó
- 4 colheres de sopa de óleo de girassol
- 200 ml de leite desnatado ou de soja

Recheio – creme de ricota

- ½ kg de ricota fresca
- 1 colher de café de raspas de casca de limão
- 1 colher de chá de baunilha
- 1 colher de sobremesa de mel

Junte os ingredientes secos e abra uma concavidade central. Derrame o leite misturando o óleo e a baunilha aos poucos e vá batendo a massa. Deixe a massa bem misturada e com forma homogênea e derrame numa forma untada e polvilhada com farinha de trigo. Leve ao forno previamente aquecido por mais ou menos 30 minutos. Para o creme de ricota, leve todos os ingredientes ao liquidificador e bata até obter uma mistura homogênea, use água para dar consistência ao creme. Sirva o bolo acompanhado com o creme.

Arroz com girassol – para abrir os caminhos da prosperidade

- 1 cebola
- 1 dente de alho
- 5 folhas de cebolinha
- 5 folhas de salsinha
- 5 g de páprica doce
- 20 ml de azeite
- 30 g de sementes de girassol

- 250 g de arroz
- Sal a gosto

Torre no forno as sementes do girassol. Em uma panela, refogue no azeite o arroz, previamente lavado e seco, a cebola picadinha, o alho amassado, o pó de páprica doce e o sal. Junte a água e cozinhe até o arroz ficar mole e a água desaparecer. Na hora de servir, coloque as sementes de girassol e enfeite com as folhas bem picadinhas de cebolinha e de salsinha.

BANHO DE ATRAÇÃO

- 7 estrelas de anis-estrelados
- 7 folhas de colônia
- 7 folhas de girassol
- 7 folhas de laranjeira
- 7 folhas de manjericão
- 7 gotas de óleo de amêndoas

Coloque tudo para ferver em um recipiente com três litros de água. Ferva por sete minutos. Retire do fogo e em seguida macere até obter uma coloração esverdeada. Coe o banho e jogue da cabeça para baixo.

BANHO DA SEDUÇÃO

- 8 colheres de açúcar
- 8 cravos-da-índia
- 8 folhas de pitanga
- 8 sementes de girassol

Coloque para ferver em um recipiente dois litros de água por oito minutos. Retire do fogo e coloque os ingredientes. Em seguida, macere e coe o banho. Jogue da cabeça para baixo.

Goiabeira

Considerada uma planta indígena nativa do Brasil, a goiabeira pode atingir em média 5 m de altura. Seu tronco é esgalhado, de casca fina, aderente, escamosa e avermelhada. Suas folhas são ovalo-lanceoladas, as flores pequenas e brancas e seus frutos amarelos, com polpas brancas ou vermelhas, abundantes e numerosas. A goiabeira prefere solos areno-argilosos, profundos e bem drenados E adapta-se a climas tropicais. Seu nome deriva da palavra tupi *koiab*, que significa "muitas sementes pequenas". O Brasil é o maior produtor mundial de goiaba vermelha.

Seu gênero é feminino e da planta são aproveitados folhas e frutos. Na gastronomia a goiaba é fartamente usada em doces, sucos e para qualquer tipo de dieta. Das folhas são feitos chás.

Nome popular: araçá-goiaba, guava, araçáguaçu, araçá-das-almas, araçauaçu, guiaba, mepera, guaiava.
Nome científico: *Psidium guayava*
Planeta: Vênus
Elemento: Fogo
Deidade: Afrodite
Função terapêutica: ajuda no tratamento da tuberculose, promove o metabolismo das proteínas e ajuda a prevenir a acidez e a fermentação dos hidratos de carbono durante a digestão. As folhas da goiabeira, em decocção, empregam-se contra as hemorragias uterinas, a incontinência urinária, o inchaço das pernas e pés, a cólera infantil e a gastrenterite, além de cortar a diarreia e ser indicada contra tosses e bronquite.
Contraindicação: contraindicada apenas para pessoas que tenham o aparelho digestivo delicado ou com problemas intestinais.
Função mágica: abre os caminhos do amor.

Toque de Bruxa: para trazer alguém de volta acenda uma vela grande sobre uma peça de roupa da pessoa perdida, colha um galho de goiabeira e peça ao seu Elemental para trazer a pessoa de volta. Coloque o galho com a roupa e a vela.

Receitas terapêuticas e encantadas

- Chá contra frieira: tomar três xícaras de chá de folha de goiabeira por dia.
- Suco tropical – para acalmar: bata no liquidificador um pedaço de melancia, duas goiabas, duas fatias de mamão e gelo picado. Consagre à Lua e tome desejando trazer calma e tranquilidade em seu caminho.

- Suco para atrair o amor: bata no liquidificador uma fatia de mamão, uma goiaba grande, uma colher de café de levedo de cerveja e uma colher de sopa de flocos de aveia. Adicione o suco de sua preferência e sirva em seguida.

Maceração para diarreia

- 10 g de anis-estrelado
- 10 g de rosa branca
- 20 g de casca de angico
- 20 g de casca de carvalho
- 20 g de folhas de goiabeira
- 20 g de mastruço
- 500 ml de vinagre de maçã

Coloque tudo em vidro escuro por 10 dias. Coe e tome uma colher de sopa em um copo de água de 3 em 3 horas.

Cupcake para o amor

- ¼ de colher de chá de sal
- ½ xícara de chá de açúcar
- ½ xícara de chá de leite
- ½ xícara de chá de iogurte natural
- ½ xícara de chá de manteiga
- ⅓ de xícara de chá de goiabada cremosa
- ⅔ de xícara de chá de Confeitare Leite Condensado
- 1 xícara de chá de creme de leite
- 2 claras em neve
- 2 colheres de sopa de fermento em pó
- 2 ovos
- 2 xícaras de chá de farinha de trigo
- 5 colheres de sopa de amido de milho
- Essência de baunilha a gosto

Cobertura e recheio

Antes de começar acenda uma vela branca com conchas ao redor e peça para que Afrodite abençoe esse prato e equilibre seus relacionamentos. Bata a manteiga em temperatura ambiente até ficar cremosa. Acrescente o açúcar aos poucos e os ovos um a um, batendo bem até ficar cremoso. Adicione a baunilha, o leite e o iogurte e bata até ficar bem homogêneo. Coloque aos poucos a farinha, o amido, o fermento e o sal na mistura da batedeira e continue sempre a bater até que a farinha dissolva. Encha forminhas untadas até a borda. Asse em forno pré-aquecido a 180 °C por 30-35 minutos. Bata o creme de leite. Reserve. Misture o Confeitare Leite Condensado com a goiabada cremosa e bata na batedeira até ficar homogêneo. Adicione o creme de leite batido e mexa devagar até a mistura incorporar. Retire os cupcakes do forno e recheie com a mistura anterior. Com um bico pitanga, aplique as claras em neves nos bolos. Leve ao forno para dourar.

Geleia do amor

- ½ kg de açúcar cristal
- 2 kg de goiabas maduras sem casca
- Suco de 2 limões

Bata as goiabas no liquidificador e depois peneire para separar as sementes. Se tiver uma peneira de metal, pode simplesmente pressionar as frutas na peneira até que amassem – eu fiz assim. Essa massa peneirada vai para a panela com o suco dos limões e o açúcar, em fogo baixo e mexendo sempre, por cerca de 45 minutos, pois a geleia pode grudar no fundo. O teste do ponto é o mesmo das outras geleias: pingue um tantinho em um pires, que pode estar gelado, e tombe-o: se a geleia não escorrer, está pronta. Distribua o doce em três vidros médios esterilizados e conserve na geladeira.

Creme de Vênus – para fortalecer os relacionamentos

- ½ lata de leite condensado 200 g
- ½ pacotinho de gelatina sem sabor 6 g
- 150 g de goiabada derretida
- 250 g de creme de ricota ou cream cheese

Acenda uma vela rosa para Vênus pedindo o fortalecimento de seus relacionamentos. Misture o leite condensado, o creme de ricota e a gelatina hidratada em 2 colheres (sopa) de água morna, coloque em taças ou copos individuais e leve à geladeira por 2 horas. Cubra com a goiabada, após levá-la ao fogo com 1/2 xícara (chá) de água, até o ponto de geleia. Sirva para as pessoas que você ama.

Grão-de-bico

Originário da região sudeste da Turquia, nas adjacências com a Síria, de onde foi levado para a Índia e países da Europa, o grão-de-bico é uma leguminosa anual bem adaptada a climas secos e amenos, podendo ser cultivado no inverno, em regiões tropicais, e na primavera e no verão, em regiões temperadas. Nas regiões Centro-Oeste e Sul do Brasil, a cultura se desenvolve bem no período de inverno, sendo que no Centro-Oeste, devido à seca, é necessário o uso de irrigação suplementar. Temperaturas elevadas ou ocorrência de déficit hídrico reduzem o período de crescimento vegetativo, provocando maturação precoce, com prejuízos na produção. O grão-de-bico está em quinto lugar na lista das leguminosas mais cultivadas no mundo, depois da soja, do amendoim, dos feijões e das ervilhas.

No Brasil, a produção ainda incipiente de grão-de-bico (sem registros nas estatísticas nacionais e mundiais) é insuficiente para atender ao consumo interno e, o país tem importado grande quantidade dessa leguminosa do México e da Argentina.

Seu gênero é masculino. Da planta é usada as sementes. Na gastronomia o grão-de-bico normalmente é consumido cozido, sendo misturado a outros alimentos como hortaliças, carnes, molhos e condimentos. Os grãos descascados e triturados são empregados para fazer sopas, pastas ou sobremesas. A farinha de grão-de-bico pode ser utilizada como ingrediente na fabricação de pães e bolos ou na formulação de alimentos infantis destinados a recuperação de crianças desnutridas e afetadas por diarreia crônica.

Nome popular: grão-de-bico
Nome científico: *Cicer arietinum*
Planeta: Saturno
Elementos: Terra e Fogo
Deidade: Apolo
Função terapêutica: nutriente, energético, tônico, vitaminizante, mineralizante, diurético e emenagogo (regulariza a menstruação).
Contraindicação: deve ser evitado por pessoas que tenham problemas nos rins (cálculos ou quem faz hemodiálise).
Função mágica: atrai prosperidade. Na Idade Média, entre as propriedades atribuídas ao grão-de-bico estavam as de facilitar a menstruação, fazer urinar, aumentar a potência sexual e, no aspecto negativo, provocar úlceras nos rins e na vesícula.

Toque de Bruxa: para fazer um Pote Cigano para Proteção, pegue um pote pequeno e coloque dentro os seguintes grãos: ervilha, arroz com casca, amendoim, grão-de-bico, lentilha e trigo (todos em grãos), na sequência que desejar. Em seguida, coloque três moedas atuais, com o valor virado para cima, e um quartzo-citrino no meio delas. Deixe energizando por três dias, sob o luar da Lua crescente e peça à lua que empreste sua força mágica, para que nada falte na sua casa. Coloque dentro de casa, num lugar bem alto, pode ser em sua varanda, mas não pode ficar a mostra, pois é algo muito pessoal. Não é bom nem os moradores de sua casa ter visão fácil deste pote. Tente colocar em lugar que só você tenha acesso, um local meio escondido e alto da casa.

Receitas terapêuticas e encantadas

Homus (pasta de grão-de-bico) – nutriente

- 1 colher (sopa) de óleo de gergelim
- 2 dentes de alho
- 250 g de grão-de-bico
- Água usada para o cozimento do grão-de-bico
- Suco de um limão
- Sal a gosto

Coloque o grão-de-bico de molho de um dia para o outro ou por algumas horas. Cozinhe em panela de pressão e em água limpa por 20 minutos, a partir da pressão. Reserve a água e bata o grão-de-bico em liquidificador (complemente com um pouco da água reservada, se necessário), adicione o alho, o óleo de gergelim, sal e o suco do limão. Retire a mistura do liquidificador e coloque em um refratário. Misture. Se desejar uma consistência menos espessa, junte um pouco mais de óleo de gergelim (aproximadamente uma colher de sopa). Sirva com pão sírio ou torradas.

Obs.: caso não tenha óleo de gergelim, substitua por um bom azeite extravirgem, fica delicioso.

Doce de grão-de-bico – para a prosperidade

- 1 colher de sopa de coco ralado
- 50 g de castanha de caju picadas
- 50 ml de água
- 50 ml de leite de soja

- 100 g de manteiga
- 200 g de açúcar mascavo
- 200 g de farinha de grão-de-bico

Derreta a manteiga, junte a farinha de grão-de-bico e as castanhas de caju e mexa até dourar, retirando em seguida. Ferva o leite com a água e junte o açúcar e um pouquinho de manteiga. Cozinhe em fogo médio até obter uma calda em ponto de fio. Despeje a farinha de grão-de-bico tostada e misture bem, deixando cozinhar em fogo baixo até ficar bem espessa. Retire e despeje sobre uma forma untada com manteiga. Toste o coco ralado e espalhe sobre a mistura. Após esfriar, corte em quadrados.

Salada para a prosperidade

- ¹/₂ xícara de chá de azeite
- ¹/₃ de xícara de chá de suco de limão
- 1 xícara de chá de cebola picada
- 2 colheres de sopa de tahine
- 3 tomates não muito maduros, sem sementes picadas.
- 3 xícaras de chá de grão-de-bico cozido
- 4 colheres de sopa de salsa picada

Misture os ingredientes em uma saladeira e leve à geladeira por uma hora antes de servir. Consagre ao Deus Apolo para que o mesmo traga prosperidade em todos os sentidos.

Grão-de-bico temperado para o amor

- Azeite de dendê
- Azeite de oliva ou óleo (pouco)
- Cebola picada
- Grão-de-bico cozido
- Molho de pimenta
- Sal a gosto
- Salsa ou coentro picadinho
- Tomate picado

Bata um pouco de grão-de-bico no liquidificador com água, observando e acertando a consistência a gosto. Refogue bem ligeiramente o tomate e a cebola, para não desmanchar o tomate. Junte o grão-de-bico batido e os grãos sem bater.

Deixe ferver, junte o tempero verde, a pimenta e o sal. Depois de 3 minutos desligue o fogo. Deixe esfriar um pouco e está pronto para consumir.

Hambúrguer de grão-de-bico

- 1 cebola picada
- 1 colher (café) de açafrão da terra
- 1 pitada de páprica picante
- 1 xícara (chá) de farinha de arroz (aproximadamente)
- 2 dentes de alho picados
- 3 xícaras (chá) de grão-de-bico cozido
- 4 fatias de queijo muçarela
- 8 colheres (sopa) de azeite
- Azeite para untar
- Sal e cebolinha picada a gosto

Molho (iogurte)

- 1 pote de iogurte natural (170 g)
- 2 colheres (sopa) de azeite
- 2 colheres (sopa) de hortelã picada
- Sal a gosto
- Suco de 1/2 limão

Em uma panela, em fogo médio, aqueça metade do azeite e frite a cebola, o alho e o açafrão por 3 minutos. Acrescente o grão-de-bico e tempere com sal e cebolinha. Deixe esfriar e bata no processador até triturar bem. Transfira para uma tigela e adicione o azeite restante e a farinha de arroz, aos poucos, até dar ponto de modelar. Se necessário, acrescente mais farinha. Modele os hambúrgueres. Aqueça uma frigideira antiaderente, untada com azeite, em fogo médio, e doure os hambúrgueres por 3 minutos de cada lado ou até dourarem. Misture os ingredientes do molho e reserve. Corte os pães ao meio, coloque o hambúrguer, a muçarela, o molho e sirva em seguida.

Graviola

Originária das Terras Baixas da América Central e dos Vales Peruanos, esse fruto aparece tanto nas Antilhas como em vários pontos da Amazônia. A graviola hoje é encontrada em cultivos que se estendem por toda a América Tropical, desde o sul da Flórida, até o sul do Brasil. Planta tropical, prefere climas úmidos, baixa altitude, não exige muito em relação a terrenos. Sua árvore é de pequeno porte, atingindo de 4 a 6 metros de altura, com folhas verdes e flores amarelas grandes e isoladas. Os frutos têm forma ovalada, casca verde pálida e são grandes, chegando a pesar 750 g a 8 kg, dando o ano todo.

Seu gênero é feminino. Da planta aproveita-se folhas e frutos. Na gastronomia é usada para fazer sucos, sorvetes, doces e geleias.

Nome popular: jaca-de-pobre, jaca-do-pará, coração-de-rainha, araticum-manso.
Nome científico: *Anona cherimólia*
Planeta: Lua
Deidade: Gnomos
Elemento: Terra
Função terapêutica: tratamento de diabetes, colesterol, pressão alta, obesidade e certos tipos de câncer. A graviola não destrói células saudáveis, ajudando muito nos tratamentos de quimioterapia, diminuindo o efeito de náuseas e perda de cabelo.
Contraindicação: não é indicada para gestantes, pessoas com caxumba, com aftas ou ferimentos na boca, a acidez da fruta pode causar dor. Pode causar hipotensão.
Função mágica: traz proteção e bem-estar. A graviola tem treze poderes do Sol e da Lua, portanto é muito poderosa: 1. Santifica a casa; 2. Traz boas energias para gêmeos; 3. Iluminação das três Marias; 4. A sabedoria da Tábua de Moisés; 5. A fé das cinco chagas; 6. O canto dos seis mil coros angélicos; 7. A fartura da alimentação; 8. A fertilidade de Maria; 9. A ordem dos mandamentos; 10. A superação de Jesus Cristo; 11. A fidelidade de onze mil virgens; 12. A lealdade dos doze apóstolos e 13. A proteção da oração mágica.

Toque de Bruxa: para combater energia negativa, colha nove folhas da árvore de graviola e com elas faça três cruzes, cada cruz com três folhas fixadas com um alfinete. Uma cruz deverá ser posta debaixo da cama, e as outras duas, uma do lado interno e outra do lado externo da porta de entrada do quarto. Com essas três cruzes feitas nenhuma energia negativa entrará em seu quarto. Antes de colher as folhas faça um Círculo Mágico ao redor da árvore e recite a oração do Arcanjo Gabriel: "Treze mil raios tem o Sol, treze mil raios tem a Lua, treze mil vezes se arrependam meus inimigos".

Receitas terapêuticas e encantadas

Obesidade

- 10 g de flor de centella asiática
- 10 g de flor de hibiscos
- 20 g de bétula
- 20 g de bugre
- 20 g de cascara sagrada
- 20 g de graviola
- 500 ml de vinagre de maçã

Coloque em um vidro escuro por 10 dias. Coe e tome uma colher de sopa em meio copo de água três vezes ao dia. Evite doces, frituras, refrigerantes e massas.

Tumores

- 1 cálice de conhaque
- 1 colher de sopa de espinheira-santa em pó
- 2 colheres de sopa de graviola em pó
- 2 colheres de sopa de ipê-roxo
- 2 colheres de sopa de unha-de-gato em pó
- 200 g de seiva de babosa
- 500 g de mel

Bata tudo junto e tome uma colher de sopa quatro vezes ao dia.

Auxiliar no regime de emagrecimento

- 1 colher (sobremesa) de carqueja
- 1 colher (sobremesa) de folhas de graviola
- 1 colher (sobremesa) de planta seca de cavalinha

Coloque tudo em um litro de água fervente. Deixe fervendo por mais cinco minutos. Cubra e deixe amornar até chegar à temperatura apropriada para beber. Coe antes de consumir.

Groselha

Originária da Eurásia, a groselheira cresce além do Círculo Ártico. É um arbusto que que mede de 1 a 3 metros de altura, com galhos grossos cobertos por espinhos afiados. Seus frutos são globulares, de cor rubra, às vezes quase negra. Desde tempos antigos que a groselha é considerada um afrodisíaco e foi muito usada também para dar mais cor ao vinho.

Seu gênero é feminino. Da planta se aproveita os frutos e as folhas. Na gastronomia é usada em vinhos, xaropes, sucos, tortas e vitaminas.

Nome popular: groselha
Nome científico: *ribes nigrum* (groselha preta) e *Ribes rubrum* (groselha vermelha).
Planeta: Vênus
Deidades: Baco e Afrodite.
Elemento: Água
Função terapêutica: combate as dores reumáticas, artrite, inflamações freimáticas dos dedos, gota, rouquidão, sequidão da garganta, dores gástricas, coqueluche, laxante.
Contraindicação: não encontrado na biografia consultada. A groselha é uma das frutas mais nutritivas que existe, porém, não estamos falando do xarope artificial de groselha, mas, sim, da fruta in natura.
Função mágica: associada com a longevidade, boa saúde e retardo do envelhecimento. Desperta a alegria e o bom humor.
Toque de Bruxa: faça um banho na noite de Lua cheia para atrair o amor em sua vida. Uma boa sobremesa para o bom humor é bater mamão papaia com licor de groselha no liquidificador. Sirva com sorvete de creme, fica maravilhoso.

Receitas terapêuticas e encantadas

Suco para combater dores reumáticas

- 1 mamão papaia
- 3 cubos de gelo
- 30 ml de xarope de groselha
- 170 ml de leite gelado
- 200 g de sorvete de creme
- 200 ml de licor de groselha

Bata em um liquidificador o leite gelado, o xarope de groselha e três cubos de gelo. Sirva em um copo longo com canudo.

Torta de groselha para a longevidade

- 1 ovo
- 150 g de margarina
- 150 g de açúcar
- 8 g de fermento em pó
- 300 g de farinha de trigo
- 3 colheres de sopa de geleia de groselha

Misture todos os ingredientes, menos a geleia e amasse com a ponta dos dedos. Unte duas formas, cada uma com 20 cm de diâmetro e coloque a massa de torta, moldando com a mão. Asse em fogo médio. Deixe esfriar e retire das formas. Uma torta pode ser congelada para uso posterior. A outra é colocada no prato de servir. Leve ao fogo em uma panela pequena a geleia e uma colher de água e mexa bem. Cubra a massa da torta com a geleia. Está pronta para servir.

Bisnagas de groselha com ervas nevadas

- 1 colher (sopa) de suco de limão
- 6 colheres (sopa) de açúcar ½ xícara de groselhas ou passas
- 1 ovo bem batido ¾ de xícara de açúcar de confeiteiro
- ½ colher (chá) de semente de anis
- 1 pacote de mistura para pão, ou uma medida de massa caseira pronta, de pão simples.

Prepare a massa de pão de acordo com as instruções da embalagem, ou conforme sua receita, adicionando o açúcar, as groselhas (ou passas) e o ovo batido. Cubra com um pano de prato e deixe crescer em local morno até ficar leve e com o dobro do tamanho, por cerca de 30-45 minutos. Amasse até a massa ficar com cerca de 1,5 cm de espessura numa superfície polvilhada com farinha. Corte com um cortador de biscoitos untado ou com a borda de um copo grande. Coloque as bisnagas numa forma bem untada, cubra novamente com o pano de prato e deixe crescer mais uma vez até atingir o dobro do tamanho. Asse a 155 °C por 20 a 30 minutos. Misture o açúcar de confeiteiro, as sementes de anis e o suco de limão. Bata até afinar. Espalhe sobre as bisnagas. Guarde em um recipiente tampado ou em sacos para pães. Rende seis dúzias.

Guaco

Nativo da América do Sul, o guaco cresce em terrenos arenosos e úmidos, em áreas sujeitas a inundações, ensolaradas, em matas ou em cerrados. No Brasil é espontânea de São Paulo até o Rio Grande do Sul. Perene, o guaco desenvolve-se em forma de trepadeira, com caule volúvel, ramos lenhosos, cilíndricos, castanhos e glabros. Suas folhas são opostas e peciolada. Seu fruto é do tipo aquênio. A reprodução do guaco é feita por sementes ou pelo plantio de pedaços do caule. Suas flores exalam intenso aroma de baunilha.

Seu gênero é masculino. Da planta é aproveitada as folhas, as flores e os talos. Não há indicação na gastronomia.

Nome popular: cipó-caatinga, cipó-sucuriju, coração-de-jesus, erva-das-serpentes, erva-da-cobra, erva-de-sapo, guaco-de-cheiro, guaco-liso, guaco-trepador, guaco-verdadeiro.
Nome científico: *Mikania glomerata Sprengel*
Planeta: Mercúrio
Deidade: Hermes
Elemento: Fogo
Função terapêutica: com as folhas prepara-se um chá eficaz contra reumatismo, artritismo e nevralgias, além de um xarope para combater tosses, resfriados, gripes, rouquidão e outros problemas do aparelho respiratório. Dissolve catarros, ameniza inflamações na garganta, é depurativo e cicatrizante. Utilizado como antídoto contra picada de escorpiões.
Contraindicação: o uso prolongado pode provocar acidentes hemorrágicos.
Função mágica: o guaco combate a falta de iniciativa verbal, a passividade e, por consequência, atenua a raiva, a bronca e a timidez. Atua contra o rancor crônico e angustias contidas. Diminui a opressão no peito gerado por angustia, traumas e ressentimentos. Relaxa o quarto chacra, diminuindo o acúmulo de energias negativas geradas por mágoas.

TOQUE DE BRUXA: o candomblé relaciona a folha de guiné aos Orixás Oxalá, Ossaim e Oxossi, pertencendo ao elemento Ar e à natureza feminina. Suas folhas são usadas em banhos de proteção para os filhos de santo, quando o jogo de búzios aponta problemas de saúde.

Receitas terapêuticas e encantadas

- **Asma:** coloque dentro de um vidro escuro, por 10 dias, 20 g de cada de: assa-peixe, casca de angico, caledônia, eucalipto, guaco e mel em 500 ml de vinagre de maçã. Tome uma colher de sopa de três em três horas.
- **Expectorante:** coloque em um vidro escuro, por 10 dias, 10 g de cada de: anis-estrelado, flor de calêndula e lobelia; 20 g de cada de: cardo-santo, eucalipto e guaco em 500 ml de vinagre de maçã. Coe e tome uma colher de sopa em um copo de água de três a quatro vezes ao dia.

Bala de guaco

- 1 colher de margarina
- 1 copo grande de açúcar
- 15 folhas de guaco
- 400 g de mel

Ferva as folhas com a água até ficar bem verdes. Retire as folhas e misture os demais ingredientes. Continue a ferver até o ponto de bala. Assim que atingir o ponto, coloque em uma travessa de vidro untada. Quando estiver quase frio faça rolinhos e corte com a tesoura dentro de um prato com açúcar.

Poção do perdão

- 1 xícara de água
- 1 xícara de chá de açúcar
- 5 a 6 folhas do guaco

Em uma noite de Lua cheia, coloque em uma panela o açúcar, em fogo baixo, até derreter. Acrescente uma xícara de água fervente e coloque as folhas de guaco, pedindo para que o Universo desmanche toda e qualquer mágoa em seu coração. Desligue o fogo e coloque um prato para abafar. Tome durante sete dias uma colher de café.

Guaraná

Planta nativa brasileira, o guaranazeiro é um arbusto escandente ou cipó lenhoso e trepador, que se enrola e trepa nas árvores próximas, chegando às vezes à altura de 12 cm. Seu fruto é de coloração vermelho-escura ou alaranjada e, quando cortada ao meio, observa-se uma semente preta, brilhante, com um arilo branco que parece um olho humano, chamada semente de guaraná. Desenvolve-se bem em solos porosos, bem drenados, profundos e ricos em húmus. Suas flores são pequenas e brancacentas, seus frutos são cápsulas septícidas. O nome *guaraná* é originário do tupi-guaraná-rana e significa "olho esquerdo". Diz a lenda que Jaci era uma índia com belíssimos olhos negros e encantava a todos por sua delicadeza e bondade. Quis o destino que se apaixonasse por um forte guerreiro da tribo inimiga. Como seu amor era impossível, eles resolveram fugir para uma terra distante. Porém foram perseguidos e acabaram fazendo um pacto de morte. Quando os guerreiros a encontraram, já sem vida, enterraram-na pedindo que o espírito da jovem não os abandonasse. Nesse local nasceu uma árvore, cujos frutos vermelhos continham em seu interior uma semente negríssima como os olhos de Jaci. Essas sementes trituradas e ingeridas com água deram muita energia aos índios, tornando-os poderosos guerreiros.

Planta de gêneros feminino. Do arbusto se aproveita as sementes. Na gastronomia é consumido na forma de sucos e refrescos, usado na fabricação de refrigerantes e como ingrediente para algumas receitas, como o bolo de guaraná.

Nome popular: cereja-poranga, guaraná-cipó, guaranaina, guaraná-uva, guaranauva, guaranazeiro, naranazeio, uaraná, uraná.
Nome científico: *Paulinia cupana H.B.K.*
Planeta: Terra e Mercúrio
Deidade: Jaci – Deusa da Beleza.
Elemento: Fogo
Função terapêutica: o guaraná é um poderoso revigorante para os que sofrem de fraqueza orgânica. Combate infecções microbianas que atacam o sistema gastrintestinal, cura diarreias e prisão de ventre e elimina gases intestinais. Funciona ainda como preventivo dos males da velhice, combatendo a arteriosclerose e o desgaste mental.
Contraindicação: seu uso deve ser moderado e com indicação médica. Contraindicado para quem sofre de insônia e hipertensão. Não deve ser usado mais de 45 dias sequenciais. Deve ser evitado na gestação.

Função mágica: aumenta a autoestima e estimula a ir atrás de seus objetivos. Atua no combate ao estresse e ao desgaste físico e mental.

Toque de Bruxa: um bom tônico para estímulo da sexualidade é tomar de uma a duas colheres (café) de guaraná em pó, diluída em água, leite, chá ou suco, duas a três vezes ao dia, sendo que a primeira dose deve ser em jejum.

Receitas terapêuticas e encantadas

- **Cansaço, fraqueza e muito sono:** misture até formar uma pasta 10 g de cada de ginseng em pó, guaraná em pó, noz-de-cola em pó, sálvia em pó, stevia (folhas) em pó em 300 g de mel. Coloque em um vidro com tampa e tome uma colher de sopa pela manhã. Não deve ser usado por hipertensos.

Desjejum energético e afrodisíaco

- ½ xícara de granola
- 1 colher de sopa de mel
- 2 copos de água mineral
- 20 ml de xarope de guaraná
- 200 g de polpa de açaí

Misture tudo e bata no liquidificador com gelo ou duas bolas de sorvete.

Suco fortificante poderoso

- 1 colher de café de pó de guaraná
- 1 colher de café de pó de marapuama
- 1 colher de café de pó de noz-de-cola
- 1 colher de chá de centeio
- 1 fatia de mamão em cubos gelados
- 1 iogurte natural gelado
- 1 pedaço de manga
- 2 ameixas pretas sem caroço
- 2 colheres de chá de pólen de flores
- 4 morangos
- Açúcar ou adoçante a gosto

Bata tudo no liquidificador. Coe e tome duas ou três vezes ao dia.

Guiné

Nativa do Brasil, a guiné é uma planta perene, subarbustiva, podendo medir até 1 m de altura. Seus ramos são eretos, suas folhas alternadas, elípticas e lisas. Suas flores são brancas, minúsculas e em espigas terminais. Precisa de solo fértil e pouco ensolarado para se desenvolver.

Na época da escravidão, a planta recebia o nome de amansa-patrão ou amansa-senhor, pois os escravos usavam-na para intoxicá-los e isso os amansava.

Seu gênero é masculino. Da planta se utiliza folhas e raízes. Não há indicação para gastronomia.

Nome popular: amansa-senhor, erva-de-alho, pipi, guiné, tipi, tipi-verdadeiro, mucuracaá.
Nome científico: *Petiveria alliacea*
Planeta: Marte
Deidade: Ares
Elemento: Fogo
Função terapêutica: as folhas de guiné podem ser usadas como analgésico em picadas de insetos, em bochechos nas dores de dentes e como anti-inflamatório. A infusão da raiz é utilizada a frio em partes do corpo com dores reumáticas. Indicado para dor de cabeça e falta de memória. É um eficaz antídoto para o veneno de cobra.
Contraindicação: em excesso pode causar intoxicação. É abortivo.
Função mágica: no Brasil, a guiné é muito utilizada com a arruda em vasos de proteção colocados na porta de casa. Esta planta funciona como uma antena que captura as más vibrações, pois tem um poder desinfetante. Guiné ativa o elemento Fogo em nosso campo energético, purificando as negatividades, além de agir como um antigripal da aura humana.

Toque de Bruxa: existem figas esculpidas de guiné em homenagem a Santo Antônio de Guiné. Usadas para defumação nas sextas-feiras às portas de casa para prevenir coisas-feitas ou energias ruins.

Receitas terapêuticas e encantadas

Dor muscular, coluna, torcicolo (apenas uso externo)
- 20 g de alfafa
- 20 g de arruda
- 20 g de confrei
- 20 g de erva-de-santa-maria
- 20 g de gengibre
- 20 g de guiné
- 200 ml de vaselina líquida
- 300 ml de vinagre de maçã

Coloque tudo (menos a vaselina) em um vidro escuro por 10 dias. Coe e misture a vaselina líquida. Use para massagem em caso de dores.

Bochecho para dor de dente
- 1 copo de água
- 1 punhado de guiné
- 3 galhos de hortelã

Ferva tudo junto e faça bochechos com o preparo ainda quente, mas suportável.

Banho de Proteção (para ser feito na segunda-feira)
- 1 folha de babosa cortada em três pedaços
- 3 folhas de aroeira
- 3 folhas de guiné
- 3 galhos de erva de passarinho

Coloque três litros de água em um recipiente para ferver por sete minutos. Retire do fogo e coloque os ingredientes. Em seguida, macere até obter uma coloração esverdeada, coe e jogue o banho da cabeça para baixo. Após sair do chuveiro, lave o box com água corrente.

Hamamélis

Originária da América do Norte e Canadá, a hamamélis é um arbusto de 3 a 5 metros, com ramos ralos, folhas alternadas, ovais, alongadas e flores amarelas. Após a queda das folhas, aparecem as flores e os frutos. A planta cresce em solos ricos e úmidos, não se adaptam a climas frios. Em grego, *hama* significa "ao mesmo tempo", e *nelis* significa "fruto". Os gregos achavam que a Hamamélis era muito parecida com a macieira. Os índios a usavam como cataplasma em feridas externas. A água de hamamélis foi o primeiro extrato aquoso a ser patenteado.

Seu gênero é feminino. Da planta é aproveitada as folhas e as cascas. Não há indicação para gastronomia.

Nome popular: hamamélis erva-da-bruxa, erva-da-feiticeira.
Nome científico: *Hamamelis virginiana*
Planeta: Mercúrio
Deidade: Hermes
Elemento: Água
Função terapêutica: ótimo remédio para sangramentos, hemorragias venosas ou arteriais, varizes e úlceras varicosas e feridas abertas. Alivia o desconforto das hemorroidas. Pode ser usada como chá, tintura alcoólica, pomada, solução aquosa ou supositório. Usada para tratamento de envelhecimento, irritações na pele pós-barba e fragilidade nos fios de cabelos e anticaspa.
Contraindicação: para hipertensos, pessoas com irritação gástrica, mulheres grávidas ou que estão amamentando.
Função mágica: atrai o amor, a meditação e a alegria.

TOQUE DE BRUXA: uma varinha mágica feita de hamamélis abre a clarividência e equilibra o emocional. Na Lua cheia, faça um banho com ramos de alecrim, lavanda e hamamélis. Esse banho ajudará a aumentar sua confiança e concentração, e ainda ajuda a diminuir o cansaço. Dessa maneira, estará usando a natureza para ficar mais alegre e feliz.

Receitas terapêuticas e encantadas

- **CÁPSULAS PARA PRISÃO DE VENTRE, VARIZES E PROBLEMAS DE CIRCULAÇÃO:** a dose recomendada geralmente é de 2 cápsulas após o café da manhã e 2 cápsulas após o jantar, durante 2 semanas.
- **CHÁ PARA PROBLEMAS DE CIRCULAÇÃO, DIARREIA OU GARGANTA INFLAMADA:** coloque 1 colher de chá de cascas numa xícara de água fervente, deixe descansar por 10 minutos e coe. Tome de 2 a 3 xícaras ao dia.

- **Extrato para varizes, queimaduras e pele irritada:** aplique uma fina camada sobre o local afetado 2 a 3 vezes por dia.
- **Pomada para hemorroidas, ferimentos na pele, hematomas e queimaduras:** aplique uma fina camada de pomada na região afetada 3 vezes por dia, fazendo movimentos circulares.

Antisséptico bucal refrescante

- ½ colher de chá de glicerina vegetal
- 1 colher de chá de extrato de hamamélis
- 3 gotas de óleo essencial de menta
- 125 ml de água

Misture os ingredientes e agite bem. Enxague a boca com essa solução depois de escovar os dentes, ou sempre que quiser refrescar o hálito.

Loção herbal para acalmar coceiras

- 20 gotas de óleo essencial de lavanda
- 20 gotas de óleo essencial de menta
- 30 ml de extrato de hamamélis

Misture os ingredientes numa garrafa pequena. Agite bem e aplique a loção com um algodão sempre que desejar.

Óleo antiodor

- 10 gotas de extrato de semente de toranja
- 10 gotas de óleo essencial de cipreste
- 10 gotas de óleo essencial de lavanda
- 60 ml de extrato de hamamélis

Misture os ingredientes numa garrafa pequena, agite antes de usar. Borrife a mistura nas axilas, quando necessário, para impedir a proliferação das bactérias.

Loção aromática contra varizes

- 10 gotas de óleo essencial de cipreste
- 10 gotas de óleo essencial de milefólio
- 125 ml de extrato destilado de hamamélis

Misture os ingredientes numa garrafa e agite bem. Aplique nas pernas conforme necessário.

Loção sensual

- 2 gotas de óleo essencial de sálvia
- 3 gotas de óleo essencial de rosa
- 10 g de pétalas de rosa seca
- 10 gotas de óleo essencial de sândalo
- 125 ml de água destilada de hamamélis
- 125 ml de água mineral

Deixe as pétalas de rosa em infusão na água de hamamélis, em um pote tampado, por uma semana. Coe e despeje o líquido em uma garrafa de 250 ml, com vaporizador. Acrescente os óleos essenciais de sândalo, rosa e sálvia. Agite bem. Acrescente a água mineral e agite novamente.

Tônico aromático

- 1 colher de chá de extrato destilado de hamamélis
- 1 colher de chá de glicerina vegetal
- 20 gotas de óleo essencial de sândalo
- 250 ml de água de rosas

Misture a hamamélis e o óleo essencial de sândalo numa garrafa e agite bem. Acrescente a glicerina e a água de rosas e agite novamente. Embeba um disco de algodão nesse tônico e aplique-o sobre a pele.

Loção pós-barba

- ½ de chá de glicerina vegetal
- 1 colher de sopa de calêndula seca
- 2 colheres de sopa de folhas secas de confrei
- 20 gotas de óleo essencial de sândalo
- 250 ml de água destilada de hamamélis

Deixe o confrei e a calêndula em infusão na água de hamamélis por duas semanas, em um pote coberto. Coe e acrescente a glicerina vegetal e o óleo essencial de sândalo. Agite bem antes de usar e espalhe sobre a pele depois de barbeada.

Repelente de insetos

- ¼ colher de chá de óleo essencial de eucalipto
- ½ colher de chá de óleo essencial de citronela
- ½ colher de chá de óleo essencial de lavanda
- 1 colher de chá de óleo de jojoba
- 250 ml de água destilada de hamamélis

Misture os óleos essenciais e óleo de jojoba em uma garrafa com vaporizador. Agite bem. Acrescente a água de hamamélis e agite de novo. Borrife o corpo e as roupas, evitando os olhos e as mucosas.

Maceração para hemorroidas

- 20 g de carvalho
- 20 g de casca da Índia
- 20 g de erva-de-bicho
- 20 g de erva-de-santa-maria
- 20 g de hamamélis
- 500 ml de vinagre de maçã

Coloque em um vidro escuro por 10 dias. Coe e tome uma colher de sopa em um copo de água ou suco três vezes ao dia.

Cistite

- 10 g de chapéu-de-couro em pó
- 10 g de cipó-cabeludo em pó
- 10 g de folhas de abacate em pó
- 10 g de folhas de hamamélis em pó
- 10 g de unha-de-gato em pó
- 300 g de mel

Misture todos os ingredientes até formar uma pasta, coloque em um vidro tampado. Tome uma colher de sopa três vezes ao dia.

Henna

Comumente encontrada nas regiões semiáridas, tropicais e subtropicais do mundo, a henna é uma planta de flores pequenas e brancas e sementes na forma de cápsulas marrom. Pode crescer até uma altura de 2-6 metros, com ramos numerosos, que têm espinhos em suas pontas. Suas folhas, em formato elíptico, têm extremidades afiladas e dispostas de forma oposta. A planta henna (*Lawsonia inermis*) é a única espécie do gênero *Lawsonia* e pertence à família *Lythraceae*. As folhas geralmente são colhidas durante a floração e possuem uma molécula de corante vermelho chamado *lausona*, que tem a capacidade de se ligar com a proteína. Esse corante tem sido utilizado há tempos para colorir a pele, os cabelos, as unhas e também tecidos, como a seda e a lã, por exemplo. Segundo alguns pesquisadores, a história da henna pode ser rastreada até a Idade do Bronze. Acredita-se que parte do corpo e a coloração de cabelo com henna era praticada pelos povos desse período. Outra alegação é que a tintura de cabelo henna foi usado pela primeira vez pelos antigos egípcios. Uma das teorias sobre o uso de henna é que por ser uma planta nativa de locais com climas quente, as pessoas costumavam esmagar essas folhas e aplicar o colar sobre as palmas das mãos e dos pés, a fim de esfriar o corpo. Gradualmente, seu uso passou para fins cosméticos e para projetos desenvolvidos como tatuagens, designs, pintura corporal, etc. Na Índia, Paquistão e alguns países vizinhos, a henna é conhecida como *mehendi* e tem sido utilizada ao longo dos séculos como uma parte indispensável de vários festivais e ocasiões. A palavra *henna* é utilizada para designar o pó seco feito a partir das folhas da planta, ou a própria planta. Tem-se observado que as folhas dos rebentos superior, que são mais jovens, em comparação com aqueles na parte inferior da planta, têm tintura mais forte. Estas folhas são secas e transformada em pó para formar o maior grau de henna. Seu gênero é feminino. Da planta se usa a folha (em pó). Não há indicação na gastronomia.

Nome popular: Henna
Nome científico: *Lawsonia spp*
Planeta: Saturno
Deidades: Lashimi, Parvarti e Shiva.
Elemento: Fogo
Função terapêutica: aplicação em cosméticos naturais. Em forma de chá tem ação febrífuga, tônica e relaxante dos nervos. Acredita-se que ela pode curar queimaduras, cortes, contusões e inchaços. A henna também é considerada como tendo propriedades antifúngicas e antibacteriana.

Contraindicação: a única contraindicação pode ser o início de uma possível reação alérgica, que pode acontecer em pouquíssimos casos, mas a possibilidade não deve ser excluída porque a henna é uma substância natural, mas não antialérgica.
Função mágica: em países como a Turquia, o Iraque e a Arábia Saudita, crê-se que a henna traz boa sorte. No Marrocos há uma enorme variedade de desenhos, cada um dos quais se "adequa" a uma situação particular. Assim, muitas mulheres grávidas apresentam desenhos nos seus tornozelos para se protegerem durante o parto. Estes desenhos são transmitidos de geração em geração na mesma família e mantidos em segredo.

TOQUE DE BRUXA: erva do signo de sagitário. Para pedir proteção basta fazer um desenho de um pentagrama com hena em sua mão esquerda.

Receitas terapêuticas e encantadas

Para potencializar os resultados com o uso da henna em pó, obtendo um tingimento mais duradouro e intenso, é interessante utilizá-la de forma semelhante às mulheres indianas. Veja a seguir:

- A henna é termoativa e, por esse motivo, deve ser adicionada água quente à erva, ou ainda um chá (por exemplo, chá verde), até o ponto em que a consistência fique semelhante à de um mingau grosso. Logo após, adicione suco de meio limão – a acidez faz com que as escamas do cabelo se fechem, permitindo assim que a henna se deposite sobre eles com maior eficácia.
- Para que o cabelo não fique ressecado e promova um maior tratamento, adicione uma ou duas colheres de óleo vegetal, como óleo de amêndoas ou azeite extravirgem, ou um creme de tratamento de sua preferência.
- Deixe a mistura repousar em recipiente de cerâmica ou vidro, coberto com um papel filme por algumas horas.
- Você pode lavar os cabelos com shampoo neutro antes de aplicar a henna, não sendo, entretanto, necessário lavá-los.
- Aplique a henna com luvas e protegendo a pele das laterais do rosto com uma camada de gel ou de hidratante, para não ficar com manchas.
- Cubra com uma touca térmica e deixe agir; quanto mais tempo a henna permanece no cabelo, maior o seu poder de fixação. O ideal é deixá-la por no mínimo 3 horas, podendo permanecer por mais tempo. Sendo a henna um produto natural, não causa danos à saúde.
- Enxague em água (fria, de preferência), com creme condicionador, para facilitar a retirada da henna, até que a água escorra transparente.

Hera

Nativa da Grã-Bretanha, Europa, norte da África, Ásia e Ilhas Canárias, a hera cresce em sebes e no campo e se desenvolve melhor em lugares úmidos. Possui flores azul-arroxeadas. Exala um odor mentolado. Arbusto tipo trepadeira ou rasteira, com folhas verde-escuras brilhantes, muito usada como planta ornamental. Seus frutos são tóxicos. A planta é cultivada através de galhos que enraízam facilmente. As sementes são fotoblásticas negativas, só germinam no escuro. A espécie é polinizada por vespas e mariposas e produz frutos muito nutritivos, que amadurecem no inverno e são fonte de alimento para passarinhos em reprodução no início da primavera. Dizem que a planta da hera contrabalança os efeitos do álcool e, por isso, aparece representada na coroa de Baco, quando, na verdade, só os frutos da hera é que teriam um efeito contra a embriaguez. Na realidade, acreditava-se nisto porque a hera é uma planta que estrangula as videiras. Nos *chupas*, os altares onde realizam os casamentos de judeus, as quatro colunas geralmente são cobertas por hera para simbolizar a união do casal. A hera-terrestre já foi usada no preparo de cervejas, antes do lúpulo, para conservar, clarificar e aromatizar. O nome Hera foi em homenagem a divindade protetora das mulheres, especialmente das mães e mulheres casadas. Sob sua proteção estavam, especialmente, os amores legítimos e o casamento.

Seu gênero é feminino. Suas folhas e caules são aproveitadas. Não há registros na gastronomia.

Nome popular: hera-terrestre, hera-de-canteiro, hera dos poetas, hera trepadeira, hereira.
Nome científico: *Glechoma hederacea*
Planetas: Mercúrio e Saturno
Deidades: Hermes, Hera, Osíris e Dionísio
Elemento: Água
Função terapêutica: a hera é anti-celulitica, cicatrizante, usada para tratamentos de tosses, resfriados, úlceras varicosas, menstruação difícil, asma, gota e hipertensão.
Contraindicação: todas as partes da hera fresca são tóxicas, por isso, nesta forma, ela não deve ser utilizada. O consumo interno da hera só é recomendado quando a planta é encontrada na composição de medicamentos comprados na farmácia, que pode ser na forma de comprimido ou de xarope.

Função mágica: a hera guarda e protege a casa. É uma planta histórica ligada às crenças gregas e egípcias, em que se acreditava que a hera escondia os duendes sob as folhagens. Símbolo de felicidade e de longevidade. Os druidas, antigos sacerdotes, herdeiros da tradição céltica, acreditavam que a hera protegia as pessoas contra os espíritos malignos. Assim, se a planta subisse viçosa pelas paredes de uma casa, isso significava que os seus habitantes estariam protegidos de forças do mal, mas se, ao contrário, começasse a murchar ou morresse, seria um sinal de mau agouro e de desgraça iminente. A hera é símbolo da constância e do amor fiel e ilustra de verdade a ideia de amantes inseparáveis.

Toque de Bruxa: faça uma guirlanda com alguns galhos de hera quando estiver realizando algum feitiço de amor, esse gesto irá potencializar a realização de seu desejo. Na forma de amuleto, suas folhas secas dão incríveis resultados contra negatividade e inveja. Banho de imersão com as folhas de hera é um poderoso estimulante sexual. Já o banho com infusão proporciona uma pele mais macia e hidratada, porém é necessário ter atenção e cuidado com a dose, evitando exageros. Recomenda-se colocar mais água e evitar o contato com as partes íntimas.

Receitas terapêuticas e encantadas

- **Doenças da garganta:** deve ser fervida com vinho e sal e empregada em gargarejos, combate as doenças de garganta e o mau hálito.
- **Efusão:** para queimaduras e úlceras varicosas coloque 10 g de folhas de hera frescas para 2 litros de água fervente. Deixe amornar, coe, coloque numa gaze e aplique na área afetada. O líquido da decocção deve ser usado para lavar o ferimento cansado pela queimadura.
- **Para escurecer cabelos brancos:** faça um chá de hera com enxofre e lave os cabelos no final do banho.
- **Ritual para harmonia no casamento:** num momento de calma, de preferência com o seu parceiro ou parceira, reúna uma maçã, cravos-da-índia e essência de hera. Verbalize as qualidades do casal, enquanto finca os cravos na maçã e peça a Deusa Hera proteção para uma união verdadeira, segura e de crescimento mútuo. No final, jogue a essência de Hera na maçã e guarde-a em um lugar acima da cabeça.

Hibisco

Os hibiscos pertencem a família botânica Malvácea. Geralmente são arbustos que variam de semilenhoso, de 1,5 – 3,5 m de altura. As espécies mais conhecidas são: *Hibiscus mutabilis* originário da China, *Hibiscus rosa-sinensis* originário da Ásia tropical e *Hibiscus sabdariffa* originário da África. Como planta isolada ou em conjunto formando fileiras, o hibisco é cultivado de forma ornamental, sendo facilmente encontrado em jardins e até mesmo em calçadas. No Brasil, há um grande número de variedades e formas cultivadas. Suas flores, formadas quase o ano todo, são solitárias e de inúmeras cores, podendo ser simples ou dobradas, de pétalas crespas ou recursadas e recortadas. Na Suíça é chamada de *kerkade* e aromatiza vinhos. Os talos dão o que se chama cânhamo de hibiscos. *Hibiscus* significa *Ísis* (Deusa Egípcia), em grego. Sua flor é símbolo do Havaí. Gênero masculino. Da planta se aproveita a flor. Na gastronomia é usado para produção de geleias, sucos e chás.

Nome popular: hibiscus, hibisco, azedinha, vinagreira, quiabo-azedo.
Nome científico: *Hibiscus sabdarifa*
Planeta: Marte
Deidades: Afrodite, Hera e Eros.
Elemento: Fogo
Função terapêutica: o chá ou o extrato de hibisco tem ação cicatrizante, hemostáticas, emenagoga e refrescante. Melhora a digestão, aumenta a diurese e acalma os nervos. É diurético, laxante, antiespasmódico e expectorante. Age como corante e aromatizante.
Contraindicação: mulheres grávidas ou em fase de amamentação não devem utilizar-se do hibisco.
Função mágica: dificuldade sexual em relação afetiva; baixa libido, apatia, dissabor ou mau humor. Traz o retorno da harmonia, da afetividade, do deleite e do prazer sexual. Estimula o carinho e o amor. É muito bom para mulheres que querem engravidar, mas tem medo ou insegurança física ou emocional. Facilita a reconciliação entre o sagrado e a sexualidade. Ajuda a eliminar traumas de abortos.

TOQUE DE BRUXA: para despertar o amor e fortalecer a autoestima, faça uma Geleia de Afrodite. Coloque em um pilão cinco colheres (sopa) de flores (cálice) frescas e amasse bem até adquirir uma consistência pastosa. Em seguida, adicione três colheres (sopa) de açúcar cristal. Leve ao fogo brando e deixe em fervura, mexendo sempre com uma colher de pau para não grudar no fundo da panela.

Quando adquirir o ponto de geleia, desligue o fogo e, ainda quente, acondicione em vidros até à boca e tampe. Espere esfriar e armazene em geladeira. Utilize como geleia no desjejum.

Receitas terapêuticas e encantadas

- Digestivo estomacal, refrescante intestinal, diurético, protetor da mucosa (bucal, bronquial e pulmonar): em uma xícara (chá) coloque uma colher (sopa) de flores (cálices) picadas e adicione água fervente. Abafe por 10 minutos e coe. Tome uma xícara (chá) de uma a três vezes ao dia. Podem ser acrescentadas algumas gotas de limão.
- Fluidificante do suco biliar, digestivo estomacal, refrescante intestinal: coloque três colheres (sopa) de folhas (cálices) picadas em meio litro de vinho branco seco. Deixe em maceração por oito dias, agitando de vez em quando e depois coe. Tome um cálice antes das principais refeições.
- Protetor da mucosa (estomacal e intestinal): coloque uma colher (chá) de flores (cálices) picadas em uma xícara (chá) de água fervente. Desligue o fogo, abafe por 10 minutos, espere amornar e coe. Tome uma xícara (chá) três vezes ao dia.

Loção para realçar o brilho dos ruivos

- 1 colher de sopa de vinagre de maçã
- 3 colheres de sopa de calêndula seca
- 3 colheres de sopa de hibisco seca
- 500 ml de água

Leve ao fogo numa panela com água tampada. Ferva com os hibiscos e a calêndula. Retire do fogo e deixe o líquido descansar, com as ervas em infusão, até que esfrie. Coe, despeje o líquido num recipiente limpo e acrescente o vinagre de maçã. Agite bem. Espalhe 125 ml, da loção nos cabelos, após usar o xampu. Guarde o restante na geladeira por até duas semanas.

Cálculos renais

- 20 g de flor de hibiscos
- 20 g de picão
- 20 g de sabugueiro
- 20 g de salsaparrilha

- 20 g de zimbro
- 500 ml de vinagre de maçã

Coloque em um vidro escuro por 10 dias. Coe e tome uma colher de sopa em um copo de água quatro vezes ao dia.

Maceração emagrecedora

- 1 litro de vinagre de maçã
- 20 g de bugre
- 20 g de carqueja doce
- 20 g de fucus
- 20 g de hibiscos
- 20 g de hortelã
- 20 g de melissa

Coloque em um vidro escuro por 7 dias. Coe e tome uma colher de sopa diluída em água, três vezes ao dia.

Laxante

- 20 g de cipó cabeludo
- 20 g de cipó cruzeiro
- 20 g de fedegoso
- 20 g de frângula
- 20 g de hibiscos
- 500 ml de vinagre de maçã

Coloque em vidro escuro por 10 dias. Coe e tome uma colher de sopa em um copo de água ou suco, uma a duas vezes ao dia.

Morangos em infusão de hibisco

- 1 fava de baunilha
- 3 grãos de pimenta preta
- 30 g de flores de hibisco comestíveis
- 400 g de morango
- 400 ml de água
- 500 g de açúcar
- Raspas de casca de ¼ de limão
- Raspas de casca de ½ laranja

Lave os morangos, retire as folhas verdes e corte-os ao meio. Numa panela, leve a água e o açúcar para ferver. Adicione as raspas dos cítricos, a pimenta e a baunilha. Retire do fogo, acrescente as flores de hibisco, depois deixe levantar nova fervura. Leve a esfriar e passe pela peneira. Disponha morangos nos pratos. Regue-os com o xarope e salpique com as flores. Rende 4 porções. Decore com flores comestíveis a gosto.

Chá ou banho para despertar o amor incondicional

- 3 pauzinhos de canela
- 3 punhados de camomila
- 3 punhados de hibisco

Ferva a canela por cinco minutos, acrescente os demais ingredientes e tampe por 8 minutos. Adoce com mel.

Banho para despertar a sensualidade

- 1 litro de água
- 3 punhados de hibisco
- Mel

Na primeira noite de Lua crescente prepare esta mistura por infusão. Deixe amornar e, após o banho habitual, banhe-se do pescoço para baixo. Você irá se sentir muito mais sensual.

Chá ou banho para fortalecer a autoestima (também é ótimo para gripe)

- 1 colher de sopa de hibisco
- 1 colher de sopa de pétalas de rosa
- 1 maçã
- 1 pauzinho de canela

A maçã e a canela são colocadas em uma panela com um litro de água, quando ferver, acrescente a rosa e o hibisco. É muito importante fazer o "encantamento" com uma colher de pau. Sugestão de Palavras Mágicas: "Eu de bom grado me rendo ao poder do amor verdadeiro, abro meus braços, abro meu coração, abro minha mente, para que recebam suas bênçãos". Adoce com o mel no final. Se for usar como banho você pode acrescentar uma colher de óleo vegetal.

Hissopo

Nativa do sul da Europa, do Oriente próximo e do sul da Rússia, o hissopo é um arbustiforme de cerca de 50 cm a 60 cm de altura, com folhas verde-escuras e flores azul-rei. Planta perene, bem resistente, prefere um solo arenoso ligeiramente calcário. A propagação se dá por sementes, mudas de podas ou divisão. Precisa ser renovada a cada três ou quatro anos, mas é fácil de cultivar. No antigo testamento, o nome hissopo designava diferentes plantas e seus produtos serviam para atividades rituais, como o aspergir do sangue dos sacrifícios.

O nome hissopo deriva do hebreu *Ezoph* e do grego *Azob*. Na Antiguidade, era utilizado como poderoso filtro protetor em templos e castelos. Antigamente, o hissopo era considerado uma espécie de erva sagrada e purificadora, por isso, era utilizada para purificar os templos. A Bíblia faz referência a esta planta no salmo 51 v.7: "Purifica-me com hissopo e ficarei limpo". Há mais de 2.000 anos os judeus apreciavam esta planta medicinal que era utilizada principalmente para purificar os leprosos. Para essa indicação, eles utilizavam as partes verdes da planta. No nível espiritual e em termos figurativos, o hissopo serve para apagar os pecados, como pode ser visto no Salmo de Davi, que implora a Deus que perdoe suas falhas.

O hissopo foi uma das ervas mais disseminadas na Idade Média e era usada para afastar piolhos. As folhas eram usadas para feridas e o polvilho feito de hissopo ajudava a amenizar inchaços e machas.

Planta de gênero masculino. Flores e folhas são aproveitadas. Na gastronomia é usada em sopas, molhos ou saladas. As flores são usadas para aromatizar o licor *Chartreuse*.

Nome popular: hissopo
Nome científico: *Hyssopus officinalis*
Planetas: Vênus e Júpiter
Deidade: Zeus
Elemento: Água
Função terapêutica: regulador da pressão arterial, fortificante em geral, expectorante eficaz para os pulmões, fortalecedor dos nervos e do estômago, estimulante, antisséptico, baixa febre, estimula a secreção urinária. O hissopo é cultivado tanto pela beleza e pela capacidade de atrair abelhas e borboletas quanto pelo uso culinário e medicinal. Pesquisas modernas, no entanto, indicam que como agente tópico, ele pode ajudar a combater infecções de herpes e a regularizar a menstruação atrasada.

Contraindicação: não é recomendado que mulheres grávidas e epiléticos utilizem o hissopo.

Função mágica: proteção e purificação. Esgotamento mental e falta de concentração. Utilizados em encantamentos para entrar em contato com outros planos e para atrair dinheiro. Proteção, desenvolvimento, crescimento psíquico e riquezas.

Toque de Bruxa: pode ser utilizada em muitos tipos de saches para banho e para proteção e em misturas de incensos.

Receitas terapêuticas e encantadas

- Banhos e cataplasmas: são ótimas opções para acelerar a cicatrização de feridas e favorecer a circulação.
- Infusão em água: à razão de 2 por 100, sendo recomendado tomar apenas duas ou três xícaras por dia. Em uso externo, o hissopo tem virtudes tônicas e resolutivas, servindo de gargarejos nas diversas afecções da garganta. Em aplicações quentes é usado para resolver equimoses e torceduras.
- Óleo: muito adequado para massagens, o que nos ajudará a melhorar a circulação e a prevenir varizes. Atenção: óleo de hissopo é apenas para uso externo.
- Queijo fresco com ervas aromáticas: junte 4 colheres de sopa de hissopo finamente picado com 225 g de queijo fresco, um pouco de azeite, sal e pimenta. Coma com batatas assadas ou use para espalhar no pão.
- Remédio à base de hissopo: mistura para chá anticonvulsivo: misture uma colher (chá) de hissopo seco e picado com ½ colher (chá) de tomilho e ½ colher (chá) de hipericão. Coloque uma xícara de água fria sobre a mistura. Espere levantar fervura, deixe em infusão durante cerca de 10 minutos e depois coe. Beba duas xícaras por dia uma antes do café da manhã e outra ao deitar.

Hortelã

Nativa da Europa e dos Estados Unidos, a hortelã se desenvolve espontaneamente nos dois continentes. Herbácea de caule quadrangular, folhas lanceoladas e flores em espigas. Pode atingir de 30 a 100 cm. Utilizada como aromatizante em chicletes, cremes dentais e aperitivos, a planta foi considerada a erva da amizade e do amor e é símbolo da hospitalidade.

O nome *mentha* vem da ninfa Minta, que foi desejada por Hades (Plutão), mas Perséfone, num acesso de ciúmes, a pisoteou até que a enterrasse. Hades, por compaixão, a transformou em uma erva com um perfume único e especial. Usado pelos gregos como oferenda para os mortos.

Seu gênero é feminino. Da planta é usada suas folhas. Na gastronomia é muito usada pelos árabes. A hortelã pode ser servida em pratos quentes, em molhos, infusões, doces ou em saladas. Cristalize folhas de menta e cubra com chocolate. O molho de hortelã acompanha bem carnes. Facilita o processo da digestão. Use algumas folhas na salada verde. Dá um sabor especial e refrescante.

Nome popular: hortelã
Nome científico: *Mentha piperata*
Planeta: Vênus
Deidades: Afrodite e Mercúrio
Elemento: Ar
Função terapêutica: estimulante. Alivia dores, baixa febre, controla a transpiração. Acaba com a insônia, esgotamento, perturbações mentais e incapacidade decisiva. Na forma de chá, tintura ou aperitivo, atenua náuseas, enjoos matinais e dores de cabeça. Tem ação vasodilatadora. Acalma o ardor das picadas de insetos.
Contraindicação: pode causar insônia. Não deve ser consumida em grandes quantidades por crianças e lactantes, pois pode causar dispneia e asfixia.
Função mágica: usado em encantamentos de cura, o banho com hortelã também é ótimo para curar e restaurar a memória. Pode ser usado como incenso. Seu poder está ligado à purificação, saúde e amor. O chá de hortelã é indicado para pessoas que seguram as emoções, seja por medo, seja por vergonha de se mostrarem. E com isso estão sempre alerta, administrando os impulsos emocionais de uma maneira mentalmente concreta sem nunca se permitirem descontrair. O Óleo Essencial de hortelã clareia o pensamento e é útil para combater o cansaço mental, a ansiedade e a tensão.

Toque de Bruxa: esfregue a menta nos batentes das portas de casa para limpeza e proteção. Isso vai espantar toda negatividade do ambiente. Faça um bastão de ervas usando alecrim, menta e manjericão (frescos). Prepare uma água com sal grosso e esparja a água pela casa com auxílio do bastão de ervas. Coloque hortelã fresca em seu altar como oferenda aos bons espíritos protetores. Para evitar insônia, coloque um ramo de hortelã na cabeceira de sua cama. Sob o travesseiro ajuda a ter sonhos com seu futuro. Faça uma infusão de hortelã para fechar uma refeição. Pingue gotas de água de rosas para acompanhar. Normalmente é servido quente, mas pode ser delicioso gelado.

Receitas terapêuticas e encantadas

- **Água de hortelã:** um galho de hortelã no copo com água mineral é uma ótima pedida no verão. Macere de leve a erva na água, isso ajuda a purificar aparelhos respiratório e digestivo e alivia azia e má digestão. Exposta à luz solar: é indicada para minimizar a timidez.
- **Chá de ervas para gripe:** despeje 500 ml de água fervente sobre uma colher de chá de flores de sabugueiro seca, uma colher de chá de hortelã seca num bule e deixe em infusão por 15 minutos. Coe, acrescente mel se desejar e beba quatro xícaras ao dia.
- **Chá para alívio da gastrite:** em processo de infusão, deixe descansar por 10 minutos uma colher de sopa de hortelã em 200 ml de água fervida. Coe e beba antes do café da manhã.
- **Chá para comunicação:** faça uma infusão com uma porção de hortelã, uma porção de sálvia, casca de romã e um pedaço de gengibre e use para se comunicar com o Outromundo.
- **Composto nutritivo para a pele com acne:** triture separadamente ¼ de xícara de chá de amêndoas e uma xícara de chá de aveia em um moedor de alimentos. Misture ¼ de xícara de chá de argila cosmética com uma colher de iogurte natural, duas gotas de óleo essencial de alfazema e duas gotas de óleo essencial de hortelã-pimenta. Use como uma máscara pela manhã, lave normalmente.
- **Suco do gnomo – para atrair prosperidade:** bata no liquidificador um abacaxi em pedaços, um litro de água mineral e um punhado de hortelã, até ficar homogênea a mistura. Consagre ao elemento Terra.

- **Tintura de hortelã:** faça uma tintura com hortelã, graúda ou miúda, deixando no álcool absoluto por 20 dias. Coe e sirva para combater o mau hálito, infecções na boca, dor de garganta e má digestão. Para gargarejos usa-se uma colher de sopa em um copo de água morna. Se ingerir, use uma colher de chá em 1/4 de um copo d'água. Serve também como vermífugo.
- **Xarope para combater a gripe:** faça um chá por infusão com três ramos de hortelã-pimenta e bata no liquidificador com um copo de água de coco e 3 ramos de agrião. Adoçar com mel.

Antisséptico bucal para gengivas saudáveis

- ½ colher de chá de tintura de mirra
- 1 colher de chá de anis
- 1 colher de chá de glicerina vegetal
- 2 colheres de chá de hortelã seca
- 250 ml de água fervente

Despeje a água fervente sobre a hortelã e o anis. Tampe e deixe em infusão até esfriar. Coe e acrescente a mirra. Conserve esse antisséptico numa garrafa e agite antes de usar.

Esfoliante herbal

- 1 colher de sopa de folha de confrei moída
- 1 colher de sopa de hortelã seca moída
- 2 colheres de sopa de lavanda seca moída
- 60 g de argila cosmética
- 75 g de amêndoas moídas
- 200 g de aveia em flocos moída

Misture todos os ingredientes formando um pó. Para usá-lo, adicione água morna a uma colher de sopa do Esfoliante Herbal, até ficar pastoso. Massageie a pele suavemente com a loção, e, em seguida, enxague o rosto com água morna.

Mistura para um incenso de comunicação – pode ser dedicado à Hécate ou Hermes

- 1 parte de Artemísia (pode ser substituída por cipreste)
- 1 parte de lavanda
- 1 parte de menta
- Casca de romã e sálvia (se desejar)

Consagre as ervas, soque-as em seu pilão, até que virem um pó. Use um recipiente e um carvão apropriado para fazer a queima. Indicado para os rituais de contato com o Outromundo e de acesso ao poder intuitivo.

Óleo de Hécate

- 3 gotas de óleo essencial de patchouli
- 5 gotas de óleo essencial de cipreste
- 10 gotas de óleo essencial de menta
- 30 ml de óleo vegetal

Indicado para rituais de aberturas de caminhos e de escolhas. Use nos chacras, nos pés e nas mãos.

Óleo de massagem aromático para prevenir rigidez muscular

- 5 gotas de óleo essencial de hortelã
- 15 gotas de óleo essencial de alecrim
- 30 ml de óleo de amêndoa

Misture os óleos numa garrafa de vidro escuro. Agite bem e espalhe pequenas quantidades no músculo atingido, todos os dias, até que ele se recupere.

Suco antienvelhecimento

- 2 limões médios
- 3 copos de água de coco
- 5 folhas de hortelã
- Casca de um limão
- Mel para adoçar

Bata tudo no liquidificador. Tome dois copos por dia.

Costeletas com molho de hortelã – para aumenta a comunicação e a capacidade de resolver problemas. Consagre esse prato a Hermes

- 100 ml de creme de leite
- 2 colheres de sopa de hortelã picada
- 8 costelas
- Azeite e sal a gosto

Tempere as costelas com sal e frite-as numa frigideira em azeite bem quente. Peça que a força desse animal seja a mesma que você necessita para resolver a dificuldade que se encontra. Depois, junte a hortelã ao creme de leite, pedindo a Hermes que sua comunicação seja certeira e que as melhores palavras saiam de sua boca. Leve o molho ao fogo branco até engrossar. Despeje o molho sobre a carne e sirva.

Reconciliação com a pessoa amada

- 1 caldeirão
- 1 colher de sopa de canela em pó
- 1 fio de seu próprio cabelo
- 1 pequeno coração de papel vermelho
- 3 copos de água pura da fonte
- 5 g de folhas frescas de manjericão
- 5 g de gengibre
- 5 g de pétalas de rosa
- 10 g de folhas secas de hortelã

Numa noite de Lua nova, quando mercúrio estiver no signo de Touro, coloque a água pura no caldeirão para ferver. Escreva o nome do seu amado no coração de papel vermelho. Quando a água estiver fervendo, abaixe o fogo e vá acrescentando os ingredientes, inclusive o coração. A cada item colocado você deverá mexer com uma colher de pau, repetindo o seguinte encantamento:

> *Como os pássaros que vão e voltam*
> *Eu te quero outra vez ao meu lado*
> *Como as águas que sempre retornam*
> *Te quero por mim apaixonado.*

Após ter colocado o último ingrediente, apague o fogo e depois de morno coloque-o em um vidro. Deixe o tomar o sereno da lua e só retire no dia seguinte, antes do nascer do sol. Derrame esta poção no portão do ser amado, com certeza vocês vão fazer as pazes.

Hortênsia

Nativa do Japão e da China, a hortênsia se adapta melhor em regiões mais frias e são muito usadas nas beiras de estradas para ornamentação de lugares públicos. Arbusto de grande diâmetro, podendo atingir cerca de 2,5 metros de altura e igual medida em largura. Seu tronco é lenhoso na base e herbáceo nos ramos novos de um ano. As folhas são grandes, brilhantes, verde-escuras, serrilhadas na borda, de consistência coriácea e de inserção oposta no ramo. As flores são pequenas, reunidas em grande inflorescência, a maioria não fértil. As cores encontradas são brancas, rosas, azuis, lilases. Novos híbridos são oferecidos com flores rosa-forte, vermelha e azul escuro. Floresce a partir do final da primavera. A hortênsia deve ser cultivada ao sol ou sob árvores, em solo fértil, rico em matéria orgânica e bem drenados. Prefere solos areno-argilosos de textura média. Para plantar a muda, o buraco deve ser maior que o torrão. Dentro dele deve ser colocado adubo animal de curral, cerca de 1 kg ou cama de galinheiro, a metade desta quantidade, e misturar composto orgânico ou turfa, adicionando 100 g de farinha de ossos. Isso tudo é misturado e depois colocado o torrão com a planta, complete com composto orgânico e regue bem. A melhor época de plantar é no inverno, com a planta ainda em estado vegetativo. Plantar a muda já com flor no verão e regar todos os dias até uns 10 dias garante a sua sobrevivência. A adubação da hortênsia obedece ao calendário do outono. A adubação anual de inverno garantirá uma bela floração.

Planta de gênero feminino. Suas flores e folhas e raízes são aproveitadas. Não há uso na gastronomia.

Nome popular: hortênsia
Nome científico: *Hydrangea macrophylla*
Planeta: Lua
Deidade: Deméter
Elemento: Água
Função terapêutica: como decocção das raízes secas serve para tratar desordens intestinais, ulceras gástricas, refluxos esofágicos ou cólicas ulcerativas.
Contraindicação: sendo uma planta tóxica, não é aconselhado usar como remédio ou aplicação caseira.
Função mágica: acalma a mente, aumenta a intuição, diminui a auto crítica. Diminui a tensão na cabeça por ler ou pensar muito. Seu uso como planta de jardim é terapêutico por sua beleza e cores. Traz proteção e equilíbrio para trabalhos em conjunto, principalmente quando existe um objeto altruísta, ou seja, em

benefício de alguém, porque esta flor desenvolve um sentimento de união muito forte, tranquilidade e vontade de querer proteger. Sua grandeza e exuberância energizam este processo. Harmoniza grupos de trabalho e situações em que se necessita proteção. Pode ser usada também em situações de ruptura destes sentimentos, ou seja, medo de solidão, sentimentos de desproteção e desunião.

Toque de Bruxa: a hortênsia é a erva consagrada a Iemanjá, faça um banho consagrado a ela. Use alecrim, manjericão, hortênsias, perfume de alfazema, jasmim, folha de laranjeira, aguapé e rosas brancas (pode acrescentar mel e perfume a gosto).

Receitas terapêuticas e encantadas

Atrair coisas boas

- Açúcar
- Alecrim
- Cristal (pedra)
- Hortênsia
- Louro
- Manjericão
- Moedas
- Ouro
- Perfume (qualquer um)
- Prata

Ferva todos os ingredientes, menos o açúcar. Após tomar seu banho de higiene, logo de manhã, banhe-se dos ombros para baixo. Gaste as moedas, guarde o ouro e a prata e jogue as ervas fora. Depois deste banho, dilua duas pedras de anil em um balde de água morna e jogue dos ombros para baixo. Deixe cair um pouco de água do chuveiro, passe em seguida bastante açúcar no corpo, e deixe cair bastante água. É aconselhável fazer este banho anualmente, sempre nas datas do seu aniversário.

Ilangue-Ilangue (Ylang-Ylang)

Nativo da Malásia, o ilangue-ilangue foi introduzido na Ilha de Reunião no fim do século 18 e daí para as ilhas de Nossi-Bé e Comoro, no século 19 e é cultivado em Java, Sumatra e Madagascar. Uma grande variedade de flores cor-de-rosa, roxas e amarelas crescem nessa pequena árvore tropical, mas o melhor óleo é o destilado das flores amarelas. Para obter um litro de óleo essencial são necessários de 100 a 150 quilos de flores frescas. É um dos constituintes do Chanel n° 5 e do Charlie. Pequena árvore tropical, a *Cananga odorata*, árvore Ylang, atinge uma altura de 18 metros, e tem belas flores amarelas. Na base da flor parece que tem uma grande estrela com cinco pétalas amarelas. O nome ilangue-ilangue significa "flor das flores" e é por vezes atribuído também à árvore *Anona odorantissima*, embora não se saiba ao certo se trata-se de duas árvores diferentes ou de uma única árvore que apresenta algumas diferenças quando cultivada em solos e em climas diferentes. A primeira parte do óleo essencial de ilangue-ilangue retirado durante o processo de destilação a vapor é da mais alta qualidade e é vendido com o nome de Ylang-Ylang, enquanto aquela que se obtém na parte final do processo – conhecida como a "cauda" do destilado – é de qualidade inferior, sendo normalmente vendida com o nome de cananga. Seja qual for o caso, as propriedades terapêuticas são as mesmas, embora o perfume da cananga seja menos refinado. O melhor óleo de todos é aquele obtido a partir das flores colhidas no início do verão, às primeiras horas da manhã. Os dois óleos contêm eugenol, geraniol, linalol, safrol, ilangol, terpenos, pineno, benzoato de benzila e uma combinação de ácido acético, benzoico, fórmico, salício e valérico. A cor do óleo vai do quase incolor ao amarelo-claro, e seu aroma é extremamente forte e doce. Algumas pessoas consideram-no enjoativo e utilizam-no muitas vezes misturado a outros óleos, como o de limão ou bergamota, que irão suavizar sua doçura. Seu gênero é feminino, da planta se utiliza raízes, folhas e flores. Não há uso na gastronomia.

Nome popular: ilangue-ilangue, ylang-ylang, cananga, jasmim dos pobres.
Nome científico: *Cananga odorata*
Planeta: Vênus
Deidade: Afrodite
Elemento: Água
Função terapêutica: antidepressivo, antisséptico, afrodisíaco, hipotensor e sedativo. Abaixa a pressão sanguínea. Diminui a raiva e a insegurança.

Contraindicação: o uso excessivo pode causar dores de cabeça e náuseas. Também pode irritar peles sensíveis. Seu uso é contraindicado em condições de pele inflamada e dermatite.

Função mágica: usado em feitiços de amor, banhos e incensos. Abranda sentimentos de ira, ansiedade, choque, pânico e medo. A flor é estimulante e é usada contra impotência e frigidez.

Toque de Bruxa: na Indonésia, há um costume interessante de espalhar pétalas de ilangue-ilangue no leito nupcial. Misturada ao óleo de coco, algumas pessoas gostam de usar o óleo essencial para proteger os cabelos dos danos causados pela água do mar. Cheirar o óleo do ylang-ylang é muito bom para reduzir o estresse, a pressão arterial e a ansiedade. Usá-lo no banho ou numa massagem é uma experiência bastante agradável e relaxante.

Receitas terapêuticas e encantadas

- **No banho:** para uma banheira de tamanho médio, misture 15 gotas de óleo essencial de ylang-ylang com uma colher de sopa de óleo de semente de uva. Para efeito afrodisíaco, acrescente algumas gotas de óleo essencial de rosas, de jasmim e de bergamota.
- **Na massagem:** num frasco de 50 ml de óleo vegetal, acrescente 15 gotas de óleo essencial de ylang-ylang.
- **No vaporizador:** num recipiente com água quente, coloque de 5 a 10 gotas (dependendo do tamanho do ambiente).

Banho da sensualidade – para aumentar o magnetismo pessoal e estimular a atratividade em relação ao sexo oposto.

- ½ xícara de café de flores de jasmim (protege os relacionamentos, a harmonia na união e a individualidade dos parceiros)
- 1 maçã partida em 4 (a fruta do amor)
- 3 pedacinhos de canela (além de tudo é afrodisíaca)
- Algumas folhas de gerânio
- Algumas gotas de óleo essencial de ylang-ylang (afrodisíaco)
- Folhas de patchuli ou gotas do óleo essencial (afrodisíaco)

A canela e a maçã são preparadas por decocção, ferva por seis minutos, no final, inclua os demais ingredientes. Banhe-se do pescoço para baixo.

Inhame

Nativo da África e das Américas, o inhame também foi encontrado no Brasil pelos portugueses na ocasião do descobrimento. O inhame vegeta melhor em solos bem drenados e ricos em matéria orgânica. Prefere os climas úmidos e quentes e não se adapta ao frio. Conta a lenda que um leproso se escondeu no mato e só tinha inhame para comer. Depois de um tempo ele ficou inteiramente curado só se alimentando dessa raiz.

Seu gênero é feminino. Da planta se usa a raiz. Na gastronomia pode substituir totalmente as receitas por batata inglesa.

Nome popular: cará, taro di Egypt, yautia; taro, taiá, cocoyam, sato-imo, gabi, kolokassi, chamagadda, colocasia, malanga, toran.
Nome científico: *Colocasia esculenta*
Planeta: Saturno
Deidades: Hades e Hécate
Elementos: Terra e Ar
Função terapêutica: indicado nos tratamentos de afecções de pele. Combate a herpes e quaisquer dermatoses. Fonte de energia. Nutriente. Reforça e estimula todo sistema imunológico, agindo nos gânglios linfáticos. Combate gripes, estresse, cansaço físico e doenças infecciosas. As batatas têm propriedades antidiabéticas e antirreumáticas. É depurativo do sangue e combate às ulceras cancerosas.
Contraindicação: não encontrada na bibliografia consultada.
Função mágica: é usado no candomblé como comida de Oxalá. Quando cozida com casca é comida de Ogum. Em pó atrai a prosperidade, boa sorte e firmeza nos objetivos. Simboliza renovação e atração de forças sagradas.

TOQUE DE BRUXA: se ao descascar o inhame der coceira nas mãos passe um pouco de óleo ou lave com água bem salgada. Use sempre o inhame em suas receitas para reforçar seus objetivos e atrair prosperidade. Um ritual a Pachamama é excelente para prosperidade: faça uma refeição, abençoando os alimentos que serão servidos à mesa, agradecendo a Pachamama pela generosidade da Terra. Prepare um prato com inhame e outras raízes e crie uma celebração em honra à Deusa, pedindo a fartura para nutrição de todos os seres. Cante uma música à Pachamama: *Pachamama... iaoa... iaoa... pachamama...*

Receitas terapêuticas e encantadas

- Cozido no vapor: coloque alguns inhames com casca e tudo na parte superior da cuscuzeira, ou numa peneira sobre uma panela com água fervendo, e tampe. Depois de meia hora, espete com o garfo para ver se estão macios. Nessa altura a casca solta com muita facilidade, basta puxar que sai inteirinha. É aí que o inhame tem o sabor mais simples e gostoso.
- Desnutrição e convalescença: use a raiz como alimento, cozidas ou assadas.
- Emplasto puxa-tudo (furúnculos, espinhas, farpas): rale inhame sem casca e misture com 10% de gengibre ralado com casca e farinha de trigo até dar liga. Aplique sobre a pele e cubra com gaze ou pano fino. Retire com água morna, quando estiver seco (+- 3 horas).
- Fortalecimento do corpo físico: comer de 3 a 5 vezes por semana cozido a vapor: inhame, alcaçuz, shitake e beterraba.
- Inhame frito: é muito mais gostoso do que batata. Corte em rodelas finas ou em palitos, da mesma forma que faz com as batatas inglesas e frite em óleo bem quente. Deixe escorrer sobre um papel que absorva a gordura.
- Nhoque de inhame: cozinhe os inhames, descasque, amasse com farinha de trigo e uma pitada de sal marinho até a massa ficar com a consistência do lóbulo da orelha. Enrole em cordões, corte, coloque para cozinhar de pouco em pouco numa panela com água fervendo. Quando os nhoques subirem é que já estarão cozidos. Se puder, substitua parte da farinha de trigo comum por outra que seja integral.
- Patê de inhame: faça um purê de inhame, acrescente azeite, salsinha, cebolinha, coentro, manjericão, orégano e beterraba cozida. Bata no liquidificador até produzir uma pasta rosada, acrescente sal, alho e use como patê com pão ou torradas.
- Purê de inhame: depois de cozinhar os inhames no vapor ou na água, solte a casca e amasse com um garfo, junte um pouquinho de manteiga e de sal marinho, ou molho de soja, e misture bem. Não precisa ir ao fogo de novo.
- Torta para eliminar dificuldades: cozinhe os inhames, descasque, amasse e forre com essa massa uma assadeira untada, espalhe por cima uma composta de abacaxi feita com sementes de erva-doce e cravo-da-índia, quase sem água, pois o abacaxi solta o caldo. Leve ao forno quente durante meia hora.
- Vitamina com inhame: bata no liquidificador um inhame, uma cenoura, alguns ramos de salsa e o suco de duas laranjas, com mais água se desejar. Tudo cru. Serve dois copos.

INHAME AO FORNO COM CREME DE QUEIJO – prato para trazer equilíbrio em suas emoções, prosperidade em sua vida e abertura de seus caminhos

Para cozinhar os inhames

- 1 caldo de galinha – Limpa o caminho.
- 1 ramo de alecrim – O alecrim traz a alegria.
- 1 ramo de sálvia – A sálvia afasta energias ruins e traz a realização dos sonhos.
- 1 ramo de tomilho – O tomilho traz felicidade.
- 2 ½ copos (americano) de água quente – Equilibra as emoções.
- 2 colheres (sopa) de azeite – O azeite traz prosperidade.
- 2 dentes de alho com casca – O alho faz com a inveja vá para longe.
- 2 folhas de louro – O louro traz a prosperidade, junto a batata ajuda no equilíbrio para lidar com a abertura de nossos caminhos.
- 800 g de inhame descascados e cortadas em rodelas de 1 cm – O inhame é responsável pelo equilíbrio de nossas emoções.
- Sal temperado a gosto – Benção do prato.

Para o creme de queijos

- ½ copo de iogurte – Traz amor.
- ½ xícara de creme de leite fresco – Traz amor.
- ½ copo de requeijão – Traz amor.
- ½ pimenta vermelha – Traz ação.
- 1 colher (sopa) de gorgonzola – Traz amor.
- 1 colher (café) de mostarda em pó – Traz dinheiro.
- 2 ovos – Traz dinheiro.
- 100 g queijo minas curado ralado – Traz amor.
- Sal temperado a gosto – Benção do prato.

Para a montagem: Inhame cozidos (em um refratário – 25 cm x 20 cm x 4 cm de altura – faça duas camadas, intercalando).

Creme pronto

- 100 g de queijo parmesão ralado para polvilhar
- 200 g de muçarela ralada
- Ervas para polvilhar (sálvia e tomilho)

Preparo: acenda uma vela rosa e uma azul, pedindo ao Universo equilíbrio de suas emoções. Escolha um incenso de flor. Cozinhe os inhames em uma panela, espalhe em camadas, as 800 g de inhames descascados cortadas em rodelas de 1 cm. Junte 2 folhas de louro, 1 ramo de alecrim, 1 ramo de tomilho, 1 ramo de sálvia, 2 dentes de alho com casca, 2 colheres (sopa) de azeite, 1 caldo de galinha e 1 caldo de vegetal dissolvidos em 2 ½ copos (americano) de água quente e acrescente os inhames. Cozinhe em fogo médio por 20 min até que os inhames estejam cozidos e firmes. Acerte o sal, se necessário. Reserve.

Creme de queijos: bata no liquidificador ½ copo de iogurte, ½ xícara de creme de leite fresco, 2 ovos, ½ copo de requeijão, 100 g queijo minas curado ralado, 1 colher (sopa) de gorgonzola, 1 colher (café) de mostarda em pó, ½ pimenta vermelha e 1 colher (chá) de glutamato monossódico. Acerte o sal temperado e reserve.

Montagem: coloque no forno a 180 ºC por 30 min para cozinhar e integrar bem o creme os inhames. Cubra com papel-alumínio, fazendo uma cabaninha. Retire o papel-alumínio após os 30 min. Deixe mais 10 min para dourar.

Consagre depois de pronto o prato aos Deuses e Deusas.

Pão de inhame

- 1 colher (chá) de sal
- 1 envelope de fermento biológico instantâneo (10 g)
- 1 ovo
- 1 xícara de água morna
- 2 colheres (sopa) de açúcar
- 2 colheres (sopa) de margarina
- 2 inhames cozidos (250 g)
- 4 ½ xícaras de farinha de trigo

Bata os ingredientes no liquidificador, exceto a farinha de trigo. Coloque a mistura em um recipiente e acrescente a farinha de trigo aos poucos, misturando bem. Sove a massa e coloque em um recipiente, cubra com um pano de prato limpo e deixe até dobrar de volume. Coloque a massa sobre uma superfície enfarinhada e modele os pães no formato que desejar. Transfira os pães para uma assadeira e deixe crescer novamente, até que dobre de volume. Leve ao forno preaquecido e deixe por cerca 25 minutos ou até ficar dourado.

Jabuticabeira

Árvore brasileira, originária da América do Sul. Sempre verde e de crescimento lento, a jabuticabeira pode chegar a 15 m de altura. Seu tronco é liso, muito ramificado, com casca que descama em placas uma vez por ano. As folhas são pequenas, brilhantes e sem pelos. As flores são hermafroditas, brancas, quase sésseis e nascem ao longo do tronco e dos ramos. A floração ocorre duas vezes ao ano, nos meses de julho a agosto e depois de novembro a dezembro. Os frutos aparecem em agosto e setembro e em janeiro e fevereiro. São bagas globosas, avermelhadas, quase pretas, muito doce e levemente ácidas. A propagação é pela germinação das sementes, por enxertia e enraizamento de ramos terminais. Jabuticaba, em tupi quer dizer "fruta em botão".

Planta de gênero tanto masculino quanto feminino. Dela são aproveitados seus frutos e folhas. Na gastronomia os frutos são usados para fazer geleias, vinhos, licores, sucos e doces.

Nome popular: jaboticaba, jaboticaba-paulista, jaboticaba-açu, jaboticaba do mato, guaperu, jaboticaba sabará, pérola negra.
Nome científico: *Myrcia jabuticaba cauliflora Berg*
Planeta: Saturno
Deidade: Hécate
Elemento: Água
Função terapêutica: alivia as aftas, retarda o envelhecimento, ajuda na diabetes, inflamação de garganta e falta de ar.
Contraindicação: não encontrada na biografia consultada.
Função mágica: equilibra o materialismo, ajuda a trabalhar pessoas avarentas e ambiciosas. Resgata o poder pessoal e limpa os sentimentos de culpa.

TOQUE DE BRUXA: para se livrar de culpas internas, faça um licor de jabuticaba com 1 kg da fruta, 1 kg de açúcar e 1 litro de cachaça. Esprema todas as jabuticabas. Coloque tudo em infusão com o açúcar e a cachaça por sete dias. Coe e guarde em um vidro escuro em local sem luz.

Receitas terapêuticas e encantadas

- **Geleia de jabuticaba:** esprema 1 kg de jabuticabas e leve ao fogo com 1 kg de açúcar e deixe cozinhar em fogo médio até o ponto de geleia.
- **Suco de jabuticaba:** lave bem 1 kg de jabuticabas. Coloque-as em uma panela, tampe e leve ao fogo baixo por uns cinco minutos. Destampe a panela e, sem retirar do fogo, vá amassando as frutas com uma colher de pau. Depois de bem amassadas, retire as jabuticabas do fogo e passe-as por uma peneira, apertando com as costas da colher para retirar todo o suco. Esse suco é concentrado, se você quiser preparar um refresco, dilua-o em água, na quantidade desejada e adoce a gosto.
- **Bochecho:** faça três vezes ao dia um bochecho com suco de jabuticaba diluído em água.
- **Falta de ar:** amasse bem os frutos e cozinhe em água, depois de frio tome duas xícaras ao dia.
- **Inflamação de garganta:** faça gargarejos de duas a três vezes ao dia com chá de uma colher de sopa de folhas de jabuticaba para uma xícara de água, ferva por três minutos, deixe amornar e faça os gargarejos.

Magia da jabuticaba – para estimular a amizade, beleza e autoestima

Esse feitiço deve ser feito em uma sexta-feira, de preferência na Lua crescente para cheia. Acalme seu coração, escolha um lugar calmo em sua casa. Você vai precisar de uma jabuticaba bem bonita, uma vela rosa e um incenso de rosas. Acenda o incenso e a vela pedindo que as boas amizades, a beleza e a autoestima venha até sua vida e a preencha completamente. Se desejar, coloque uma música de fundo, feche os olhos e respire profundamente. Ao abrir os olhos, escreva seu desejo em um pequeno papel e coloque dentro da jabuticaba (um pedido apenas). Coloque essa jabuticaba em um jardim bem florido ou debaixo de uma árvore, agradecendo a realização de seu desejo.

Jasmim

Nativo da região do Himalaia, Índia, Paquistão e partes da China, o jasmim prefere solo fértil, bem drenado e sol direto ou sombra parcial. Se necessário, faça a poda depois de florescer. Normalmente é cultivado por meio de ramos retirados no verão, embora as plantas já estáveis se reproduzam com frequência. Dificilmente é encontrado na natureza, mas cultivado comercialmente em todo mundo. As flores são geralmente colhidas à noite, quando estão bem abertas e exalando mais aroma. É um arbusto que atinge quase 4 metros de alturas. Dioscórides deve ter conhecido o perfume de jasmim quando atuava como médico de Marco Antônio e Cleópatra. Essa planta já era muito comum na Inglaterra no início do século 16, antes mesmo de os ingleses conhecerem o chá, que ficou ali conhecido ao redor de 1660, graças à princesa portuguesa Catarina de Bragança, esposa de Carlos II. O jasmim é utilizado há milênios, desde a antiga Arábia, principalmente por suas propriedades afrodisíacas. Seu perfume doce e envolvente inspirava ardentes canções dos poetas árabes e era considerado indispensável pelas mulheres dos haréns dos sultões. O óleo essencial do jasmim, um dos mais caros do mundo, é usado como ingrediente na preparação dos mais valiosos perfumes que existem no mercado (o Chanel nº 5 é um deles). Na Índia, o jasmim representa o amor desde os tempos mais remotos. Ainda hoje é uma flor muito utilizada nas grinaldas nupciais. O óleo extraído de suas flores é considerado por alguns como o rei dos óleos. Os persas também faziam uso dele na Antiguidade, e foi dessa época que surgiu o nome *jasmin* (da forma persa antiga *ysmym*) – do qual derivou o termo jasmim, que quer dizer *jaz* "morto" e *mim* "eu", ou seja, a morte do próprio eu, e, por conseguinte, seu renascimento. Em algumas lendas de Afrodite, imagina-se que ela esteja deitada em uma cama envolta de flores de jasmim. Existem cerca de 200 espécies de arbustos e trepadeiras do gênero jasmim, que é feminino. Da planta é usada as flores. Na gastronomia pode ser usado em geleias, balas e xarope. Em alguns países é usado para aromatizar o arroz.

Nome popular: jesamine, germim, jasmim, jasmim-estrela, jasmim real, jasmim da Itália e huanduma.
Nome científico: *Jasminum officinale*
Planeta: Lua e Vênus
Deidades: Afrodite, Astarte e Artêmis.
Elementos: Água e Terra.

Função terapêutica: seu óleo essencial é usado como sedativo e antidepressivo. O jasmim é adstringente, tranquilizante, relaxante, tem função analgésica, tônica uterina e estimula o parto. Indicado contra vícios como cigarro, álcool, drogas e jogos. Purifica e desintoxica o organismo.

Contraindicação: pode causar reação alérgica em algumas pessoas mais sensíveis.

Função mágica: tônico espiritual para fortalecer o amor e a paixão. Afrodisíaco. Gera pureza nos pensamentos e purifica as emoções. Diminui a sensação de inferioridade, medos e fobias. Traz os aspectos do divinal para tudo. Dá um toque de pureza e perfeição do divino e angelical. É um ótimo repelente contra invasores obsessivos em geral.

TOQUE DE BRUXA: o sistema de Florais de Minas ajuda a vencer a resistência em romper certos hábitos, com a criação de uma nova imagem de nós mesmos, para a libertação das fantasias e devaneios relativos a uma autoimagem falsa; auxilia o emergir dos aspectos obscuros e subconscientes do ser e providencia um olhar profundo sobre nós mesmos.

Receitas terapêuticas e encantadas

- PARA ALIVIAR O ESTRESSE OU COMO ANTIDEPRESSIVO: use 4 a 6 flores secas em uma xícara de água fervente e deixe descansar por cinco minutos. Tome duas ou três vezes ao dia.
- ÓLEO DE MASSAGEM PARA AUXÍLIO DO PARTO OU ALÍVIO DE CÓLICAS MENSTRUAIS: adicione 1 a 2 gotas de óleo essencial em 5 ml de óleo de amêndoa e use em massagens no abdômen.
- AROMATIZADOR PARA IMPOTÊNCIA OU FRIGIDEZ: use 2 a 3 gotas de óleo essencial em um difusor de aromas antes da relação sexual, ou faça uma massagem mútua entre parceiros.
- ELIXIR DA JUVENTUDE: uma xícara do chá feito com as flores frescas do jasmim, ingerida a cada três dias a cada mês, retarda o processo de envelhecimento.
- BANHO DE IMERSÃO PARA DEPRESSÃO E MEDO: misture em sua banheira 4 gotas de óleo essencial de lavanda, 2 gotas de óleo essencial de jasmim e 4 gotas de óleo essencial de ylang-ylang.

Bala de jasmim – afrodisíaco

- 20 ml de xarope de jasmim
- 500 g de açúcar de confeiteiro
- 500 g de açúcar refinado

Com uma colher de pau, faça uma pasta com os dois açucares, o xarope de jasmim e água suficiente até a massa desprender da colher. Leve ao fogo e mexa sem parar. Continue a mexer depois de tirar do fogo. Com a colher, pegue um pouco de pasta e coloque na pedra de mármore. Quando secas, coloque sobre papel impermeável e deixe no sol durante algumas horas ou coloque em forno fraco por uma hora.

Pushpanna (rainha do arroz) – servir em ocasiões festivas especiais

- ¼ xícara de açúcar mascavo
- ¼ xícara de amêndoas
- ¼ xícara de castanha de caju em pedaços
- ¼ xícara de ghi
- ½ colher de chá de assafétida amarela em pó
- ½ colher de chá de filetes de açafrão
- ½ xícara de ervilhas verdes cozidas
- 1 ½ xícara de arroz branco com grão longo (basmati)
- 1 colher de chá de cominho
- 1 colher de chá de erva-doce
- 1 colher de chá de pimenta-do-reino
- 1 colher de sopa de leite quente
- 1 punhado de jasmim
- 2 colheres de chá de sal
- 2 colheres de sopa de coco fresco ralado
- 3 colheres de chá de noz-moscada ralada na hora
- 3 colheres de sopa de uvas passas
- 3 xícaras de água
- 6 cravos inteiros
- 6 vagens de cardamomo
- 6 xícaras de Panir frito

Ferva a água, o sal, o leite, o açafrão e a noz-moscada em uma panela. Mantenha a panela tampada. Aqueça a metade do ghi e adicione as castanhas e as amêndoas, refogue até dourarem, retire e deixe do lado. Frite as uvas, retire e coloque junto com as amêndoas e com as castanhas. Adicione a metade do ghi na panela e refogue o arroz. Adicione a água fervendo e mexa. Aumente o fogo e deixe levantar fervura e imediatamente abaixe o fogo e deixe o arroz cozinhar. Assim que o arroz ficar pronto, retire do fogo e deixe tampado por 5 minutos. Coloque o resto do ghi em outra panela e refogue a erva-doce, a canela, o cominho, as vagens de cardamomo, o cravo e adicione a pimenta, a assafétida e o coco fresco. Refogue por um minuto, depois adicione as ervilhas, o açúcar, o panir frito, o jasmim, e as uvas. Retire do fogo e, cuidadosamente, misture o arroz com esses ingredientes. Sirva quente.

Tratamento de circulação

- 2 colheres de sopa de alecrim
- 2 colheres de sopa de cavalinha
- 2 colheres de sopa de cipó-cruzeiro
- 2 colheres de sopa de hamamélis
- 2 colheres de sopa de jasmim
- 2 colheres de sopa de marcela

Misture tudo em ½ litro de água fervente e deixe em repouso por 30 minutos. Coe. Tome três xícaras de chá ao dia, no desjejum, após o almoço e após o jantar.

Perfume para atração

- 1 parte de óleo de jasmim
- 1 parte de óleo de neroli
- 1 parte de óleo de rosa
- 1 parte de óleo de ylang-ylang

Misture tudo em uma noite de Lua cheia e use se precisar atrair algo de bom para você.

Incenso dos sonhos

- 1 parte de cânfora
- 1 parte de pétalas de rosa seca
- 2 partes de sândalo
- Algumas gotas de óleo de jasmim

Queime uma pitada no quarto antes de dormir para produzir sonhos psíquicos. Remova o incensório do quarto antes de dormir.

Incenso da Lua

- ½ parte de cânfora
- 1 parte de casca de limão
- 1 parte de pétalas de rosa seca
- 2 partes de mirra
- 2 partes de pétalas de gardênia
- Algumas gotas de óleo de jasmim

Queime na entrada da Lua cheia ou em momentos que queira uma maior conexão com a energia da Lua.

Sachê de amor

- 1 parte de flores de gardênia
- 1 parte de flores de jasmim
- 2 partes de flores de laranja
- 3 partes de pétalas de rosa

Amarre em um tecido rosa. Coloque o sachê entre suas roupas para infundir nelas o aroma do amor ou use para atrair o amor.

Incenso para limpar roupas com energias negativas

- 1 parte de óleo essencial de jasmim
- 2 partes de mirra
- 4 partes de canela
- 4 partes de sândalo
- 8 partes de olíbano
- 16 partes de serragem

Queime enquanto veste a roupa ou pode ser queimado na frente do armário para manter as boas energias de suas roupas.

Lamparina afrodisíaca

- 1 gota de óleo essencial de bergamota
- 2 gotas de óleo essencial de jasmim
- 2 gotas de óleo essencial de rosa
- 5 gotas de óleo essencial de patchuli
- 5 paus de sândalo

Queime essa mistura no quarto como lamparina ou em rechô aromático.

Banho do amor

- 1 gotas de óleo essencial de jasmim
- 1 pimenta negra
- 2 colheres de mel
- 2 gotas de óleo essencial de sândalo
- 4 gotas de óleo essencial de ylang-ylang

Misture todos os ingredientes em um litro de água, jogue da cabeça para baixo antes de encontrar com a pessoa amada ou sair para paquerar.

Óleo de massagem para o amor

- 2 gotas de óleo essencial de jasmim
- 4 gotas de óleo essencial de ylang-ylang
- 4 rosas inteiras
- 15 gotas de óleo essencial de sândalo
- 50 ml de óleo vegetal

Misture todos os ingredientes e use para fazer uma gostosa massagem na pessoa amada.

Poção de amor (chá ou banho) – para atrair ou intensificar seu poder de sedução

- 2 partes de jasmim
- 2 partes de rosas
- 2 partes de verbena ou calêndula

Ferva um litro de água de fonte ou mineral. Consagre as ervas à Afrodite (ou a outra deidade ligada ao amor). Faça uma mentalização evocando o Poder das Águas e os Espíritos das Ervas. Use um recipiente de vidro ou ágata para fazer a infusão.

Poção de Freya – Beleza

- 1 parte de jasmim
- 1 parte de manjericão ou de menta
- 1 parte de rosas
- 1 parte de verbena ou de calêndula

Consagre e triture todas as ervas usando seu pilão. Enquanto tritura coloque a sua intenção – faça brotar sua beleza interior e que ela se manifeste no exterior. Tome esse banho por três sextas-feiras.

Banho da Fada Aisling – Ritual Celta do Amor

- 1 punhado de calêndula
- 1 punhado de jasmim
- 1 punhado de manjerona
- 1 punhado de pétalas de rosas vermelhas

Aisling é a Deusa Fada que propicia sorte no amor e a realização de sonhos. Este banho deve ser feito na Lua cheia, de preferência numa segunda-feira. Dentro do caldeirão de água, sobre a boca acesa do fogo, visualize uma bolha cor-de-rosa que vai crescendo até envolver você e o fogão num círculo. Acrescente os ingredientes mexendo com a colher de pau em sentido horário e visualizando o relacionamento que deseja. Visualize o tipo de pessoa, não alguém em particular, mas as características ideais. Peça a Aisling que traga o amor em sua vida. Deixe o banho ferver por cinco minutos, tampe a panela e deixe descansar mais cinco minutos. Solte a bolha, visualize-a desaparecendo em direção ao Universo. No banheiro, espalhe pétalas no chão, acenda uma vela cor-de-rosa no seu altar e ofereça a Aisling. Coloque uma música que faça você se sentir amada. Tome seu banho normal e depois derrame carinhosamente o banho da fada pelo seu corpo, sentindo a energia do amor. Agradeça as bençoes de Aisling.

Banho da sensualidade – para aumentar o magnetismo pessoal e estimular a atratividade em relação ao sexo oposto

- ½ xícara de café de flores de jasmim
- 1 maçã partida em quatro partes
- 3 pedacinhos de canela
- Algumas folhas de gerânio
- Algumas gotas de óleo essencial de ylang-ylang
- Folhas de patchuli ou algumas gotas do óleo essencial

A canela e a maçã são preparadas por decocção. Ferva por seis minutos, no final inclua os demais ingredientes. Banhe-se carinhosamente.

Chá ou banho para o processo de "morte e renascimento"

- 3 punhados de artemísia
- 3 punhados de jasmim
- 3 punhados de verbena

Faça esse banho em uma noite de Lua nova e dedique a Ártemis. Misture todos os ingredientes em água morna. Banhe-se carinhosamente.

Garrafa de Amor das Bruxas

- 1 fotografia sua
- 1 incenso de jasmim
- 1 pedaço de cetim rosa
- 1 punhado de canela em pau
- 1 vela rosa
- 1 vidro médio
- Alguns fios do seu cabelo
- Óleo de rosas
- Pétalas de rosa seca

Numa noite de Lua cheia, quando a Lua estiver no signo de Touro, queime os fios de cabelo com a canela, recolha as cinzas e misture-as com as pétalas de rosa, colocando esta mistura dentro do vidro e logo depois embrulhe-o com o cetim. Para que este embrulho fique firme, passe em volta uma linha rosa. Acenda o incenso e passe o vidro embrulhado por nove vezes na fumaça, repetindo o seguinte encantamento:

Pelo imenso poder da Lua
Terei em mim meu desejo
Pelo poder de Afrodite e Eros
Eu me mandarei bem
Pelas estrelas que guiam
Eu aumento meu amor próprio.

Deixe então que o incenso se extinga e depois coloque este vidro num lugar onde ninguém veja ou toque. Não comente com ninguém sobre a feitura deste feitiço.

Jiló

Originário da África Ocidental, o jiloeiro é muito cultivado no Brasil. Planta que precisa de clima quente e úmido para crescer bem e produzir seus frutos e não suporta baixas temperaturas. O jiló pode ser cultivado em estufas em regiões de clima frio, mas lembre-se de que a produtividade é proporcional à temperatura ambiente, sendo ideal aproximadamente 30 °C. O jiloeiro necessita de alta luminosidade e deve receber luz solar direta ao menos por algumas horas, diariamente. O solo deve ser bem drenado, fértil, rico em matéria orgânica, com boa disponibilidade de nitrogênio. Irrigue com frequência para que o solo seja mantido úmido, mas sem que permaneça encharcado. As sementes são plantadas em canteiros, sementeiras ou em copinhos feitos de papel jornal com aproximadamente 10 cm de altura por 5 ou 6 cm de diâmetro. As mudas de jiló são transplantadas quando têm 6 folhas definitivas, estando com aproximadamente 15 cm de altura nesta ocasião.

O jiló é um fruto, geralmente confundido com um legume, famoso por seu gosto amargo. Pode ser cultivado em grandes vasos, retire plantas invasoras que estejam concorrendo com o jiloeiro por nutrientes e recursos.

Seu gênero é masculino, da planta é usada os frutos. Na gastronomia pode ser usado frito, refogado, cozido ou preparado como pasta. O jiló é uma fruta tropical usada na alimentação quando ainda verde.

Nome popular: jiló
Nome científico: *Solanum gilo*
Planeta: Saturno
Deidade: Hades
Elemento: Fogo
Função terapêutica: combate a dor de cabeça, o colesterol alto, a má digestão, febres e resfriados. É antiviral.
Contraindicação: pessoas que têm excesso de ferro no organismo e não o eliminam com facilidade devem consumir o jiló com moderação, pois poderão ocorrer transtornos como: diarreias, vômitos, distúrbios hepáticos, diabetes e problemas cardíacos.
Função mágica: diminui a preocupação, acaba com a raiva e faz com que vejamos as coisas de forma mais belas.

TOQUE DE BRUXA: para melhorar o sabor do jiló, deixe-o de molho por 20 minutos numa tigela com água, cubos de gelo, sal e suco de limão.

Receitas terapêuticas e encantadas

- **Dor de cabeça:** tome duas xícaras de suco de jiló com limão, durante o dia.
- **Colesterol alto:** tome 250 ml de suco de jiló com água e limão pela manhã em jejum.
- **Álcool contra dores:** em um litro de álcool comum, coloque quatro jilós cortados em quatro, utilize depois de sete dias.
- **Tratamento para emagrecer:** bata quatro jilós em água e tome em jejum. Pode ser misturado com suco de limão.

Composta de jiló – para afastar energias negativas

- 1 kg de jiló bem verde
- 2 folhas de figo
- 500 g de açúcar

Ferva em água as folhas de figo e os jiós, com casca e inteiros. Não mexa com colher, só gire de leve a panela para não destruir o fruto. Jogue fora a água e as folhas de figo. Faça uma calda não muito rala com o açúcar e coloque o jiló. Em fogo brando, gire levemente a panela até a calda engrossar. Sirva com torradas.

Receita de jiló ao forno ao vinagrete

- Azeite
- Cebola
- Jiló
- Limão
- Pimenta de cheiro
- Queijo parmesão
- Sal
- Salsinha e cebolinha
- Tomate

Parta alguns jilós ao meio e retire um pouco do recheio deles. Reserve. Pique o tomate e mais alguns jilós como se fosse fazer um vinagrete. Misture e tempere com cebola batidinha, sal, limão, azeite, salsinha, cebolinha e pimenta de cheiro picadinha. Disponha o recheio no jiló, rale queijo parmesão por cima e leve ao forno até o queijo derreter. Sirva quente como aperitivo ou como acompanhamento no churrasco de final de semana.

Kiwi

Originária da Ásia, nativa das regiões montanhosas do Centro e Sul da China, o kiwi é uma trepadeira vigorosa, que produz frutos por mais de cinquenta anos. Os ramos podem ser terminais e não terminais. As folhas normais são grandes, arredondadas, com pelos na parte inferior. As flores são grandes com até 5 cm de diâmetro, brancas e se tornam amarelas à medida que vão ficando mais velhas. A propagação pode ser pela germinação das sementes, mas em cultivo são sempre usadas estacas enraizadas. O fruto, do tamanho de uma uva, é verde, com pequenas sementes e muito doce. Os chineses coletam as frutas do kiwi há milhares de anos, mas nunca domesticaram a planta. Alguns botânicos, visitando a China, no fim do século 19, levaram as sementes para Europa, Estados Unidos e Nova Zelândia. O sucesso do comércio dessa fruta na Nova Zelândia ocorreu a partir de 1960, e a planta passou a ser cultivada em outros países. O fruto kiwi, apesar de não ser originário da Nova Zelândia, deve o seu nome à homenagem feita ao pássaro (sem asas) símbolo deste país, também chamado kiwi. Seu gênero é masculino. Da planta se aproveita o fruto. Na gastronomia é usado em sobremesas, licores, caipirinhas, doces e gelados. Em geral, o kiwi é consumido como fruta fresca.

Nome popular: kiwi
Nome científico: *Actinidia deliciosa*
Planeta: Júpiter
Deidade: Zeus
Elemento: Água
Função terapêutica: antioxidante, efeitos anticancerígenos, anti-inflamatório e leves efeitos laxativos. Equilibra a tensão arterial, aumenta as defesas do organismo e faz bem a todo o sistema cardiovascular.
Contraindicação: há relatos de alergia ao kiwi e casos de anafilaxia. São frequentes a associação da fruta com a síndrome de alergia oral – a reação começa minutos após o contato da fruta com a mucosa oro-lábil. Há relatos de dermatite de contato. A pancreatite aguda subsequente a reação alérgica é rara, mas há relato de um caso de ataques repetidos do quadro como consequência do consume do fruto. O kiwi pode apresentar reação cruzada com outros alérgenos vegetais, inclusive pólen.
Função mágica: prosperidade, alegria e saúde.

Toque de Bruxa: saladas coloridas com o kiwi servem tanto para uma alimentação saudável como para deixar o ambiente favorável à alegria, visto que as cores colaboram para um estado de espírito alegre. Decore também o ambiente e aproveite bons momentos.

Receitas terapêuticas e encantadas

Suco antioxidante

- 1 copo de água
- 1 kiwi
- 1 salsinha
- 2 brócolis
- 2 folhas de brócolis
- 2 limões

Bata no liquidificador e tome de uma ou duas vezes ao dia. Consuma na hora; não deve ser guardado depois de pronto.

Suco para combater a asma e bronquite

- 1 abacaxi
- 1 kiwi
- 1 punhado de agrião

Bata no liquidificador e tome o suco três vezes ao dia. Consuma na hora; não se deve guardar depois de pronto.

Suco para combater gripe

- ½ colher de canela em pó
- ½ fruta de kiwi
- 1 colher de polpa de acerola
- 1 copo de suco de laranja ou abacaxi
- 1 punhado de salsinha
- 3 folhas de caqui
- 3 folhas de hortelã

Bata no liquidificador e tome o suco três vezes ao dia. Consuma na hora; não se deve guardar depois de pronto.

Suco antirradicais livres

- 1 copo de água de coco
- 1 couve-de-bruxelas
- 1 folha de couve
- 1 kiwi
- 2 ramos de brócolis

Bata no liquidificador e tome o suco três vezes ao dia. Consuma na hora; não se deve guardar depois de pronto.

Salada colorida – desperta a alegria

- 1 manga
- 1 papaia
- 2 kiwis
- Açúcar e canela em pó a gosto

Descasque os kiwis e corte-os em rodelas finas. Pique a manga e a papaia. Decore com as rodelas do kiwi em um prato e acrescente as frutas picadas misturando as cores em camadas. Polvilhe com açúcar e canela em pó.

Salada colorida agridoce – para despertar a alegria

- 1 pepino
- 2 kiwis
- 2 tomates
- 10 ml de azeite
- 10 ml de vinagre de maça
- Sal a gosto

Misture o azeite e o vinagre e junte sal a gosto. Descasque os kiwis e corte-os em rodelas finas, assim como os tomates e o pepino. Arrume as rodelas em um prato, misturando as cores. Acrescente o molho de azeite e vinagre.

Laranjeira

Originária da Índia, a laranjeira é uma árvore de pequeno porte, medindo em torno de 8 metros de altura, tronco de casca acinzentada, muito ramificada e de copa densa com forma arredondada. As folhas são ovais, de textura coriácea, borda lisa, cor verde intenso, exalando perfume quando esmagadas. As flores são pequenas, brancas, perfumadas, sendo polinizadas por abelhas, que produzem com elas um mel de excelente qualidade. O fruto é globoso, mais arredondado conforme a variedade, de coloração verde à laranja e casca com óleo perfumado. A polpa é aquosa, com cor amarela ou alaranjada dependendo do tipo e estágio de maturação. Frutifica praticamente ao longo do ano, mais intenso de abril a setembro. A versão doce da fruta foi trazida para o Brasil pelos portugueses, que a conheceram na China. É uma fruta rica em suco e quando está madura assume a coloração alaranjada ou, em algumas espécies, permanece na cor verde. Para plantar uma laranjeira com sucesso a época ideal é na estação mais chuvosa ou durante o inverno nos estados do sul do país. O clima melhor para cultivo fica com temperaturas entre 23 e 32 ºC, mas a resistência ao frio depende da variedade. Regiões muito quentes, com temperaturas superiores a 32 ºC e com déficit hídrico não são adequadas para o cultivo desta planta, apesar de que a irrigação controlada poderá resolver um dos problemas. A laranjeira conhecida como laranja-azeda, utilizada para o preparo de doces em calda e cristalizados é a variedade *Citrus auranticum*. A laranjeira se desenvolve bem em qualquer tipo de solo, mas os areno-argilosos têm melhor resposta. A laranja, assim como as outras frutas cítricas, é ótima adstringente e agente de limpeza. A sua casca possui um óleo chamado Neroli, assim denominado após a duquesa de Neroli tê-lo popularizado entre os nobres, utilizando-o para banhos aromáticos, em Roma no século 15. É uma fruta híbrida, criada no passado, a partir do cruzamento da tangerina e do pomelo.

As espécies mais conhecidas e consumidas no Brasil são as laranjas pera, lima, baia, seleta e cavala. A parte interna é formada por pequenas bolsinhas onde se encontra o suco. Seu gênero é masculino, da planta se usa as folhas e os frutos. Na gastronomia é usada em sucos, doces, bolos e em alguns pratos salgados.

Nome popular: fruta da paixão, laranja-doce, laranja-de-umbigo, laranja-lima, laranja-natal, laranja-bahia, laranja-pera, laranja-pera-do-rio.
Nome científico: *Cítrus aurantium*
Planeta: Sol e Urano
Elemento: Fogo
Deidade: Apolo

Função terapêutica: a laranja pode evitar câncer de boca e de estômago, diminuir o risco de derrame, possui antioxidante e ainda ajuda a fortalecer o sistema imunológico, diminuindo a probabilidade do crescimento de células tumorosas. Também pode ajudar na obesidade, na diabete e em doenças cardiovasculares. É fonte de vitamina C, energizante, laxante e ajuda na prevenção de infecções. Controla a pressão sanguínea e o colesterol, melhora os problemas digestivos, estimula as funções intestinais e o sistema circulatório, combatendo inflamações das veias, previne gripes e infecções, reforça as defesas do organismo e corrige a acidez excessiva do organismo.

Contraindicações: a ingestão de laranjas não tem efeitos colaterais ou contraindicações específicas, exceto em casos de alergias.

Função mágica: amor, adivinhação, sorte e dinheiro. É utilizada em encantamentos afrodisíacos, para atrair o amor. Os antigos chineses a consideravam símbolo de sorte e de prosperidade.

TOQUE DE BRUXA: o suco de laranja, segundo Scott Cunningham, pode ser usado no lugar do vinho. Uma infusão de cascas de laranja pode ser bebida contra uma posterior embriaguez. Na Antiguidade, a laranjeira era conhecida como a árvore do conhecimento. A casca e as sementes secas podem potencializar feitiços de amor e a felicidade conjugal. As flores de laranjeira fazem com que a pessoa, por meio de banhos ou de escalda-pés, fique mais atrativa. Para não perder a vitamina C da fruta, só descasque a laranja na hora do consumo, pois a vitamina começa a se perder quando a polpa entra em contato com o ar. Use somente faca de aço inoxidável para cortar a laranja. Suco de laranja deve ser servido fresco. Quanto mais ácida for a laranja, maior é o seu conteúdo de vitamina C. Evite consumir laranjas muito maduras.

Receitas terapêuticas e encantadas

BOLO DA PROSPERIDADE

- 1 colher de sopa de fermento em pó bem cheia
- 1 xícara de açúcar bem cheia
- 1 xícara de chá de óleo
- 2 xícaras de farinha de trigo bem cheias
- 4 ovos grandes
- Raspas de laranja se preferir
- Suco de 2 laranjas

Bata no liquidificador os ovos, o suco de laranja e o óleo. Em seguida, adicione aos ingredientes secos, o trigo e o açúcar e misture bem até ficar bem homogêneo. Por último, adicione o fermento, mexa mais um pouco e disponha numa forma de furo untada e enfarinhada. Asse em forno preaquecido a 180 ° C por 40 minutos e está pronto. Consagre esse bolo a Apolo, pedindo prosperidade e sucesso em seu caminho.

PUDIM PARA O SOL – para trazer prosperidade e realização dos desejos

- 1 lata de leite – use a lata de leite condensado vazia para medir
- 1 lata de leite condensado
- 1 lata de suco de laranja
- 1 xícara de chá de açúcar
- 2 colheres de farinha de trigo
- 3 ovos
- 4 colheres de água
- Raspas de casca de duas laranjas

Dissolva o açúcar na água e leve ao fogo baixo por 12 minutos, até formar um caramelo. Espalhe nas laterais e no fundo de uma forma com buraco no meio de 22 cm de diâmetro. Bata no liquidificador o leite condensado, o leite, o suco de laranja, os ovos e a farinha, junte as raspas e misture com uma colher. Despeje na forma e leve ao forno médio preaquecido em banho-maria, por 50 minutos ou até ficar firme. Retire do fogo e deixe esfriar, depois leve à geladeira por umas duas horas, desenforme e se quiser decore com as raspas de laranja. Consagre esse bolo para Apolo, pedindo prosperidade e sucesso em seu caminho.

LARANJAS CONFITADAS – para tirar os obstáculos do caminho

- Açúcar q.b.
- Água q.b.
- Casca de laranja q.b.

Primeiro prepare as cascas. Você pode cortar em tiras finas e largas ou em gomos maiores. Não é necessário tirar a parte branca da casca. Coloque as cascas em uma panela e cubra-as com água. Leve ao fogo até ferver. Em seguida, troque a água e repita o processo até que as cascas estejam macias. Isso levará em torno de quatro trocas d'água. Esse processo eliminará o amargor da casca e suavizará o doce no final. Depois dessa primeira etapa, coloque as cascas das laranjas na panela, cubra-as com água e junte 100 g de açúcar para cada 100 ml de água que você precisou. Deixe cozinhar lentamente até que as laranjas estejam cozidas e a calda brilhante. Deixe esfriar e verifique se o sabor e a textura estão ideais. (Caso necessário, acrescente mais água e açúcar, seguindo a mesma proporção, e volte ao fogo para cozinhar mais). Você pode guardar em vidros ou compoteiras e servir de diversas maneiras: sozinha, com queijo, como calda de sorvete, recheio de bolos e tortas. É só usar a imaginação!

Panquecas de laranja para uma ocasião especial

- ½ colher (sopa) de sal
- 1 ½ xícara (chá) de leite
- 1 colher (sopa) de conhaque
- 1 xícara (chá) de farinha de trigo peneirada
- 2 colheres (sopa) de manteiga em temperatura ambiente
- 2 gemas
- 2 ovos inteiros
- Manteiga ou margarina para untar
- 1 xícara (chá) de açúcar de confeiteiro peneirado
- 2 a 3 colheres (sopa) de suco de laranja
- 2/3 de xícara (chá) de manteiga ou margarina em temperatura ambiente
- Açúcar de confeiteiro para polvilhar
- Casca ralada de uma laranja
- Manteiga ou margarina para fritar

Coloque no copo do liquidificador os sete primeiros ingredientes. Tampe e bata durante cinco segundos ou até tudo ficar bem misturado. Leve à geladeira por 15 minutos. Aqueça uma frigideira pequena e unte com a manteiga. Junte cerca de 2 colheres (sopa) da massa à frigideira. Vire-a de um lado para o outro para que a massa cubra todo o fundo da frigideira. Cozinhe por um minuto até dourar ligeiramente. Vire a panqueca do outro lado até dourar. Retire da frigideira e coloque num prato. Repita a operação até utilizar toda a massa.

Recheio: numa tigela, bata a manteiga com a casca da laranja, junte o açúcar e o suco de laranja numa quantidade que o açúcar absorva. Distribua o recheio nas panquecas, espalhe bem e dobre cada panqueca em quatro.

Dica: para congelar: embrulhe bem as panquecas em papel alumínio. Aperte as bordas para fechar hermeticamente. Leve ao congelador. Para descongelar: deixe descongelar naturalmente, por 4 horas, em temperatura ambiente. Aqueça um pouco de manteiga na frigideira. Coloque as panquecas e aqueça ligeiramente por 3 a 4 minutos de cada lado. Coloque numa travessa e polvilhe com açúcar de confeiteiro. Rende de 20 a 25 panquecas.

LICOR DE LARANJA – uma poção para o Deus Hélio

- 1 kg de açúcar refinado
- 1 litro de cachaça
- ½ litro de água
- 4 laranjas bem maduras

Corte as laranjas em cruz e coloque no vidro. Acrescente a cachaça. Deixe em infusão durante 20 dias. Faça uma calda com a água e o açúcar, na cor de guaraná, e deixe esfriar. Coloque no vidro onde está a laranja e deixe por 10 dias. Depois coe e coloque em garrafas bem tampadas. Quando mais velho melhor.

LARANJA RECHEADA COM ATUM AO AZEITE – para equilibrar nossas emoções

- 1 cebola picadinha
- 1 colher (sobremesa) de gengibre ralado
- 1 colher (sopa) de manteiga
- 1 lata de atum em azeite de oliva
- 1 xícara (chá) de caldo de peixe (ou mais se necessário)
- 2 colheres (sopa) de cheiro verde picadinha
- 2 copos de iogurte natural integral com mel
- 4 colheres (sopa) de azeite de oliva
- 4 colheres (sopa) de molho de tomate
- 4 laranjas grandes (pera ou bahia)
- 200 g de farinha de milho amarela
- Sal e pimenta-vermelha a gosto

Corte as laranjas ao meio, retire o suco com cuidado para não estragar a casca e retire o bagaço. Reserve o suco e as cascas limpas. Em uma panela, refogue a cebola no azeite junto à manteiga. Coloque uma xícara de suco de laranja, o atum, o gengibre e o sal. Junte o iogurte, a farinha de milho e a pimenta. Refogue por quatro minutos. Aos poucos, vá juntando o caldo de peixe até dar o ponto desejado (mais seco ou mais úmido). Recheie então as laranjas e decore com pimenta-dedo-de-moça picadinha ou uma pimenta-biquinho.

Laranja recheada para prosperidade no amor

- 1 colher de sopa de açúcar de glacê
- 1 colher de sopa de maizena
- 2 laranjas grandes
- 12 cerejas confitadas
- 300 g queijo mascarpone
- Folhas de hortelã (para decorar)
- Um pouco de Grand Marnier a gosto (opcional)

Corte as laranjas ao meio, esprema o sumo sem danificar a casca. Adicione o sumo ao açúcar e à maizena e junte umas gotas de água. Coloque num tachinho e leve a fogo brando até engrossar. Quando o creme estiver frio, adicione o queijo mascarpone e misture cuidadosamente. Adicione o licor. Recheie as laranjas com esta mistura e coloque três cerejas em todos as laranjas. Enfeite a gosto. Reserve no frigorífico até servir.

Laranja de gelatina para despertar alegria

- 6 caixas de gelatinas com cores diferentes
- 9 laranjas médias ou pequenas
- Água para preparar gelatinas

Para fazer a laranja de gelatina, corte a fruta pela metade e retire a polpa. Corte a laranja pela metade, respeitando o sentido dos gomos. Com a ajuda de uma colher, remova o bagaço. Este procedimento também pode ser feito com espremedor elétrico de laranja, assim a fruta é aproveitada para o preparo de um delicioso suco. Coloque as cascas de laranja em um apoio, como se fossem pequenos potinhos. Para que a gelatina fique firme e nivelada, use uma forma de cupcake como apoio. Prepare as gelatinas normalmente, seguindo as instruções da embalagem, em seguida, preencha as metades das laranjas e leve para gelar, de preferência da noite para o dia. Depois que a sobremesa adquirir a consistência ideal, use uma faca afiada para cortar os gomos. É importante servir na hora ou manter as fatias de laranja na geladeira. Corte em fatias. Observação: a polpa da laranja pode ser substituída pela gelatina com sabor condizente à fruta, pois o resultado é mais bonito e apetitoso. Entretanto, caso a intenção seja dar um efeito colorido e alegre à mesa, é recomendado rechear com gelatina de morango, uva, abacaxi, limão, entre outros sabores.

Banho atrativo de amor
Melhor dia: sexta-feira (homem), terça-feira (mulher), **melhor Lua:** cheia

- 1 maçã cortada em 7 pedaços
- 1 punhado de cravos-da-índia
- 3 anis-estrelado
- 3 colheres de mel
- 6 pedaços de canela em pau
- 7 gotas de óleo essencial de jasmim
- 7 gotas de óleo essencial de verbena
- 7 gotas de óleo essencial rosas
- 1 caldeirão no altar com água
- Raspas da casca de uma laranja

Coloque o caldeirão no fogo com todos os ingredientes mencionados. Esfregue suas mãos uma nas outra e, quando sentir que elas estão esquentando, coloque-as um pouco acima da borda do caldeirão, feche os olhos e diga o seguinte encanto:

> Ó, Dama Dourada, Deusa toda poderosa, honro o seu amor. Ó, formos, conceda-me um amor apropriado. Que pelas estrelas ele me seja enviado. Deusa da Lua, um desejo arde em meu coração. Traga-me o amor, na hora certa e com perfeição. Pelo poder do 3 vezes o 3, que assim seja, e que assim se faça!

Deixe o banho ferver. Quando isto ocorrer, apague o fogo e espere a infusão esfriar. Coe. Após tomar um banho normal, despeje este banho mágico da cabeça aos pés, mentalizando felicidades no amor.

Poção estimulante

- Alecrim
- Canela (com as coroas)
- Casca de limão
- Cravo
- Laranja
- Maçã picada (fresca ou seca)
- Tangerina

As ervas e os condimentos devem ser secos. Soque todos eles. Quando precisar de uma força extra ou precisar burlar aquele cansaço matinal, faça a poção logo durante o nascer do sol, ou até o meio-dia.

Feitiço para atrair um novo amor
Melhor dia: sexta-feira (homem), terça-feira (mulher), **melhor Lua:** cheia

- 1 laranja
- 1 pequeno ímã
- 1 raiz de melão-de-são-caetano
- 1 seixo de rio
- 5 g de canela em pó
- 5 g de flores secas de mil folhas
- 10 g de pétalas secas de rosas de jardim

Corte a laranja ao meio e retire a polpa, deixando somente as cascas. Numa das cascas, coloque todos os ingredientes, repetindo o seguinte encantamento a cada ingrediente colocado:

Há muito tempo espero,
um amor que me enlouqueça.
Traz esse amor depressa, e que ele de mim não se esqueça!

Após ter colocado o último ingrediente, encaixe a outra metade da laranja e amarre-as com uma fita vermelha ou cor-de-rosa, para que nada se perca. Coloque a laranja para tomar o sereno da Lua, retirando-a antes do nascer do Sol. Guarde o feitiço em um lugar onde ninguém veja e nem pegue. Espere o cair da noite, quando o enterrará ao pé de uma roseira. Com certeza um novo amor surgirá, antes que chegue a próxima Lua nova.

Tempero para carne

- 50 g de cebola desidratada
- 50 g de manjericão desidratado
- 50 g de salsinha desidratada
- 50 g de sálvia desidratada
- 100 g de casca de laranja seca e batida
- 200 g de alho desidratado
- 500 g de sal light

Misture tudo, coloque em um pote e use como tempero para todos os tipos de carne. Além de prático e saudável, deixa a carne com um sabor muito agradável e ajuda a eliminar o sódio do sal que é muito prejudicial à saúde. Melhora também a digestão e dá um ótimo sabor, além de ser ótimo para combater a hipertensão.

Receita para hidratação da pele

- Cera de abelha
- Óleo vegetal (girassol, jojoba, germe de trigo e babaçu)
- Óleos essenciais (sugestão: benjoim – 15 gotas; lavanda – 20 gotas; laranja – 10 gotas; canela – 05 gotas)

Misture uma parte de cera de abelhas para cinco partes de óleo vegetal, derretidos antes em banho-maria. Quando amornar um pouco, acrescente os óleos essenciais. Escolha óleos essências com qualidades hidratantes e renovadoras das células. Essa cera (unguento) é altamente hidratante e emoliente para a pele seca, madura, rachada, com calosidades, etc. Sendo indicada principalmente para regiões como pés, calcanhares, cotovelos, joelhos ou outras partes do corpo que necessitem de uma hidratação mais profunda.

Óleo de massagem antiestresse

- 2 gotas de óleo essencial de ylang-ylang
- 3 gotas de óleo essencial de camomila
- 5 gotas de óleo essencial de laranja
- 5 gotas de óleo essencial de sândalo ou cedro
- 15 ml de óleo de amêndoas ou coco babaçu (ou 30 ml de um único óleo neutro)
- 15 ml de óleo de girassol

Os óleos possuem efeitos calmantes e relaxantes. Favorecendo a baixa da pressão arterial e batimentos cardíacos. Acalmam a mente e induzem ao sono tranquilo. Essa quantidade é suficiente para massagear o corpo todo de um adulto.

Suco da juventude

- ½ cenoura
- ½ colher (sobremesa) de mel
- 1 polpa de acerola
- 1 copo (200 ml) de suco de laranja sem açúcar
- 1 colher (sopa) de colágeno hidrolisado

Bata todos os ingredientes no liquidificador até obter uma mistura homogênea. Sirva a seguir.

Xampu para cabelos oleosos

- ½ copo de vinagre de maçã
- 1 laranja
- 1 limão
- 1 litro de água fervente
- 6 colheres de sopa de sabão de coco ralado

Retire as cascas da laranja e do limão, pique as e faça uma infusão com a água fervente. Deixe tampado por duas horas. Retorne ao fogo lento e acrescente o sabão ralado. Cozinhe até o sabão se dissolver totalmente. Retire do fogo e deixe esfriar. Acrescente duas colheres de sopa de suco de limão, duas colheres de sopa de suco de laranja e o vinagre. Misture bem e utilize assim que esfriar. Guarde em um vidro bem tampado e conserve na geladeira. Use brevemente, já que as frutas cítricas não conservam suas características por muito tempo. Não será necessário utilizar nenhum creme condicionador.

Farinha para perder peso, melhorar o funcionamento intestinal e rejuvenescer

- 50 g de frutose
- 100 g de ágar-ágar em pó
- 100 g de colágeno hidrolisado
- 100 g de farinha de laranja amarga
- 100 g de farinha de maçã
- 100 g de farinha de mostarda
- 100 g de farinha de uva
- 100 g de feno grego em pó
- 100 g de gelatina em pó
- 100 g de hibisco em pó

Misture tudo, coloque em um recipiente e tome uma colher de sopa em um copo de suco de abacaxi ou de maçã, trinta minutos antes do almoço e trinta minutos antes do jantar.

Óleo de massagem relaxante

- 1 gota de óleo essencial de canela
- 2 gotas de óleo essencial de laranja
- 2 gotas de óleo essencial de rosa
- 7 gotas de óleo essencial de sândalo
- 10 gotas de óleo de semente de uva

Limpe cuidadosamente um frasco pequeno e vazio e coloque dentro todos os ingredientes. Feche a tampa do frasco e agite até que tudo se misture bem. Aqueça um pouco do óleo em suas mãos, esfregando-as vigorosamente, em seguida, aplique sobre a pele.

Chá para acalmar e ajudar na digestão

- 50 g de canela em casca picada
- 100 g de hortelã seca
- 200 g de casca de maçã picada
- 300 g de casca de abacaxi lavada e picada
- 300 g de casca de laranja lavada e picada em pedaços pequenos

Coloque a casca para secar ao sol ou leve ao forno. Misture tudo e coloque em um pote com tampa, limpo e seco. Coloque um punhado da mistura em um litro de água. O resultado é um chá delicioso que pode ser tomado quente ou frio. Adoce de acordo com sua preferência.

Lavanda

Típica da região que vai do sul da Europa ao norte da África, a Lavanda aparece também na Arábia, nas Ilhas Canárias, é espontânea no centro e no sul de Portugal e devido a sua essência, é cultivada nas Américas e em jardins e hortas no Brasil. Planta subarbustiva, encontrada até 1.800 m de altitude, em terrenos calcários, secos e soalheiros, que cresce de 0,3 a 0,6 m em altura. A lavanda é perene, de ramos e folhas brancacentas-tomentosas, seus ramos são nus, eretos, tomentosos e simples. As folhas são verde-acinzentadas, lineares ou oblongo-lanceoladas, estreitas, inteiras e lanceoladas. Flores azul-violáceas dispostas em espigas terminais interrompidas, brácteas castanhas, largas, cálice com cinco dentes, corola com cinco lóbulos e dois lábios, quatro estames incluso e quatro carpelos.

Fruto aquênio, com uma semente preta, lisa. Apresenta um perfume suave muito agradável. A lavanda é uma das poucas flores que basta a gente fechar os olhos para seu perfume vir à mente. Pudera, ela contém um dos óleos essenciais mais usados no mundo, base para uma infinidade de cremes, shampoos, amaciantes e outros produtos de beleza e limpeza.

Os romanos usavam a lavanda para lavar roupa, tomar banho e aromatizar ambientes. Foram eles os primeiros a se beneficiarem das propriedades calmantes da flor, empregada até hoje para controlar insônia, estresse e ansiedade, além de manter as traças afastadas das roupas guardadas. A lavanda prefere clima frio, o que a torna resistente até às geadas ocasionais.

Graças às modernas técnicas de aperfeiçoamento genético, hoje existem variedades adaptadas ao clima tropical, o que possibilita o cultivo da flor em quase todo o país. Esse melhoramento também possibilitou a criação de lavandas de flores brancas e azuladas, além das clássicas violetas e roxas. Seu gênero é feminino. Folhas, hastes e flores são utilizadas. Na gastronomia dá um toque especial em receitas salgadas, carnes, pães e saladas.

Nome popular: alfazema, lavandula, lavanda-vera.
Nome científico: *Lavandula spp*
Planetas: Vênus e Mercúrio.
Elementos: Fogo e Terra.
Deidades: Afrodite e Saint Germain.

Função terapêutica: a lavanda tem efeitos anti-inflamatórios, propriedades dermatológicas, que ajudam a eliminar as impurezas da pele, como poros ou problemas de acne e é antiespasmódica. Controla a produção de gordura e atua como um forte antisséptico. O óleo de lavanda é utilizado para tratar problemas respiratórios, como gripe, bronquite, tosse, asma, laringite e congestão nasal, entre outros. Ajuda a facilitar a respiração, relaxando os músculos e regulando o sistema pulmonar e é muito usado na Aromaterapia, pois reduz os níveis de estresse e favorece o bem-estar corporal e mental, além de ajudar a baixar a tensão arterial e a melhorar a regulação da função cardíaca e sistema circulatório. Esse óleo é digestivo, ajuda a aumentar o movimento intestinal, ideal para tratar de problemas de diarreia, náuseas e cólicas e estimular a digestão. É diurético, favorece a eliminação de líquidos e substâncias nocivas para o organismo e suas propriedades relaxantes ajudam, também, a tratar desequilíbrios do sistema nervoso como dor de cabeça, depressão, insônias ou fadiga nervosa e doenças produzidas pelo lumbago, reumatismo ou contraturas. Restabelece os desequilíbrios hormonais, alivia as cãibras e pode tratar doenças como a leucorreia ou a cistite.

Contraindicações: a essência da lavanda deve ser usada com muita precaução, em doses altas, pode produzir nervosismo e, inclusive, convulsões. Deve-se evitar uso prolongado. Pessoas propensas a úlceras não devem exagerar na administração de preparados à base de alfazema. Pode ser um depressivo do sistema nervoso, causando sonolência. Deve ser evitada por grávidas por ser estimulante uterino.

Função mágica: paz, tranquilidade, bem-estar, sabedoria, benção do amor, fertilidade. Acredita-se, popularmente, que suas flores e folhas livram as mulheres de maus tratos de seus maridos e que dormir sobre ramos de lavanda acalma nos casos de depressão. A lavanda também é usada para purificar banhos e rituais e é muito utilizada em incensos terapêuticos e em saches. É dito que carregar a erva junto ao corpo ajuda a manter a força e a coragem, e você pode conseguir ver fantasmas. Acredita-se, também, que aspergir água de lavanda sobre a cabeça ajuda a mulher a manter a castidade. A lavanda auxilia na harmonia e na paz nos lares.

TOQUE DE BRUXA: jogar lavanda no fogo no solstício de verão é um tributo aos Deuses e nos dá visão e inspiração. Usado também em banhos para curar e para atrair homem. O perfume da lavanda induz ao sono. Excelente para dar claridade e coerência em trabalhos mágicos e concentrar a visualização.

Receitas terapêuticas e encantadas

- Asma, bronquite, tosse, catarro, gripes, sinusites, tensão nervosa, depressão, insônia, vertigens, cistites, enxaquecas: coloque duas colheres de flores de lavanda em uma xícara de álcool de cereais a 60%. Deixe em maceração por cinco dias e coe. Tome uma colher (café) diluída em um pouco de água, duas vezes ao dia. Pode-se também adicionar este preparado à água de banho. Faça banho de imersão por 20 minutos. *Decocção* – ferva por 2 minutos, em um litro de água, 60 g de sumidades floridas de lavanda. Filtre e beba o líquido de quatro a seis xícaras ao dia. *Infusão* – coloque em infusão, por 5 minutos, 5 g de flores de alfazema em uma xícara de água fervente. Adoce com mel e beba. Repita a dose quatro vezes ao dia.
- Banhos de lavanda para fraqueza infantil: ferva 150 g da planta fresca para dois litros de água durante 15 min e deixe repousar durante 20 minutos. Acrescente à água do banho. Duração do banho: 10 a 20 minutos, duas ou três vezes por semana. Este banho é também antiparasitário.
- Cansaço, hemicrania, nevralgia, vertigem e má digestão: coloque óleo de lavanda em um recipiente e adicione 3/4 de litro de azeite de boa qualidade e um punhado de flores frescas de alfazema. Feche bem o recipiente e coloque em um lugar fresco, onde deve ser deixado por cerca de 20 dias. Filtre o óleo sobre um tecido de linho. Pingue algumas gotas do óleo sobre um torrão de açúcar e deixe derreter lentamente na boca. Algumas gotas de essência de alfazema sobre as têmporas e sobre os pulsos dará um grande alívio àquele que se sente cansado por excesso de trabalho ou por uma vigília prolongada.
- Contusões: alcoolato de alfazema – coloque em infusão, por 15 dias, 50 g de flores de alfazema em um litro de álcool. Filtre o líquido e coloque em um vidro provido de tampa em esmeril. Contra as contusões, friccione suavemente com um pouco de líquido para aliviar as dores e faça desaparecer a inflamação.
- Corrimento vaginal, prurido vaginal, sarna, piolho: coloque duas colheres (sopa) de flores em uma xícara (chá) de vinagre branco. Deixe em maceração por três dias e coe. No caso de pruridos e corrimento vaginal, adicionar duas colheres (sopa) à água de banho. Faça banho de assento uma vez ao dia. Para piolhos, aplique no couro cabeludo, com ligeira massagem, deixando agir por duas horas. Em seguida enxague e passe o pente fino. Para sarnas, aplique com um chumaço de algodão.

- **Dermatite, micose, eczema:** coloque três gotas de óleo essencial de patchouli, três gotas de óleo essencial de lavanda e três gotas de óleo essencial de Tea Tree (melaleuca) em quatro colheres (20 ml) de óleo vegetal (semente de uva ou girassol). Aplique no local duas vezes ao dia. (Útil também para ferimentos e picadas de insetos). A lavanda e o Tea Tree são ótimos bactericidas, fungicidas e antissépticos. O patchouli é um excelente cicatrizante.
- **Diurético:** coloque por 5 minutos 5 g de flores de alfazema em uma xícara de água fervente. Filtre e beba três xícaras ao dia.
- **Dor de cabeça:** pingue duas gotas de óleo essencial de hortelã e duas de óleo essencial de lavanda em um lenço de papel ou pano e inale. Acrescente uma gota de cada em uma colher de sopa de óleo vegetal e massageie suavemente a testa, têmporas e nuca.
- **Dor de dente:** gargarejo com decocção das flores.
- **Escalda-pés – para aliviar o cansaço e dores musculares:** coloque em uma bacia com água morna/quente duas gotas de óleo essencial de alecrim (ou hortelã, caso tenha pressão alta), duas gotas de óleo essencial de lavanda e duas gotas de óleo essencial de pimenta-negra (ou cravo). Deixe os pés descansar nesse preparo. Pode acrescentar também um punhado de sal marinho.
- **Escaras de decúbito, queimaduras, picadas de inseto, afecções da pele (eczemas, dermatites e psoríases):** em uma xícara (chá) coloque duas colheres (sopa) de flores e adicione óleo de cozinha. Leve ao fogo, em banho-maria, por uma hora. Espere amornar e coe. Aplique nos locais afetados, com um chumaço de algodão, de duas a três vezes ao dia.
- **Excitação nervosa:** *Infusão* – em uma xícara de água quente, coloque em uma pitada da mistura obtida com: 30 de flores de alfazema, 10 g de camomila, 5 g de hipérico, 5 g de lúpulo, 5 g de raiz de valeriana. Filtre o líquido e beba antes de se deitar. *Inalação*: em uma tigela com água fervente e esfumaçante, coloque algumas gotas de essência de alfazema e posicione a cabeça sobre o recipiente, tendo à testa uma toalha. Aspire profundamente os vapores.
- **Faringite:** *Decocção* – ferva por dois minutos 40 g de flores de alfazema em um litro de água. Filtre o líquido ainda morno. Tome de 4 a 6 xícaras ao dia.
- **Feridas:** verta algumas gotas de óleo essencial puro sobre a ferida.

- Fraqueza e queda de cabelo: misture oito gotas de óleo essencial de cedro, seis gotas de óleo essencial de ylang-ylang, duas gotas de óleo essencial de lavanda e 20 ml (4 colheres de sopa) de óleo vegetal de semente de uva e aplique no couro cabeludo. O óleo essencial de cedro é o melhor para estimular o crescimento capilar e impedir a queda dos fios. O ylang-ylang também possui esse efeito e a lavanda contribui como antisséptico.
- Fricções: verta na palma da mão algumas gotas de essência de lavanda e friccione a região contundida. Utilize sempre apenas óleo essencial puro.
- Insônia: misture três gotas de óleo essencial de lavanda, três de óleo essencial de petitgrain (ou de laranja, bergamota ou tangerina) e três de óleo essencial de palmarosa (ou rosa) em 30 ml de óleo vegetal (amêndoas, girassol, semente de uva). Massageie a região dos ombros, braços, nuca e tórax com a mistura, antes de se deitar, preferencialmente após um banho quente. Pode-se ainda massagear o couro cabeludo com esse óleo, enrolar uma toalha ou touca na cabeça e deitar-se. É uma mistura de aroma floral, cítrico e levemente adocicado. Especialmente relaxante e facilitadora do sono.
- Laringite, coqueluche e tosse: *Infusão* – coloque 50 g de flores de alfazema em um litro de água fervendo. Filtre e beba de quatro a cinco xícaras, adoçadas com mel, durante o dia.
- Náuseas e enjoos: pingue duas gotas de óleo essencial de hortelã, uma gota de óleo essencial de lavanda e uma gota de óleo essencial de limão em um lenço e inale por alguns minutos.
- Pele oleosa: dissolva de quatro a oito colheres de sopa de argila verde esmagada, em água morna, de forma a obter uma pasta untuosa. Acrescente três ou quatro gotas de cada óleo essencial de lavanda e de toranja. Aplique uma ou duas vezes por semana.
- Queimaduras solares: aplicação de óleo de amêndoas doces adicionado de algumas gotas de óleo essencial.
- Repelente de parasitas, piolhos, moscas e mosquitos: infusão das flores. Deve ser esfregado no couro cabeludo.
- Varizes – contra varizes, inchaço e cansaço nos membros inferiores: misture três gotas de óleo essencial de cipreste, dez gotas de óleo essencial de limão, cinco gotas de óleo essencial de lavanda e 30 ml de óleo vegetal de semente de uva ou girassol e realize uma suave massagem de baixo para cima nas pernas.

Muffin de lavanda e limão – para trazer paz e tranquilidade

Ingredientes para a massa:
- ½ colher (chá) de sal
- ½ colher (sopa) de fermento em pó
- ½ colher (sopa) de lavanda seca
- ½ xícara (chá) de iogurte natural
- ⅛ xícara (chá) de sumo de limão-siciliano
- 1 ½ colher (sopa) de raspa de limão-siciliano
- 1 ⅛ xícara (chá) de açúcar demerara
- 1 colher (chá) de bicarbonato de sódio
- 2 xícaras (chá) de farinha de trigo
- 3 ovos pequenos
- 115 g de manteiga à temperatura do ambiente

Ingredientes para o glacê:
- ½ colher (chá) de lavanda seca
- ½ xícara (chá) de açúcar em pó de confeiteiro
- 1 colher (chá) de raspa de limão-siciliano
- 1 colher (sopa) de sumo de limão-siciliano

Peneire a farinha, o sal, o fermento e o bicarbonato em uma tigela. Junte a lavanda, misture e reserve. Bata a manteiga, o açúcar e a raspa de limão em outra tigela, por cinco minutos. Junte os ovos, um a um, batendo bem entre cada adição. Adicione o sumo de limão e bata por mais 30 segundos. Junte 1/3 da mistura dos ingredientes secos. Incorpore e junte metade do iogurte. Incorpore mais 1/3 dos ingredientes secos e acrescente o restante do iogurte. Incorpore o restante dos ingredientes secos. Coloque a massa nas forminhas para muffins e leve ao forno, preaquecido a 180 °C, por cerca de 13 a 15 minutos ou até que enfie um palito e saia limpo. Retire e deixe esfriar. Para o glacê, peneire o açúcar, adicione a raspa e o sumo de limão. Mexa bem e, com ajuda de um pincel, coloque por cima dos muffins. Enfeite imediatamente com a lavanda e sirva.

Frozen yogurt de lavanda e mel – para diminuir o estresse

- 1 colher (sopa) de lavanda comestível
- 1 litro de iogurte natural mais firme
- 10 colheres (sopa) de mel (adapte ao seu paladar)

Deixe a lavanda em infusão no iogurte (na geladeira) durante uma noite, coe na manhã seguinte e misture o mel. Coloque na sorveteira e aguarde uns 25/30 minutos. Transfira para um pote próprio e leve ao freezer por uma hora para endurecer mais.

Bolo para aumentar a inspiração

- 1 colher de chá de essência de baunilha
- 1 ½ xícara de farinha de amêndoas (1 copo = 1 xícara = 240 ml)
- ⅛ colher de chá de stevia pura (ou outros adoçantes equivalendo 80 g de açúcar)
- 2 colheres de chá de fermenta químico
- 2 colheres de sopa de lavanda seca
- ¾ xícara de farinha de coco
- 4 ovos
- 100 g de manteiga + mais 10-15 g para forrar
- 110 g de requeijão cremoso (½ pote)
- Raspas de casca de 2 limões
- Suco de 2 limões (¼ - ⅓ de xícara)

Bata os ovos com adoçantes até ficar bem cheio de ar, por cinco minutos. Derreta a manteiga em uma panela e deixe ferver até ficar dourada, separe uma parte para forrar a forma. Moa a lavanda num pilão, ou entre seus dedos. Nos ovos, adicione a manteiga dourada, requeijão cremoso, suco de limão, raspas de limão, lavanda e essência de baunilha e bata rapidinho, mas não muito, para não perder o ar nos ovos. Misture tudo à farinha e ao fermento e adicione no líquido, delicadamente. Se quiser um bolo mais doce, pode aumentar a dose de stevia. Forre uma forma com manteiga dourada. Espalhe a mistura na forma. Leve ao forno por 35 minutos (o tempo depende do tamanho da forma, podendo ser mais ou menos que isso) e 180-200 graus. Quando o bolo ficar douradinho e se estabilizar inteiro, estará pronto. Deixe esfriar bastante antes de tirar da forma e solte os lados com uma faca antes para ajudar desinformar.

Bolo para acalmar os pensamentos

Ingredientes para a massa:
- 1 ½ xícara (chá) de açúcar (240 g)
- 1 ¼ xícara (chá) de manteiga (225 g)
- 1 colher (sopa) rasada de fermento em pó (10 g)
- 1 colher (sopa) rasada de sementes de flores de lavanda desidratadas (2 g)
- 2 xícaras (chá) de farinha de trigo (220 g)
- 4 claras, em neve (cerca de 160 g)
- 4 gemas (cerca de 80 g)
- Açúcar de confeiteiro para polvilhar

Ingredientes para a calda:
- ¾ xícara (chá) de água (150 ml)
- 1 colher (sopa) rasada de sementes de flores de lavanda desidratadas (2 g)
- 2 colheres (sopa) de açúcar (40 g)

Na batedeira, bata o açúcar, as gemas, a manteiga e as sementes de flores de lavanda desidratadas até obter um creme leve. Sem bater, junte a farinha de trigo, as claras e por último o fermento. Despeje na forma untada e asse no forno preaquecido. Desenforme ainda morno, regue com a calda quente e, depois de frio, polvilhe com o açúcar de confeiteiro.

Para fazer a calda, ferva a água com a lavanda por dois minutos. Fora do fogo, tampe a panela e reserve em infusão até esfriar. Coe e despreze a lavanda. Junte o açúcar ao chá e volte ao fogo até obter uma calda em ponto de fio fraco. Utilize imediatamente. Caso queira, utilize uma forma desenhada. As sementes de flores de lavanda desidratadas podem ser encontradas em grandes supermercados ou lojas de produtos naturais em forma de chá.

Creme brûlée de lavanda – traz a tranquilidade e paz para sua alma

Ingredientes para o creme:
- ½ xícara de chá de açúcar demerara
- 1 colher de sopa de lavanda
- 1 xícara de chá de creme de leite
- 1 xícara de chá de leite
- 2 colheres de sopa de margarina cremosa
- 6 ovos

Para polvilhar:
- 6 açúcares demerara

Numa vasilha, junte as gemas e o açúcar e misture até dissolver bem. Junte o leite e o creme de leite, misture e reserve. Aqueça o leite com a margarina e a lavanda, coe e em seguida regue aos poucos e bem devagar na mistura de ovos mexendo sempre. Distribua esse líquido em 6 ramequins de 7 cm de diâmetro (4 cm de altura) e leve ao forno para assar em banho-maria por 40 minutos em temperatura média (180 °C). Retire do forno, espere esfriar e leve para a geladeira. Quando estiver bem gelado, polvilhe o açúcar na superfície dos potinhos e com a ajuda de um maçarico queime o açúcar até caramelizar, espere um minuto e sirva em seguida.

SAL DE LAVANDA FRANCESA

- ½ xícara de sal marinho em flocos
- ½ colher de chá de coentro em pó
- 1/4 a ½ colher de chá de sementes de funcho (terra)
- 1/4 colher de chá de cada de pimenta-caiena em pó
- 1/4 alho em pó
- 1/4 gengibre seco
- 1 colher de chá de flores secas de lavanda (chão)

Misture tudo e guarde em um recipiente hermético, longe da luz solar direta. Use em sopa, bolachas, pão, massas e vapor vegetais assados, carne, pão de alho, pesto e ratatouille. Use quando quiser um pouco mais de tempero do que apenas o sal. É certo que pode ser ligeiramente doce para alguns pratos. Use um pilão se quiser deixar mais fino.

BISCOITO AMANTEIGADO DE LAVANDA

Ingredientes para a massa:
- ½ xícara de açúcar de confeiteiro
- 1 xícara de farinha de trigo
- 2 colheres (de chá) de chá de lavanda desidratada em forma de florzinhas, nada de pó!
- 115 g de manteiga sem sal em temperatura ambiente
- Açúcar de confeiteiro (só para polvilhar)

Bata a manteiga com o açúcar de confeiteiro até ficar fofa. Adicione a farinha de trigo e o chá de lavanda e misture. Passe a massa para um *silpat*, se não tiver pode ser celofane. Coloque outro *silpat* sobre a massa (se não tiver também pode ser um celofane) e abra com o auxílio de um rolo ou uma garrafa até chegar numa espessura com cerca de 0,5 cm. Apoie a lâmina (massa esticada) em uma forma e leve ao freezer por cerca de 15 minutos. Corte no formato desejado e coloque os biscoitos numa assadeira forrada com papel manteiga levemente polvilhada com farinha de trigo. Leve ao forno pré-aquecido a 180 graus, por cerca de 12-15 minutos. Cuide para não passar do ponto e queimar. Dê uma distância entre um biscoito e outro na hora de pôr na forma, eles inflam quando assam.

RITUAL PARA ENGRAVIDAR

- 1 tigela branca
- 5 flores sem espinho
- 5 ovos
- Fitinha amarela
- Perfume de alfazema

Passe os ovos e as flores no ventre, coloque num riacho, bica de água ou cachoeira, acendendo uma vela branca e pedindo para natureza a graça de uma gravidez. Amarre as flores com a fitinha amarela. Regue as flores e os ovos com alfazema. Faça seu pedido a Demeter ou a Ísis.

FEITIÇO PROTETOR DOS AMANTES

- 1 vidro que nunca tenha sido utilizado
- 2 agulhas de aço
- 9 gotas de orvalho
- 10 g de lavanda
- 30 g de pétalas de rosas
- Água de rosas

Realize o feitiço em noite de Lua cheia, quando esta estiver no signo de escorpião. Coloque os ingredientes dentro do vidro, um a um, repetindo o seguinte encantamento:

> Flores da terra velem por meu amor. Perfumes das flores velem por meu amor. Que ele por nada se quebre. Que ele por nada se rompa. Que na luta ele sempre seja vencedor. Flores da terra assim o protejam. Flores da terra assim o embalem.

Que mais longo que o tempo ele seja. Que mais forte que o ferro ele seja. Que ninguém o atinja e nem o veja. Que nada sobre a terra o enfraqueça. Por mais atacado que seja!

Após ter colocado o último ingrediente, tampe muito bem o vidro e deixe-o tomar o sereno da lua, retirando-o antes do nascer do sol. Coloque-o em sua cabeceira e a cada Lua cheia repita o encantamento, colocando o vidro outra vez para tomar o sereno da lua. Com certeza o seu amor ficará bem protegido!

Sortilégio de amor com fumaça de ervas
Melhor dia: sexta-feira, **melhor lua:** cheia

- 1 incensário
- 3 velas rosa
- Carvão
- Folhas secas de manjericão, jasmim ou lavanda (ou outras ervas ligadas à Vênus)
- Pétalas de rosas secas

Faça um triângulo com as três velas rosas e coloque o incensário com o carvão em brasa no meio do triângulo. Misture as pétalas de rosas com as folhas secas da erva escolhida e ponha-as para queimar no carvão. Quando a fumaça começar, visualize o rosto da pessoa amada na fumaça e diga:

Ervas mágicas, queimem, subam, tragam o meu amor para junto de mim.

Que a nossa paixão jamais tenha fim.

Banho perfumado para o amor

- 5 g de essência de bergamota
- 10 g de essência de alfazema
- 25 g de amido de banho
- 100 g de ácido tartárico
- 100 g de óleo de amêndoa
- 150 g de bicarbonato de sódio

Misture todos os ingredientes e conserve a pasta em um vidro. Use uma colherinha como medida para cada banho.

Água-de-colônia para vitória em seu caminho

- 1 litro de álcool de cereais a 60 ºC
- 60 g de sumidades floridas de alfazema

Deixe macerar por vinte dias, filtre e conserve a água-de-colônia em vidro fechado. Além de ser utilizada para fricções sobre o corpo, após o banho, serve também para desinfetar as mãos e banhar as têmporas e as narinas, após ter estado próximo a um doente atingido por uma moléstia infecciosa, ou quando se está cansado e acalorado.

Água da Flórida

- Água de flor de laranjeira
- Álcool líquido
- Óleos de jasmim, lavanda, canela, almíscar, cravo e bergamota (ou outra essência cítrica)

Durante a época de Lua cheia, misture água de flor de laranjeira ao álcool líquido. Depois vá adicionando quantidades iguais dos óleos. O aroma obtido afasta formas-pensamento e entidades malignas. Seus poderes mágicos para o amor se evidenciam durante a Lua cheia.

Gel pós-barba e para pele oleosa

- 3 gotas de óleo essencial de camomila-azul
- 5 gotas de óleo essencial de gerânio
- 5 gotas de óleo essencial de cipreste ou Tea Tree (melaleuca)
- 5 gotas de óleo essencial de mirra ou olíbano
- 10 gotas de óleo essencial de lavanda
- 50 ml de gel cosmético neutro
- 10 ml de óleo vegetal de semente de uva

Misture o gel neutro com o óleo vegetal e em seguida acrescente os óleos essenciais e misture bem. Guarde em frasco bem fechado e em local escuro, longe do calor (pode ser mantido refrigerado). Esse gel é indicado como pós-barba (ou depilação) e como hidratante para peles oleosas. Mantém a pele hidratada e evita a acne. Além disso, tem propriedades anti-inflamatórias e cicatrizantes. Caso não possua todos os óleos essenciais sugeridos, utilize apenas o Tea Tree, a lavanda e o gerânio que o resultado já será ótimo.

Sabonete de lavanda – para calma e tranquilidade

- 1 colher (chá) de farinha de arroz
- 1 colher de flores secas de lavanda
- 1 colher de sopa de amido de milho
- 8 gotas de essência de lavanda
- 200 g de base de glicerina
- Corante verde para sabonetes
- Formas de silicone

Inicie picando e derretendo a base de glicerina em banho-maria. Em seguida, retire do fogo e acrescente a essência de lavanda, as flores secas de lavanda, a farinha de arroz e o amido de milho. Então, finalize com o corante verde e despeje a massa nas formas de silicone, onde o sabonete deverá ficar até que tenha secado bem.

Sabonete hidratante com essência de lavanda e camomila

- 1 colher (chá) de erva-dos-burros
- 2 colheres (sopa) de óleo de calêndula
- 10 gotas de óleo essencial de lavanda
- 25 gotas de óleo essencial de camomila
- 60 g de soda cáustica
- 120 ml de água fervente
- 175 ml de água de coco
- 300 ml de azeite de oliva

Em uma panela aquecida coloque o azeite de oliva e o óleo de coco e mexa por alguns minutos, em fogo baixo. Em seguida, despeje a água fervente em um recipiente e reserve.

Lentilha

Considerada uma planta cosmopolita, de diversos lugares do mundo, acredita-se que a lentilha teve origem na Ásia central, tendo sido consumida desde tempos pré-históricos. Uma das menores angiosperma do mundo. Seu tamanho é diminuto, cerca de 5 mm, tem forma arredondada e possui duas folhinhas acopladas e uma única raiz. Sua flor também é diminuta e passa despercebida. Possui um estigma com dois estames, em meio aquático, indiferente à qualidade da água, o que a torna excelente para recuperação de águas poluídas.

Os peixes apreciam suas folhas, mas elas contêm alguns princípios tóxicos, inerentes à família a que pertencem. Produz fruto e semente viável, mas sua reprodução é mais vegetativa. Novas folhinhas nascem de gemas entre as folhas, ficando acopladas a elas até estarem mais desenvolvidas, soltando-se depois. Sua velocidade de reprodução é assombrosa e com rapidez preenchem os espaços na água. Tem grande capacidade de conversão de CO_2 em oxigênio o que a torna altamente desejável. Foi um dos primeiros alimentos a ser cultivado. As sementes de lentilha que datam de 8.000 anos foram encontradas em sítios arqueológicos do Médio Oriente. As lentilhas foram mencionadas na Bíblia tanto como o item que Jacob trocou de Esaú à sua primogênita como parte de um pão que foi feito durante o cativeiro babilônico do povo judeu.

Durante milênios, as lentilhas têm sido tradicionalmente comidas com cevada e trigo, três gêneros alimentícios originários nas mesmas regiões e que se espalharam por toda a África e Europa durante as migrações semelhantes e exploração de tribos culturais. Antes do século 1 d.C., foram introduzidas no Brasil, um país cuja cozinha tradicional ainda hoje confecciona um prato de lentilha temperada, conhecido como *Dal*. Em muitos países católicos, as lentilhas têm sido muito utilizadas como alimento básico durante a Quaresma.

Atualmente, os principais produtores comerciais de lentilhas incluem a Índia, a Turquia, o Canadá, a China e a Síria. Na Grécia antiga, as lentilhas eram conhecidas como alimento dos pobres. Nessa época, um novo rico dizia que não gostava mais de lentilha, que corresponde a um alimento de elevado valor nutricional, pois contém quantidades apreciáveis de proteínas, hidratos de carbono, dos quais se destaca o teor em fibra alimentar, e são praticamente isentas de gordura. Apresenta, também, um perfil em micronutrimentos bastante interessante, devido à riqueza em vitaminas, especialmente do complexo B como ácido fólico, minerais como magnésio, fósforo e potássio e oligoelementos como molibdénio, manganésio, ferro, cobre. Existe a Lentilha d'água (*Lemna L*) e a

Lentilha Leguminosa. Seu nome vem do latim *lentícula*, sendo essa palavra um diminutivo de lente. Por analogia de forma, o alimento deu nome aos objetos de vidro que entravam na fabricação de instrumentos ópticos, como as lentes dos óculos e a lente de contato.

Seu gênero é feminino. Da planta se utiliza as sementes e as folhas. Na gastronomia pode ser utilizada no preparo de sopas, pratos recheados, cozidos e saladas.

Nome popular: lentilha
Nome científico: *Lens esculenta*
Planeta: Mercúrio
Elemento: Terra
Deidades: Hermes e Apollo.
Função Terapêutica: combate a anemia, pois além de ter uma quantidade extremamente concentrada de ferro, a lentilha fornece nutrientes como cobre e folatos, que contribuem para aumentar a produção de hemácias no sangue. Devido à grande quantidade de fibras presentes na composição da lentilha, ela é muito indicada para prisão de ventre, estimulando os movimentos peristálticos do intestino. Apesar de apresentar um índice bastante alto de carboidratos, a lentilha libera muito lentamente as moléculas de glicose no intestino, por isso acabam não causando uma subida exagerada no nível de açúcar no sangue. Reduz o aumento de colesterol, porque as fibras presentes na lentilha acabam se juntando ao colesterol de outros alimentos, fazendo com que eles sejam eliminados nas fezes, junto com os ácidos biliares que iriam ser a matéria prima para o nosso organismo produzir seu próprio colesterol. Estudos revelaram que quem come lentilhas tem uma redução no risco de ter algum tipo de doença cardíaca. Os altos níveis de folato e magnésio presente no alimento fazem com que a utilização da lentilha seja uma boa forma de se proteger o coração. Seu alto teor de fibras contribui para a regulação do açúcar no sangue. Isso faz com que seja fornecido uma energia de queima lenta estável, além de fornecer equilíbrio de algumas propriedades do corpo. Comer lentilhas pode ser uma ótima oportunidade para se repor os valores de ferro no organismo. É uma boa fonte alternativa da propriedade para quem não sabe onde encontrar a substância. Muitos vegetarianos reclamam que são poucos alimentos que têm a propriedade, mas, a partir de agora, não há mais motivos para lamentações. Quem precisa de propriedades para melhorar o sistema nervoso, digestivo e imunológico pode fazer uso à vontade da lentilha, que traz em sua composição propriedades como o folato e a Niacina, importantes nomes para beneficiar a saúde, além de vitaminas do complexo B.

Contraindicações: pessoas com Síndrome do Intestino Irritável devem evitar o consumo da lentilha por ser uma fonte de carboidratos de difícil digestão, podendo piorar o quadro de inchaço abdominal, gases e diarreia.

Função Mágica: prosperidade e abertura de caminhos.

TOQUE DE BRUXA: um bom ritual para trazer clientes e abrir os caminhos dos negócios é: em uma noite de Lua crescente, pegue dois pedaços de pano branco virgem de cinco ou seis centímetros. Costure em volta à mão, com linha verde, deixando uma abertura. Coloque dentro sete grãos de lentilha, três grãos de milho, uma folha de louro e um pouco de salsinha desidratada. Feche a última abertura com a linha verde, deixe a noite inteira no sereno, depois coloque na sua bolsa e deixe lá. Acenda a vela amarela para receber as bênções de Apolo.

Receitas terapêuticas e encantadas

- AFECÇÕES DE RINS E DE BEXIGA: *Infusão*: coloque 20 g de lentilha em um litro de água fervente, deixe repousar por 10 minutos. Coe e beba três ou quatro xícaras por dia.
- GLÂNDULAS INFLAMADAS E PARÓTIDE: *Cataplasma*: prepare uma papinha, cozinhando farinha de lentilha em água por alguns minutos. Estenda a pasta sobre um tecido, deixe esfriar um pouco e aplique sobre o local afetado.
- INTESTINO (DIARREIA): *Decocção*: ferva 30 g de lentilhas com 120 g de vinho branco, deixe o líquido esfriar. Filtre e beba em duas vezes.
- PRISÃO DE VENTRE: *Decocção*: ferva 60 g de vinho branco e 15 g de lentilha. Depois de frio, filtre o vinho e beba em duas vezes.
- SÍFILIS: *Pó*: misture uma colher de sopa de folhas secas de lentilha com mel. Tome várias vezes durante o dia.

ARROZ COM LENTILHA PARA A PROSPERIDADE

- ½ cebola picada
- ½ xícara (chá) de lentilha
- 1 colher (chá) de pimenta-síria
- 1 colher (sopa) de óleo de canola
- 1 xícaras (chá) de vinho branco seco
- 2 xícaras (chá) de arroz branco
- 3 xícaras (chá) de água
- Sal a gosto

Num escorredor ou numa peneira, coloque as lentilhas e lave sob água corrente. Numa panela, cubra as lentilhas com bastante água, acrescente sal a gosto e leve ao fogo alto. Quando ferver, abaixe o fogo e deixe cozinhar por cerca de 20 minutos ou até que as lentilhas fiquem macias. Escorra a água e transfira as lentilhas para uma tigela. Reserve. Num escorredor ou numa peneira, coloque o arroz e lave sob água corrente até parar de escorrer a água branca. Leve uma chaleira com a água ao fogo alto para ferver. Numa panela média, acrescente o óleo e leve ao fogo baixo. Quando esquentar, adicione a cebola, a pimenta-síria e tempere com sal. Refogue por cerca de 2 minutos ou até que a cebola fique transparente. Coloque o arroz lavado e refogue por mais 1 minuto. Aumente o fogo, junte o vinho branco e misture por 1 minuto. Regue com a água fervente e deixe o arroz cozinhar por cerca de 20 minutos ou até secar. Para verificar se ainda há água no fundo da panela, fure o arroz com um garfo. Quando a água começar a secar, prove o arroz para ver se já está cozido. Caso contrário, acrescente um pouco mais de água quente e deixe secar totalmente. Retire o arroz do fogo e misture com a lentilha reservada. Sirva a seguir. Consagre o arroz com a lentilha ao Deus Apolo e peça agradecendo sua fertilidade e sua fartura.

Vinagrete de lentilha

- ⅓ de xícara (chá) de alho-poró
- ½ xícara (chá) de lentilha (crua)
- ½ xícara (chá) de pimentão amarelo em cubos
- 1 tomate médio sem sementes
- 2 colheres (sopa) de azeite
- 2 xícaras (chá) de água
- 3 colheres (sopa) de vinagre de vinho branco
- Pimenta-calabresa a gosto
- Sal e salsinha fresca a gosto

Em uma panela coloque a água e a lentilha para cozinhar até que fique macia (ou use lentilha de caixinha). Escorra a lentilha e espere esfriar bem. Em um recipiente grande, misture a lentilha, o tomate, o pimentão e o alho-poró. Tempere com salsinha, pimenta-calabresa, sal, azeite e vinagre. Leve para gelar e sirva acompanhado de carnes. Se desejar use cebola picadinha e adicione outros ingredientes. Caso não goste de pimentão, coloque palmito, azeitonas e o que a imaginação deixar. Se não quiser cozinhar a lentilha, compre ela já cozida no mercado. Rendimento: 3 a 4 pessoas.

Salada mágica da prosperidade

Para o molho
- 1/4 xícara (chá) de vinagre de vinho branco
- ½ xícara (chá) de óleo de canola
- ½ colher (chá) de cominho
- ½ colher (sopa) de sal
- 2 colheres (chá) de açúcar

Para a salada
- 1 cebola grande
- 1 xícara (chá) de óleo de canola
- 100 g de queijo feta
- 200 g de lentilha

Numa tigela, misture todos os ingredientes do molho. Para a salada, descasque e corte a cebola em rodelas finas. Numa frigideira, coloque o óleo e leve ao fogo médio. Quando esquentar, coloque algumas rodelas de cebola. Assim que as rodelas estiverem bem douradas, um pouco antes de tostadas, retire-as com uma escumadeira e transfira para um prato coberto com papel-toalha. Repita o procedimento com todas as rodelas. Enquanto isso, numa panela, coloque as lentilhas e cubra com bastante água. Leve ao fogo médio e deixe cozinhar por 15 minutos ou até que os grãos estejam *al dente*, ou seja, cozidos, mas ainda durinhos. Numa tábua, apoie o queijo feta e corte em cubos pequenos. Escorra bem a água e, com as lentilhas ainda quentes, regue com o molho preparado. Numa tigela grande, misture delicadamente a metade da cebola, os cubos de queijo feta e as lentilhas. Decore com as rodelas de cebola restantes.

Ensopado de lentilha com cenoura – para recuperação da anemia

- 1 cebola grande picada
- 1 cenoura cortada em rodelas
- 1 colher de sopa de azeite
- 1 xícara de chá de lentilha
- 2 dentes de alho picados
- 40 g de bacon
- 100 g de ervilha
- Sal e gengibre picado a gosto

Aqueça em uma panela o azeite e depois adicione o bacon e deixe dourar. Adicione a cebola e o alho picados, deixe refogar até ficarem dourados e acrescente a cenoura e a lentilha. Refogue em fogo baixo. Adicione uma xícara de água, tampe e deixe cozinhar por 15 minutos. Coloque a ervilha, o sal e o gengibre. Acrescente mais uma xícara de água e deixe cozinhar com a panela tampada e em fogo baixo até os legumes e a lentilha estarem cozidos. Se for preciso, pode acrescentar mais água durante o cozimento.

Lentilha na dieta

- 1 cebola (picada)
- 2 colheres de óleo
- 2 dentes de alho (picados)
- 200 g de lentilha

Leve os grãos até o fogo em uma panela com água e cozinhe-os. Em seguida, pegue outra panela, adicione o óleo e doure o alho. Refogue a cebola e depois as junte o alho na panela com as lentilhas. Para garantir que as lentilhas amaciaram bem, cozinhe durante mais um tempo. Pronto! Este será um delicioso e saudável acompanhamento para o seu almoço.

Levante

Originário da África e da Europa, o levante, como todas as mentas, é uma planta herbácea vivaz, que faz parte de um grupo de numerosas espécies, das quais muitas são cultivadas visando suas propriedades aromáticas, condimentares, ornamentais ou medicinais. O levante é uma planta rizomatosa (de caules subterrâneos) que mede entre 30 e 60 cm de altura e emite haste quadrangular de coloração verde ou arroxeada. Suas folhas tem um forte aroma característico, são verde-escuras estriadas de roxo e ovalanceoladas. As flores tem uma corola pequena e violácea, é uma planta geralmente estéril que raramente floresce, sendo proliferada por meio de mudas, ocorrendo propagação por divisão de ramos. Deve ser cultivada em locais ensolarados, férteis e com boa umidade, com espaçamento de plantio entre 0,20 a 0,30 m.

Seu gênero é masculino. Da planta utiliza-se as folhas e o caule. Na gastronomia é usada em licores e chás.

Nome popular: levante; alevante, elevante, hortelã-rateiro, hortelã-vilhoça, hortelã-silvestre, hortelã-peluda e hortelã-silvestre.
Nome científico: *Mentha viridis*
Planeta: Sol
Elemento: Fogo
Deidades: Oxalá, Apolo, Hélio e Mitra.
Função terapêutica: calmante, vermífugo, antiespasmódico e anti-helmíntico. Combate gripes, resfriados e bronquites. Alivia cólicas, flatulências e diarreias e é também usado como aromatizante de cervejas.
Contraindicações: não deve ser usado por pessoas que tenham cálculos biliares, durante a gravidez e em crianças pequenas.
Função mágica: ajuda na limpeza de nossa aura e a atrair boas energias e bons fluidos em situações específicas. É usado contra angústia e depressão e ajuda a readquirir energia, "levantar o astral", abrir os caminhos e melhorar a autoestima.

Toque de Bruxa: o levante é uma erva usada em banhos ritualísticos e está ligada a Xangô. Para acalmar faça uma infusão de 10 g da planta seca em um litro de água e tome de duas a três xícaras de chá ao dia.

Receitas terapêuticas e encantadas

Licor de levante

- 3 sementes de anis
- 15 g de folha de levante frescas e picadinhas
- 250 ml de álcool para licor (90°)
- 300 g de açúcar refinado

Limpe as folhas de levante com um pano úmido. Coloque-as num vidro grande que possa ser hermeticamente fechado. Adicione as sementes de anis e o álcool e feche bem o recipiente, mantendo-o num local fresco por oito dias para macerar. Agite o frasco pelo menos uma vez ao dia durante este período. Coloque o açúcar numa panela com duas xícaras de água e deixe ferver em fogo brando, sem mexer, até formar uma calda grossa. Retire do fogo e deixe a calda esfriar. Junte tudo ao levante macerado no álcool e deixe por mais um ou dois dias e só então passe pelo filtro de papel. Coloque o licor em garrafas ou licoreiras e tampe bem. Deixe em local fresco e ventilado durante pelo menos dois ou três meses antes de consumir.

Banho de limpeza

- 1 espada-de-são-jorge partida em três (retirando-se a ponta e a raiz)
- 3 folhas de louro
- 3 galhos de alecrim, arruda e guiné (3 de cada)
- 3 punhados de alfazema e de levante

Ferva água suficiente, jogue as ervas dentro, desligue o fogo e abafe.

Banho para descarregar o corpo

Colher pela manhã:
- 1 punhado de folhas de pitangueira
- 1 punhado de levante, manjericão, alecrim, guaco, malva cheirosa e espada-de-são-jorge
- 7 ramos de arruda e de guiné
- 8 folhas de alfazema, folhas de ameixa e folhas de boldo

Coloque tudo em uma panela grande e ferva por quatorze minutos, apague o fogo e deixe ficar em temperatura boa para banho. Coloque o líquido sem as folhas em um balde, entre dentro de uma bacia e vá despejando o conteúdo do balde por cima do corpo com uma caneca, faça os pedidos para os bons guias retirarem todos os males que tem em vosso caminho. Peça para alguém jogar a água do banho em locais verdes ou em água corrente. Atenção: não jogue o banho no ralo do banheiro. Esse mesmo preparado pode ser usado para lavar a casa, dos fundos para frente, com intuito de descarrego. Em vez de ferver, as ervas também podem ser maceradas ou piladas com água, o efeito fica ainda melhor. Caso não tenha como colher as ervas, elas podem ser compradas nos mercados ou ervanárias.

Chá para combater e tratar a enxaqueca

- Angélica
- Carqueja doce
- Espinheira-santa
- Levante
- Mulungú
- Pariparoba

Coloque um litro de água para ferver com um punhado de cada erva e tome uma xícara de chá cinco vezes ao dia durante quatro meses.

Chá para TPM

- Camomila
- Levante
- Melissa
- Mulungú

Coloque um litro de água para ferver com um punhado de cada erva e tome uma xícara de chá cinco vezes ao dia.

Para prevenir e combater o colesterol

- 1 punhado de levante
- Alcachofra, carqueja e urucum em folhas

Coloque um litro de água para ferver em uma panela. Quando a água estiver fervendo, coloque um punhado de cada erva e deixe levantar fervura. Desligue o fogo. Após 20 minutos coe e tome uma xícara de chá cinco vezes ao dia. Além de controlar o colesterol, se for aliado a uma dieta pobre em gorduras, é um excelente desintoxicante. Faça este procedimento durante quatro meses.

Lichia

Típica de países orientais como China e Tailândia, a árvore de lichia é de tamanho médio, atingindo 15-20 metros de altura, com folhas alternadas, cada folha medindo de 15 a 25 centímetros de comprimento. As folhas jovens são de um vermelho brilhante, em tons de cobre, que depois se tornam verdes. As flores são pequenas, verde-branco-amarelado ou somente brancas. Os frutos, semelhantes a um morango, são produzidos em cachos e possuem uma casca rugosa e de cor avermelhada, fáceis de ser destacadas. A polpa é gelatinosa, translúcida e sucosa, lembrando o sabor de pitombas e não são aderentes ao caroço. Contém alto índice de vitamina C, além de possuir as do complexo B, sódio, cálcio e potássio. A introdução desta espécie no Brasil deu-se por volta de 1810, e desde então, seu consumo vem só aumentando.

Conta uma lenda oriental, que um rei chinês, para satisfazer o requintado paladar da rainha Yokomi, cuja beleza só seria comparável a da Cleópatra, estabelecera uma rota simbólica que incluía dezenas de cavalos e um posto de monta a cada 50 km para o transporte de lichia do Sul do país para Pequim "... Tamanho esforço para fornecer frutas frescas à sua amada só poderia ter sido feito para uma fruta excepcional". Quando provou os primeiros frutos de suas lichieiras, 15 anos depois, sentiu que tinha acertado na mosca; o sabor era decididamente singular. Ainda hoje, na China, a lichia é considerada a rainha das frutas, a mais nobre dentre elas. Dentre as variedades de lichia, a americana é mais doce, tem semente menor, não forma cachos, sua casca é mais lisa, sua coloração é purpura e é boa para pomar caseiro. A bengal é a mais produtiva, bem vermelha, forma grandes cachos e é mais indicada para produção comercial.

Seu gênero é feminino. Da planta são aproveitadas folhas e frutas. Na gastronomia pode ser usada em compotas, suflês e sucos. A lichia é consumida também ao natural ou como passa.

Nome popular: lichia, uruvaias, olho-do-dragão, ameixa chinesa.
Nome científico: *Litchi chinensis*
Planeta: Vênus
Elemento: Água
Deidades: Afrodite e Demeter.
Função terapêutica: alguns trabalhos científicos já apontaram que o consumo da polpa branca da lichia – rica em flavonoides – pode prevenir o crescimento de células cancerosas. O pericarpo (casca) da fruta contém quantidades significantes de compostos fenólicos, antocianinas que são os principais polifenóis e

indicando-a como um potente "varredor" de radicais livres, possuindo uma forte atividade antioxidante. As antocianinas desempenham uma função farmacológica importante contra várias doenças, como as cardiovasculares, o câncer, as inflamações e as alergias. A fruta contém uma quantidade muito boa de minerais, como potássio, que é um componente importante de células e fluidos do corpo e ajuda no controle da frequência cardíaca e da pressão sanguínea, oferecendo proteção contra as doenças cardíacas coronárias e acidentes vascular cerebral. E o cobre, que é necessário para a produção de células vermelhas do sangue. Podemos citar, ainda, a presença de vitaminas do Complexo B, tornando a lichia uma "ativadora" de metabolismo. Por ter uma ótima quantidade de líquidos na sua composição, a lichia contribui para a boa hidratação do organismo, é pouco calórica (66 Kcal em 100 g da fruta), não contém gorduras e é rica em fibras e água, o que auxilia na perda de peso. Apesar de ser rica em carboidratos (16,5 g em 100 g da fruta), a lichia tem baixa carga glicêmica, ou seja, tem baixa capacidade de fazer o organismo liberar insulina, hormônio que quando produzido em excesso favorece o aumento de gordura abdominal. Pesquisas sugerem que oligonol, um polifenol de baixo peso molecular, é encontrado em abundância em frutas como a lichia. Oligonol é pensado para ter ações de vírus antioxidantes e antigripal. Além disso, ajuda a melhorar o fluxo sanguíneo nos órgãos, reduzir o peso e proteger a pele dos raios UV prejudiciais.

Contraindicações: a ingestão da fruta em excesso, combinada com o estômago vazio, pode ser perigosa, podendo causar pressão baixa, dores gastrointestinais, problemas respiratórios, edemas na pele e tontura.

Função mágica: estimula o amor e a harmonia.

TOQUE DE BRUXA: em 100 g de lichia encontram-se até 49 mg de vitamina C, o que ajuda no fortalecimento do sistema imunológico, além de funcionar como um antioxidante natural.

Receitas terapêuticas e encantadas

- DIARREIA E ERUPÇÕES DE PELE: podem ser combatidas pelo chá das cascas de lichia.
- PROBLEMAS INTESTINAIS: podem ser resolvidos com as sementes transformadas em pó, devido a seu poder adstringente, esse pó também é tido como analgésico e usado para diversas dores, especialmente as por lesões em nervos e também orquites (inflamação nos testículos).
- TOSSE: consumir a lichia fresca.

COQUETEL DE LICHIA PARA DESPERTAR O AMOR

- 1 dose de Gin
- 1 dose de Vodca
- 2 doses de calda de lichia
- 2 bagos de lichia em calda
- Gelo e Club Soda a gosto

Amasse os baguinhos de lichia. Adicione o Gin, a Vodca, o Club Soda e o gelo, mexa levemente e está pronto o seu delicioso drinque. Consagre a Deusa Vênus ou Afrodite pedindo e agradecendo seu amor.

BOLO DE ARROZ PARA ABERTURA DOS CAMINHOS NO AMOR

- ½ xícara de lichia
- 1 xícara de farinha de trigo
- 1 copo de leite
- 1 pires de queijo ralado
- 1 xícara e meia de açúcar
- 3 xícaras de arroz da terra (moído e peneirado)
- 4 ovos
- 250 g de margarina
- Erva-doce e cravo

Para fazer a massa, coloque o arroz de molho por cerca de 20 minutos em água morna para amolecer um pouco (cuidado para não ficar pré-cozido). Escorra o arroz em uma peneira e seque-o com um pano até ficar no ponto para preparar a massa. Vá triturando aos poucos no liquidificador e peneirando até completar a medida estabelecida nos ingredientes. Para o bolo, bata o açúcar, a lichia e a margarina até obter uma massa homogênea, em seguida, misture as gemas. Vá alternando o arroz e o leite e depois a farinha de trigo. Junte todos os outros ingredientes. Por último, bata as claras em neve com uma colher de açúcar e adicione à massa. Coloque a massa nas forminhas pequenas e leve ao forno pré-aquecido até ficar no ponto (verificar com o palito).

Sorvete para descongelar situações difíceis

- 1 bola de sorvete de chocolate
- 2 bolas de sorvete de creme
- 2 biscoitos tipo waffer ou biju para sorvete
- 3 colheres de sopa de lichias

Pegue o sorvete, coloque em uma tigela e acrescente as lichias em calda (com a polpa das lichias e a calda também). Despeje por cima ou do lado do sorvete. Acrescente os dois biscoitos tipo waffer e sirva.

Romeu e rainha – uma união mágica para o amor infinito

- 1 porção gelada de lichia
- 1 porção gelada de queijo (minas, prato ou padrão – meia cura)

Neste prato, a goiabada (Julieta) é substituída pela lichia (rainha das frutas). Corte o queijo em fatias ligeiramente grossas (meio centímetro). Coloque uma colher de sopa de lichias sobre o queijo fatiado e sirva.

Surpresa de lichia para aumentar seus desejos sexuais

- 1 colher (de sobremesa) de canela em pó
- 2 claras
- 100 g de açúcar
- 200 ml de natas
- 750 g de lichias

Lave previamente as lichias e triture-as. Reserve. Junte as claras ao açúcar e leve ao fogo em banho-maria mexendo ocasionalmente até o açúcar se dissolver. Retire do calor e bata energicamente até obter um merengue firme e brilhante. À parte, bata as natas e envolva-as no merengue. Misture a polpa de lichia e, por último, a canela. Distribua por taças e sirva bem fresco.

Sorvete com calda – harmonia familiar

- 1 kg sorvete de sua preferência
- 2 xícaras de chá de água
- 20 unidades de lichias sem casca e sem semente

Em uma panela, coloque as lichias e a água, deixe cozinhar até a água secar. Bata no liquidificador e sirva com o sorvete. Tempo de preparo: 30 minutos.

Gelatina para Afrodite

- 40 lichias descascadas e sem sementes
- Gelatina sem sabor
- Açúcar
- Óleo de girassol

Descasque e descaroce as lichias, bata no liquidificador com um pouco de água, coe, adoce um pouco e junte a gelatina sem sabor, previamente hidratada e dissolvida em banho-maria. Coloque em quatro forminhas untadas com uma quantidade ínfima de óleo de girassol e leve à geladeira por cerca de 6 horas. Para desenformar, mergulhe a parte externa das forminhas rapidamente em água quente, solte a gelatina e vire sobre um prato de sobremesa. Sirva com uma lichia metade descascada.

Drinque para superação de uma desilusão

- 1 colher de sobremesa de açúcar (ou a gosto)
- 1 dose de saquê
- 3 pedras de gelo
- 50 g de lichias

Numa coqueteleira, coloque as lichias e acrescente o açúcar. Soque. Acrescente as pedras de gelo e a dose de saquê e bata bem. Encha um copo com gelo até a metade e depois despeje a bebida. Consagre esse drinque aos deuses.

Picolé da alma gêmea

- ½ copo (tipo americano) de creme de leite fresco
- ½ copo (tipo americano) de leite condensado
- ½ copo (tipo americano) de leite
- 1 copo (tipo americano) de lichia fresca
- 1 colher (sopa) de gengibre ralado
- 2 latas de lichia em conserva
- Gotas de limão

Bata tudo no liquidificador por cinco minutos. Coloque a mistura em forminhas de empadinhas e leve para o freezer por dez minutos. Retire do freezer e espete um palito de picolé ou um canudo firme. Leve ao freezer novamente por mais 40 minutos e desenforme o picolé, passando a forminha por água corrente por um minuto.

Manjar para paciência e tranquilidade

- ½ lata de leite condensado
- 1 folha de gelatina vermelha
- 2 copos (tipo requeijão) de polpa de lichia
- 4 colheres (sopa) de amido de milho

Calda

- ½ copo de açúcar
- 1 copo (tipo requeijão) de lichia cortada em pedaços

Dissolva a folha de gelatina na água fria. Bata no liquidificador a polpa, o leite condensado, a gelatina e o amido de milho. Leve ao fogo alto para cozinhar por dez minutos até engrossar. Despeje em uma forma de furo central e leve à geladeira. Desenforme quando estiver frio. Para fazer a calda cozinhe os ingredientes por cerca de dez minutos. Deixe esfriar e depois despeje sobre o manjar.

Mousse do Olímpio

- 1 envelope de gelatina em pó sem cor e sem sabor
- 1 frasco de creme de leite fresco
- 1 lata de leite condensado
- 1 lata de lichia
- 5 colheres (sopa) de água

Despeje numa tigela o leite condensado e use a lata como medida para o creme de leite. Leve à batedeira até formar um creme liso. Reserve. Bata no liquidificador a lichia e junte à mistura de creme de leite e leite condensado. Umedeça a gelatina na água e leve ao fogo em banho-maria para dissolver. Adicione a gelatina ao creme e mexa bastante até ficar homogêneo. Coloque em uma forma de silicone com 20 centímetros de diâmetro e leve à geladeira. Espere cerca de três horas ou até ficar firme. Desenforme e sirva gelada.

Mousse da prosperidade

- 1 lata de creme de leite light
- 2 colheres (chá) de gelatina em pó sem sabor
- 3 colheres (sopa) de açúcar
- 3 colheres (sopa) de água para hidratar a gelatina
- 250 g de polpa de lichia

No liquidificador, bata a polpa de lichia com o açúcar até obter um purê (ele fica granulado). Junte o creme de leite e a gelatina já previamente hidratada na água e derretida no banho-maria e bata bem. Coloque na forma untada com óleo e passada na água. Leve à geladeira até firmar. Desenforme e sirva gelada, acompanhada da calda de laranja.

Calda de laranja

- 1 colher (sopa) de açúcar
- 1 colher (sopa) de amido de milho
- 1 xícara (chá) de suco de laranja coado

Misture os ingredientes, leve ao fogo e mexa até engrossar. Sirva frio.

Mai thai da alegria

- 1 colher de chá de lichia
- 1 colher (sopa) de Bacardi Ouro
- 1 colher (sopa) de Bacardi Prata
- 5 folhas de hortelã
- 100 ml de água de coco

Macere a hortelã e a lichia na coqueteleira. Coloque pedras grandes de gelo e bata com a água de coco e os dois tipos de rum. Sirva em copo longo, dois dedos abaixo da borda.

Salmão para equilíbrio das emoções

- 200 ml azeite
- 2 talos alecrim
- 2 talos tomilho
- 200 g salmão da Noruega, filete
- Sementes de coentro (q.b.)
- Sal e pimenta preta (q.b.)

Misture os ingredientes e espalhe-os sobre o salmão cortado em palitos grossos. Deixe no refrigerador de um dia para o outro para marinar. Frite o salmão nos quatro lados, mas deixe-o ficar um pouco cru no meio. Sirva com purê de mirtilo e molho de lichia e cereja.

Purê de mirtilo

- ½ cebolas vermelhas, medias, picadas
- 1 mão cheia de folhas de coentro
- 1 mão cheia de folhas de manjericão
- 2 dentes de alho, picado
- 50 ml de vinagre balsâmico
- 200 g mirtilo
- 200 ml azeite
- Açúcar mascavo (q.b.)
- Sal e pimenta preta (q.b.)

Misture todos os ingredientes num liquidificador, coloque para refrigerar e use como o salmão.

Molho de lichia e cereja

- ½ cebola vermelha, média, picada
- 1 mão cheia folhas de coentro
- 1 lima (sumo e casca)
- 200 ml azeite
- 2 tomates picados sem semente e sem pele
- 50 g cerejas, sem caroço e cortadas
- 100 g de lichia em fatias finas
- Sal e pimenta preta (q.b.)
- Vinho do porto (q.b.)

Misture todos os ingredientes numa tigela, coloque para refrigerar e sirva com o salmão.

Filé para abrir os caminhos do amor

- 1 colher de café de açúcar
- 1 colher de gengibre picadinho
- 1 filé de linguado com 180 g (ou robalo)
- 3 colheres de sopa de suco de maracujá
- 4 lichias inteiras
- 7 lichias sem casca e sem sementes
- Azeite Sal

Para o molho bata no liquidificador três lichias com três colheres (sopa) de suco de maracujá. Passe o líquido para uma frigideira. Junte uma colher (sopa) de gengibre picadinho. Cozinhe em fogo baixo até adquirir a consistência de molho e coloque uma colher (café) de açúcar e quatro lichias inteiras. Ferva rapidamente. Retire do fogo e reserve. Tempere um filé de linguado de cerca de 180 g (ou, se preferir, use robalo) com uma pitada de sal. Grelhe-o os dois lados – com cuidado – em um fio de azeite. Coloque o filé em um prato. Regue com o molho de lichia e sirva com arroz selvagem.

Linguado para a prosperidade – arroz com linhaça e abobrinha

- 1 maço pequeno de salsa picada
- 2 xícaras (café) de sementes de linhaça
- 3 xícaras (chá) de arroz sem lavar
- 500 g de abobrinha brasileira ralada
- Azeite, alho e cebola (a gosto) para refogar
- Sal a gosto

Coloque o azeite na panela já quente e refogue a cebola e o alho. Junte o arroz e refogue bem. Acrescente as sementes de linhaça e deixe por dois minutos, misturando bem. Tempere com sal. Junte água fria e cozinhe em fogo moderado. À parte, refogue em manteiga a abobrinha ralada e tempere-a com pouco sal. Quando retirar o arroz do fogo, junte a abobrinha refogada e misture bem.

Linguado ao molho de lichia

- 2 kg de filés de linguado (ou outro peixe filetado)
- Alcaparras dessalgadas a gosto
- Lichias descascadas e sem os caroços a gosto
- Manteiga o quanto baste
- Sal e pimenta-do-reino branca (a gosto)
- Suco de limão para temperar (a gosto)

Tempere o peixe com sal, pimenta e suco de limão. Deixe por dez minutos. Coloque manteiga em uma frigideira e frite os filés em fogo moderado. Frite por dois minutos de cada lado. Antes de tirar os filés, junte um pouco de alcaparras na frigideira. Junte as lichias e deixe o tempo suficiente para que se aqueçam. Passe os filés para uma travessa e cubra com o molho quente de manteiga, alcaparras e lichias.

Limoeiro

Nas Américas, o limão chegou com os primeiros conquistadores portugueses e espanhóis, no século 16. Hoje, o Brasil é o segundo maior produtor mundial dessa fruta, especialmente do limão-taiti, que é um fruto híbrido, resultante de uma enxertia da lima da Pérsia sobre o limão-cravo (cavalo), motivo pelo qual não apresenta sementes e é a melhor opção comercial. O limão é um fruto fácil de ser encontrado, já que é gerado durante todo o ano, nas suas diversas variedades, embora seja mais produtivo de dezembro a maio. Em geral, todas as variedades do limão apresentam aspectos básicos semelhantes, ficando a diferenciação na cor, no tamanho, na forma e na textura da casca, que pode ser desde lisa, como no limão-galego, até muito enrugada, como no limão-cravo. Seus frutos variam do verde-escuro do limão-taiti, ao amarelo-claro do limão-siciliano e galego, passando pelo laranja do limão-cravo. A planta propaga-se por semente e enxertia, prática mais recomendada que, no entanto, demanda muito cuidado, dedicação e tempo. A melhor época para o plantio é na estação das chuvas, preferindo-se as horas mais frescas do dia, com pouco sol. Com acesso a uma boa quantidade de água, a produtividade da fruteira é maior. A irrigação pode ser uma opção para os meses mais secos. O limoeiro se desenvolve bem entre 23 e 32 graus, principalmente em regiões com alta umidade relativa do ar, que tornam os frutos mais suculentos.

O óleo essencial de limão é uma parte importante do kit pronto-socorro da Aromaterapia. Por ser um híbrido, muitos não consideram a espécie taiti como um limão, mas, sim, uma "lima ácida", tanto que, em inglês, essa variedade se chama *lime,* enquanto o limão-siciliano é chamado de *lemon.* Porém, em minha opinião, como estou focada nas propriedades terapêuticas desse fruto, o taiti é tão ou mais terapêutico que qualquer outra variedade de limão.

Existem cerca de 70 variedades de limão em todo o mundo, porém as mais conhecidas por nós, brasileiros, são: LIMÃO-TAITI: trata-se de um híbrido da lima da Pérsia com o limão-cravo, motivo pelo qual recebe também o nome de lima-ácida. Fruto robusto, de formato arredondado, casca lisa ou ligeiramente rugosa, de coloração verde, polpa esbranquiçada, muito suculenta e de qualidade menos ácida. As sementes são ausentes nesta variedade, porque se propaga por enxertia, tendo como base (cavalo), no Brasil, o limão-cravo. Mais adaptado ao clima tropical, necessita de muito sol e umidade controlada para gerar frutos suculentos e graúdos. Devido à sua robustez, é uma variedade que praticamente não necessita do uso de agrotóxicos. Forte e saudável, mesmo cercado pela cultura da laranja, não se contamina, distribui ou dissemina pragas, tornando-o adequado ao consumo in natura. É o limão de maior valor comercial no Brasil, tendo excelente potencial de exportação. LIMÃO-SICILIANO: trata-se do limão verdadeiro, digamos, o limão original. Seu cultivo é abundante, basicamente, em áreas de climas mais frios ou subtropicais, motivo pelo qual é bastante produzido e consumido na Europa, assim como nos países andinos da América Latina. Entretanto, não são facilmente encontrados no Brasil e nas regiões tropicais do mundo. Na falta de sol, apresentam menos suco e mais casca. Sua cor é amarela, com casca grossa, abundante e levemente rugosa, portanto, menos suculento. É uma variedade bem apropriada – pelo seu elevado percentual de casca – para a fabricação do óleo essencial (OE) de limão, de pectina e de farinha. Seu consumo no Brasil é desaconselhável por sua inadequação ao nosso clima tropical, elevando seu custo e a possível presença de agrotóxicos. LIMÃO-GALEGO: trata-se de um fruto redondo, pequeno e muito suculento. Apresenta casca fina e lisa, de cor verde ou amarelo-clara. A polpa tem de cinco a seis sementes, é rica em suco de sabor ácido, porém agradável. Bastante comum nos quintais do nordeste e do centro-oeste brasileiros, onde a produtividade de frutos por pé é exuberante. A planta é de porte médio e produz muito o ano inteiro. Até recentemente era um limão muito popular, mas seu consumo foi substituído pelo limão-taiti. LIMÃO-CRAVO: uma variedade bem rústica, motivo pelo qual é conhecido por vários nomes regionais: limão-rosa, limão-capeta, limão-vinagre, entre outros. Disseminado pelos passarinhos, é comum de ser encontrado no campo e em quintais do interior brasileiro, porém difícil de ser encontrado nas grandes cidades. Este limão é parecido com uma tangerina, por ter a casca levemente solta da polpa, além de ter casca e polpa na cor laranja-avermelhado, ele tem sabor e aroma bem característicos, é abundante em sementes e tem suco ácido, por ser a variedade com menor teor de frutose. O limão-cravo tem sido usado com sucesso no Brasil como porte (cavalo) para o enxerto do limão-taiti. Cientistas começam a estudar o óleo essencial extraído de sua casca que, até o momento, apresenta propriedades terapêuticas acima da média, quando comparado às outras variedades.

Os gêneros desses frutos são tanto feminino quanto masculino. Da planta se aproveita a folha e o fruto, incluindo a sua casca. Na gastronomia é amplamente usado em sucos, doces e temperos. Provavelmente o limão é a fruta mais conhecida e usada em todo o mundo. São tantas as suas aplicações na vida doméstica que fica difícil enumerá-las. Tudo nele é aproveitável. Com seu suco preparam-se bebidas, sorvetes, molhos e doces, bem como remédios, xaropes e produtos de limpeza. Da casca retira-se uma essência aromática (óleo essencial), usada em perfumaria e no preparo de licores e sabões.

Nome popular: limão
Nome científico: *Citrus limon*
Planetas: Sol e Lua
Elementos: Fogo e Água
Deidades: Ísis, Afrodite e Apolo.
Função terapêutica: antisséptico, adstringente, tonificante, anti-infeccioso e carminativo; auxilia o aparelho digestivo e respiratório; atenua o escorbuto, a gripe, a flatulência e o mau hálito; abranda problemas de garganta, tosses, febres, ácido úrico, hemorragias, asma, hipertensão, escleroses, arteriosclerose, doenças reumáticas e artrites; é depurativo, desintoxicante e cicatrizante. Na cosmetologia é hidratante, estimula a circulação, as varizes, a fragilidade capilar, os antirradicais livres, é clareador, tônico, adstringente e combate a acne. Na Aromaterapia, traz ânimo e disposição. No emocional ele trabalha a alegria de viver, a ansiedade, a depressão e o ânimo. Um ativador eficaz para interromper situações (pensamentos) de má vontade. Trabalha em paralelo com a mágoa oculta ou reprimida.
Contraindicações: quando aplicado externamente a pele não deve ser exposta ao sol, pois queima e provoca manchas. A Aromaterapia com óleo de limão é contraindicado para diabéticos.
Função mágica: traz a beleza, contato com outros planos, força e resistência. Na Índia, a mulher escolhia o futuro marido fazendo-lhe uma estranha declaração de amor: atirava-lhe um limão.

TOQUE DE BRUXA: o suco do limão misturado com água mineral é usado para limpar amuletos, joias ou outros objetos mágicos. Para limpar os objetos de prata, esfregue com cinza de cigarro misturada com suco de limão.

Para quem ainda não é totalmente vegetariano, crie o hábito de "marinar" com suco fresco de limão e temperos (por uns 15 a 30 minutos antes do cozimento) seus preparos de carnes. Desta forma, a receita ficará mais saborosa, macia, suave e de fácil digestão.

O bagaço do limão pode ser usado para remover cheiro de peixe de talheres e de outros utensílios da cozinha, basta esfregá-lo sobre cada talher, que o cheiro desaparece.

Melhore seu hálito fazendo gargarejos com um copo de água morna e o suco de meio limão.

Se o móvel de madeira manchou com tinta de caneta, lave imediatamente com água fria e depois esfregue com suco de limão.

Se aparecer manchas de ferrugem em tecido lavável, esfregue-o com limão e sal e coloque a peça no sol até secar. Depois, lave normalmente com água e sabão.

Receitas terapêuticas e encantadas

- Receitas para aftas e feridas: num recipiente, coloque uma colher de chá de suco de limão e duas colheres de sopa de mel. Misture bem. Lave áreas do corpo afetadas, no período noturno, enxugue-as bem e aplique a mistura com o auxílio de um pincel. Espere 20 minutos e torne a lavar a região com bastante água em temperatura ambiente.
- Em caso de infecções estomacais: coloque uma colher de sobremesa da parte branca do limão e uma colher de sobremesa da casca, ambas fatiadas, em uma xícara de chá de água. Deixe ferver por 3 minutos, coe e espere esfriar. Tome uma xícara desse chá duas ou três vezes por dia.
- Para combate de verme e mau funcionamento dos intestinos: a semente do limão é laxativa. Coloque de 15 a 20 sementes moídas num recipiente escuro contendo 250 ml de vinho tinto suave. Deixe em infusão por um mínimo de 7 dias. Tome uma colher de sobremesa diluída em um copo de água em jejum.
- Loção refrescante: suco (coado) de meio limão e uma xícara de chá de água filtrada ou mineral. Esprema o limão, coe e adicione a água. Aplique no rosto com o auxílio de uma bolinha de algodão, evitando passá-la na área próxima aos olhos, para não a ressecar. Se o limão causar irritação na pele, aumente a quantidade de água para duas xícaras.
- Máscaras para peles mistas: bata uma clara de ovo em neve e acrescente o suco do limão. Aplique nas áreas oleosas do rosto. Ao mesmo tempo, prepare uma colher de chá de gelatina incolor em meia xícara de chá de água. Aqueça a água e dissolva a gelatina. Quando começar a endurecer, aplique com a ponta dos dedos nas áreas onde a pele estiver seca. Permaneça em repouso durante 30 minutos. Lave o rosto com água morna e depois o borrife com água fria. A mistura de clara de ovo com suco de limão aqui usado como máscara facial é indicada também para combater rugas.
- Creme para rosto e mãos: pegue um limão cortado ao meio e duas xícaras de chá de água. Cubra o limão com a água e leve ao fogo brando em uma vasilha refratária ou de ágata. Quando o limão estiver macio, retire-o do

fogo e bata com água fresca no liquidificador. Coloque em potes e guarde no refrigerador. Use nas mãos para amaciar e branquear, especialmente após ter lidado com sabões e detergentes ou depois de ter descascado legumes que mancham a pele. Para aplicar no rosto é aconselhável diluir em água na proporção de uma colher (café) para meia xícara de água morna.

- Cabelos oleosos: bata no liquidificador uma colher de sopa de suco de limão, duas colheres de sopa de aveia, uma colher de chá de bicarbonato de sódio e meio copo de leite desnatado. Passe essa mistura nos cabelos limpos. Massageie com a ponta dos dedos e enxágue. Dilua um punhado de sal grosso em um copo de água fria e passe nos cabelos molhados, friccionando o couro cabeludo com os dedos. Enxágue.
- Spray para cabelos gordurosos: cozinhe um limão cortado ao meio em duas xícaras de chá de água, numa vasilha refratária, até que ele fique bem macio. Coe através de uma gaze. Adicione uma gota de óleo essencial de lavanda. Guarde em uma embalagem de spray. A vantagem no uso deste spray é que os cabelos adquirem maior volume sem os riscos normalmente causados pelos aerossóis, que quase sempre contêm produtos químicos agressivos. O óleo de lavanda pode ser trocado pelo óleo essencial de limão.
- Queda de cabelos: parta um limão ao meio. Esfregue o seu suco em todo o couro cabeludo já lavado. Deixe por 20-30 minutos. Enxágue com água abundante. Este tratamento poderá ser feito semanalmente e deixará seus cabelos mais brilhantes e volumosos.
- Sucos desintoxicantes para uso interno: temos muitas opções de sucos bem práticas para desintoxicar, vou deixar aqui algumas, todas testadas por nossa equipe:
  - Bata o suco fresco dos limões com várias folhas de alface (qualquer tipo) e suco de uma a duas laranjas lima. Entre os alimentos crus, a alface é um dos mais benéficos. Muito rica em tryptanol que é uma substância antidepressiva e vaso dilatadora, ele ativa também a memória e combate a ansiedade e o estresse.
  - Bata o suco fresco dos limões com meio copo de água geladinha, uma maçã descascada e uma colher de chá de sementes de linhaça. A maçã é um alimento refrescante, relaxante e rejuvenescedor.
  - Bata o suco fresco dos limões com uma pera descascada e uma ou duas folhas de repolho, que é também um alimento fundamental, principalmente quando ingerido cru.

- **Controle da celulite – banho aromático:** para que este banho traga resultados, deverá ser tomado um mínimo de três vezes por semana. Logicamente, os resultados serão mais evidentes se você estiver cuidando da alimentação balanceada e desintoxicante, da hidratação adequada e da prática de uma atividade de forma saudável.
  - Faça uma infusão com 30 gramas das seguintes ervas: casca de limão, pinho ou alfazema, alecrim e algas marinhas. Total são 120 g de ervas para dois litros de água.
  - Escove todo o corpo durante 10 minutos para ativar a circulação do sangue. Caso possível use uma bucha de cor amarela – estimulante. Use de uma a duas gotas de óleo de limão na bucha.
  - Tome uma ducha vigorosa para limpar o corpo usando um sabonete de aveia/algas marinhas ou qualquer sabonete esfoliante (germe de trigo, sementes de papoula, etc.).
  - Encha a banheira de água morna e coloque a infusão de ervas coadas e duas folhas de alga-marinha (ou malva), caso as tenha. Acrescente num pouco de álcool três gotas de cada um dos seguintes óleos: junípero, limão e alecrim. Agite e acrescente ao banho. Enquanto relaxa na banheira, massageie vigorosamente as nádegas e as coxas, com um esfregão ou mesmo com as mãos.
  - Após 20 minutos de banheira, saia e seque-se dando palmadinhas.
  - Faça uma massagem com vinagre ou uma loção hidratante sem cheiro. Para cada 30 ml acrescente 30 ml de óleo de semente de uva, 6 gotas de óleo de limão, 6 gotas de óleo de gerânio e 4 gotas de óleo de alecrim.
  - Faça um coquetel contra obesidade com suco de um limão, casca picada de meio limão, uma gota de óleo de limão, um talo de aipo, 300 ml de água mineral gasosa ou de um coco verde. Bata tudo no liquidificador e beba imediatamente em jejum.
  - Use um chá desintoxicante feito com 1/4 molho de salsa, cinco folhas de aipo, uma colher de sobremesa de sementes de erva-doce, dez gramas de flores secas de camomila, uma folha de dente-de-leão, um punhado de barba de milho e uma folha de amora. Aqueça um litro de água. Antes que inicie a fervura, acrescente todas as ervas e desligue o fogo. Deixe em infusão por 10 minutos e beba ao longo do dia.
  - Um bom óleo de massagem contra obesidade ajuda a combater as celulites. Para cada copo de vinagre de maçã acrescente um limão inteiro (seu suco + partes picadas), uma gota de óleo essencial de limão, uma gota de óleo essencial de bergamota e uma gota de óleo essencial de alfazema.

Deixe os ingredientes embebidos por 10 dias, não se esquecendo de agitar diariamente. Coe e use para massagear vigorosamente seu abdome, glúteos e coxas, ou borrife e massageie com uma bucha. Use duas vezes por dia, com o chá.

- Use também óleo de massagem contra celulite, feito com 120 gramas de fubá, 120 gramas de farelo de aveia, 120 gramas de sementes de erva-doce (batidas no liquidificador para granular), 10 gotas de óleo essencial de erva-doce, 10 gotas de óleo essencial de limão. Misture os pós num recipiente de vidro e acrescente os óleos. Mexa vigorosamente e reserve por alguns dias, enquanto os aromas se fundem. Usar como um granulado de limpeza de rosto e corpo. Para a celulite, faça massagem nos quadris e coxas em movimentos circulares, usando uma bucha ou um esfregão. Tome um banho e repita a operação, esfregando-se da cintura para baixo e dos joelhos para cima, o que deverá levar uns 10 minutos. Em seguida, enxágue-se usando uma ducha morna e, finalmente, tome uma ducha fria. Repita a cada 7 dias.

Biscoito de limão – para atrair o amor a sua vida

- 1 colher (café) cheia de casca de limão ralado
- 1 colher (café) de suco de limão
- 1 colher (sopa) de margarina derretida
- 2 colheres (sopa) cheias de farinha de trigo
- 10 gotas de adoçante

Misture a farinha de trigo, a margarina derretida, a casca de limão ralado, o suco e o adoçante em uma vasilha. Amasse bem para dar liga. Sobre o mármore, abra a massa com a palma da mão e corte os biscoitos. Para tirar os biscoitos do mármore, use a ponta de uma faca. Coloque num tabuleiro sem margarina e asse em forno brando.

Bolo de cupuaçu e limão – para trazer a harmonia em sua família

- 1 colher (sopa) de açúcar de confeiteiro – 12 g
- 1 colher (sopa) de fermento em pó – 10 g
- 1 colher (sopa) de raspas de casca de limão – 4 g
- 1 colher (sopa) de suco de limão – 15 ml
- 1 pitada de sal
- 2 gemas – 30 g

- 2 xícaras (chá) de farinha de trigo – 240 g
- 2 xícaras (chá) de polpa congelada de cupuaçu aquecida – 440 g
- 3 claras batidas em neve – 105 g
- 4 colheres (sopa) de azeite de oliva espanhol – 40 g
- 7 colheres (sopa) de adoçante culinário em pó – 10,5 g

Bata o azeite de oliva (reserve 2 colheres das de chá) com as gemas e 3 colheres (sopa) de adoçante por 3 minutos na batedeira. Sem parar de bater, acrescente aos poucos a farinha de trigo peneirada, o fermento e o sal, alternando com a metade da polpa de cupuaçu. Por fim, misture com cuidado as raspas da casca de limão e as claras em neve. Despeje em 12 assadeiras pequenas (capacidade para 75 ml), untadas com o azeite de oliva reservado. Leve ao forno preaquecido em temperatura média (180 ºC), por 25 minutos ou até que enfiando um palito no bolo ele saia limpo. Retire do forno, espere amornar e desenforme. Coloque em uma panela o suco de limão e o restante da polpa de cupuaçu e do adoçante. Leve ao fogo e cozinhe, mexendo de vez em quando até encorpar. Retire do fogo. Montagem: arrume o bolo nos pratos e disponha a geleia de cupuaçu. Cubra com o açúcar de confeiteiro.

Pavê de Afrodite

- 3 claras
- 90 g de açúcar refinado
- 150 ml de suco de limão
- 200 g de bolacha champagne
- 345 g de leite condensado

Calda
- 100 g de açúcar refinado
- 100 ml de água
- 100 ml de suco de limão

Ferva os ingredientes da calda e resfrie. Molhe os biscoitos nesta calda e arrume numa travessa. Misture o leite condensado com suco de limão e coloque sobre os biscoitos. Bata as claras em neve, adicione o açúcar e cubra o pavê. Jogue raspas de limão.

Brigadeiro de Apollo

- 1 colher (sopa) de manteiga sem sal
- 1 lata de leite condensado
- 2 colheres (sopa) de chocolate branco picado
- Raspas de 2 limões sicilianos
- Suco de ½ limão-siciliano (25 ml)

Misture o leite condensado, o chocolate e a manteiga e mexa até soltar do fundo da panela. Tire do fogo, adicione as raspas e o suco de limão e misture bem. Despeje a mistura em um prato untado com manteiga e deixe esfriar. Unte as mãos e faça as bolinhas.

File de peixe para Ísis – traz fertilidade e recuperação emocional

- 1 colher de chá de suco de limão-siciliano
- 2 colheres de chá de azeite extravirgem
- 200 g de filés de linguado
- Pimenta-do-reino moída a gosto
- Sal a gosto

Para o creme de limão-siciliano

- 1 cálice de suco de limão-siciliano
- 1 colher de sopa de cebola picada
- 1 colher de sopa de manteiga
- 1 copo de creme de leite fresco
- Sal a gosto

Ervilhas para acompanhar

- 1 colher de sopa de manteiga
- 1 copo de água
- 12 unidades de ervilhas tortas
- Sal a gosto

Tempere os filés de peixe e grelhe até dourar. Refogue a cebola na manteiga, acrescente o creme de leite, o suco de limão e sal. Deixe reduzir até formar um creme espesso. Na sequência, passe as ervilhas tortas rapidamente na água fervente e salteie-as na manteiga com sal. Coloque as ervilhas sobre o creme de limão, pedindo a Deusa Ísis para trazer o equilíbrio em suas emoções.

Linho

Planta muito comum em certas regiões da Grécia Continental. No território que viria a ser Portugal, o cultivo do linho e a sua utilização têxtil provêm dos tempos pré-históricos. Cápsulas de linhaça foram encontradas em algumas jazidas da província de Almeria, que remontam a 2500 a.C., e também numa "sepultura", situada numa propriedade particular nas Caldas de Monchique, no Algarve (Portugal), de onde se recolheu um pequeno farrapo de linho. Estes fatos não só provam que o linho era já cultivado e utilizado, mas indicam, pela perfeição do seu fabrico, um longo desenvolvimento anterior.

O linho é uma planta herbácea, que chega a atingir um metro de altura, pertence à família das lináceas e abrange um certo número de subespécies. Compõe-se basicamente de uma substância fibrosa, da qual se extraem as fibras longas para a fabricação de tecidos e de uma substância lenhosa. Produz sementes oleaginosas e a sua farinha é utilizada para cataplasmas de papas, usada para fins medicinais.

A linhaça é a semente do linho, e tem o forte poder de diminuir o apetite e estimular o intestino preguiçoso. Pode ser usada como uma importante aliada na luta contra a balança. Além disso, é rica em ômega 3, ômega 6 e gorduras monoinsaturadas que, em conjunto, ajudam a combater o LDL (mau colesterol) e a manter a saúde do coração em dia.

Não se conhece a data e o local em que o homem utilizou pela primeira vez as fibras flexíveis do linho para confeccionar tecido, nem quando a planta começou a ser cultivada. Desde 2500 anos a.C. o linho era cultivado no Egito, o Livro de Moisés se refere à perda de uma colheita de linho como uma "praga" ou desgraça, tal a sua importância na vida das populações.

Planta de gênero feminino, suas sementes, folhas e flores são aproveitados. Na gastronomia é muito utilizado, sendo usado em pães, bolos, sucos, óleos, dentre outros.

Nome popular: linhaça
Nome científico: *Linum usitatissimum*
Planeta: Lua
Elemento: Água
Deidade: Câncer
Função terapêutica: inflamações, moléstias do peito e problemas de pulmões.

Contraindicações: pacientes que têm risco de sofrer uma obstrução intestinal. Como é o caso dos doentes de esclerose sistêmica, que devem evitar o consumo de linhaça, pois pode causar prisão de ventre ou, inclusive, obstrução intestinal.

Função mágica: traz prosperidade, felicidade e bem-estar.

TOQUE DE BRUXA: para afastar vizinho chato, pegue um bagre e coloque o nome da pessoa dentro da boca do peixe. Coloque-o dentro de uma panela de barro e cubra com pó de carvão e óleo de linhaça. Leve a panela para a margem de um valão bem sujo e corrente. Acenda em volta 7 velas lilás pedindo que esta pessoa nunca mais o perturbe. Depois, quebre a panela e jogue dentro das águas sujas correntes.

Para fazer um pergaminho para feitiços, coloque dois copos de água numa panela e adicione 16 páginas de papel de jornal, rasgado em bocadinhos ou uma quantidade igual de papel usado. O papel não deve ser muito escuro; caso contrário, não será possível escrever nele. Deixe o papel ferver em água durante cerca de duas horas. Escorra a pasta e junte duas colheres de branco-de-espanha, duas de cola branca, uma de óleo de linhaça, duas de cola em pó e mexa tudo muito bem. Estenda uma camada fina e regular sobre uma superfície lisa. Por cima, coloque uma folha de papel de alumínio e prense tudo com um peso (livros grossos, enciclopédias). Quando secar, seu próprio pergaminho estará pronto.

Receitas terapêuticas e encantadas

- SUCO DE LARANJA COM LINHAÇA: bata uma laranja inteira sem casca em meio copo de água com uma colher de sopa de linhaça e uma colher de sopa de gergelim branco. Consuma na hora e não coe para não perder as fibras do suco.
- SUCO DE UVA COM HORTELÃ E LINHAÇA (função rejuvenescedora e digestiva): bata no liquidificador 1 xícara de chá de uva, sem as sementes (não retire a pele), meio maço de hortelã, uma colher de sobremesa de sementes de linhaça e um copo de água.
- SUCO DE MAÇÃ COM LINHAÇA (AUXILIA OS INTESTINOS, HORMÔNIOS E CÉREBRO): bata no liquidificador duas maçãs sem cascas e sem sementes, uma colher (de sopa) de semente de linhaça, suco fresco de limão. Além de ajudar a emagrecer, o suco de linhaça também pode ajudar a rejuvenescer.

- Suco antioxidante – para tomar em jejum, pela manhã: bata no liquidificador uma colher (sobremesa) de semente de linhaça, uma colher (sobremesa) de gérmen de trigo, duas colheres (sopa) de leite de soja, meia cenoura, 200 ml de água, três cubos de gelo e suco de um limão.

Dicas: todos os sucos devem ser consumidos imediatamente após seu preparo, para que as funções de alcalinizar e vitalizar o organismo aconteça. Se o seu objetivo é perder barriga com o suco de linhaça, não adicione açúcar e nem adoçantes artificiais.

Pão de prosperidade

- 1 colher (sopa) de sementes de linhaça.
- 1 colher (chá) – ou menos – de sal marinho. Em casos específicos de dietas com restrição de sal, pode-se até omitir esse ingrediente.
- 1 xícara (chá) de farinha de trigo integral, de preferência grossa. Pode-se utilizar a farinha de centeio como substituta, mas a massa do pão fica um pouco mais úmida.
- 1,5 xícara (chá) de água mineral em temperatura ambiente.
- 2 colheres (sopa) de farinha de linhaça, que pode ser adquirida pronta, mas o ideal é obtê-la na hora, triturando as sementes.
- 2,5 xícaras (chá) de farinha de trigo branca que deve ter um teor de proteína entre 9% e 12%. Esta informação consta no rótulo do produto.
- 5 g ou meio pacotinho de fermento biológico liofilizado seco, de preferência importado da Turquia. O produto é importado e embalado no Brasil por marcas nacionais.

Em uma bacia, de preferência de inox, misture bem os ingredientes secos (farinhas e fermento). Deixe o sal de lado, porque ele pode cortar o efeito do fermento. Após essa etapa, adicione água mineral em temperatura ambiente, mexendo bem com uma colher de inox. O ideal é usar uma batedeira, em velocidade média, por cinco minutos. A mistura deve ficar úmida, sem, no entanto, haver água em excesso. Se ficar muito seca, adicione um pouco mais de água (muito pouco e aos poucos). Se ficar muito úmida, com sobra de água no fundo da bacia, adicione um pouco de farinha e vá corrigindo, também aos poucos. Ao fim desta etapa, adicione uma colher (chá) de sal marinho, incorporando-o à massa. Agora, adicione duas colheres (sopa) de farinha de linhaça. Quem não tiver a farinha pronta em casa, pode triturar a linhaça no liquidificador.

Depois, coloque uma colher (sopa) de semente de linhaça. Quem não quiser usar a farinha de linhaça pode usar só os grãos, mas deve, então, colocar duas colheres de semente de linhaça, em vez de uma. Com a massa pronta, cubra a bacia com um pano levemente úmido, ou com um prato, e deixe descansar em temperatura ambiente por 18 horas – nem mais nem menos. Se deixar mais tempo, haverá fermentação excessiva e o pão ficará com gosto de cerveja. Se deixar menos tempo, o pão perderá em estrutura física, aroma e sabor. Após as 18 horas, pré-aqueça o forno a 290 ºC - 300 ºC por 15 a 20 minutos. Enquanto isso, unte as formas, utilizando manteiga (de preferência, sem sal) para cobrir todas as paredes internas da forma. Em seguida, polvilhe com farinha e retire o excesso. Se preferir, utilize formas antiaderentes, evitando, assim, o trabalho de untar e enfarinhar as mesmas. Coloque a massa de pão nas formas, procurando cobrir até 2/3 da altura das paredes laterais ou pouco acima da metade. Adicione ao topo da massa meia colher de sopa de sementes de linhaça para cada forma. Coloque as formas dentro do forno pré-aquecido por 45 minutos. Verifique o pão no forno. A crosta superior deve estar dura, bem firme, e o pão escuro, em tom dourado. Retire as formas. Espere de cinco a dez minutos e retire das formas com cuidado. Deixe os pães esfriarem sobre a grade superior do fogão por pelo menos 25 minutos antes de consumi-los. Este pão dura de três a cinco dias, em temperatura ambiente, fora da geladeira. Na geladeira, conserva-se por até dez dias. No freezer, por três meses. Caso tenha congelado o pão no freezer, retire-o pelo menos de 15 a 20 horas antes de consumi-lo. Ele fica delicioso se fatiado com uma boa faca de pão, em fatias finas, e deixado tostar em torradeira ou no forno caseiro por três a cinco minutos. É muito saudável substituir a manteiga por um fio de um bom azeite de oliva!

Bolo da felicidade

- 1 ½ xícara de aveia em flocos finos
- 1 ½ xícara de farinha de linhaça
- 1 colher de chá de fermento para bolo
- 1 xícara de óleo de canola
- 2 xícaras de açúcar mascavo
- 3 a 4 bananas nanicas
- 4 ovos inteiros
- Canela a gosto

Misture todos os ingredientes secos em uma vasilha e reserve. Bata as bananas, os ovos e o óleo de canola no liquidificador (bem batido, sem deixar pedaços). Despeje o conteúdo do liquidificador nos ingredientes e misture bem. Leve ao forno pré-aquecido por aproximadamente 40 minutos. Deixe esfriar um pouco, desenforme e polvilhe mais canela com açúcar se desejar.

Cogumelos das fadas

- Cogumelos paris (champignon) sem cabo
- Farinha de rosca
- Farinha de trigo
- Mistura de linhaça para empanar
- Óleo para fritar
- Sal a gosto

Polvilhe sal sobre os cogumelos, passe na farinha de trigo, depois na mistura de linhaça e em seguida, na farinha de rosca. Frite em óleo quente e depois escorra em papel absorvente.

Feitiço para o cabelo bonito – Faça este ritual antes da hora de Vênus

- 1 ovo
- 1 pitada de ginseng
- 3 colheres de sopa de óleo de ginkgo
- 3 colheres de sopa de óleo de linhaça
- 3 litros de água da chuva
- Argamassa
- Bola de plástico
- Condicionador
- Incenso de Vênus
- Óleo de rosa
- Suco de um limão
- Vela rosa
- Xampu

Escove o cabelo e tente estimular o couro cabeludo para remover todos os detritos e todos os produtos químicos. Unja a vela com o óleo e a acenda, assim como o incenso. Coloque o suco de limão, o óleo de linhaça, o ovo, o ginkgo e o ginseng na argamassa e moa até formar uma poção. Em seguida, recite o feitiço da poção:

- **Magia:** Poção – que cabelo bonito! "Enfeite a cada dia minha cabeça e faça meu cabelo brilhar, rico e grosso. A poção vai absorver a luz solar e deixar meu cabelo brilhar. As donzelas vão tecer os fios magníficos que criam os cabelos da minha cabeça. Que todos os poderes da natureza venham a mim. E que os cabelos bonitos a cada dia se tornam mais". Coloque um saco plástico sobre sua cabeça e vá lá fora e aproveite o sol. Sinta o formigamento da poção revivendo seus cabelos. Depois de uma hora ao sol, lave com xampu e condicionador, mas antes de seu último enxágue, tente pensar positivamente. Deixe seu cabelo ao ar, naturalmente. Você vai ver uma melhoria em seu cabelo instantaneamente.

Pasta de dente natural

- 1 pitada de canela em pó
- 1 xícara de água filtrada
- 2 colheres de sopa de menta desidratada
- 2 colheres de sopa de pó de juá
- 2 colheres de sopa de sementes de linhaça
- 3 cravos-da-índia

Leve a linhaça, a hortelã e os cravos para cozinhar em água, no fogo baixo, por 5 minutos. Coe, adicione o juá e a canela e misture bem. Aplique uma pequena quantidade sobre a escova de dentes e escove normalmente. Acondicione em recipiente tampado e conserve em geladeira. É tão eficaz quanto as pastas convencionais. O segredo está no pó que é produzido a partir da entrecasca da árvore Juá, que é rica em saponinas, possui ação detergente natural, higienizante, adstringente e antisséptico, muito utilizado na fabricação de algumas pastas de dente comerciais, combatendo cáries, placa bacteriana, mau hálito, clareando e limpando naturalmente os dentes.

Lírio

Com origem atribuída a países europeus, asiáticos, mas com alguma incidência nas américas, a sua concentração, no entanto, está na China e no Japão. Plantas que atingem de 1,20 a 2 metros de altura. Suas cores são das mais diversas, podendo variar do branco ao rosa, laranja, amarelo, azul, dentre outros. Por ser uma flor tão apreciada, caso você tenha um amplo jardim em sua residência, vale a pena cultivá-la, pois além de alegrar o seu lar, pode ser um importante componente para a elaboração de delicados arranjos. O importante é dispor a planta em um vaso que receba boa iluminação, procurando ter o cuidado de evitar as radiações solares no horário mais quente do dia. Além disso, você deve ter o cuidado de evitar que a mistura de terra do vaso, o substrato, não fique muito seco, pois essa terra deve sempre se manter um pouco úmida. Procure molhar sempre que precisar, até que saia um pouco de água por meio dos furinhos de drenagem existentes no vaso, mas é preciso ter cuidado para não deixar o líquido se acumular no pratinho, pois se torna foco de dengue. Uma sugestão é colocar areia nos pratinhos ou dispor o vaso próximo a um ralo.

Os lírios costumam viver por muito tempo florescendo uma vez por ano, principalmente em junho, e hibernando nos demais meses. É possível fazer com que os lírios floresçam mais de uma vez ao ano, entretanto, trata-se de um procedimento altamente sofisticado e que pode não obter bons resultados.

Símbolo da pureza feminina e da "viúva", na maçonaria. Para homens que são machistas e não respeitam as mulheres, um ritual com lírios é uma grande solução, para quem tem neurose de pecado e sujeira, peça para Deusa limpar a pessoa por dentro e que ela possa ver o que há de puro no mundo. O lírio é uma das flores mais antigas de que se tem notícia, faz parte de uma lista muito antiga de flores que foram consideradas mágicas pelo poder que teria de proteção contra bruxaria e más vibrações. Acredita-se que manter lírios no jardim proporciona uma verdadeira barreira contra malefícios.

Alguns dizem que o lírio nasceu das lágrimas que Eva derramou ao abandonar o Jardim do Éden. Para os egípcios, as flores brancas de lírio simbolizava a Deusa Ísis, e os gregos pensavam que essas flores haviam brotados do leite que Hera, Deusa da Lua, deixou cair enquanto alimentava Héracles. Os cristãos o associam à Virgem Maria, fazendo alusão à pureza. Este fato justifica a presença da flor nos ramos das noivas. Houve um tempo em que se acreditava que os lírios contribuíam para reconciliações de amantes, já que seus bulbos tinham poderes místicos que causavam a reaproximação dos namorados afastados. Outra crença do passado mostra o lírio como agente que elimina as más vibrações do interior da casa e impede a chegada de malefícios, quando plantado nos jardins.

Durante a Idade Média, a imagem do lírio foi usada como peça de arte religiosa. As formas foram encontradas nas representações de Jesus. Nos dias antigos têm havido imagens da Mãe Maria segurando a flor-de-lis impressa em moedas. O lírio denota espiritualidade e é também considerado o símbolo da castidade. Esta flor é a imagem da Criação Universal, da Pré-formação, da Ação do Fogo Primitivo sobre a Mãe Água.

Na Grécia antiga, as pessoas consideravam a flor como símbolo da sexualidade, tendo tido um papel importante nos contos antigos. De acordo com a tradição, pedir para mulher grávida escolher sem ver entre um lírio e uma flor rosa, permite que se revele o sexo do bebê, assim, se a mãe pegar a rosa, será uma menina ou se ela pegar o lírio, será um menino!

A cor branca é o que representa a pureza de pensamento e de ação, bem como a inocência pura. No antigo Egito, o lírio foi associado à fertilidade. Nos tempos antigos, eles foram particularmente oferecido a Deus.

No Feng Shui, a flor-de-lis é usada para simbolizar a abundância. A forma estilizada do lírio é usada em muitos contextos modernos, como, por exemplo, o emblema principal para organizações de escoteiros. As versões estilizadas da flor também foram utilizados em fins de ornamentação ou como emblemas reais em várias culturas. O lírio-branco (*Nymphaea alba*) também conhecido como lótus-branca, é uma flor de água muito conhecida, pertencente à família da lótus-azul (*Nymphaea caerulea*). Ambas as plantas têm um conteúdo alcaloide semelhante, com efeitos também parecidos: narcóticos e de euforia. Durante a Primeira Guerra Mundial, quando as colónias alemãs na África não conseguiam obter opiáceos da Índia para as anestesias, descobriu-se que um extrato de lírio-branco funcionava muito bem.

Se as flores do seu lírio murcharem, prossiga na rega da planta por mais três meses. Após isso, interrompa a rega e procure aguardar a completa secagem das hastes da planta. Com as hastes completamente secas, remova os bulbos do vaso, disponha-os em um saco plástico com perfurações, procurando preenchê-lo com substrato úmido; deixe o saquinho plástico com os bulbos dentro da geladeira, de preferência em seu compartimento menos frio, onde são armazenadas as verduras, deixando-o acondicionado aproximadamente quatro meses, tomando o cuidado para deixá-los sempre úmidos. É importante evitar que os bulbos se choquem com outros alimentos armazenados, pois esses machucadinhos podem favorecer a entrada de doenças e prejudicar o seu florescimento. Após os quatro meses, você pode retirar os bulbos da geladeira e replantá-los em vasos. Procure deixá-los em um local bem ventilado e fresco nos 10 primeiros dias, assim que se formarem os brotos, disponha o vaso em um local bem servido de radiação solar, procurando regar sempre que o substrato estiver seco, Caso todos os procedimentos tenham sido benfeitos, os bulbos florescerão de dois a três meses. Por serem plantas muito delicadas, é preciso regá-las de uma maneira equilibrada, pois os bulbos podem apodrecer durante períodos muito úmidos, já que não se pode acumular água em torno das escamas da túnica, o que mataria os bulbos rapidamente. Para minimizar as possibilidades de apodrecimento, procure plantá-los de lado, o que evita que o líquido se acumule no colo da planta. Na hora do plantio, procure aplicar no vaso uma camada de cascalho fino com 2,5 centímetros em sua cova, que irá colaborar na drenagem do excesso de líquido. Escolher um bulbo de lírio saudável é fundamental para um plantio bem-sucedido. Na hora de escolher, procure apertar suavemente o bulbo usando o indicador e o polegar. Escolha somente os bulbos mais firmes e que não tenham um aspecto oco. Também dê preferência para os bulbos que não possuem indícios do nascimento de novas raízes em sua base.

Planta de gênero feminino. Suas raízes e flores são aproveitadas. Não há uso na gastronomia.

Nome popular: lírio, flor-de-lis, lírio-da-paz, açucena, lírio-branco, dentro outros relacionados a sua cor.
Nome científico: *Hedychium coronarium*
Planeta: Vênus
Elementos: Fogo e Água
Deidades: Vênus, Afrodite, Hera, Oxum (amarelos), Iemanjá (brancos).
Função terapêutica: na Aromaterapia o lírio é usado como calmante, ajudando na concentração e na intuição e age nas infecções (para liberar o pus), nos ferimentos, panarício, furúnculos, abscessos e nas queimaduras (na forma de maceração oleosa).
Contraindicações: pessoas alérgicas ao lírio, grávidas e gestantes.
Função mágica: o lírio traz contato com outros planos, é ótimo para consagração de objetos mágicos, para exorcismo, atrair dinheiro, quebra de feitiços, proteção psíquica e para aumentar a sorte e o poder da magia. Na Idade Média, acreditava-se que o pólen desta flor dissolvido em água faria urinar abundantemente uma moça que não fosse mais virgem. Dependurada ao pescoço, a raiz reconcilia

os amantes que tenham rompido suas relações. Deve ser colhida quando a Lua ou Vênus estejam sob Áries ou Libra. Com esta planta se fabrica um perfume mágico muito conveniente para queimar no recinto onde se realizam experiências teúrgicas ou se esperam manifestações astrais.

TOQUE DE BRUXA: para aumentar o desejo sexual, use o lírio-branco que é narcótico e causa euforia. Como a lótus-azul, esta planta diz-se melhorar o desejo sexual. Faça um chá com cinco gramas de lírio-branco por pessoa em água quente. As flores também podem ser mergulhadas em bebida alcoólica durante algumas horas. Use aproximadamente 5 gramas por garrafa. Não exceda a dose recomendada: o lírio-branco torna o vinho azedo e difícil de beber

Receitas terapêuticas encantadas

MÁSCARA FACIAL – PARA DAR FIRMEZA E COMBATER A FLACIDEZ E AS RUGAS NO ROSTO E NO PESCOÇO

- 1 colher de sobremesa de lírio-branco pó
- 1 colher de sopa de cacau puro em pó
- 1 colher de sopa de mel
- 1 colher de sopa rasa de moringa em pó
- 1 colher de sopa rasa de oliveira em pó
- 2 colheres de sopa de argila rosa em pó
- 2 colheres de sopa de iogurte natural

Misture tudo até virar uma textura em forma de lama e aplique uma camada bem generosa no rosto e no pescoço, deixe agir por uma hora, em seguida, retire com água morna.

CREME DIÁRIO PARA COMBATER RUGAS E O ENVELHECIMENTO DA PELE

- 1 colher de sopa de óleo de alecrim
- 1 colher de sopa de óleo de camomila
- 1 colher de sopa de óleo de cenoura
- 1 colher de sopa de óleo de gérmen de trigo
- 1 colher sopa de raiz de lírio-branco
- 1 pote de 50 g de colágeno pronto (creme)

Misture tudo em uma vasilha, coloque em um pote (pode ser o mesmo do colágeno) e use no rosto e pescoço à noite, diariamente.

Losna

Originária da Ásia, a losna se adapta bem em qualquer clima, sendo bem comum no Brasil. Uma planta que exige solos bem arejados e bem adubados com matéria orgânica. Planta-se em canteiros com espaçamento de 30 cm entre elas e a colheita das folhas é o ano todo. O absinto é uma bebida destilada, de cor verde-claro que, em sua receita original, é feita com anis, erva-doce e losna. Entretanto, há diversas receitas que utilizam outras ervas e até mesmo flores na receita. Criado na Suíça, no final do século 16, para fins médicos, o absinto foi muito popular na França nesta mesma época e chegou a ser inclusive proibido, por produzir um suposto efeito alucinógeno, que gerou fama e um apelido à bebida de "a fada verde". Há uma história de um homem que teria matado toda a sua família na Suíça, em 1905, por estar sob o efeito do absinto, e este fato teria gerado a primeira série de restrições à bebida. O poeta e escritor Oscar Wilde, afirmou ter visto tulipas crescerem na sua perna enquanto bebia. Tal efeito nunca foi confirmado, o princípio ativo, que leva toda a culpa pela fama de alucinógeno do absinto, chama-se *thujone*, e é um componente da losna. Em doses muito altas, o *thujone* pode ser tóxico, mas a proporção deste composto no absinto nunca foi alta o suficiente para fazer algum mal, e mesmo que fosse, nunca foi comprovado que este princípio pode causar alucinações. Outro fator que contribuiu para esta fama foi o alto teor alcoólico do absinto, que pode variar de 40% a 85%.

A história do absinto começa em 1792, quando o médico e monarquista francês Pierre Ordinaire, exilado na Suíça, utilizou a planta *Artemisia absinthium* para fabricar uma poção digestiva. Poucos anos depois, ele adicionou álcool à fórmula para potencializar seus efeitos, sua maior popularidade foi durante o final do século 19, na época mais boêmia de Paris, quando o absinto era parte inseparável da vida artística, inspirando muitas pinturas e obras literárias. No Brasil o absinto ainda não possui uma demanda muito grande, no entanto, com o passar do tempo e o aumento do número de apreciadores, o elixir vem deixando para trás o preconceito de ser considerado alucinógeno.

Na Grécia Antiga, esta planta era dedicada à Deusa Ártemis (Diana, entre os romanos, Deusa da caça e da castidade), daí a origem de seu nome científico. Os astecas e outros índios americanos usam a artemísia para rituais e fins medicinais, como remédio contra a fadiga e para proteger os viajantes contra os espíritos malignos e de animais selvagens. Os índios ainda a usam para fins espirituais, como purificação do espírito e para dispersar doenças e forças negativas.

Textos medievais atestam o poder mágico e terapêutico da artemísia, que tem uma grande ligação com a estrela Algol, portanto, o chá dessa planta é de grande benefício para quem deseja se livrar do terrível vício do alcoolismo. Pesquisas recentes também atestam a grande eficácia do chá de artemísia para combater a febre amarela, a dengue e a malária. De acordo com as tradicionais medicinas japonesa e chinesa, a energia da artemísia é usada por meio da terapia do moxabustão (bastão de artemísia seca e prensada, cuja ponta em brasa é aproximada dos pontos de acupuntura para sua ativação). Em um trecho do livro *Medicina Oculta*, de autoria de Samael Aun Weor, ensinam-se algumas fórmulas que beneficiam as mulheres. Em uma delas, para amenorreia (falha ou ausência de menstruação), vemos o seguinte: "... outro procedimento é receber vapores do cozimento de artemísia na vagina".

A artemísia absinto é famosa desde tempos muito antigos, pelas suas virtudes medicinais, sendo, inclusive, citada em um papiro egípcio que data de 1.600 a.C. Em um provável provérbio de Salomão ele teria declarado: "a infidelidade, ainda que possa ser excitante e doce no seu início, costuma ter um fim amargo como a losna" . Os egípcios já usavam a artemísia para curas.

Hipócrates, o pai da medicina, costumava receitar a *Artemisia Absinthium* para tratar anemia, asma, reumatismo, dor de estômago e cólicas menstruais. Sabe-se que a artemísia tornou-se também uma planta mágica ou sagrada para os orientais – tendo até um tempo no calendário chinês consagrado a ela: "... no início (dia 05) de maio – sendo uma erva largamente usada na medicina chinesa, principalmente na forma de moxa". A artemísia é a erva dos videntes, dos clarividentes e dos místicos.

A losna tem gênero feminino, da planta se utiliza as folhas. Na gastronomia, grande parte das espécies de artemísia não deve ser consumida crua, pois é tóxica nesta condição, com exceção de uma espécie usada como tempero: a *artemisia dracunculus* – o estragão.

Nome popular: losna, artemisia, absinto, estragão.
Nome científico: *Artemisia abisinthium*
Planetas: Vênus, Mercúrio, Marte, Sol, Lua e Saturno.
Elementos: Ar e Terra.
Deidades: Artêmis e Afrodite.
Função terapêutica: combate náuseas, gases, azia, indigestão e diarreia; atua no controle da asma; ajuda em problemas renais e em anemias; previne o câncer de mama; combate os sintomas da TPM; é anti-inflamatória, antianêmica, analgésica, antiepilética, antimalárica, depurativa, cicatrizante, digestiva, estimulante, repelente e tônica.

Contraindicações: o uso interno é contraindicado para crianças, durante a gestação e em portadores de gastrite ou de epilepsia. O suco ou extrato não devem ser usados, pois são tóxicos. A infusão elimina parte da toxidez. Também não deve ser usado por quem estiver fazendo tratamento radioterápico, em gestantes, em lactantes, em indivíduos de temperamento bilioso ou sanguíneo, nas irritações gástricas e intestinais e nas propensões à congestão cerebral. O óleo essencial, sobretudo a tujona, é tóxico. As bebidas alcoólicas à base da planta são consideradas nocivas à saúde. Usar somente na dose recomendada e durante o tempo de tratamento especificado. Em altas doses, deve ser evitado devido aos efeitos tóxicos que pode desenvolver. O consumo prolongado de bebidas à base de absinto provoca habituação que se manifesta por cãibras, perdas de conhecimento e mesmo perturbações nervosas irreparáveis e destruição dos glóbulos vermelhos. Doses excessivas podem causar alucinações, aborto, convulsões, perturbações da consciência (absintismo – degeneração irreversível do sistema nervoso central) e torna amargo o leite das mulheres que amamentam.

Função mágica: a losna é afrodisíaca; provoca clarividência; atua na consagração, na adivinhação e nos sonhos bons; promove longevidade, proteção física, desenvolvimento e crescimento psíquicos, descanso, força e resistência; evita roubos e traz felicidade, coragem, êxtase espirituais e devoção. O absinto é uma bebida com o teor alcoólico extremamente forte, tendo já sido proibida por alegados fatos de que ela causaria danos na saúde física e mental, como loucura, suicídio e alucinações que, em alguns casos, foram relatadas com a presença de uma mulher de beleza avassaladora, que possui asas verdes como uma fada. Seria o absinto uma simples bebida alcoólica ou uma espécie de passagem para um universo paralelo e perturbador, onde habita uma fada sedutora.

Toque de Bruxa: as vassouras feitas com artemísia protegem o ambiente e atraem espíritos benfazejos. A água enluarada pode ser usada para se purificar e abençoar pessoas, objetos e locais. Para prepará-la, é necessário deixar a água exposta aos raios da Lua cheia durante algumas horas, dentro de um recipiente de prata ou de um pote de vidro contendo uma moeda ou um pedaço de prata. A seguir, conserva-se a água dentro de um receptáculo de vidro escuro ou envolto em papel pardo. Antes de usar a água para seu fim, convém energizá-la impondo as mãos sobre ela, "riscando" algum símbolo mágico ou rúnico sobre sua superfície e mentalizando sua impregnação com o poder pessoal. A água assim magnetizada poderá ser usada como banho (acrescentando uma infusão de plantas lunares), em rituais, sobre o altar ou para abençoar-se. A bênção pode ser feita tocando os chacras, em alguns pontos específicos como: testa, meio do esterno e ventre (bênção tríplice), testa, mãos e pés (bênção quíntupla), ou em forma de pentagrama, tocando testa, seio esquerdo, ombro direito, ombro esquerdo, seio direito e novamente a testa. No final, toma-se um gole da água e pronuncia-se uma oração simples, invocando a luz, proteção e bênção de uma Deusa lunar (Arianrhod, Aradia, Ártemis, Chang O, Coatlicue, Hathor, Hina, Ísis, Ix Chel, Mama Quilla, Selene, entre outros arquétipos). Depois da purificação, a água estará pronta para o ritual ou para prática mágica, de acordo com o objetivo previamente escolhido.

Receitas terapêuticas e encantadas

- Antídotos para feitiços malignos: aqui estão ordenadas ervas e especiarias que possuem a propriedade oculta de desmanchar feitiços malignos – algumas em grau maior, outras em grau menor. Você pode utilizá-las para preparar suas poções, saches, banhos, amuletos e para extrair suas essências para a unção de velas ritualísticas durante o preparo de feitiços para a quebra de encantos: lavanda, guiné, batata, feijão, arruda, alho, cebola, boca-de-dragão, noz-moscada, pimenta, mimosa, alecrim, ciclame, urtiga, café, lima, artemísia, bergamota, olíbano, selo-de-salomão, comigo-ninguém-pode, sementes de girassol, acácia, sálvia e tamarindo. Cuidado: certas ervas podem ser extremamente venenosas ou causar irritações. Tome cuidado até mesmo na hora de colhê-las.

- Magia da artemísia: colha a planta em uma Sexta-feira Santa, às 12 horas. Faça um círculo ao redor da planta, ajoelhe-se diante dela e faça uma oração ao elemental da planta clamando pelo serviço desejado. Em seguida, arranque-a com a raiz e leve para casa. Colha a planta com o rosto voltado para o Oriente e pendure-a no teto da casa pelas raízes, de maneira que elas fiquem para cima e os ramos para baixo, voltada para o Oriente. Este elemental tem poder para proporcionar ao seu dono tudo que ele desejar.

- Poções de clarividência: durante o dia da Lua, prepare um chá com artemísia para abrir os canais de clarividência. O chá de arruda também é igualmente eficaz; tendo efeito mais forte, mas se ingerido em demasia pode até matar.

- Poção dos encantamentos: durante uma noite de Lua cheia ou crescente, prepare um chá com dois punhados das seguintes ervas: louro, alfazema, verbena e artemísia. Essa poção mágica vai aumentar o poder das suas palavras e vai também aumentar a força de seus encantamentos.

- Poção para atrair as fadas: durante a Hora de Mercúrio e o Dia de Júpiter, prepare uma mistura de ervas ou um sache para chá com as seguintes ervas:

folhas frescas de menta, punhados de tomilho, três raízes de lúpulo, seis pétalas de rosas, cascas de maçã, um punhado de chá preto, um punhado de artemísia e folhas de framboesa. Durante o mesmo dia e horário, prepare este chá mágico enquanto recita canções para atrair as fadas.

- **Poção para despertar poderes psíquicos**: durante uma segunda-feira num horário da Lua, derrame uma xícara e meia de água com duas folhas de limoeiro, dois punhados de tomilho, duas partes de casca de laranja, um punhado de cravo e outro de canela. Tome esse chá antes de qualquer prática divinatória ou exercícios de vidência, pois ele aprimora os dons pessoais.
- **Antirreumático**: faça uma massagem com folhas de losna, friccionando-as sobre as partes afetadas.
- **Ritual do terceiro olho**: realize esse ritual para aprimorar os poderes psíquicos três dias antes da Lua cheia e, preferivelmente, quando ela estiver nos signos astrológicos de Câncer, Peixes ou Escorpião. Comece preparando um chá mágico bem forte de artemísia ou mil-folhas (ervas que estimulam os sentidos psíquicos) e acenda 13 velas votivas, de cor púrpura, para ajudar a atrair as influências psíquicas. Tome o chá e olhe fixamente para um espelho mágico, uma bola de cristal ou uma pirâmide de cristal, enquanto entoa três vezes o seguinte encantamento:

> Eu te convido,
> Arcanjo de Netuno
> E governante dos poderes da clarividência
> Eu te peço que abras o meu Terceiro Olho
> E que me mostres a luz oculta
> Permite-me ver o futuro
> Permite-me ver o passado
> Permite-me perceber os divinos
> Reinos do desconhecido
> Permite-me compreender a sabedoria
> Do sagrado Universo
> Assim seja!

Após isso, relaxe, respire lentamente e se concentre para abrir o seu Terceiro Olho. Não permita que pensamentos negativos contaminem sua mente. O Terceiro Olho, chacra invisível localizado no centro de sua testa, acima do espaço entre as sobrancelhas, é a fonte de poder mais elevada do corpo humano, da visão sobrenatural e da clarividência.

- **Efeito digestivo e transtornos biliares:** tintura: misture duas xícaras das de café de álcool de cereais com uma xícara de água e um punhado da erva picada. Deixe em maceração por 7 dias, coe e guarde em vidro escuro ou protegido por papel alumínio. Tome uma colher das de café diluída em água, por dia, ou 20 a 40 gotas ou 1 a 4 ml, de 2 a 3 vezes ao dia, antes ou após as refeições
- Cataplasma: aplique a folha quente sobre locais doloridos do ventre.
  - Extrato seco: 200 mg /dose, 2 a 3 vezes ao dia, antes das refeições.
  - Pó: um grama em uma xícara de água, três vezes por dia, antes das refeições.
  - Vinho: macerar 20 g de folhas ou flores secas em um litro de vinho tinto e dois cálices de aguardente, por 10 dias. Filtre e tome um cálice após as refeições.
  - Xarope: um punhado de folhas e flores picadas em uma xícara das de cafezinho de água fervente. Abafe, coe, adicione uma xícara de mel e homogeneíze. Adultos: uma colher das de sopa 3 vezes ao dia. Crianças: uma colher das de chá 3 vezes ao dia.
- **Estimulante do apetite:** infusão de uma ou duas colheres de café de caules cortados por chávena de água, três vezes por dia; – infuso de 20 g de folhas ou flores em um litro de água fervente por 10 minutos. Tomar uma colher de sopa de hora em hora ou tomar duas xícaras ao dia, antes ou após as refeições principais; – infusão de 5 a 15 g de folhas ou flores por litro de água. Tomar uma xícara antes das refeições principais: Como aperiente e estimulante da digestão: vinho medicinal, um cálice antes das principais refeições. Crianças maiores de 6 anos: 1/3 da dose recomendada para adultos.
- **Para contusões:** decocção para gargarejos e compressas sobre as contusões. Também pode ser aplicada topicamente em articulações inflamadas;
- **Vermífugo para cães e gatos:** triture um punhado de flores e de folhas. Adicione à ração do animal uma colher das de chá para gatos ou duas colheres das de chá para cães de porte médio. Para vermífugo, recomenda-se a seguinte fórmula: pó de folhas de absíntio, 2 a 3 g; pó de alcaçuz, 2 g; pó de anis-verde (erva-doce), 0,50 g. Na dose que se ministra pela manhã, deve incorporar-se polpa de ameixa em passa durante cinco dias seguidos. Pode-se também prescrever a cerveja de absíntio, que se prepara com uma parte de folhas e 30 partes de cerveja, deixando-se macerar. Posologia: adultos: 10 a 20 ml de tintura divididos em 2 ou 3 doses diárias, diluídos em água 2 g de erva seca (uma colher de sopa para cada xícara de água) de erva em infuso até 3 vezes ao dia, com intervalos menores que 12 h.

Licor de artemísia (uso mágico)

- 3 buquês de sabugueiro
- 300 g de artemísia fresca, lavada e seca

Coloque as ervas num vidro e cubra-as com pinga de boa qualidade e baixo teor alcóolico. Deixe repousar por 21 dias. No dia marcado, coe a pinga para garrafas escuras, deixando-as pela metade e complete o restante com calda grossa de açúcar. Deixe repousar em lugar escuro por 45 dias. Esse licor, se tomado regularmente, evita a entrada de qualquer energia negativa, segundo as tradições e o ditado popular.

Sempre consagre as ervas para um Ser de Luz que mais tenha afinidade, ou aos Elementais da Natureza, pois eles sabem melhor do que nós o que realmente precisamos tratar. Além disso, ficamos na vibração do Ser para quem consagramos as ervas.

Quem é reikiano pode colocar os símbolos do reiki nas ervas, o que potencializa ainda mais a vibração energética da planta. Sempre agradeça pelas curas recebidas, fazendo isso, enviamos gratidão ao Universo, que sempre devolve tudo aquilo que nós o ofertamos.

Hino a Ártemis – Caçadora ou Protetora?

Ártemis, a Imaculada,
É tomada por raiva e compaixão
Vendo os cães de caça do seu pai
Matando as indefesas lebres
E devorando os filhotes recém-nascidos.

Arrepios de horror e náusea
Percorrem o seu corpo
Olhando o festim dos abutres
Os seus suspiros mostram a dor e a tristeza
Ártemis, Senhora das criaturas desamparadas.

Gentil e amorosa protetora
Que cuida dos filhotes e das fêmeas prenhes
Tu tens amor e compaixão
Por todos os animais escondidos nas florestas
E os defendes contra caçadores e predadores.

Hino a Ártemis, por Ésquilo

Lótus

Nativa da Ásia, essa planta é habitante de cursos de água lentos ou de lagoas de água doce, vivendo a pouca profundidade. Enraizada no fundo lodoso por um rizoma vigoroso, do qual partem grandes folhas arredondadas, a flores de lótus são sustentadas acima do espelho de água por longos pecíolos. A planta produz belas flores rosadas ou brancas, grandes e com muitas pétalas, conhecida pela longevidade das suas sementes, que podem germinar após 13 séculos.

O Lótus serviu de inspiração para a arquitetura do Burj Khalifa, o prédio mais alto do mundo. Na mitologia grega, as flores de lótus estão relacionadas às virgens. Os egípcios contam que essas flores fazem parte do nascimento do mundo, ao lado dos deuses Rá e Osíris. Para os povos orientais, essas flores são símbolo da espiritualidade, pois só a vemos desabrochar aqui depois que ela nasce no mundo espiritual. Há uma lenda hindu que conta que Brahma, criador do Universo, nasceu em uma Flor de Lótus que cresceu no umbigo de Vishnou, o Deus responsável pela manutenção do Universo. Mandalas de Lótus são oferecidas às divindades orientais e também para Deusa Kuan Yin, e simbolizam a iluminação, o despertar da consciência do EU SOU, e o que há de melhor em cada um. A flor de lótus é associada à pureza espiritual e ao renascimento. Uma das flores mais belas, que nasce em meio à lama, inspirando um caminho de purificação e de transcendência em relação a tudo que é considerado impuro no mundo.

No budismo, Buda é simbolizado em estátuas sobre uma flor de lótus, remetendo justamente a essa ideia da transcendência do mundo comum (representado pela lama, pelo lodo), ou seja, a iluminação perante a confusão mental (dualidade da mente).

"Flor de lótus" também é o nome de uma postura de meditação onde o praticante senta com as pernas cruzadas e as plantas dos pés voltadas para cima.

Seu gênero é feminino. Da planta se aproveita a flor e as folhas. Na gastronomia, as flores, as sementes, as folhas novas e as "raízes" (rizomas) desta espécie de lótus são comestíveis. Na Ásia, suas pétalas são empregadas como enfeites, enquanto suas largas folhas são utilizadas para embrulhar comida.

Nome popular: lotus; flor-de-lótus, lótus-da-índia, lótus-egípcio, lótus-sagrado, raiz-de-lótus.
Nome científico: *Nelumbo nucifera*
Planetas: Lua e Marte
Elementos: Água e Terra
Deidades: Lakshmi e Buda

Função terapêutica: sua principal função é combater hemorragias. Indicada também para afecções respiratórias, afecção e sangramento uterino, catarro pulmonar e cólera; é desobstruente das vias aéreas; elimina secreções; atenua os sintomas da gripe, diarreias, distúrbios estomacais, enfisemas pulmonar, febres, laringites, pneumonias, rinites, suores da menopausa, tosses e vômitos; controla o ritmo cardíaco; modula a imunidade; normaliza a pressão arterial; é um tônico nutritivo; combate o delírio, a insônia, a irritabilidade, a sudorese, a sede excessiva, a insolação (folhas), o delírio febril (plúmula), a diabete insípidus, a insuficiência istmocervical, manias e hipertermia maligna. Na Aromaterapia, seu óleo essencial é associado à paz, à harmonia e à tranquilidade. Extraído das pétalas dos lótus em flor, são diversos os tipos desse óleo, dependendo do tipo de lótus que se usa: brancos, azuis ou cor-de-rosa. O óleo essencial dos lótus é eficaz em melhorar a condição de pele, contra a infecção fungosa, febre e cólera e utilizado para purificar e energizar os ambientes, tendo uma fragrância agradável. Da flor são feitos os Florais da Califórnia, que auxiliam na espiritualidade aberta e expansiva, na habilidade em sintetizar diversas áreas da experiência de vida a serviço do plano espiritual e regula os padrões de desequilíbrio, como orgulho espiritual, ego exacerbado, desconexão dos aspectos cotidianos da personalidade e das tarefas mais humildes da vida, dentre outras funções, dependendo do caso. E tem também os Florais de Saint Germain, que tem uma ampla subdivisão: Lótus do Egito (*Nymphaea alba*), que traz harmonia e uma visão da vida de forma mais elevada, sem envolvimento do ego. Um floral transmutador de energias, que faz um profundo trabalho de limpeza no Chacra Básico, como também limpeza em todos os outros chacras; purifica toxinas psíquicas emitidas por outros e elimina toxinas que desestabilizam nossos chacras, nos causando muito sofrimento e congestionando o Plexo Solar. Lótus/magnólia (*nymphaea alba/magnolia grandiflora*), um floral de proteção, que transmuta energias desclassificadas emitidas por outros e acopladas aos corpos sutis da personalidade, removendo drasticamente o sentimento de desespero muito antigo, trazendo inspiração e sensação de bem-estar e de pertencimento à Terra, como também o sentimento da real grandeza de nossa Alma. Lótus-azul (*Nynfaea stellat*): mudanças, reencontros e intensa conscientização. Um presente auferido por nosso Deus Pai-Mãe, com profundo Amor, que nos aponta o caminho suporte/consciência para as grandes transformações internas, as quais estão surgindo o preâmbulo para o nosso retorno ao nosso Lar Celestial. Floral de profunda limpeza, aonde a energia chega desobstruindo todos os pontos de todos os corpos, abrindo o caminho para a iluminação.

Contraindicações: sem toxicidade nas doses recomendadas.

Função mágica: a flor de lótus simboliza pureza e renascimento. Representa o sagrado, isso porque ela nasce no lodo e na lama, mas continua pura e limpa, misteriosamente a essa flor consegue afastar partículas pequenas e microrganismos, então ela se mantém sempre limpa.

Toque de Bruxa: a flor de lótus lembra os chacras, alguns textos até contam o número de "pétalas" que cada um tem. O chacra *Sahasrara*, conhecido como "Coroa" porque fica no topo da cabeça da pessoa, é chamado de Chacra das 1000 pétalas. O óleo dessa planta é utilizado na receita do incenso egípcio do amor. Na Índia, a imagem da flor está relacionada à criação do Universo. Muito comum aparecer nas gravuras indianas, nas quais os deuses costumam aparecer sentados ou em pé sobre a flor, como é o caso das representações de Ganesha, Lakshmi e Shiva. Muitos monges e budistas em práticas meditativas imaginam flores de lótus surgindo debaixo de seus pés enquanto andam, assim, estariam espalhando o amor e a compaixão de Buda simbolizados pela flor. Queimado como incenso, incentiva os mortos em busca de sua reencarnação mais breve possível e lembra a vida de sua santidade interior e de sua divindade. Quem respira o seu perfume vai receber sua proteção.

Para preparar um chá, usa-se 5 gramas da flor, por pessoa, embebidos em água quente. Para preparar uma bebida tradicional egípcia, embebe as flores em vinho durante várias horas, usando, aproximadamente, 5 gramas por garrafa. Não exceda a dose recomendada: a flor de lótus torna o vinho amargo e difícil de beber.

Receitas terapêuticas e encantadas

Pasta para asma e bronquite

- Alcaçuz pó
- Lotus pó
- Mel
- Pulmonária pó
- Xaxim pó

Misture a mesma quantidade de cada ingrediente até virar uma pasta e coloque em um pote com tampa. Adultos: consumir uma colher de sopa de 3 a 4 vezes ao dia. Crianças: uma colher de café de 3 a 4 vezes ao dia.

Loureiro (louro)

Uma planta milenar, de origem mediterrânea, que se desenvolve em solos úmidos ou bem drenados, em ravinas e com boa exposição solar, tolerando zonas sombreadas. Seu ciclo de vida é perene. Apesar de resistentes ao vento, não suportam exposição marítima severa ou ventos secos e frios. Em regiões mais frias, deve-se proteger a planta no inverno. Quando dormente sobrevive a temperaturas de até aproximadamente -5 ºC. Em baixas ocasionais de até cerca de -15 ºC, poderá, como consequência, perder as folhas, que renascerão no final da primavera ou no início do verão do ano seguinte. O louro se propaga em forma de sementeira e amadurece no início do outono nas estufas. É uma planta dioica, não consegue se autofecundar. Coloque a planta num vaso durante um ano e transplante-as para o local permanente no início do verão, proteja-a nos primeiros invernos.

Os anciãos possuíam uma grande estima por essa espécie, que era dedicada a Apolo, Deus grego, e utilizada como grinalda por imperadores, generais e poetas como símbolo de paz e de vitória.

Segundo uma tradição romana, o loureiro nunca pode ser sacudido pelos raios e, portanto, quem se colocar debaixo das suas folhas, encontra-se a salvo dos flagelos da natureza. Veja essa passagem histórica:

> – Corre! Traz-me uma coroa de louros! – ordena Tibério César ao seu servo. – Sim, meu senhor. Levo-a imediatamente – responde o servo, submisso. – Não vês que se aproxima uma tempestade? Preciso da proteção do loureiro – diz o Imperador romano, com certa ansiedade.

Antes de terem começado a soar os trovões, Tibério César já havia posto na cabeça uns ramos de loureiro entrelaçados.

Seu gênero é masculino. Da planta se aproveita as folhas e o tronco. Na gastronomia, o louro é usado para aromatizar diversas sopas, doces e pratos de carne. De aroma doce e balsâmico, suas folhas ressaltam as notas da noz-moscada, da cânfora e proporcionam uma adstringência refrescante. O louro é um ingrediente que nunca falta na cozinha portuguesa, sendo perfeitos para caldos, guisados, todos os tipos de carne e também arroz. Combine com manjerona, salva, segurelha e tomilho.

Nome popular: loureiro, loireiro, loureiro ordinário, louro, loiro, loureiro vulgar, loureiro-comum, loureiro-de-apolo, loureiro-dos-poetas e sempre-verde.
Nome científico: *Laurus nobilis*

Planeta: Sol
Elemento: Fogo
Deidades: Leão e Apolo.
Função terapêutica: carminativo e digestivo estomacal.
Contraindicações: o louro pode ser abortivo. Cuidado: a não ser em tratamentos veterinários, as folhas e os frutos não devem ser ingeridos.
Função mágica: afrodisíaco, adivinhação, boa sorte, harmonia, inspiração, conhecimento, amor, paz, proteção, tranquilidade, sabedoria, memória, superação de obstáculos, abertura no amor e prosperidade. Traz a força de Deus para o mundo físico.

TOQUE DE BRUXA: mastigar folhas novas de louro ajuda no trabalho de concentração mental, esse tipo de adivinhação era praticado pelas pitonisas, pelas sibilas e pelos sacerdotes de apoio e, por isso, eram chamados de dafnéfagos, isto é, comedores de loureiro.

Receitas terapêuticas e encantadas

- BÁLSAMO ANTIRREUMÁTICO (MANTEIGA DE LOUREIRO): esmague num pilão um bom punhado de bagas de loureiro maduras. Coloque-as para ferver, cobertas de água, por 5 a 10 minutos. Depois esprema as bagas com um pano fino, deixando arrefecer o líquido e recolha a camada de gordura que flutua. Esta gordura ou manteiga de loureiro se aplica em fricções sobre a zona afetada. Não é própria para ser ingerida.
- CHÁ DE LOURO: com um litro de água, prepara-se uma infusão com 20 ou 30 g de folhas de louro, a que se pode acrescentar um punhado de frutos maduros para conseguir maior efeito. Como aperitivo, toma-se uma chávena dez minutos antes de cada refeição, e como digestivo, uma chávena depois de cada refeição.
- DEFUMAÇÃO COM LOURO: compre ou colha um raminho de louro fresco e tente deixar no galho somente sete folhas, arrancando as demais. As folhas ainda no galho facilita o manuseio, mas caso não consiga mantê-las assim, coloque as sete folhas dentro de um saquinho de tecido para iniciar o ritual. Em um dos primeiros dias de Lua crescente, pegue seu ramo de louro, ou saquinho, segurando com a mão direita, e passeie por todos os cômodos de sua casa, estabelecimento comercial, casa de passeio, empresa, enfim, onde necessitar de uma boa limpeza energética. Este ritual compactado serve para limpar um ambiente ou local onde você irá realizar

uma magia. Ao caminhar pelos cômodos, de canto a canto da casa, reze uma oração que aprendeu quando ainda era criança. Sempre dos fundos para frente. Ao chegar na porta de entrada principal, pendure o galho ou saco de louro na porta, pelo lado de dentro. Pode ser somente colado com uma fita adesiva. Deixe as folhas de louro penduradas até a próxima Lua crescente. Neste período as folhas irão secar, quando recomeçar a próxima Lua crescente, novamente nos primeiros dias da fase, pegue seu galho ou saco e coloque as folhas dentro de um caldeirão ou em uma panela comum mesmo. Sente-se no cômodo que considera o principal da casa, sala, cozinha, recepção, coloque o caldeirão em sua frente e ateie fogo nas folhas, com cuidado (segure com uma pinça as folhas e quando pegarem o fogo deixe cair e queimar dentro do caldeirão). Visualize as energias negativas indo embora com a fumaça. Se quiser pode usar como defumador nos cômodo, mas seriam necessárias mais folhas, sete por cômodo, e surtiria o mesmo efeito. Após terminar de queimar todas as folhas, jogue as cinzas em água corrente. Limpe o caldeirão e guarde-o. Repita sempre que achar necessário.

- ÓLEO DE LOUREIRO: deixe macerar durante 10 dias, ao sol, 30 g de folhas de louro num litro de azeite. Aplique em loção sobre a parte dorida. Serve também para afugentar insetos parasitas. Uso Externo.

BUSCA DE UM AMOR NÃO CORRESPONDIDO

- 1 colher de chá de canela
- 1 fita
- 1 pedaço de pano
- 1 ramo de loureiro
- 1 recipiente com água
- 1 vela branca
- 4 pétalas de rosa
- Eucalipto

Coloque os materiais em uma bancada. Adicione as quatro pétalas de rosas no recipiente com água e acenda a vela branca ao lado. No pano, coloque os outros materiais, dobre-o e amarre com a fita. Visualize a pessoa que você ama e que não lhe dá valor. Pense nisso por 7 dias e veja os resultados surpreendentes. Feitiço ideal para fazer quando a lua estiver no primeiro trimestre e quando o sol se põe.

Enxaqueca, dor de cabeça, mal estar

- Água (1 litro)
- Angélica
- Espinheira-santa
- Louro folhas
- Pariparoba
- Verbena

Coloque a água em um recipiente e leve ao fogo. Quando estiver começando a ferver, coloque um punhado de cada erva e deixe levantar fervura, tampe e desligue o fogo. Tome uma xícara de chá 5 vezes por dia.

Feijão da Prosperidade

- 1 colher (sopa) de óleo
- 1 xícara (chá) de macarrão padre-nosso
- 2 xícaras (chá) de feijão-mulatinho
- 4 dentes de alho picados
- 6 folhas de louro
- 8 xícaras (chá) de água
- 200 g de linguiça portuguesa defumada em rodelas
- Sal e pimenta-do-reino a gosto

Numa panela de pressão, coloque o feijão, o louro e seis xícaras de água. Cozinhe por 30 minutos ou até o feijão ficar macio. Retire do fogo e deixe sair a pressão. Bata o feijão e o louro com o caldo no liquidificador até obter um creme grosso. Transfira para uma panela, junte a água restante e tempere com sal e pimenta. Leve ao fogo médio até ferver. Acrescente o macarrão e cozinhe por dez minutos. Frite o alho no óleo até dourar. Junte a linguiça e frite por cinco minutos. Adicione à sopa, misture e deixe ferver. Sirva em seguida.

Remédio caseiro para cólica intestinal

- 1 colher (sopa) de erva-doce
- 1 colher de chá de camomila
- 1 copo de água
- 4 folhas de louro

Leve todos os ingredientes para ferver em água durante 5 minutos. Coe, espere amornar e tome uma xícara a cada 2 horas.

Remédio caseiro para diarreia

- 1 xícara de água fervente
- 3 folhas de louro

Coloque as folhas de louro numa xícara e cubra com água fervente. Deixe descanse por alguns minutos, coe e beba em seguida. Tome 3 vezes ao dia e não se esqueça de beber no mínimo 2 litros de água por dia para evitar a desidratação. De preferência o chá deve ser bebido em jejum e no intervalo entre as refeições.

Remédio caseiro para mau hálito

- 1 xícara de água
- 3 folhas de louro
- Mel
- Suco de 1 limão

Numa panela, amasse as folhas de louro, acrescente o suco do limão, um pouco de mel e a água. Leve ao fogo até ferver. Desligue o fogo, tampe a panela e espere amornar. Filtre e beba em seguida.

Remédio caseiro para enxaqueca

- 1 punhado de camomila
- 2 copos de água
- 2 laranjas picadas (com as cascas)
- 6 folhas de louro
- Suco de limão

Ferva a água e acrescente as laranjas, a camomila e o louro. Ferva por mais 2 minutos e acrescente o suco de limão. Coe e beba morno.

Diurético caseiro para emagrecer

- 1 litro de água
- 10 g de alcachofra
- 10 g de anis
- 10 g de louro
- 10 g de sabugueiro

Leve a água para ferver. Desligue o fogo. Coloque as ervas, tampe e deixe repousar por 5 minutos. Coe e coloque numa garrafa térmica ainda morno. Beba ao longo do dia, por um período de 15 dias.

Macieira (maçã)

Originária da Ásia Ocidental e trazida para as Américas pelos colonizadores europeus, a macieira começa a produzir plenamente no 5º ano e vai até o 25º ano, quando é feita a renovação do pomar. Regiões de clima frio apresentam condições climáticas favoráveis para a produção de maçãs. Os períodos de baixas temperaturas são necessários para a macieira "quebrar a dormência", para que seu ciclo vegetativo continue e possa produzir plenamente.

As maçãs têm sido cultivadas há milhares de anos. Desde o mito de Júpiter, que desposou Juno, dando a ela três maçãs douradas, que acabou culminando no décimo primeiro trabalho, a "desobediência" de Eva, que provou a desilusão ao provar a maçã dourada da árvore da ciência e da sabedoria, arrastando o companheiro Adão para o desterro. Também foi a maçã dourada que comoveu a alma avarenta do Sr. Scrooge, no inesquecível conto de Charles Dickens. A mesma fruta que seduziu a antológica Branca de Neve dos contos de fadas e lançou mundialmente Nova Iorque como a *Big Apple*.

Diz a lenda que, na Idade Média, Guilherme Tell teve de partir uma maçã na cabeça de seu primogênito com uma seta para obter do rei a liberdade de seus companheiros, e foi também nessa época que ocorreu a Newton a Primeira Lei da Mecânica Clássica, ao cair-lhe uma maçã na cabeça, enquanto dormia sob uma árvore.

Da árvore da sabedoria no Gênesis, à avareza do Sr. Scrooge, passeando pela lei da Inércia ou a liberdade de um cavaleiro medieval, o mundo vem sendo instigado com esse emblemático símbolo.

Seu gênero é feminino. Da planta aproveita-se as folhas, os frutos e as raízes. Na gastronomia a maçã é usada em saladas, tortas, doces e geleias.

Nome popular: maçã
Nome científico: *Pirus malus*
Planeta: Vênus
Elemento: Fogo
Deidades: Afrodite, Dionísio, Apolo, Hera, Athena, Artêmis e Zeus.
Função terapêutica: a maçã é digestiva e depurativa do sangue; elimina os detritos provenientes do metabolismo e é usada para recuperação da tuberculose, na bronquite e na asma. Traz bem-estar em casos de catarros pulmonares e auxilia nas afecções das vias respiratórias. Na cosmética, é boa no tratamento de doenças crônicas de pele e para o rejuvenescimento. Na Aromaterapia, auxilia todos os processos de cura física.

Contraindicações: as sementes de maçã são tóxicas quando ingeridas em altas doses e devem ser evitadas por gestantes ou mulheres amamentando. Apesar das vitaminas presentes na casca, essa é a parte da maçã que mais contém agrotóxicos. O recomendável é consumir a maçã orgânica ou retirar os agrotóxicos da sua maçã, banhando-a em uma mistura de água (900 ml), vinagre (100 ml) e bicarbonato de sódio (uma colher de sopa) por 15 minutos antes de consumir. O dióxido de enxofre é frequentemente adicionado a maçãs desidratadas para preservar a umidade e a cor, podendo causar alergias em pessoas propensas. Infecções bacterianas já provocaram doenças graves em quem consumiu suco ou sidra de maçã não pasteurizados. Pessoas com o sistema imunológico enfraquecido, como crianças, idosos e gestantes, são mais suscetíveis e devem se precaver optando por sucos ou sidras de maçã pasteurizados. Verifique o rótulo antes de comprar.

Função mágica: seu poder está ligado à saúde, ao amor e à imortalidade. Sementes de maçã, misturadas com mel e colocadas dentro de seu perfume predileto, torna-se um poderoso filtro de sedução. Suas cascas, colocadas no sereno, na Lua crescente, é um excelente condutor da sexualidade, principalmente se transformada em amuleto. Lambuze suas velas com suco fresco de maçã quando estiver realizando um feitiço amoroso. Um dos mais poderosos consiste em segurar uma maçã até que ela fique aquecida pelo calor das mãos enquanto visualiza fortemente o que deseja. Deixe-a por uma noite no sereno e coma antes do sol nascer.

Toque de Bruxa: o pomander (do francês *pomme d'ambre* = maçã de âmbar) é uma forma antiga de Aromaterapia. Para fazer um pomander use uma maçã ou uma laranja (essa dura mais tempo) e cravos. Faça o desenho que intuir e deixe em um cantinho que queira purificar, aromatizar e proteger. O pomander atua também em processo de transmutação. Aproveite a vá mentalizando um desejo.

Receitas terapêuticas e encantadas

Suco estimulante – para auxiliar nos tratamentos de gastrites e úlceras duodenais

- ¼ de xícara de chá de água
- 1 maçã vermelha

Bata tudo no liquidificador e, em jejum, tome 200 ml do suco obtido.

Maçã do amor – homenagem a São Valentim

- 1 quilo de açúcar cristal vermelho – Júpiter e Lua
- 3 ½ xícaras (chá) de glucose de milho – Sol
- 6 maçãs vermelhas – Vênus e Júpiter
- 7 xícaras (chá) de água – água
- 10 ml de corante vermelho líquido – Fogo
- Água gelada – Água
- Palito de sorvete

Acenda duas velas vermelhas, um incenso de rosas ou jasmim e peça para São Valentim que ilumine seu caminho no amor e dê a você sabedoria nessa trilha. Espete os palitos na maçã e reserve. Em uma panela, coloque todos os ingredientes e mexa bem. Coloque em fogo baixo. Deixe ferver até chegar em ponto de bala (150 °C). Para o ponto da calda, pegue um copo com água gelada e, quando começar a ferver, de minuto em minuto, acrescente um pouco de calda na água. A calda tem que fazer um estalo no fundo do copo. Retire do fogo e passe as maçãs na calda e dê choque térmico de água gelada. Consagre as maçãs a São Valentim.

Maçã dos desejos

- 1 pitada de cardamomo ou cravo-da-índia em pó
- 100 g de mel
- 100 g de nozes picadas
- 50 g de uvas passas pretas
- 50 g de uvas passas claras
- 6 maçãs vermelhas
- Vinagre branco

Deixe as passas de molho em água aquecida por 30 minutos. Em seguida, escorra-as. Numa tigela de louça, misture o mel aos demais ingredientes. Reserve Em seguida faça um buraco no alto das maçãs com uma faca bem afiada. Com o auxílio de uma colher, retire a metade da polpa. Coloque as maçãs em 2 litros de água fria e uma colher de sopa de vinagre branco. Quando for recheá-las, escorra-as e coloque a mistura de outros ingredientes enchendo o espaço nas maçãs. Numa assadeira alta, coloque as maçãs e uma quantidade de água que cubra 1/3 das mesmas. Leve ao forno médio para assar. *Magia*: numa Lua nova ou crescente, ofereça a quem você deseja encantar e atrair com seu amor.

Delícia de Afrodite – para estimular o amor entre as pessoas

- ½ xícara de cebola picada
- 1 colher de manjericão picado
- 1 maçã picada
- 1 xícara de abacaxi picado
- 1 xícara de talo de couve picado
- 2 dentes de alho
- 2 xícaras de banana picada
- 2 xícaras de casca de banana picada
- 2 xícaras de tomates picados
- 3 colheres de óleo
- 3 colheres de salsa e cebolinha picada
- 400g de carne moída
- Sal a gosto

Acenda uma vela rosa e um incenso de rosas e peça a Afrodite o amor ou o relacionamento desejado. Doure o alho e a cebola no óleo. Acrescente a carne moída o tomate, os talos de couve e as cascas de bananas. Refogue. Junte a maçã, a banana, o abacaxi, o manjericão e o sal. Deixe as frutas cozinharem até ficarem macias. Desligue o fogo e salpique com a salsa.

Feitiço de Amor

- 1 maçã
- 1 pitada de sal
- Mel
- Pano branco
- Papel e caneta

Corte a maçã na horizontal, de maneira que fique uma tampinha, retire tudo de dentro da fruta como se ficasse um caldeirão. Escreva o seu pedido e coloque dentro da maçã, cubra com mel e coloque uma pitada de sal. Feche a maçã, envolva-a com o pano branco e de um nó. Dê mais três nós em cada ponta do lenço. Vai sobrar uma ponta sem nó, mas é assim mesmo. Deixe dois dias na sua casa e depois jogue em água corrente.

Torta era uma vez... – para promover finais felizes

- ½ xícara de leite
- 1 colher de sopa de fermento em pó
- 1 pitada de sal
- 1 xícara de açúcar refinado
- 1 xícara de farinha de trigo
- 2 colheres de sopa de manteiga sem sal derretida
- 2 ovos médios
- 2 xícaras de água
- 3 maçãs médias, descascadas e fatiadas com cerca de 2 a 3 mm de espessura
- Açúcar refinado para polvilhar
- Canela para polvilhar
- Suco de ½ limão

Coloque as fatias de maçã em uma tigela com a água e o suco de limão. Deixe descansar por uns 2 minutos. Transfira as maçãs para cima de um pano de prato limpo e seque as fatias. Reserve. Em outra tigela, misture a farinha de trigo, o açúcar, o fermento, a pitada de sal e reserve. Bata levemente os dois ovos com o leite. Pré-aqueça o forno a 180 °C.

Monte a torta num refratário: disponha uma camada de maçã, polvilhe canela sobre ela e cubra com um pouco da mistura seca, composta por farinha, açúcar, fermento e sal. Repita esse processo 3 vezes, terminando com uma camada da mistura seca.

Derrame a manteiga derretida em volta de todo o refratário e regue por cima da torta a mistura de leite com ovos. Polvilhe açúcar e canela e leve ao forno por cerca de 40 minutos ou até dourar.

Ritual para atrair um amor

- 1 maçã verde
- 1 pedaço de papel
- 1 punhado de erva-doce
- 1 rosa vermelha
- 8 castanhas-do-pará

Corte a maçã pela metade, no sentido horizontal, e cave o centro da metade inferior com uma colher. Coloque dentro da cavidade o papel em que escreveu a lápis o seu pedido do amor. Arrume ao lado as castanhas descascadas. Cubra tudo com erva-doce e as pétalas de rosa. Coloque por cima a outra metade que não foi cavada e enterre a fruta em um lugar bonito.

Musli de maçã

- 1 colher de leite adoçado com mel
- 1 colher de sopa de flocos de aveia
- 1 maçã inteira crua, ralada com a casca
- 1 punhado de nozes ou amêndoas trituradas
- 3 colheres de sopa de água
- Suco de meio limão

Deixa-se de molho durante a noite uma colher de sopa de flocos de aveia em três colheres de sopa de água. Pela manhã, adiciona-se o suco de limão, e o leite adoçado com mel e a maçã ralada com a casca. Misture e polvilhe com um pouco de nozes ou amêndoas trituradas. Deve-se ingerir em seguida para evitar oxidação. Esse fortificante é excelente e constitui o desjejum à base de maçã, que os suíços chamam de musli.

Sopa Bircher

- 1 colher de sopa de flocos de aveia
- 1 colher de sopa de uvas passas
- 1 colherinha de chá de mel
- 1 maçã inteira crua, ralada com a casca
- 1 punhado de nozes ou amêndoas trituradas
- 3 colheres de sopa de água
- 3 colheres de sopa de iogurte
- Raspas de casca de limão ou de laranja
- Suco de meio limão

Deixe a aveia de molho à noite, como indicado para o musli e, na manhã seguinte, acrescente a maçã ralada com a casca, o suco e as raspas do limão ou laranja, o iogurte, as uvas passas e o mel. Ocasionalmente, coloque uma ou duas amêndoas ou nozes trituradas (substituíveis pela castanha-do-pará). Recomendável para o desjejum. Receita inventada pelo médico alemão Dr. Bircher).

Ritual de magia vermelha

- 1 litro de água mineral
- 7 gotas de essência de sândalo
- 7 pétalas de rosa vermelha
- Metade de uma maçã com casca

Em uma sexta-feira (dia de Vênus), ferva numa panela 1 litro de água mineral. Apague o fogo e acrescente a metade da maçã, com casca, as pétalas de rosa, as gotas de essência de sândalo e deixe a mistura esfriar. Depois de atingir uma temperatura amena, retire a pétalas de rosa e as maças para um saquinho plástico. No final da tarde, tome seu banho normal e, em seguida, despeje o preparado pelos ombros abaixo. Deixe que a mistura seque naturalmente no seu corpo, sem utilizar toalha. Nesta sexta-feira à noite, o saquinho com as pétalas e a maça deve ser devolvido ao mar. Com este banho mágico o seu corpo ganhará um brilho especial que vai atrair irresistivelmente o homem dos seus sonhos. Esta magia é também ideal para trazer o seu amor de volta, constitui igualmente um feitiço para trazer o seu ex-amor, e é também um ritual de atração para conquistar um novo amor, atraindo-o para si e enchendo-o de desejo.

Mamoeiro (mamão)

Originário da América Tropical, o mamoeiro, para poder gerar frutos, necessita que os pés de gênero feminino sejam acompanhados da presença de mamoeiros-macho, em uma proporção de 10%, para que ocorra a fecundação. Devido à produção em países com ciclos diferentes, o mamão encontra-se disponível durante todo o ano. No Brasil, seu período de colheita é entre abril e julho.

Quando está verde, o fruto deve ser embrulhado em jornal e mantido em lugar freso e escuro, ao riscá-lo longitudinalmente, sua maturação acontece mais rapidamente, uma vez que as incisões eliminam em grande porção o látex contido na fruta. Esta técnica, entretanto, pode alterar o gosto da fruta, pois o látex contém substâncias nutritivas que ajudam a melhorar seu sabor. Uma vez maduro, o mamão pode ser conservado na geladeira de 2 a 3 semanas.

Nos dias de hoje, o mamão destaca-se pela riqueza em vitamina C, que ultrapassa em 10 vezes a quantidade presente na laranja. A presença de enzimas digestivas como a papaína e a carpaína atuam sobre o nosso líquido biliar, facilitando a digestão da carne e de outros alimentos pesados, melhorando o processo de digestão. Seu efeito em conjunto é superior ao da pepsina, que encontramos em nosso estômago, uma vez que tem ação não só em meio ácido, mas no neutro ou alcalino também, sendo utilizada para prestar alívio nos casos de indigestão aguda e como anti-inflamatório.

No Brasil são conhecidas mais de 57 variedades de mamão, sendo de gêneros masculinos, femininos e hermafrodita. Da planta se utiliza folhas, raízes, flores, a seiva do fruto e os frutos. Na gastronomia é utilizado em sucos, geleias, purês e em várias outras combinações.

Nome popular: mamão, papaia, ababaia, mamoeiro, papaeira, mamão-papaia, mamãozinho, mamão-do-amazonas, pinoguaçu, cárica.
Nome científico: *Carica papaya*
Planeta: Júpiter
Elemento: Fogo
Deidade: Vênus
Função terapêutica: é digestivo, indicado para alívio nos casos de indigestão aguda, diurético, emoliente, laxante e refrescante. Comido em jejum é eficaz contra a diabete, a asma e a icterícia. Sua casca é cicatrizante. Seu fruto é, antioxidante, nutritivo, digestivo, diurético, emoliente, laxante, refrescante, oxidante, anti-inflamatório. A seiva (látex) é anti-helmíntica, combate as falsas membranas da garganta, calos, verrugas, vermífugo e é cicatrizante. As flores do

mamoeiro macho é um ótimo expectorante e anti-inflamatório. Suas sementes agem como vermífugo, tem efeitos anticancerígenos e, se mastigadas, favorecem excreção da bile, atuam contra enfermidades do fígado e limpam o estômago. A raízes combatem hemorragias renais e são anti-helmínticas. Suas folhas têm características digestivas e vermífuga.

Contraindicações: algumas substâncias contidas no mamão podem suprimir os efeitos do hormônio progesterona na mulher, ocasionando abortos. Por este motivo, não é recomendado o consumo por mulheres grávidas. Pessoas com sensibilidade ao látex devem evitar consumir mamão e produtos produzidos com ele.

Função mágica: amor e positivismo.

TOQUE DE BRUXA: para amaciar a carne, envolva-a com folhas de mamoeiro por algumas horas antes de levá-la ao fogo.

Receitas terapêuticas e encantadas

MAGIA DO AMOR – para que a pessoa amada fique mais doce

- 1 mamão pequeno
- 1 metro de fita rosa
- 1 prato branco (de louça)
- 1 vidro de mel

Em uma noite de Lua crescente, antes de começar seu ritual, banhe-se normalmente e enxágue-se com um banho de rosa com oito gotas de essência de almíscar. A seguir, corte o mamão ao comprido e retire suas sementes. Coloque uma tira de papel sem pauta com o nome do ser amado e o seu escrito seis vezes, por cima e em todas as direções, dentro de uma das bandas do mamão. Cubra tudo com mel, sempre fazendo seus pedidos aos quatro elementos. Junte a outra banda, coloque no prato e amarre para que não se separem. Dê um bonito laço com a fita rosa e coloque embaixo de uma árvore bem bonita.

VITAMINA ESTIMULANTE PARA PESSOAS DESNUTRIDAS

- 1 colher de creme de leite
- 1 gema de ovo
- 1 laranja
- 100 g de mamão

Bata os ingredientes no liquidificador e beba três copos por dia, antes das principais refeições.

Geleia de mamão

- Açúcar
- Água
- Casca de mamão

Coloque as cascas do mamão, devidamente higienizadas, em uma panela média, cubra com água e leve ao fogo para cozinhar bastante. Na hora que estiver desmanchando, tire do fogo e passe na peneira. Coloque a metade da medida de açúcar que ficar dessa massa e volte para o fogo até ficar consistente. Se você gosta da geleia bem doce, pode aumentar o açúcar.

Carpaccio de mamão – abertura dos caminhos do amor

- Mamão em fatias
- Mel
- Nozes picadas

Corte o mamão ao meio, no sentido do comprimento. Remova as sementes com a ajuda de uma colher. Descasque o mamão com uma faca bem afiada, removendo a casca de maneira uniforme e com cuidado para não ferir a polpa. Fatie uniformemente e coloque de forma decorativa em um prato de servir. Regue com mel e salpique com nozes. Sirva imediatamente.

Clareamento de manchas e sardas do rosto

- 1 colher de chá de bicarbonato de sódio
- 1 colher de chá de mel
- 1 xícara de café de suco de mamão verde
- 1 xícara de café de suco de tomate
- 1 xícara de chá de camomila

Bata todos os ingredientes no liquidificador. Limpe o rosto com vinagre de maçã. Aplique a máscara, massageando com movimentos circulares. Após 30 minutos, retire a máscara com água fria (receita da esteticista Jô Resende).

Mandioca

Originária do continente americano, provavelmente do Brasil, a mandioca já era cultivada pelos índios por ocasião da descoberta do país. Uma planta perene, arbustiva, pertencente à família das euforbiáceas, cultivada em regiões de clima tropical e subtropical. Temperaturas inferiores a 15 °C prejudica o desenvolvimento vegetativo da planta, que é bem tolerante à seca e possui ampla adaptação às mais variadas condições de clima e de solo, sendo os mais recomendados os profundos, com textura média e de boa drenagem. Deve-se evitar solos muito arenosos e os permanentemente alagados.

De acordo com o sociólogo e antropólogo Gilberto Freyre, os brasileiros começaram a consumir pão somente no século 19. Antes disso, quem reinava nas mesas brasileiras era o beiju de tapioca, feito de farinha de mandioca.

Seu gênero é feminino. A parte mais importante da planta é a raiz. Na gastronomia é muito usada em pães, bolos, tapiocas e em diversos pratos doces e salgados. Rica em fécula, a mandioca é utilizada na alimentação humana e animal ou como matéria prima para diversas indústrias.

Nome popular: aipim, macaxeira, maniva e pão-de-pobre.
Nome científico: *Manihot esculenta*
Planeta: Saturno
Elemento: Terra
Deidade: Hades
Função terapêutica: por suas funções cicatrizantes, diuréticas, antissépticas e emolientes, a mandioca, além de abrir o apetite, é usada no tratamento de feridas, conjuntivites, diarreias, disenterias, cansaço, insônia e em inflamações em geral.
Contraindicações: a mandioca brava, conhecida em alguns lugares do Brasil apenas como mandioca, possui alta concentração de algumas substâncias tóxicas. A linamarina, por exemplo, pode levar à morte. Por isso é necessário dar um tratamento especial a esse tipo de mandioca, para que ela possa ser consumida, recomenda-se que a mandioca brava passe por choque térmico ou mecânico para a retirada do veneno.
Função mágica: traz estabilidade, confiança e coragem.

TOQUE DE BRUXA: as folhas de mandioca, moídas e tostadas, servem como complemento alimentar, fornecendo cálcio, ferro e vitamina A. A farinha de mandioca pode ser usada para amenizar a diarreia, já o chá da raiz funciona como calmante e favorece o sono. O suco da mandioca brava ajuda a abrir o apetite. Para cicatrizar feridas, utiliza-se cataplasmas da raiz fresca.

Para proteger bebês: coloque um pouco de farinha de mandioca, um raminho de arruda, um dente de alho e um a figa em um saquinho. Mantenha-o o embaixo do travesseiro da criança.

Receitas terapêuticas e encantadas

Beijinho de mandioca

- 1 xícara de leite em pó
- 1 ½ xícara de mandioca cozida e amassada
- 2 colheres de manteiga
- 10 colheres de açúcar refinado
- 50 g de coco ralado

Primeiro amasse as mandiocas já cozidas. Em uma panela, acrescente a manteiga, o açúcar, o leite em pó e o coco ralado. Misture todos os ingredientes e leva ao fogo brando. Mexa até a mistura soltar do fundo da panela. Depois, espere esfriar e pode enrolar os beijinhos. Para completar, passe as bolinhas dos beijinhos em coco ralado.

Nhoque de mandioca (receita de Marina Russo)

- 1 colher (sobremesa) de sal
- 1 colher (sopa) de manteiga
- 1 colher (sopa) de queijo ralado
- 1 kg de mandioca cozida e processada
- 2 colheres (sopa) de cebola processada
- 2 ovos
- 150 g de farinha de trigo

Após processar a mandioca, misture o sal, o queijo, os ovos, a cebola e a manteiga. Bata novamente no processador até que se forme uma massa homogênea. Quem não tiver processador pode amassar com as mãos. Coloque a massa homogênea numa vasilha e misture a farinha de trigo aos poucos. Depois faça rolinhos com a massa, corte em pequenos cubos e leve para cozinhar numa panela com água fervente e um fio de óleo. Assim que as bolinhas começarem a boiar, estará pronto. Coloque o nhoque cozido num prato e sirva com molho vermelho ou outro de sua preferência.

Hamburguer de mandioca (receita do Edu Guedes)

Para guarnição
- 1 colher de alecrim picado
- 1 colher de sopa de manteiga
- 2 colheres de sopa de parmesão ralado
- 3 xícaras de mandioca amassada com garfo
- Sal a gosto

Cozinhe a mandioca, deixando-a firme. Amasse com o garfo, misture a manteiga, o alecrim e o parmesão, molde e frite numa frigideira. Se preferir, asse em tabuleiro untado, virando para dourar dos dois lados.

Pão de mandioca

- ½ copo de leite condensado
- ½ copo de óleo
- 1 colher de sobremesa de sal
- 1 copo e meio de leite morno
- 1,5 kg de farinha de trigo
- 2 colheres de manteiga
- 2 ovos
- 2 sachês de fermento
- 250 g de mandioca cozida

A "esponja" é o segredo para fazer o pão crescer. Para fazê-la, misture o fermento na farinha seca e junte meio copo de leite morno até formar uma massa. Reserve e deixa crescer. Coloque todos os outros ingredientes no liquidificador, com exceção da mandioca. Bata e depois acrescente a mandioca aos poucos. Vá batendo até ficar uma massa bem grossa.

Despeje a massa obtida na "esponja" já crescida e adicione aos poucos 1 kg de farinha de trigo, até formar uma massa consistente, sem deixar ficar muito dura. Modele os pães e coloque em uma assadeira untada. Deixe descansar até dobrar de volume. Depois, pincele com gema de ovo e leve ao forno pré-aquecido, em temperatura baixa por cerca de uma hora.

Mandrágora

Nativa do Sul da Europa e da orla do Mediterrâneo, a mandrágora é uma planta perene, ocasionalmente cultivada em jardins. Suas flores são pequenas, de coloração variando do branco, creme, ao azul-esbranquiçado, que aparecem ao nível do solo na primavera e são seguidas por frutos aromáticos amarelos. Em geral, não se trata de uma planta fácil de se identificar, principalmente pelo fato de a parte externa ser apenas constituída por um pequeno tufo de erva. A mandrágora propaga-se por sementeira, não suporta invernos rigorosos nem encharcamento e, por ter uma raiz muito grande, não se adapta a viver em vasos. O cheiro que ela emana é muito desagradável.

Conta a lenda que a raiz da mandrágora, ao ser arrancada da terra, gritava e gemia de tal forma que enlouquecia quem a tivesse arrancado. A mandrágora é uma parenta bem próxima da beladona (*Atropa belladonna*). Suas raízes possuem uma função psíquica e, sobretudo etérica, extremamente importante e ela cumpre uma "missão" em benefício de todos os seres humanos, uma vez que de suas atividades depende uma parte do equilíbrio dos Elementais da Terra. Por seus malefícios serem tão conhecidos, é deixado de lado suas qualidades, tanto em termos de magia quanto medicinal. Devido a sua forma bífida (fendida) se assemelhar a um ser humano, tal esboço indica, segundo a tradição cabalista, que a erva teria nascido da semente de Adão ao ter sonhado com a Árvore do Bem e do Mal, portanto, a mandrágora estaria ligada aos seres humanos por um tipo de parentesco.

A crença no poder desta planta era enorme em toda a Europa. Na Inglaterra, por exemplo, ela era chamada de *satan's apple* (a maçã de satã) e na Alemanha, o termo *alruna* era o mesmo para designar a mandrágora e a feiticeira. Por ter propriedades narcóticas, alucinógenas e hipnóticas, muitas bruxas usavam a mandrágora "para se renderem ao Sabbat": testemunhas descrevem estranhas visões e sensações de imaterialidade provocadas pelos unguentos à base de mandrágora.

Os alquimistas da Idade Média costumavam usar a mandrágora para a concepção dos *Homunculus*, pequenos seres de forma humana. Na literatura, essa planta foi citada por Shakespeare em Romeu e Julieta – o remédio que Julieta tomou para fingir estar morta pode ter sido extraído dela. Em Harry Potter, devido à sua aparência, a mandrágora tem a fama de se assemelhar à uma figura humana que grita ao ser retirada do solo. No filme O Labirinto do Fauno, uma mandrágora é usada para amenizar as complicações da gravidez da mãe da personagem Ofélia.

A mandrágora é hermafrodita, da planta se utiliza as raízes. Não tem uso na gastronomia.

Nome popular: mandrágora
Nome científico: *Mandrágora officinalis*
Planetas: Mercúrio e Sol
Elementos: Terra e Fogo
Deidades: Hathor, Lillith, Hécate, Afrodite, Vênus, Saturno, Diana e Circe.
Função terapêutica: em pequenas doses atenua tosse, bronquite, cólicas, hidropisia, biliosidade, dispepsia e doenças do fígado, intestinos e da pele. Posologia: infusão, decocção ou tintura (usar frio. Não usar morno). Tintura de raiz: (1:5), 95% álcool, 10 a 20 gotas. Ainda que seja bastante conhecida como anestésico, a mandrágora é também famosa por ser um poderoso afrodisíaco.
Contraindicações: em doses elevadas é um irritante gastrointestinal, podendo causar náuseas, vômitos e inflamação do estômago e dos intestinos. A raiz polvilhada e a resina pode causar problemas de pele e dos olhos. Não usar na gravidez; pode causar defeitos genéticos.
Função mágica: em termos mágicos, a mandrágora está entre as ervas portadoras de fortuna e riqueza material, trazendo àquele que a carrega consigo riqueza e proteção mágica, favorecendo ainda a adivinhação. Contudo, segundo a tradição esotérica, a mandrágora não é destinada a ser usada por qualquer um, sobretudo em benefício de um indivíduo ou de uma família. Sua missão é o bem-estar coletivo, que, se por acaso for desviado para os interesses pessoais e individuais, a experiência pode ser perigosa e o beneficiário se verá sempre na obrigação de dar uma compensação. Erva muito poderosa, que afasta o medo, o perigo e o horror de uma situação. Potencializa todo tipo de feitiços; traz proteção ao lar; serve para execução de trabalhos específicos de magia; corta trabalhos de bruxaria e maximiza o poder dos rituais. Atualmente continua a ser usada para atrair dinheiro, bem como para trabalhos relacionados com amor, fertilidade e fidelidade. É uma fortíssima erva de proteção, podendo ser usada como amuleto para guarda da casa e dos seus habitantes.

TOQUE DE BRUXA: segundo tradições antigas a mandrágora é a imagem da alma. O pó obtido a partir da moagem da raiz pode ser usado para pulverizar os armários, o Livro das Sombras e outros objetos, vedando-os à curiosidade alheia. A mandrágora é também famosa pelo seu poder contra os demônios e outros espíritos malignos, pelo que costuma ser usada em exorcismos. A partir da raiz de mandrágora são produzidas diversas poções, óleos, tinturas e amuletos.

Receitas terapêuticas e encantadas

- **Pot-pourri do Sabbat Lammas**: coloque ¼ de xícara de azeite de oliva, ½ colher (de sopa) de raiz de mandrágora em pó, 1 colher (de sopa) de absinto seco, 3 colheres (de sopa) de noz-moscada rasteira e 13 gotas de óleo de pinho numa jarra de vidro limpa. Cuidadosamente, mexa na direção horária. Feche bem e deixe repousar por 13 noites em local escuro e fresco. Coe numa gaze e use o óleo para untar velas para magia de desejo, quebrar a má sorte e encantamentos e para atrair boa sorte, dinheiro e sucesso.

Feitiço para achar um emprego

- 1 vela astral para representar você mesma
- 1 vela marrom para o emprego propriamente dito
- 1 vela preta para remover obstáculos
- 1 vela verde para a prosperidade
- Óleo de mandrágora
- Óleo de canela

Cada vela deve ser colocada num suporte a prova de fogo. Acenda um bom incenso de prosperidade. Unte a vela preta da base ao pavio com o óleo de mandrágora e coloque-a num suporte. Limpe o óleo das mãos, não deixando-o em contato com as outras velas. Unte as velas verde, marrom e astral do pavio à base com o óleo de canela e coloque-as num suporte. Coloque a vela preta no centro de seu local de trabalho, a marrom à esquerda e a verde à direita. Deixe a vela astral acima da vela preta. As velas devem estar sobre uma superfície segura, pois deverão queimar por completo. Acenda a vela astral e diga: "Eu peço mudanças; é meu direito. Abra caminho, limpe minha visão". Acenda a vela preta e diga: "O azar foge. Os obstáculos caem. Os invejosos desapareçam! Ouçam meu chamado".

Acenda a vela verde e diga: "Boa sorte e prosperidade são minhas. Ajudem-me, ó Grandes. Venham a mim". Acenda a vela marrom e diga: "Vejo oportunidades, trabalho e recompensas. E o que desejo deverá acontecer". Deixe as velas queimando completamente e livre-se da cera depois. Todas as noites, durante uma semana ou até que a vela se acabe, acenda uma segunda vela marrom por 9 minutos enquanto medita e obtém equilíbrio, preparando-se para o bem, e certamente o emprego virá. Durante esse período procure ativamente por um emprego. Ouça suas premonições e siga qualquer dica.

Mangueira (manga)

Planta originária do Sul da Ásia, atualmente cultivada em praticamente todos os países de clima tropical e subtropical. A mangueira pode atingir entre 35 e 40 metros de altura. A fruta tem tamanho e formato variado, sua coloração pode variar em amarelo, laranja e vermelho. Quando madura, sua cor tende a ser amarelada, porém pode ocorrer da fruta estar madura, mas com coloração verde. A manga pode ser degustada in natura, pois é rica em vitaminas, minerais e antioxidantes. Por conter uma grande quantidade de ferro é bastante indicada para tratamentos de anemia. É uma das frutas mais consumidas em todo o mundo, contabilizando, hoje, um número entre 500 e 1000 variedades existentes.

Como trata-se de uma planta de clima tropical, o ideal é que o cultivo da mangueira ocorra em locais de temperatura quente, onde a planta tem melhor capacidade de produção, principalmente quando irrigada corretamente. No entanto, pode ser realizado em qualquer tipo de solo, embora o encharcado não seja tolerado pela planta, pois provoca apodrecimento das raízes e morte, e em solo arenoso e muito seco precisa de muita irrigação.

Seu gênero é feminino. Da planta se aproveita folhas e frutos. Na gastronomia é muito usada em doces, sorvetes e saladas.

Nome popular: manga
Nome científico: *Mangifera indica*
Planeta: Sol
Elemento: Fogo
Deidade: Apollo
Função terapêutica: combate as bronquites mais rebeldes; tem propriedades antiescorbúticas e depurativas do sangue e favorece a diurese. Como expectorante, a manga é eficiente contra as enfermidades das vias respiratórias, como catarro, tosse e bronquite. A casca da mangueira é usada contra hemorragia uterina, leucorreias e sarna. A resina que se retira do tronco é usada como depurativa e contra disenteria e sífilis e a seiva dos galhos como antidiarreico. As folhas novas são usadas para combater a asma, o chá, feito com as folhas cozidas, combate bronquites e enfermidades da boca. As sementes, assadas e secas (esmagadas no pilão), são indicadas contra vermes e menorragia. A polpa da fruta é usada para fazer medicamentos peitorais e as cascas, cozidas, ajuda a tratar cólicas em geral. O caroço cozido pode ser usado contra lombrigas e parasitas. Na homeopatia, é indicado para casos de hemorragias uterinas, problemas renais, gástricos, pulmonares e intestinais, inflamações catarrais, varizes, leucorreia e blenorragia.

Contraindicações: há pessoas que não podem fazer uso da fruta devido a algum componente desconhecido, que pode sufocar a pessoa se não for tratada de imediato (pode ficar com cara de inchado). O látex que exsuda da fruta, do tronco, dos ramos e da casca do fruto verde contém mangiferina, ácido resino, ácido mangifero, resinol e mangiferol. Esse látex é irritante da pele de ação retardada, pode causar coceira ao redor dos olhos, edema da face e dificuldade respiratória.

Função mágica: dentro da tradição cigana, o fruto da mangueira representa o amor incondicional. Tira tristezas do coração, grandes mágoas e traz prosperidade.

Toque de Bruxa: ao contrário do que reza a lenda, manga com leite não faz mal à saúde. Segundo alguns pesquisadores, tal história foi inventada para evitar que escravos tomassem todo o leite disponível aos brancos, pois eles costumavam misturar as mangas, que eram sempre abundantes, ao leite.

Receitas terapêuticas e encantadas

- Afecções pulmonares, bronquite asmáticas, bronquite catarral e tosse: em uma xícara de chá, coloque uma colher de sopa de folha fatiada e adicione água fervente. Abafe por 10 minutos. Coe e acrescente uma colher de chá de mel. Tome uma xícara de chá 3 vezes ao dia. Para crianças use metade da dose.

- Gengivas inflamadas, gengivites, feridas na boca e no canto dos lábios: coloque uma colher de sobremesa da folha nova picada em uma xícara de chá de água fervente. Espere esfriar e coe. Faça bochechos 3 vezes ao dia.

- Feridas, úlceras de decúbito, ulceras varicosas: coloque duas colheres de sopa de casca dos ramos fatiada, em ½ litro de água em fervura. Deixe ferver por 5 minutos. Coe e espere esfriar. Aplique nas partes afetadas, em forma de compressas ou com um chumaço de algodão de 2 a 3 vezes ao dia.

- Alimento nutritivo: lave muito bem 1 kg de manga, descasque e retire o caroço. Fatie a polpa do fruto e reserve em um pote. Faça uma calda rala com uma parte de açúcar e duas de água e adicione, ainda quente, nos pedaços de polpa reservados, até cobri-los. Feche o pote e coloque em banho-maria por 20 minutos. Deixe esfriar e armazene em lugar frio e seco.

Mousse de manga para prosperidade

- 1 colher (sopa) de rum
- 1 colher (sopa) de sumo de limão
- 1 lata de leite condensado
- 1 lata de polpa de manga
- 6 folhas de gelatina incolor
- 450 ml de natas frias

Em uma noite de Lua crescente, misture a polpa de manga com o leite condensado em uma taça e reserve. Demolhe as folhas de gelatina, escorra-as e derreta-as em banho-maria. Envolva-as no preparado inicial, mexendo sempre, e acrescente o rum e o sumo de limão. Bata as natas firmemente e incorpore pouco a pouco no preparado anterior. Transfira para taças individuais e leve ao frigorífico até ao momento de servir. Decore a gosto.

Sobremesa da Bruxa

Base
- 125 g de margarina
- 200 g de bolachas de tipo Digestive

Recheio
- 1 embalagem de queijo Philadelphia
- 1 lata de leite condensado
- 2 pacotes de nata (creme de leite)

Cobertura
- 4 folhas de gelatina incolor
- Polpa de manga (a gosto)

Pique as bolachas na velocidade alta. Junte a margarina derretida e programe 30 segundos na velocidade espiga. Calque bem na base de uma tarteira e leve ao frigorífico para endurecer. Recheio: bata todos os ingrediente por 2 min, na velocidade média. Junte a gelatina derretida à mistura anterior e envolva uns segundos. Cobertura: coloque as folhas de gelatina a demolhar em água fria. Coloque a polpa de manga no copo e programe 5 minutos a 100° na velocidade baixa. Junte a gelatina escorrida e misture uns segundos. Deixe arrefecer um pouco, verta sobre o recheio e leve novamente ao frigorífico até solidificar.

Pão da prosperidade

- 1 colher de chá de canela
- ½ colher de chá sal
- 2 mangas maduras (polpa)
- 2 colheres de sopa de fermento para bolos
- 3 ovos
- 80 g passas
- 100 g de açúcar mascavado
- 100 g de azeite
- 250 g de farinha de trigo

Pré-aqueça o forno a 160 °C. Misture todos os ingredientes até obter uma mistura homogênea. Coloque a massa numa forma e leve ao forno até estar assado e dourado (cerca de 45 minutos).

Oferenda cigana

- 1 cesto de vime ou de palha
- 1 espumante
- 1 garrafa de vinho tinto de boa qualidade
- 1 jarrinha ou pote com água
- 2 lenços estampados ou coloridos para forrar a cesta e a grama
- 2 taças
- 3 paus de canelas grandes
- 3 punhados de folhas de louro
- 3 punhados de sementes de girassol (para decorar a cesta e atrair dinheiro e prosperidade)
- 7 fitas coloridas (menos a preta)
- 7 frutas doces (manga, melão, maçã, pera, uva vermelha, pêssego, mamão)
- 7 incensos
- 7 moedas antigas
- 7 velas coloridas incluindo a branca (não usar a preta)
- Flores do campo ou rosas sem espinhos
- Folhas de hortelã (lavar e forrar a cesta)
- Mel

Abra o melão ao meio e tire os caroços. Coloque as moedas e o mel por cima. Se for pedir também para amor, além de prosperidade, coloque alianças. Prepare tudo e deixe em sua mesa. No dia seguinte, leve para natureza e acenda as velas fazendo a entrega aos ciganos. Ao fazer esta oferenda, tome um banho com um litro de água, uma taça de vinho, uma rosa vermelha e uma rosa branca. Acenda a vela do anjo da guarda e reze uma Ave-Maria. Esta oferenda pode ser colocada em um lugar bonito na natureza, ou em frente a um banco. Faça seu pedido aos ciganos com a força de Santa Sara.

CREME DE MANGA COM LINHAÇA

- ¼ de copo de água
- ¼ de xícara de semente de linhaça hidratada
- ½ xícara de café de sumo de gengibre ralado
- 1 manga descascada e fatiada

Bata a semente de linhaça com água no liquidificador, coe e bata novamente com a manga e o sumo de gengibre, até ficar cremoso. Coma pela manhã, com granola, na hora do lanche ou com saladas.

SALADA DA PROSPERIDADE

- 1 alface (pequena)
- 1 cenoura
- 1 lata de milho
- 1 limão
- 1 maçã verde
- 1 maçã vermelha
- 1 manga
- 1 queijo fresco magro
- Azeite e sal a gosto

Lave tudo muito bem e embrulhe as folhas de alface e a salsa em papel de cozinha. Coloque o milho e o queijo num coador para escorrer bem a água enquanto corta os ingredientes. Enrole as folhas de alface e corte em tiras fininhas. Coloque numa saladeira. Descasque e corte as mangas (tipo juliana), assim como as maçãs. Acrescente o milho e a cenoura ralada, que não precisam ser descascados. Desfaça toscamente com as mãos o queijo fresco e junte ao restante preparado. Salpique com salsa picada um pouco de azeite e sumo de meio limão, misture tudo e sirva.

Maracujazeiro (Maracujá)

Originária da América Tropical, essa planta é uma vigorosa trepadeira de crescimento rápido, contendo mais de 150 espécies identificadas somente no Brasil. Seu caule, frequentemente sulcado, pode ser cilíndrico ou com formações angulares, atingindo o comprimento de até dez metros, com presença de ramos, gavinhas e folhas verde-claras alternadas, simples ou trilobadas e com aspecto lustroso na face superior. As flores são azuis com filamentos escuros e normalmente ocorrem solitárias. Embora o órgão floral seja perfeito, ou seja, possuidor das partes masculinas e femininas, a autofecundação dificilmente ocorre no maracujá que, normalmente, necessita que a flor seja polinizada pelo pólen de outra planta. O fruto é uma baga globosa, de cor, formato e peso variáveis de acordo com a espécie, com pericarpo envolvendo uma polpa composta de sementes e suco de acidez variável.

Devido à beleza e à característica física de suas flores, a planta foi relacionada com a "Paixão de Cristo". Desse detalhe surgiu o nome do seu gênero botânico, sendo *passio*, o equivalente à paixão e *flos oris* o equivalente a flor.

Seu gênero é hermafrodita. Da planta aproveita-se as folhas, as flores e os frutos. Na gastronomia são feitos sucos, bolos, doces e alguns complementos para pratos salgados.

Nome popular: maracujá, flor-da-paixão, maracujá-azul, maracujá-guaçu, maracujá-silvestre, passiflora, martírio e maracujazeiro.
Nome científico: *Passiflora edulis*
Planeta: Vênus
Elemento: Fogo
Deidades: Afrodite e Poseidon.
Função terapêutica: as folhas, em banhos quentes, têm indicação contra a gota. Trituradas, aplicadas sobre a hemorroida, alivia a dor. As sementes são vermífugas e a raiz ajuda a equilibrar menstruações desreguladas. O maracujá é sedativo, antiespasmódico, sonífero e refrescante; combate a ansiedade, o nervosismo, o estresse, a tosse, o histerismo e cólicas. No uso cosmético é adstringente, antisséptico, refrescante, fecha os poros e é vaso protetor. Na Aromaterapia é usado como calmante.
Contraindicações: não aconselhável seu uso para pessoas que tem pressão baixa. A planta pode ser ligeiramente tóxica se tomada seu chá por longos períodos, pode causar vômitos e náuseas. Proibida durante a gravidez. Não ingerir álcool se fizer uso desta erva.

Função mágica: seu poder está ligado à paz e à felicidade. Para quem sofre de insônia nada melhor do que três folhas de maracujá colhidas a meia-noite e colocadas sob o travesseiro.

Toque de Bruxa: para combater medos de origem vaga (escuro, fantasma, velório, etc.); pressentimentos; sonambulismo; bruxismo, pesadelos ou enurese noturna, use Florais de maracujá. Quando o ambiente estiver tomado por problemas e confusão, experimente colocar flores de maracujá nos quatro cantos da casa.

Receitas terapêuticas e encantadas

- **Insônia:** bata no liquidificador, até que se forme um líquido bem homogêneo, 2 maracujás, 3 folhas de hortelã, 4 folhas de alface em 500 ml de água. Adoce com açúcar mascavo ou mel. Coe e beba 30 minutos antes de dormir ou durante o dia para relaxar.
- **Vitamina estimulante para pessoas convalescentes:** bata no liquidificador 1 colher de creme de leite, 150 g de maracujá em 1 copo de água. Beba três copos por dia, antes das principais refeições.
- **Sucos detox:** *maracujá com cenoura*: ½ cenoura picada, 1 folha de couve, 3 colheres (sopa) de polpa de maracujá em 150 ml de água. *Maracujá, cenoura e gengibre*: ½ cenoura picada, 1 fatia de gengibre, 2 folhas de couve, 3 colheres de sopa de polpa de maracujá em 150 ml de água de coco. *Maracujá com limão*: ½ xícara de couve picada, 1 colher de sopa de gengibre ralado, suco de 2 limões, suco de 2 maracujás em 150 ml de água filtrada. *Maracujá com limão e hortelã*: ½ copo de iogurte desnatado, 1 colher (sobremesa) de amaranto, 1 colher (sobremesa) de aveia, 1 colher (sopa) de suco de limão, 2 folhas de hortelã, 2 ramos de agrião, 3 maracujás em 3 xícaras de água. Junte todos os ingredientes e bata no liquidificador. Coe se necessário. Evite usar açúcar e adoçantes.

Brigadeiro da prosperidade

- ½ lata de creme de leite
- ½ xícara (chá) de suco de maracujá concentrado
- 2 colheres (sopa) de manteiga
- 2 latas de leite condensado
- Polpa de maracujá e lascas de chocolate branco para decorar

Em uma noite de Lua crescente, misture o leite condensado, o suco de maracujá e a manteiga em uma panela e leve ao fogo. Mexa sem parar em fogo baixo, até a mistura soltar do fundo da panela. Após desligar o fogo, misture o creme de leite. Distribua em copinhos e use a polpa de maracujá e lascas de chocolate branco para decorar. Você ainda pode reaproveitar a casca do maracujá servindo o brigadeiro nela!

Biscoitinhos calmantes

- 1 colher (sopa) de fermento em pó (10 g)
- 1 xícara (chá) de amido de milho (100 g)
- 1 xícara (chá) de manteiga (200 g)
- 1 xícara (chá) de açúcar (160 g)
- 3 xícaras (chá) de farinha de trigo (350 g)
- 8 colheres (sopa) de suco de maracujá (120 ml)

Misture o amido de milho, o açúcar e a manteiga, acrescente o suco de maracujá, a farinha de trigo e, por último, o fermento. Enrole, ou corte com cortador e asse no forno preaquecido. Retire do forno e passe-os em açúcar.

Doce de cascas de maracujá azedo – para pessoas que sofrem de solidão e angustia

- 1 ½ xícara de chá de água
- 1 xícara de chá de açúcar
- 2 pauzinhos de canela
- Cascas bem lavadas de 3 maracujás azedo e firmes
- Meia xícara de chá de suco de maracujá

Descasque o maracujá, deixando toda a parte branca. Numa tigela, cubra as cascas com água e deixe de molho de um dia para o outro. Escorra e coloque numa panela, junte o açúcar, a água, o suco e a canela. Leve ao fogo e cozinhe até que forme uma calda grossa. Esse doce serve também para pessoas que sofrem de depressão crônica, isto é, pessoas que já estão tomando remédios.

Margarida

Originada do Hemisfério Norte, a margarida é uma planta que se destaca por suas flores com pétalas alongadas, na cor branca, com o botão central amarelo e que aprecia locais ensolarados, solos bem férteis e com boa drenagem. O canteiro deve receber cuidados de destorroar, retirar inços, colocar composto orgânico e adubo animal curtido, misturando bem e nivelando. Esta planta é, em geral, comercializada em sacos de tamanho médio ou em vasos, quando já tem bom desenvolvimento e já apresentam flores. Para cultivá-la, faça um buraco no canteiro de mesmo tamanho e altura do torrão. Coloque a muda e junte mais terra ao redor, fixando-a no lugar. Regue a seguir.

Parente dos girassóis, dos crisântemos, entre outras, a margarida não é uma só flor, mas, sim, uma reunião de muitas flores. Tente examinar a margarida aproximando-se bem dela. Você verá que há ali reunidas dois tipos de flores: umas formam o miolo amarelo, enquanto as outras formam a borda esbranquiçada. Mas não pense que elas crescem assim juntas apenas para que possamos admirar sua união. Essas flores têm funções biológicas importantes quando unidas, como a de produzir néctar, atrair polinizadores, além de gerar e receber pólen. Para isso, elas se dividem para desempenhar diversas "tarefas". Muitas começam a desabrochar das extremidades em direção ao centro, assim, enquanto as flores da periferia estão na fase feminina – durante a qual são capazes de receber pólen –, as flores mais centrais estão na fase masculina – na qual liberam seu próprio pólen.

Na mitologia romana, a ninfa Belides transformou-se nesta flor para escapar do assédio do Deus da vegetação e das árvores frutíferas. Uma lenda inglesa conta a história de uma fada que alimentava o filho adotivo de um rei com comidas preparadas com margaridas, para que ele nunca crescesse, conservando sua inocência infantil.

As margaridas são as flores que abrem antes do nascer do dia, por isso foi-lhes dado o nome "olhos do dia". Na tradução do grego margarida significa "pérola". Os assírios acreditavam que uma loção da planta esmagada devolvia cor aos cabelos brancos. A flor já foi usada para limpar ferimentos e para tratar febres e gota.

Seu gênero é feminino. Da planta são aproveitadas as folhas e as flores. Na gastronomia é usada em saladas.

Nome popular: margarida branca
Nome científico: *Bellis perennis*
Planeta: Vênus
Elemento: Água

Deidades: Freya, Ísis, Ártemis e Thor.
Função terapêutica: tonificante dos nervos, fortalece o útero, alivia febres e gripes e ameniza os efeitos do sangue parado devido a traumatismos, golpes ou quedas. Planta que age também em varizes, dores, tumores, feridas e em úlceras externas.
Contraindicações: contraindicado para pessoas com gastrite e úlcera gastroduodenal.
Função mágica: desperta a inocência; representa a virgindade; contrai e fortalece as emoções, conduzindo a energia mental dispersa os medos e inseguranças para a realidade da mente concreta, de modo a permitir que as informações sejam exploradas com mais segurança. Para problemas hormonais femininos dedique as margaridas a Deusa Ísis.

TOQUE DE BRUXA: a margarida é conhecida também como a flor do oráculo dos enamorados, no jogo bem-me-quer malmequer. Uma raiz sob o travesseiro resgata um amor perdido. Suas pétalas secas, em forma de amuleto, possuem o poder de atrair o amor sincero. A margarida é símbolo da inocência e da pureza. É a flor das crianças. Use-a em rituais solares e quando precisar de foco para estudar. Nos rituais de fadas, faça buquês, pois lhes agrada as guirlandas de cabelo.

Receitas terapêuticas e encantadas

- ANTI-INFLAMATÓRIO: infusão para uso externo de 50 gramas de flores e folhas em um litro de água fervente. Faça enxágues, gargarejos, lavagens, compressas, banhos anti-inflamatórios para aliviar os tumores, úlceras e feridas na boca. Ou tome uma colher de sobremesa de flores secas em um copo de água duas 2 a 3 vezes ao dia, depois das refeições.
- CHÁ DE MARGARIDA: coloque uma colher de folhas secas de margarida em uma xícara de água fervente, deixe descansar por 5 minutos e beba durante o dia.
- PARA DOR: em compressas, amasse as folhas e/ou capítulos florais com manteiga nova, sem sal, e aplique no lugar da dor. Se for em infusão, pegue 15 g de capítulos florais secos e/ou folhas em 500 ml de água, por vinte minutos ou macerado a frio. Tome de 2 a 4 xícara de chá por dia. Pode também fazer uma infusão de 20 g de flores em um litro de água fervente. Tome de 1 a 2 xícaras ao dia. Se for emplastro de folhas e flores amassadas, aplique uma gaze sobre o local.
- PARA TIRAR TRISTEZA: cozinhe vinte e sete margaridas e três colheres de mel rosado em um litro de água. Após seu banho normal, tome este banho por três dias seguidos, durante a Lua minguante, que a tristeza vai embora.

Marmeleiro

Marmelo é o fruto do marmeleiro, o único membro do gênero Cydonia, da família das Rosáceas. No Brasil ele é consumido quase que exclusivamente na forma industrializada (marmelada), e os frutos são importados da Argentina e do Uruguai. O marmeleiro é originário de regiões de clima mais ameno da Ásia Menor e sudeste da Europa. É uma planta de porte médio (entre 3 e 6 metros), com tronco tortuoso e copa arredondada; os frutos são amarelos, quando maduros, e bastante aromáticos.

O marmeleiro requer menos horas de frio do que a macieira e a pereira, por isso, no Brasil, esta planta pode ser cultivada deste o Rio Grande do Sul até Minas Gerais.

Em Portugal é um fruto que não é normalmente consumido cru, mas cozido, geralmente fazendo-se marmelada. Também se consome assado. Do marmeleiro também se extrai a vara de marmelo, instrumento de punição bastante usado no passado e ainda em uso em algumas localidades.

Acredita-se que os primeiros marmeleiros plantados no Brasil tenham sido trazidos por Martim Afonso de Sousa, na sua viagem de 1530. Os marmeleiros teriam se habituado muito bem ao clima da Capitania de São Vicente, principalmente o da Serra da Mantiqueira, onde teria se tornado uma cultura subespontânea. No século 20, chegou a ser uma cultura importante, principalmente na década de 1930, quando a marmelada chegou a ser o doce industrializado mais consumido no País. Atualmente a capital do Doce de Marmelo tradicional é em São João do Paraíso (Minas Gerais).

Seu gênero é masculino, da planta se aproveita folhas e frutos. Na gastronomia o marmelo é usado em doces, licores, geleias, xaropes e em pratos salgados.

Nome popular: marmelo
Nome científico: *Cydonia oblonga*
Planeta: Júpiter
Elemento: Fogo
Deidade: Apolo
Função terapêutica: é bom contra febres; alivia hemorroidas sanguinolentas e dores locais; desincha; cria efeito sedativo, calmante e protetor local; aumenta a vitalidade; regula a atividade celular local; auxilia contra qualquer processo de multiplicação indesejada (anticâncer e antirrugas); estimula a paciência, a perseverança e o equilíbrio emocional e suas sementes podem ser utilizadas como antidiarreico.

Contraindicações: não encontrada na bibliografia consultada.

Função mágica: catarse das impurezas, especialmente na área digestiva. Autorrejeição. Indicado para quem se sente sujo, sente vergonha da aparência e para os obsessivos por limpeza.

TOQUE DE BRUXA: o marmelo entrou com força na categoria dos doces, isso devido ao fruto natural possuir sabor azedo e polpa dura.

Receitas terapêuticas e encantadas

- CATAPLASMA DAS FOLHAS TRITURADAS: edema traumático, nevralgia facial, fissura na pele, queimadura.
- CHÁ DAS FOLHAS: combate diarreias, cólicas, convalescença.
- Cozido: combate inflamação de garganta. Cozinhe os frutos, com pele e sementes, em água açucarada. Conserve em vidro. Use uma colher em um pouco de água morna para fazer gargarejo. O doce também ajuda no combate a diarreias.
- DECOCÇÃO: 10 g de sementes por 15 min ajuda a atenuar queimaduras.

CROSTATA DE MARMELADA

- 3 ovos
- 160 g de manteiga
- 200 g de pasta de marmelada
- 380 g de farinha de trigo

Misture levemente a farinha, a manteiga e os ovos até a completa homogeneização da massa. Divida em duas partes iguais. Faça duas bolas. Embale com papel filme e leve à geladeira por 30 minutos. Forre o fundo e 3 cm das laterais de uma assadeira, de fundo removível, com uma das bolas de massa. Cubra com a pasta de marmelos. Abra a outra parte da massa entre plásticos até obter um retângulo de 0,5 cm de espessura. Corte tiras e cubra a crostata. Leve ao forno pré-aquecido por aproximadamente 30 minutos.

MARMELADA DE MARMELOS INTEIROS

- 1 colher de sopa de água
- 1 kg de açúcar
- 1 kg de marmelos

Lave os marmelos e corte em quatros partes, retirando as peles e o miolo duro. Aproveite a casca dos que estiverem sãos. Corte as partes em pedaços menores e coloque dentro dum recipiente com água, para não oxidarem. Leve ao fogo num tacho, envolvidos no açúcar e na água. Deixe cozinhar em fogo brando, tomando o cuidado para não verter ao fazer espuma. Se preferir, use panela de pressão. Particularmente eu não uso a panela de pressão, pois gosto de ver a marmelada nas suas fazes de cozedura. Quando os marmelos estiverem cozidos, retire do fogo e, com cuidado para não haver queimaduras, passe a varinha mágica até obter um creme liso. Coloque imediatamente nos recipientes de sua preferência. Deixe arrefecer e cubra com papel vegetal. Guarde em lugar fresco.

Marmelada de marmelos

- ¾ de peso dos marmelos sem a casca e sem o caroço
- 1 casquinha de limão
- 1 pau de canela
- 2 kg de marmelos
- Açúcar

Esta receita rende 1700 g de marmelada. Descasque os marmelos, corte-os em quartos e retire os caroços. Em seguida, corte os marmelos em pedacinhos e coloque-os com o açúcar, o pau de canela, a casca de limão e 200 ml de água em uma panela. Leve ao fogo, mexa, tape e deixe cozer durante 1 hora em fogo brando. Passado 1 hora, retire o pau de canela e a casquinha de limão. Passe tudo com a varinha mágica até que fique um purê. Mexa, tape e deixe cozinhar em fogo moderado por mais 10 minutos. Passados os 10 minutos, coloque um pouco de marmelada num prato e verifique com uma colher se está no ponto. Caso goste da marmelada mais rija deixe cozinhar mais 5 minutos. Divida a marmelada por tigelas esterilizadas.

Melancia

Originária das regiões secas, a melancia tem um centro de diversificação secundário no sul da Ásia. A domesticação ocorreu na África central, onde é cultivada há mais de 5000 anos. Seu cultivo aparece quase que espontaneamente em várias regiões do Brasil, mesmo em áreas secas e de solo arenoso. Para cultivar esta fruta em escala de produção comercial é preciso de apenas três coisas: sol, água e abelhas.

Normalmente, a melancia é cultivada em fileira de 8 a 12 metros de comprimento, em canteiros de 4 a 12 centímetros de altura, com terra arenosa e adubada. Mudas de melancia são cultivadas em viveiros e depois transplantadas para os canteiros. As abelhas devem polinizar as flores da melancia. Mesmo a melancia sem sementes, estéreis, devem ser polinizadas para produzir a fruta. Em um mês, uma videira pode se espalhar por 2 ou 3 metros. Em 60 dias, a videira produz as suas primeiras melancias. O fruto estará pronto para ser colhido em 3 meses.

A casca da melancia não é tão dura quanto parece, por isso ela precisa ser colhida manualmente, com cuidado, para não prejudicar a fruta. Para saber o ponto ideal de colheita, o colhedor experiente olha o ponto amarelado, na parte inferior da melancia, que indica a maturação.

Para escolher uma boa melancia na hora da compra, levante-a para sentir seu peso, 92% da melancia é água, portanto ela pesa. Olhe cuidadosamente a melancia e observe se ela é simétrica e se não possui marcas, cortes ou amassados. A parte inferior da fruta deve ter um ponto amarelo a partir de onde esteve enraizada no chão. Quanto mais escuro for o amarelo, mais madura ela estará. Nota: você deve lavar as melancias antes de seu consumo.

Seu gênero é feminino, da planta se aproveita as folhas e os frutos. Na gastronomia a melancia é usada em saladas, sucos e doces.

Nome popular: melancia
Nome científico: *Citrullus lanatus*
Planeta: Vênus
Elemento: Água
Deidades: Afrodite e Demeter.
Função terapêutica: limpa o estômago e os intestinos; auxilia nas constipações ou na prisão de ventre; previne a disfunção erétil e a hipertensão; diminui o colesterol e melhora a sensibilidade à insulina e a degeneração muscular, isso porque a fruta é rica em licopeno, que é um poderoso antioxidante carotenoide que neutraliza radicais livres. Assim como os aspargos fazem o espermatozoide

adquirir um cheiro forte e ficar com o gosto amargo, a melancia age justamente de maneira oposta. Por ser uma fruta rica em água e açúcares naturais, ela colabora para tornar os fluidos do corpo mais adocicados e perfumados. Essa lista inclui a saliva, o sêmen e a secreção vaginal, o efeito pode ser notado algumas horas após a ingestão da melancia. Estudos indicam ainda que os benefícios do licopeno e do betacaroteno presentes na fruta melhoram quando ela é consumida em temperatura ambiente.

Contraindicações: algumas pessoas podem desenvolver intolerância à citrulina, um aminoácido presente na melancia. Boa parte dos pacientes com artrite reumatoide são intolerantes a essa substância, assim como aquelas pessoas que sofrem de uma deficiência genética conhecida por citrulinemia.

Função Mágica: a melancia é afrodisíaco, um estimulante sexual natural.

TOQUE DE BRUXA: para fazer uma bebida afrodisíaca, bata no liquidificador, com pedrinhas de gelo, um prato raso de melancia cortada em cubos, duas lascas de gengibre e uma colher de chá de semente de abóbora. Sirva gelado. Como viagra caseiro: pegue um litro de suco da fruta, retirado da polpa, sem adição de água e coado. Os pedaços processados devem estar com a parte branca da melancia, pois é ali que está concentrada a maior parte das propriedades afrodisíacas. Coloque o suco em uma panela, espere levantar fervura e deixe ferver por cerca de 4 minutos. Na sequência, esprema um limão grande, sem as sementes, diretamente sobre o suco fervente. Misture bem com uma colher de pau e deixe que continue fervendo até que o líquido se reduza à metade. Desligue o fogo e espere esfriar por cerca de uma hora. Coloque em uma garrafa de vidro limpa, totalmente seca e que possa ser bem fechada. Guarde num lugar fresco, pode ser na geladeira. Beba com o estômago vazio, de preferência em jejum. Repita a dose antes do jantar. Bastam duas colheres de sopa por cada vez, ou 1/3 de copo, se tiver uma compleição física muito forte. Beba sempre que considerar necessário e verá que funciona mesmo! Essa mistura de substâncias químicas presentes nas duas frutas acelera o envio de sangue para "o espaço privado" do seu corpo, aumentando o desempenho e a força sexual. Por ser natural e livre de produtos químicos industrializados, este viagra caseiro é eficaz e seguro para pessoas de todas as idades e sexos. Comprove!

Receitas terapêuticas e encantadas

Doce de melancia

- 2 e ½ xícaras (chá) de açúcar
- 3/4 de xícara (chá) de água
- 4 xícaras (chá) de casca de melancia (sem a parte verde) picadas
- 10 cravos-da-índia

Retire a parte verde da casca e pique o restante em cubinhos. Leve ao fogo a água, o açúcar e os cravos. Assim que o açúcar derreter, coloque os pedaços de melancia. Mantenha no fogo baixo, mexendo de vez em quando, até os pedaços de melancia ficarem transparentes. Depois de frio, guarde em pote fechado na geladeira.

Geleia de melancia

- 1 kg de melancia – se possível sem sementes
- 3 limões sicilianos – lavados, cortados em rodelas e sem sementes
- 3 xícaras (600 g) de açúcar

Remova a casca verde da melancia, corte a parte branca em cubos pequenos, deixando a parte vermelha (a polpa da melancia) quase que intacta. Tire as sementes. Em uma panela grande, coloque 4 xícaras da melancia – polpa e a parte cortada em cubos, o açúcar e o limão. Em fogo médio, deixe que os ingredientes cozinhem durante 2 horas, mexendo de vez em quando. Após 2 horas no fogo a temperatura interna da geleia deve ser de 105 graus, o que significa que a geleia está pronta. Com uma escumadeira, remova as rodelas de limão. Coloque a geleia em potes esterilizados, que ainda estejam quentes. Vede bem os potes e coloque-os em um banho-maria por 10 minutos. Deixe esfriar antes de usar. O tempo de cozimento (2 horas) pode ser menor, depende do fogão usado.

Melão

Nativo da Ásia centro-meridional, o melão é cultivado comercialmente em vários estados do Brasil. Planta que se reproduz também por sementes, devendo a semeadura ocorrer nas últimas semanas da primavera. Após o crescimento, devem ser retiradas as plantas mais fracas, deixando crescer somente as robustas. As ramas podem ser cultivadas deixando que se espalhe pelo terreno ou podem ser sustentadas em estacas verticais. O solo deve ser, de preferência, fracamente ácido, arenoso ou areno-argiloso, bem drenado e rico em matéria orgânica em local bem exposto e ensolarado. Os frutos devem ser colhidos maduros, quando exalam um perfume bem intenso. No Brasil, o melão foi introduzido pelos escravos no século 16, tendo maior incidência no século 19, quando foi reintroduzido pelos imigrantes europeus, dando início à expansão da cultura nas regiões Sul e Sudeste. Nos últimos anos o país deixou de ser importador de melão europeu e passou a exportador. Este fato deve-se a produção do melão no nordeste brasileiro, onde existem condições climáticas favoráveis a seu cultivo o ano todo, contribuindo para uma alta produtividade e qualidade, favorecendo a aparência e o sabor da fruta.

O melão é bastante refrescante, por esse motivo, é indicado para os meses de calor. Contém quantidades razoáveis de cálcio, fósforo e ferro, que contribuem para a formação dos ossos, dentes e sangue. Tem também vitamina A, que protege a visão, vitamina C, que age contra infecções e niacina, que combate problemas de pele. Por conter pectina e fibras solúveis, ajuda a controlar os níveis de colesterol no sangue. Fruta que tem alto teor de bioflavonóides, que aumentam a resistência dos vasos sanguíneos e capilares, além de ser útil no fortalecimento do sistema imunológico.

Maduro, o melão é bom como calmante, diurético e laxante. É também recomendado nos casos de gota, reumatismo, artrite, obesidade, colite, prisão de ventre, afecções renais, nefrite, cistite, infecções ginecológicas e é recomendado para regimes de emagrecimento, para diabéticos e hipertensos, pois, além de mineralizante e vitamínico, é pouco calórico. Sua polpa contém papaína, uma enzima excelente para uma boa digestão, pois ajuda na decomposição de proteínas. Além disso, contém peptidase e protease, que também ajudam na digestão dos alimentos.

Rico em fibras, o melão auxilia no esvaziamento dos intestinos e na eliminação de toxinas, sendo muito útil no combate à prisão de ventre. Os de polpa amarela são uma excelente fonte de vitamina A, ajudando na visão, e de vitamina C, que desempenha importante papel no sistema imunológico. A semente contém aminoácidos como lisina e histidina, sendo usadas em muitos países em substituição a amêndoas e pistaches. Devido à sua alcalinidade, deve ser ingerido antes das refeições. Tem muito potássio, (430 mg em 100 g de polpa) sendo útil para as pessoas que eliminam facilmente este metal: pelo uso de diuréticos, pelo suor (atletas), ou pela perda de líquidos no caso de diarreias. Até sua casca contém potássio; por isso deve ser usada como adubo.

Observar apenas a cor da casca não é o suficiente para saber se o melão está maduro. Uma forma de verificar isso é pressionar levemente o "umbigo", na parte inferior do melão (oposta à haste). Se ele ceder um pouco, significa que está no ponto. Se a casca está pegajosa, com manchas úmidas e pouco consistentes, o melão já está passando do ponto e começando a se deteriorar. Se não for possível sentir um aroma suave e adocicado, provavelmente ele foi colhido antes de amadurecer.

Seu gênero é masculino, da planta se aproveita as folhas e os frutos. Na gastronomia é usado em saladas, doces e sucos.

Nome popular: melão
Nome científico: *Cucumis melo*
Planeta: Sol
Elemento: Água
Deidades: Apolo e Hélio.
Função terapêutica: o melão é calmante, refrescante, oxidante e emoliente, ajuda a combater o reumatismo e a obesidade, é recomendado contra a gota, o artritismo, a colite, a atonia intestinal, a prisão do ventre, as afecções renais, a cistite, os cálculos biliares, febre, mucosidades da garganta, do estômago e do esôfago.
Contraindicações: o açúcar presente em seu fruto é de rápida absorção e de baixas calorias, mas os diabéticos e obesos devem consumir com moderação.
Função mágica: prosperidade e amor.

Toque de Bruxa: em adultos – in natura, *ad libitum*, consuma 2 ou 3 fatias da polpa com ou sem mel, antes das principais refeições, como repositor de potássio e remineralizante. A polpa pode ser raspada da casca para ser usada em máscaras sobre os olhos e o rosto; um copo de suco, preferencialmente centrifugado, de 3 a 5 vezes ao dia, é bom para as doenças renais, hepáticas, como laxante e auxiliar no emagrecimento; as sementes cruas, mastigadas em jejum seguidas de um laxante servem para eliminar as tênias. Crianças tomam 1/3 da dose.

Receitas terapêuticas e encantadas

- **Alimento nutritivo:** retire a casca de um melão, corte a polpa em pequenos pedaços e reserve. Faça uma calda com 3 copos de água e 3 copos de açúcar cristal. Junte o melão e deixe ferver por 5 minutos. Retire a fruta e deixe a calda ferver por mais de 10 minutos. Derrame a calda sobre a fruta, deixe esfriar completamente e guarde em recipiente tampando. Coma uma pequena porção.
- **Máscara nutritiva, auxiliar no tratamento da pele seca, cansada e para recuperação da elasticidade:** raspe com uma colher a polpa raspada, adicione 1 gema de ovo e 1 colher de sopa de óleo vegetal. Misture e amasse bem. Aplique no rosto por 30 minutos. Retire a máscara com água morna, sem esfregar.
- **Tratamento de olhos cansados e pálpebras inflamadas e contusões:** retire a casca e amasse bem a polpa até adquirir a consistência de uma pasta. Aplique sobre as pálpebras ou sobre a local afetado, por 15 minutos. Em seguida, lave com água morna.
- **Tratamento de pessoas debilitadas ou convalescentes; anemias; repositor de potássio e laxante suave:** adicione mel em 2 ou 3 fatias da polpa do melão. Coma antes das principais refeições.

Aperitivo de Parma e melão – afrodisíaco

- 2 melões
- 8 fatias finas de presunto de Parma
- Palitos para aperitivo

Corte os melões em duas partes, tire as sementes, fatie e depois corte em cubos. Dobre as fatias de parma e espete-as no palito, alternando-as com os cubos de melão. Sirva fresco. Rende quatro porções.

Salada de melão – prosperidade

- 1 melão grande
- 2 pepinos
- Algumas folhas de hortelã fresca
- Sal e pimenta

Descasque os pepinos, retire o máximo de sementes que conseguir e corte-os em bastões. Corte o melão ao meio, retire as sementes e a pele e corte em bastões.

Misture tudo e salpique a hortelã picada, o sal e a pimenta. Reserve na geladeira por pelo menos 1 hora antes de servir. Rende quatro porções.

Mousse da prosperidade

- 1 ½ xícara chá de açúcar
- 1 ½ xícara chá de iogurte natural
- 1 envelope de gelatina em pó sem sabor 12 g
- 1/4 xícara chá de água
- 3 claras batidas em neve
- 3 xícaras chá de polpa de melão cortada em cubos

Bata a polpa do melão até obter um purê homogêneo. Reserve. Numa panela média, misture a gelatina com a água e deixe amolecer por 5 minutos. Leve ao fogo brando e cozinhe, mexendo bem com uma colher de pau até dissolver e retire do fogo. Acrescente o iogurte, a mistura do melão, o açúcar e mexa bem. Despeje numa tigela e coloque-a numa vasilha grande com água e cubos de gelo, mexendo sempre, até começar a firmar. Junte as claras em neve e misture delicadamente. Despeje a mousse em formas individuais e sirva gelada. Rende quatro porções.

Feitiço para uma união amorosa

- 1 alguidar grande
- 1 melão amarelo
- 1 vela
- Mel

Faça um buraco na ponta do melão e guarde a tampa. Num pedaço de papel, escreva o seu nome e o da pessoa amada (a lápis, três vezes), colocando dentro do melão. Ponha bastante mel. Feche o melão, lacrando-o com o breu de uma vela. Deixe descansar por três dias dentro do alguidar, pedindo união com a pessoa amada. Depois desse tempo, coloque o alguidar embaixo de uma árvore frondosa.

Melaleuca (Tea Tree)

Nativa da Austrália, a melaleuca é um remédio tradicional aborígene. Planta da família das *Myrtaceae*, trata-se de uma árvore não muito grande. O tronco tem casca esbranquiçada, semelhante ao papel. Brotos jovens tomentosos e ramos adultos glabros. Folhas corláceas simples, de 1 a 2,5 centímetros de comprimento, agudolanceoladas, falciformes, com glândulas de óleo; a intlorescência é uma espiga de 3 a 5 centímetros de comprimento. Flores sésseis com epicálice campanulado onde se fixam as sépalas. Pétalas livres com muitos estames, ovário inferior com 3 partes. O fruto é uma cápsula lenhosa com 3 a 4 milímetros de diâmetro. Melaleuca, em grego significa "preto e branco", em razão da cor do tronco de uma das espécies. Durante a Segunda Guerra Mundial, o óleo da melaleuca era usada por soldados australianos como um desinfetante.

Seu gênero é feminino, da planta se aproveita as folhas. Não é utilizada na gastronomia.

Nome popular: árvore de chá, Tea Tree e mirto de mel.
Nome científico: *Melaleuca alternifolia*
Planeta: Lua
Elemento: Ar
Deidade: Demeter
Função terapêutica: acne, amigdalite, calos, cândida, cistite, colite, dores comuns, dor de garganta, febre, fungos de unha, gengivite, herpes, infecção de garganta, infecção respiratória, lombriga, pé-de-atleta, psoríase, queimaduras por radiação, piolho, queimaduras, resfriados, sinusite, verrugas. É antibacteriano, antifúngico, antisséptico, antibiótico, estimulante e inseticida.
Contraindicações: procure ajuda médica em caso de ingestão em grande quantidade. Não deve ser usada em pessoas com alergia a terebentina. É contraindicado o uso oral do óleo, pois pode causar reações alérgicas. O óleo também não deve ser aplicado diretamente em feridas abertas na área dos olhos e sobre a pele rachada.
Função mágica: estados obsessivos, depressão, medo, ansiedade, preocupação excessiva, sensação de vazio, cansaço e fadiga crônica, acalma choques, indecisão, apatia, timidez e tristeza.

Toque de Bruxa: durante a Segunda Guerra Mundial, os soldados australianos usavam a melaleuca como desinfetante. Médicos franceses estão utilizando o Tea Tree para fortalecer o sistema imunológico antes de uma cirurgia. O Tea Tree age como antisséptico de duas maneiras: por uma ação direta sobre os micro-organismos e por um processo de ativação dos glóbulos brancos na defesa do corpo.

Receitas terapêuticas e encantadas

- ALIVIAR DORES DE DENTE E DE GARGANTA: misture, em um copo de água, duas gotas de óleo essencial de Tea Tree. Faça bochechos para dores de dente ou gargarejos para aliviar dores de garganta. Você pode fazer, também, um preparado em uma garrafa de 500 ml com uma colher de mel e com no máximo duas gotas de óleos essenciais (use os de melaleuca e de eucalipto) ambos são imunoestimulantes e bactericidas que podem aliviar e colaborar com seu tratamento.
- ARTRITE: para ajudar a reduzir a dor associada com o inchaço da artrite, adicione 20 gotas de óleo essencial orgânico de melaleuca para 60 ml de semente de uva ou outro óleo. Massageie a área afetada 2-3 vezes ao dia.
- CONTRA A CANDIDÍASE: faça um banho-de-assento, utilizando um litro de água morna e cinco gotas de óleo essencial de Tea Tree, por 10 minutos. Utilize calcinha de algodão e uma gota do óleo aplicada em um absorvente íntimo ou intrauterino.
- CONTRA ASSADURAS DE BEBÊS: misture duas gotas de óleo essencial de Tea Tree em uma colher de sopa de óleo vegetal de amêndoas doces ou calêndula e passe na pele do bebê contra assaduras.
- COURO CABELUDO COM CASPA OU SEBORREIA: faça uma esfoliação do couro cabeludo utilizando uma colher de sopa de argila com duas colheres de sopa de água mineral e cinco gotas de óleo essencial de Tea Tree. Divida o cabelo em mechas, esfoliando todo o couro cabeludo. Cubra a cabeça com papel alumínio por 20 minutos e, depois, retire tudo com água morna ou fria. Faça o procedimento duas vezes por semana. Este preparo ressecará o couro cabeludo, portanto, será necessário hidratá-lo. Você pode também preparar uma máscara capilar com uma colher de sopa de óleo vegetal de copaíba e duas gotas de óleo essencial de Tea Tree. Essa máscara deve ser utilizada após a retirada da anterior, de argila. Massageie o cabelo, da raiz às pontas, com o preparo, e deixe-o descansando por 20 minutos. Depois, lave-o normalmente com shampoo. Não é necessário pôr touca elétrica, mas pode-se usar toalha quente. Para caspa: pingue uma gota de melaleuca no shampoo de uso diário, ou misture quatro gotas em 200 ml de shampoo de base neutra, preferencialmente.

- **Emoliente de cutículas e no combate às onicomicoses:** utilize o óleo essencial de Tea Tree para deixar as cutículas mais macias, em massagens. Para evitar micoses, você pode desinfetar o material de manicure com este óleo também. Nas onicomicoses (micoses de unhas), o Tea Tree deve ser usado puro, sobre a unha – aproveite para passá-lo nas unhas próximas, de forma que a micose não se transfira de uma unha para outra. Micose: dilua cinco gotas de melaleuca em 5 ml de óleo vegetal de copaíba e aplique na forma de curativo sobre a micose.
- **Foliculite (pelo encravado):** esfolie o corpo antes da depilação com Tea Tree. Você pode utilizar o gel esfoliante de Tea Tree ou acrescentar duas gotas ao seu esfoliante. Os homens também devem usar o produto antes de fazer a barba para cicatrizar a pele e evitar pelos encravados.
- **Imunidade baixa:** coloque uma gota de óleo de melaleuca duas vezes ao dia no aromatizador pessoal.
- **Loção de limpeza para pele:** use uma colher de sopa de mel de abelhas e quatro gotas do óleo essencial. Misture tudo e aplique uma camada fina na pele (evitando a área dos olhos). Faça uma massagem leve, deixe agir na pele por alguns minutos e depois enxágue. Excelente loção de limpeza para pele oleosa ou com acne.
- **Máscara facial para controlar a oleosidade:** as máscaras com óleos essenciais podem ser feitas com argila (branca ou verde). Use de três a cinco gotas de óleo essencial de melaleuca para compor a máscara.
- **Óleo de melaleuca:** encontrado como óleo essencial ou na composição de cremes, loções e shampoo em concentrações de 10%. Nos géis, sua concentração deverá ser de 5%. O óleo essencial deverá ser usado com cautela, preferencialmente diluído a 2% ou 5% em água ou outro óleo vegetal. Para enxágue bucal e colutório, 3 gotas em água 3 vezes ao dia. A mesma quantidade para inalações e duchas vaginais. Pode-se fazer uma solução a 2% ou 5% com água e álcool; folhas aplicadas nas áreas infectadas do corpo ou inalar o chá para tratamento respiratório.
- **Pele:** adicione algumas gotas de óleo de melaleuca ao seu limpador ou hidratante diário para ajudar a combater espinhas mais difíceis. Aplique de duas a seis gotas, dependendo de quão forte você quer. Apenas tome cuidado para não deixar o produto cair nos olhos! Se você tem muita acne, faça uma máscara utilizando duas colheres de sopa de argila com quatro colheres de sopa de água mineral e duas gotas de óleo essencial de Tea

Tree, ou então, a mesma quantidade de argila com quatro colheres de sopa de água perfumada de Tea Tree. Deixe que a máscara seque naturalmente sobre a pele. Essa máscara deve ser utilizada em adolescentes. Mulheres com ovários policísticos podem acrescentar uma gota de óleo essencial de gerânio, que é o estrógeno natural e combate o problema. Também para acne, use um cotonete para passar o óleo diretamente sobre as espinhas. Pode ser usado também com óleo vegetal: a cada três gotas de óleo vegetal coloque uma gota de óleo essencial de melaleuca. Pode também usar algumas gotas em base gel neutra.

- TOSSE: use como indicado para infecções nos brônquios. Em um vaporizador, adicione 10 gotas do óleo e aspire por 5 - 10 minutos.
- UNHA COM FUNGOS: adicione 1-2 gotas do óleo diretamente para unha e no tecido ao redor. Deixe secar completamente antes de tocar qualquer coisa. Repita de manhã e de noite por uma semana.

SABONETE PARA EQUILÍBRIO DAS TRISTEZAS E DA TIMIDEZ

- 1 kg de base para sabonete glicerinado
- 1 ml de phenobem
- 10 gotas de óleo essencial de melaleuca
- 25 ml de essência de camomila
- 100 ml de extrato glicólico de camomila
- 150 g de mel
- 200 g de flores de camomila
- Álcool de cereais para borrifar
- Corante castanho amarelo

Derreta a base glicerinada, retire do fogo e espere esfriar até 45 graus. Adicione o extrato, o mel o phenobem, o corante e por último a essência e o óleo. Polvilhe a forma de sua preferência com as flores de camomila. Coloque uma pequena camada de base para fixar as flores e espere secar levemente. Complete com o resto da base e deixe secar. Retira da forma e embale o seu sabonete ou coloque para uso.

Melissa

Nativa da Europa, da Ásia e da América do Norte, a melissa é uma planta de porte heráceo, ciclo perene e que atinge até 90 cm de altura. Com haste ramificada, suas folhas são pecioladas e tem formato ovalado com bordas serrilhadas. As flores são de coloração branca a rosadas e agrupadas em inflorescências. O fruto tem sementes.

Na Grécia é conhecida como *melissophyllon* "pétala de abelha", pois a melissa atrai abelhas.

Seu gênero é masculino, da planta aproveita-se as folhas e as flores. Na gastronomia é usada em chás, licores, sendo um ótimo tempero para o ponche (uma mão cheia de erva picada), e vai bem em molhos brancos para peixe, arenques em conserva, aves e carne de porco, picada bem fininha. O vinagre de estragão e melissa é muito apreciado e dá excelente mistura.

Nome popular: melissa balsamo de limão, erva-cidreira, chá-da-frança, chá-de-tabuleiro, cidrilha, citronela, citronela-menor, erva-cidreira-europeia, erva-luísa, cidreira-verdadeira, limonete, meliteia, melissa, melissa-romana, melissa-verdadeira, salva-do-brasil, celine, citronade, grama-cidreira, maliteira e salva-limão.

Nome científico: *Melissa officinalis*
Planeta: Sol
Elemento: Fogo
Deidade: Apolo
Função terapêutica: na Aromaterapia tem função rejuvenescedora, antidepressiva, calmante, alivia traumas emocionais em ocasiões de choque ou de desgosto, acalma palpitações e relaxa. Sedativo, diminui a tensão nervosa e é útil nos casos de insônia e enxaqueca. Como antisséptico é indicado para acne, dermatites e eczemas. A melissa estimula os centros vitais e o metabolismo.

Contraindicações: pessoas com hipersensibilidade aos componentes da planta; com hipotensão e gestantes com sensibilidade aos componentes devem evitar o uso. Pode causar diminuição da pulsação e entorpecimento.

Função mágica: as sibilas dos Templos de Cumas, de Delfos, da Eritreia, da Líbia e de outros lugares se serviam, para despertar sua inspiração, de uma beberagem dinâmica na qual entrava a melissa em sua maior parte.

Toque de Bruxa: segundo uma antiga tradição, se pendurarmos um raminho inteiro de melissa no pescoço de um boi, o animal seguirá obedientemente por todas as partes onde tiver sido colocada.

Receitas terapêuticas e encantadas

- Caxumba: suco das folhas frescas contusas com sal.
- Cólica abdominal: utilizam-se folhas embebidas em vinho e salitre na forma de emplastro na região afetada.
- Disenteria: utilizada na forma de clister.
- Dores de estômago, fígado e intestino, picadas de insetos, entupimento das mamas: aplicação de cataplasma das folhas frescas contusas sobre o ventre ou locais afetados.
- Escrófulas, feridas e dores nas juntas: aplica-se localmente as folhas com sal.
- Febre gripal: maceração – 3 a 5 g de erva em 100 ml de vinho branco por 5 dias. Tomar um cálice pequeno 2 ou 3 vezes ao dia.
- Herpes: creme com 1% de extrato para uso tópico.
- Inflamações oculares: aplicação de cataplasma das folhas frescas contusas sobre os olhos.
- Licor caseiro: pegue duas mãos cheias de folha de melissa amassadas, um litro de vodca, 3/4 de uma xícara de mel e casca ralada de um limão. Agite bem e deixe descansar uma semana. Coe, engarrafe e espere três semanas antes de usar.
- Picada de aranha, lacraia ou cão raivoso: utiliza-se as folhas embebidas em vinho.
- Tenesmo e diarreia de sangue: lavagem intestinal com infusão.

Poção para o sono

- Folhas secas de melissa
- Sementes de camomila
- Sementes de erva-doce
- Sementes de mulungu

Antes de dormir, prepare um chá com folhas secas de melissa com as sementes. Essa poção serve para fazer com que o indivíduo se livre das preocupações pré-sono. Essas pequenas preocupações não são boas, elas são responsáveis por noites de sono horríveis, o que deixa a pele horrível, os cabelos péssimos e o brilho pessoal apagado. Esse preparado não serve para que você durma, mas para acalmar os ânimos.

Mentruz

Nativa do México e da Américas Central e do Sul, essa espécie de alta diversidade se espalhou por várias regiões tropicais e subtropicais, aparecendo até no sul dos Estados Unidos. Muito usado pela população indígena e na medicina popular, o óleo de *chenopodiurn*, que já fez parte da farmacopeia dos Estados Unidos, teve longa tradição como vermífugo – hoje abandonada devido à sua toxidade. As folhas continuam a ser usadas mundialmente como vermífugo e inseticida, há relatos de seu uso como bracelete aromático em algumas tribos e como erva aromática carminativa – embora a maioria das pessoas a considere "fedorenta". Em alguns sistemas herbalistas tradicionais o *chenopodium* é usado para afecções respiratórias, desordens menstruais, contusões e reumatismo.

Planta subarbustiva anual ou vivaz, com até 1,10 m de altura, muito olorosa, de caule ereto, ascendente, muito ramificado, glabro, glandular-pubescente, verde ou púrpura, sulcado longitudinalmente por sulcos rasos e verdes, intercalados por faixas esbranquiçadas ou rosadas. As folhas são alternas, com os bordos mais ou menos sinuosos, oblongo-lanceoladas, denteadas, pecioladas (as da base) e sésseis e glandulosas (folhas superiores), com pubescência rala e curta e glandulífera na face dorsal, medindo 3 a 9 cm de comprimento por 1 a 4 cm de largura. Inflorescência em glomérulo de flores muito pequenas, verde-amareladas. O fruto é um utrículo globular, membranoso, verde-pálido. As sementes são diminutas, pretas e lustrosas. As folhas são pronunciadamente aromáticas, canforáceas e amargas, e as sumidades apresentam aroma desagradável.

Seu gênero é masculino, da planta são usadas as folhas. Na gastronomia, embora pouco se saiba sobre isso, o mastruz é muito apreciado como erva aromática, por isso suas aplicações na gastronomia estão ligadas ao tempero e à preparação de saladas.

Nome popular: erva-de-santa-maria, ambrósia, ambrosina, cravinho-do-campo, cravinho-do-mato, lombrigueira, mastruço, mastruz, mata-cabra, mata-cobra, mata-pulgas, dentre outros.
Nome científico: *Chenopodium ambrosioides*
Planeta: Saturno
Elemento: Terra
Deidade: Ambrosia
Função terapêutica: angina, asmas, aumento da transpiração, bronquite, cãibras, catarro bronquial, cicatrização, circulação, contusões, problemas estomacais, fraturas, fortificação dos pulmões, fungos de solo, gripe, hemorragia interna,

hemorroidas, infecção pulmonar, combate a insetos caseiros (pulga, piolho, percevejo), laringites, má circulação, parasitas do intestino em geral (principalmente ascárides, nemátodas, oxiúros), pé-de-atleta, picadas de insetos, alívio de espasmos, tosse, tuberculose, varizes, vias respiratórias.
Contraindicações: não deve ser utilizada durante a gravidez. A planta, apesar de possuir aroma forte, não é utilizada na Aromaterapia, vez que possui toxicidade.
Função mágica: é utilizada para banhos de purificação e de harmonização.

Toque de Bruxa: o mentruz, pelo seu poder fortificante, atua no sistema imune, principalmente no respiratório. Batido com leite é muito utilizado popularmente para ajudar no tratamento de doenças como bronquites e tuberculose.

Receitas terapêuticas e encantadas

- Cataplasma: misture uma xícara (tipo cafezinho) de vinagre e uma colher (tipo sopa) de sal e amasse as folhas da planta nesta mistura até obter uma papa. Aplique o cataplasma sobre a afecção e enfaixe. Serve para tumor, angina, infecções pulmonares, contusões, tremor da vista, afecções discrósicas do aparelho digestivo, espasmos musculares, palpitações do coração, má circulação do sangue, equimoses, dispepsias, insônia, corrimento vaginal, úlceras, varizes, hemorragia interna, cãibras, ancilostomose e picada de animais peçonhentos, dança-de-são-guido, doenças, traumatismos ósseos, doenças nervosas e indigestões.
- Folhas cozidas com sal: desincha pernas gotosas, afecções da pele, distúrbios renais, cólicas, dores de estômago, tuberculose. Elimina e repele pulgas e percevejos (coloque os ramos debaixo dos colchões e varra a casa, utilizando-os como vassoura).
- Geleia: pegue quatro bananas nanicas maduras com casca, pique um copo de folhas de erva-de-santa-maria com sementes, meio copo de hortelã e um copo e meio de açúcar. Triture bem as plantas em um pilão, pode-se adicionar um pouco de água e em seguida juntar a banana e o açúcar. Amasse bem e leve ao fogo até dar o ponto de geleia, o que ocorre em poucos minutos. Consuma uma colher das de chá duas vezes por dia, pura ou pode passar na bolacha, pão, etc. (vermífugo).
- Infusão: uma xícara de cafezinho de planta fresca com sementes em ½ litro d'água, tomar uma xícara de chá de 6 em 6 horas (vermífugo, estomáquico); – 20 a 30 g da planta verde em um litro de água; tomar 3 xícaras ao dia; – 10 g de folhas em 1 litro de água. Tomar um gole de hora em hora. Após, tomar óleo de rícino para facilitar a expulsão dos vermes.

- ÓLEO ESSENCIAL: dilua 1 ml do óleo da planta em 30 ml de óleo de castor. Somente crianças acima de 5 anos poderão receber o produto. Combate a verminose. Macerado pode ser usado na forma de compressas, abluções e banhos, aliviando a função estomáquica, diurética, vermífuga, sudorífica, angina, infecção pulmonar, além de ser cicatrizante e bom para contusão (uso externo).
- SUCO: misture um copo da planta picada, com sementes, em dois copos de leite e bata no liquidificador. Tome um copo de suco por dia, durante 3 dias seguidos: vermífugo.
- SUMO: (peitoral) 2 a 4 colheres (sopa) do sumo das folhas para uma xícara (chá) de leite, uma vez ao dia. Menores de 2 anos, tomar metade da dose. Outra opção é um copo da planta picada com sementes para dois copos de leite, bata no liquidificador e tome um copo de suco uma vez ao dia, por três dias seguidos. Um ótimo fortificante dos pulmões, combate à gripe e o sumo da planta pisada e é, em algumas localidades, usado como vermífugo, porém o óleo é sempre preferível, já pelo volume mínimo a empregar, por sua ação muito mais enérgica.

SOPA DE FUBÁ COM MENTRUZ

- 1 colher (sopa) de azeite
- 1 litro de caldo de galinha caseiro
- ½ xícara de folhas de mentruz rasteiro, refogado rapidamente em azeite (ou sobras de mostarda refogada ou de couve)
- ½ xícara de sêmola de milho misturada com 1 xícara de água (fubá comum também serve)
- 2 dentes de alho picados
- 3 ovos caipiras
- 30 g de bacon, se quiser
- Pimenta-do-reino e sal a gosto

Se for usar o bacon, pique finamente e coloque numa panela com o alho para fritar no azeite até dourar. Junte o caldo e deixe ferver. Adicione a sêmola e mexa até engrossar. Coloque sal se o seu caldo não for salgado. Abaixe o fogo, tampe a panela e deixe cozinhar por meia hora. Junte as folhas previamente refogadas e quebre os ovos separados e deixe cozinhar. Sirva polvilhada com pimenta-do-reino.

Mil-folhas

Nativa da Eurásia, esta é uma planta herbácea, aromática, perene, rizomatosa, que atinge de 20 cm a 60 cm de altura. Suas folhas são verdes escuras, de formato oblongo lanceolado, muito subdividido em segmentos lineares. As flores são agrupadas em capítulos, sendo as marginais femininas de coloração branca, e as do disco interno hermafroditas, de formato tubular e coloração amarela. Os frutos são aquênios.

Seu uso medicinal é muito antigo, datando de 1200 a.C., durante a Guerra Troiana. O centauro Oulron prescreveu a mil-folhas para garantir proteção contra ferimentos em Aquiles. Na Era clássica, a planta era referida como *herba mllitaris*, porque tinha a capacidade de parar o sangramento das feridas da batalha. Infusões de mil-folhas serviram como loções cosméticas de limpeza e remédios caseiros, as folhas eram usadas no tabaco e no rapé, como tônico amargo fortificante e adstringente. A mastigação das folhas frescas era o analgésico dentário. O óleo do mil-folhas era usado em shampoos para produzir um efeito curativo tópico. Até hoje, os oráculos chineses usam as suas hastes na interpretação do I Ching.

A mil-folhas foi muito utilizada no passado, na medicina popular, contra feridas ou machucados e para cessar as hemorragias. Nas Highlands, no norte da Escócia, ela era utilizada em cremes ou pomadas, contra feridas e outros problemas de pele.

Seu gênero é feminino, da planta é aproveitado as folhas e as flores. Na gastronomia não é utilizado.

Nome popular: milefólio, mil rama, mil-em-rama, mil-ramas, mil-ramos, mil-folhas, milfolhada, milfólio, milefólio, milefólia, milenrama, erva-dos-carpinteiros, feiteirinha ou mil-folhas, macelão, alevante, anador, aquiléa, aquilea, atroveran, botão-de-prata, erva-carpinteira, erva-dos-militares, erva-dos-soldados, levante, marcelão, novalgina, pelo-de-carneiro, pestana-de-vênus, ponta-livre, prazer-das-damas, pronto-alívio, salvação-do-mundo.
Nome científico: *Achillea millefolium*
Planeta: Lua
Elemento: Água
Deidade: Ártemis
Função terapêutica: na Aromaterapia atua diretamente contra febre, tratamento capilar, hemorroidas, hipertensão, indigestão, insônia, enxaqueca, cicatrizes, veias varicosas e ferimentos.

Contraindicações: não aconselhável durante a gravidez e em casos de febre e epilepsia. O uso excessivo pode causar fotossensibilidade de pele. O consumo interno em abundância pode trazer algum efeito leve psicotrópico, podendo ocorrer mudanças na cor e na intensidade da luz ao redor ou até mesmo causar vertigem e dores de cabeça em algumas pessoas. Não deve ser utilizado durante a gravidez e tampouco na época do nascimento do bebê, pois pode interferir na placenta. A urina pode ficar com um tom castanho após a utilização da erva, no entanto, isso não é motivo para preocupação.

Função mágica: na França e na Irlanda, pessoas que queriam ser clarividentes colocavam a erva em cima dos olhos. A mil-folhas desintoxica a aura humana como um todo, a partir do Chacra Cardíaco e serve também para momentos de retomada, após perdas sentimentais ligadas à família, traumas de separação ou para combater imagens pesadas que provoquem depressão sentimental e pânico. Combate a depressão por não se sentir amado pela figura da mãe e otimiza os processos de expurgo sentimental, não permitindo o acúmulo de revoltas pessoais em relação aos outros.

TOQUE DE BRUXA: faça um banho de amor com a mil-folhas, que pode ser tomado todos os dias, menos na Lua minguante e na Sexta-feira da Paixão. Em três litros de água morna, coloque sete girassóis despetalados com as mãos. Quando despetalar, mentalize tudo que deseja. Acrescente três colherzinhas de café de mel e tome do ombro para baixo. Se não tiver girassol, a essência serve. Coloque dezessete gotas. Acenda uma vela rosa e seja feliz. Faça tantas vezes quantas quiser, pois este banho também é válido para tornar nossa aura leve e simpática. Se quiser, pode acrescentar louro ou mil-homens; e os rapazes, mil-filhas. Se você deseja o retorno de um amor, colha um punhado de flores desta erva numa noite de Lua nova. Coloque-as para secar e depois use-as sob a forma de um amuleto. Você também pode depositá-las na porta de entrada do amado, mas usadas como amuleto é melhor, pois se elas não trouxerem o amado de volta, com certeza atrairão um outro muito melhor. As flores de mil-folhas são recomendadas para afastar a infidelidade de sua casa. É só dependurar um ramo desta erva atrás da porta de entrada.

Receitas terapêuticas e encantadas

- EXTRATO ALCOÓLICO DE MIL-FOLHAS: planta medicinal, mil-folhas (*Achillea millefolium*). Coloque em um recipiente apropriado, com tampa hermética, duas colheres das de sopa de sumidades floridas secas e picadas de mil-folhas. Adicione uma xícara das de chá de álcool de cereais a 60%. Deixe em maceração por no mínimo oito dias, filtre em coador de papel e armazene em um vidro escuro, ao abrigo de luz solar. Você pode usar o preparado em flatulência e gases estomacais. Como digestivo estomacal tome uma colher das de café do extrato alcoólico, diluído em meio copo d'água, duas a três vezes ao dia. Repita o tratamento pelo tempo necessário à cura. Uma colher das de café do extrato alcoólico, diluído em meio copo d'água, após as principais refeições, é indicado para má digestão. Repita o tratamento para alcançar o resultado esperado. Mas atenção, não use durante o período de gravidez, na lactação, para crianças em geral e para pessoas sensíveis às substâncias presentes na mil-folhas.

- Infusão: 1 a 2 colheres de sopa da planta seca em 1 xícara de água. Tome 1 a 2 xícaras de chá ao dia.
- Decocção: uso externo para lavar feridas, ulcerações e hemorroidas.
- Sumo – preparado com a planta fresca previamente lavada, colocado sobre ferimentos e ulcerações.
- Posologia: 0,5 g de flores secas ou 1 9 de flores frescas (1 colher de sobremesa para cada xícara de água) em decocto leve ou infuso para todas as indicações em uso interno até 3 vezes ao dia; 5 ml de tintura diluídos em água divididos em até 2 doses diárias para todas as indicações. O chá em proporções maiores pode ser usado em banhos de assento e em compressas para fissuras anais e prostatite. As sumidades floridas vaporizadas podem ser usadas em compressas para dores articulares e reumáticas.

Poção para usar quando as espinhas já vazaram

- 1 porção de aveia
- 1 xícara de água fervendo
- 3 colheres de sopa de mil-folhas
- 3 colheres de calêndula
- 3 colheres de sopa de mucilagem de babosa

Raspe a gelatina de dentro da folha de babosa. Coloque as ervas na água fervendo. Quando a água mornar, coloque o chá, sem coar, no liquidificador e vá acrescentando aveia até ficar como um creme. Aplique no rosto e deixe de 30-60 minutos. Retire e lave o rosto com água fria.

Milho

Com cultivo bastante diferente das plantas selvagens das quais se originou, chamadas de teosintos, o milho tem natureza híbrida e pode atingir de 70 cm a 2,5 m de altura, ter um ciclo de vida de 3 a 10 meses e ter grãos apropriados para fins bastante específicos, como, por exemplo, a farinha e a pipoca, ou pode ser utilizado como milho verde, isto é, com seus grãos ainda bem hidratados.

Conta a lenda que, num tempo difícil, reinava a desolação. A seca afastava a caça, que fugia em busca de água, o rio secava e não tinha peixe, na terra dura não brotava a semente, a fome tomava conta do povo Tupy, que clamava a Tupã dias melhores. Vendo tristeza de seu povo, o velho guerreiro Fará jurou que ia trazer novamente a alegria para sua tribo. Ele daria sua vida a Tupã, pelo seu povo, se a chuva caísse novamente e os rios se enchessem de peixes. Com isso, as sementes brotariam e a caça e a fartura voltaria para aldeia. E assim ele fez. Fará pediu para que depois de morto, toda a tribo arrastasse seu corpo por muitas léguas e que, num lugar distante, onde o verde cobrisse a terra, o enterrassem. Alguns dias depois de atendido seu último pedido, notaram que na cova de Fará nascia uma planta vigorosa e forte, que se espalhava pelo campo em pouco tempo, com espigas douradas que cobriam toda a terra. Quando as espigas ficaram amarelas e brilharam como sol, os índios as colheram e se alimentaram delas, dando-lhes o nome de milho, assim a riqueza voltou para aquele povo que nunca mais desanimou.

Palavra de origem indígena, que significa "sustento da vida". Seu gênero é feminino e masculino, da planta se aproveita os estiletes e os frutos. Na gastronomia é usado em bolos, pães, saladas, sucos, pamonhas, curaus, dentre outras iguarias.

Nome popular: milho
Nome científico: *Zhea mays*
Planetas: Vênus e Sol.
Elemento: Fogo
Deidades: Demeter, Ceres e Perséfone.
Função terapêutica: emoliente, protetor da mucosa intestinal, refreador do metabolismo, diurético, depurativo, hipertireoidismo, combate a anemia e a desnutrição, reduz o colesterol, a hipertensão arterial, as nefrites, a gota, cálculos renais, inchaços nas pernas, inflamações na bexiga, febres, cistites e distúrbios cardíacos.
Contraindicações: o cabelo de milho é contraindicado para quem sofre de problema na próstata.

Função mágica: seu poder está ligado à proteção, à sorte e à clarividência. Um pequeno sachê com grãos secos, amarrado no berço do bebê afasta qualquer negatividade. Um ramo do cabelo de milho colocado sobre o espelho principal da casa traz sorte e alegria a seus moradores. Um colar feito de milho no pescoço paralisa o sangramento no nariz.

TOQUE DE BRUXA: coloque uma colher (sopa) de cabelo de milho em uma xícara (chá). Adicione água fervente, cubra e espere amornar até chegar à temperatura apropriada para coar e beber. Indicado para ácido úrico, retenção de urina, afecções da bexiga, inflamação nos rins. Ingira de meia em meia xícara no decorrer do dia, totalizando três xícaras. Repita o tratamento durante o tempo necessário à cura. Para cistites, tome três xícaras de chá ao dia, enquanto persistirem os sintomas. Se sentir dores na hora de urinar tome meia xícara de chá, de hora em hora, para aliviar as dores.

Receitas terapêuticas e encantadas

BOLO DE MILHO VERDE

- 1 colher (sopa) de fermento em pó – 10 g
- 1 gema – 15 g
- 1 xícara (chá) de adoçante culinário em pó – 27 g
- 1 xícara (chá) de farinha de trigo – 120 g
- 1 xícara (chá) de leite desnatado em temperatura ambiente – 240 ml
- 1½ xícara (chá) de milho verde em conserva – 225 g
- 2 colheres (sopa) de calda light de caramelo – 30 g
- 3 claras batidas em neve – 105 g
- 3 colheres (sopa) de azeite de oliva espanhol – 30 g

Preaqueça o forno em temperatura média (180 ºC). Bata por 2 minutos no liquidificador o azeite de oliva (reserve 3 colheres das de chá) com o milho verde, o leite, a gema e o adoçante. Incorpore a farinha de trigo e o fermento. Bata por mais 10 segundos, despeje em uma tigela e misture com cuidado as claras em neve. Com o azeite de oliva reservado, unte uma assadeira (25 cm de diâmetro), despeje a massa e leve ao forno por 30 minutos ou até que, enfiando um palito no bolo, ele saia limpo. Retire do forno e desenforme o bolo ainda morno. Montagem: arrume as fatias de bolo nos pratos e sirva com a calda de caramelo. Decore com tomilho e hortelã.

Fraldinha com pudim de milho

- ½ xícara (chá) de leite desnatado – 120 ml
- 1 colher (chá) de sementes de erva-doce – 1,5 g
- 1 colher (sopa) de molho light de soja – 15 g
- 1 ovo – 50 g
- 1 xícara (chá) de milho verde em conserva – 150 g
- 2 colheres (sopa) de azeite de oliva espanhol – 20 g
- 300 g de fraldinha cortada em tiras
- Sal e pimenta-do-reino moída na hora a gosto

Preaqueça o forno em temperatura média (180 °C). Bata no liquidificador a metade do azeite de oliva com o milho, o ovo, o leite, as sementes de erva-doce e o sal. Com uma colher (chá) de azeite de oliva, unte quatro assadeiras (capacidade para 150 ml), despeje a massa e leve ao forno, em banho-maria, por 25 minutos ou até que, enfiando um palito nos pudins, ele saia limpo. Retire do forno e reserve. Aqueça bem uma frigideira antiaderente e arrume as tiras de carne. Frite, salteando de vez em quando, até dourar. Tempere com sal e pimenta-do-reino. Retire do fogo. Montagem: desenforme os pudins de milho nos pratos e sirva com as tiras de carne. Pincele os pratos com o molho de soja e decore com *ciboulette* picada e misturada com o azeite de oliva restante.

Biscoitinho de farinha de milho

- ½ xícara (chá) de leite desnatado – 120 ml
- ½ xícara (chá) de polvilho doce – 55 g
- 1 colher (sopa) de adoçante culinário em pó – 1,5 g
- 1 ovo – 50g
- 1 pitada de sal
- 1 colher (chá) de sementes de erva-doce – 1,5g
- 1 xícara (chá) de farinha de milho – 130 g
- 5 colheres (sopa) de azeite de oliva espanhol – 50 g

Preaqueça o forno em temperatura média (180 °C). Bata por 2 minutos no processador a farinha de milho com o polvilho e reserve. Coloque em uma panela o leite, 4 colheres (sopa) de azeite de oliva, o adoçante e o sal. Leve ao fogo e, ao ferver, acrescente de uma só vez a farinha de milho batida com o polvilho. Mexa rapidamente com bastante vigor até desprender do fundo da panela. Retire do fogo, acrescente a erva-doce e deixe amornar. Em seguida, acrescente o ovo e sove a massa até poder modelar os biscoitos. Modele a massa em 60 biscoitos na forma de anel e arrume em 2 assadeiras, untadas com o azeite de oliva restante. Se necessário, enfarinhe as mãos para modelar os biscoitos. Leve ao forno por 25 minutos ou até os biscoitos ficarem um pouco firmes. Retire do forno. Montagem: arrume os biscoitos ainda quentes nos pratos e decore com endro.

Torta de milho e de frango

Massa
- 1 colher (chá) de sal
- 2 colheres (sopa) de margarina light
- 2 xícaras (chá) de farinha de trigo
- 200 ml de creme de leite light

Recheio
- 1 cebola grande
- 1 colher (chá) de azeite
- 1 colher (sopa) de salsinha picada
- 1 tomate
- 1 xícara (chá) de leite desnatado
- 2 colheres (sopa) de farinha de trigo
- 200 ml de creme de leite light
- 250 g de filé de frango
- 300 g de milho em lata
- Sal e pimenta-do-reino a gosto

Massa: coloque todos os ingredientes numa tigela e misture até obter uma massa lisa e uniforme. Forre o fundo e os lados de uma forma média de fundo removível, reserve. Recheio: ligue o forno em temperatura alta (200 ºC). Retire a pele e as sementes do tomate; pique a cebola, a salsinha, tomate e o frango. Coloque o azeite numa panela grande e leve ao fogo médio para esquentar. Quando estiver bem quente, junte a cebola, o frango e refogue por 4 minutos, mexendo sempre. Acrescente o tomate, o milho e cozinhe por mais 5 minutos. Junte a farinha de trigo e misture muito bem. Acrescente o leite, o creme de leite, a salsinha, o sal e a pimenta, mexendo sempre. Cozinhe por mais 2 minutos, retire do fogo e deixe esfriar. Quando estiver frio, coloque-o na forma preparada e leve ao forno pré-aquecido por aproximadamente 40 minutos, ou até que a massa fique dourada na borda. Sirva quente.

Bolo da prosperidade

- ½ lata de óleo
- 1 colher de fermento
- 1 lata de açúcar
- 1 lata de leite
- 1 lata de milharia
- 1 lata de milho
- 1 pitada de sal
- 4 ovos

Bata os ovos e o açúcar no liquidificador e vá acrescentando o restante dos ingredientes, deixando o fermento por último. Unte a forma com margarina e milharina. Asse em forno médio por 40 minutos.

Pamonha salgada na palha de milho

- 1 copo de pimenta verde amassada
- 1 litro de óleo quente
- 1 queijo fresco grande
- 2 copos de cebolinha verde
- 2 kg de linguiça calabresa frita com água
- 10 colheres de sal
- 120 espigas de milho de tamanho médio

Descasque o milho e guarde as palhas das espigas, eliminando os fios. Rale o milho no processador ou no ralador e passe a massa em uma peneira para afinar. Esquente o óleo e escalde a massa, tomando cuidado para ela não ficar muito gordurosa. Adicione a pimenta, o sal e a cebolinha verde e misture. Adicione o sal. Escolha as palhas de milho maiores e faça saquinhos, dobrando e costurando as laterais. Encha cada uma com a massa, deixando espaço para o recheio. Corte o queijo e a linguiça em cubinhos pequenos e termine de encher os saquinhos. Depois feche e amarre com palha de milho. Coloque uma panela grande de água para ferver e cozinhe as pamonhas por 40 minutos, em fogo alto.

Mirra

Natural da África e da Ásia, a mirra é uma planta de porte arbustivo a arbóreo, que chega a atingir acima de 3 metros de altura. As folhas são pequenas, inteiras, compostas por folíolos e de formato oval. O caule possui dutos, formando longas cavidades onde é armazenada uma secreção granular de coloração amarelo-parda, que aos poucos se transforma em uma massa vermelho-amarronzada. O odor e o sabor da resina são aromáticos, acres e amargos.

Na história da Bíblia, a mirra foi um dos presentes dados pelos Reis Magos ao menino Jesus. Quando Jesus Cristo foi crucificado, ele também tomou, antes de ser pregado à cruz, uma mistura narcótica de vinho e mirra, como relata o Evangelho da São Marcos.

Nos templos egípcios, a mirra era queimada ao meio dia, em louvor ao deus Rá, e fumada no templo de Ísis. Acredita-se que o nome seja derivado do hebreu antigo e do termo arábico *mur* que significa amargo.

A mirra é de gênero feminino, da planta se usa as folhas e a resina. Não há uso na gastronomia.

Nome popular: mirra, incenso, mirra arábica.
Nome científico: *Tetradenia riparia*
Planeta: Lua
Elemento: Ar
Deidades: Ísis, Rá e Apolo.
Função terapêutica: adstringente, anestésica, antisséptica, anti-inflamatória, aromática, cicatrizante, desinfetante, desodorante, fixadora, fortalecedora do tecido gengival, fungicida e revitalizante. Na cosmética é indicada para peles maduras e usada em produtos que devolvem o viço de peles envelhecidas e enrugadas.
Contraindicações: deve ser evitada na forma de banhos ou massagem corporal por gestantes.
Função mágica: seu poder está ligado à proteção, à saúde e à espiritualidade. Na forma de incenso, a mirra é excelente purificador, livrando todo ambiente das influências negativas. Como amuleto é um poderoso protetor.

TOQUE DE BRUXA: a posologia usada para adultos da tintura da resina é pincelada diretamente sobre a pele, apenas para uso tópico, ou até 10 gotas (5ml) em 200 ml como enxágue para cabelos, ou, ainda, 15ml em 1 xícara de água morna para colutório ou gargarejo. Em dentifrício ou pós para uso tópico, use 10% de resina pulverizada. Óleo essencial para massagens, aromaterapia ou inalação: 5 gotas. Crianças: usam de 116 até meia da dose.

Receitas terapêuticas e encantadas

Óleo de consagração – usado para consagração de objetos mágicos

- 1 colher de mirra em pó
- 1 colher de noz-moscada ralada
- 1 litro de azeite de oliva puro

Misture tudo e guarde em um frasco hermeticamente fechado.

Óleo de capricórnio

- 6 gotas de óleo de cipreste
- 6 gotas de óleo de mirra
- 9 gotas de patchouli
- 14 g de óleo-base feminino

Misture tudo e guarde em um frasco hermeticamente fechado.

Ritual para afastar espíritos

- 1 pedaço de raiz de gengibre
- 1 punhado de mirra
- 1 saquinho de pano
- 7 grãos de milho amarelo

Acomode a mirra, o gengibre e o milho dentro do saquinho e coloque-o atrás da porta de entrada.

Incenso para purificar altares

- 1 cálice de canela
- 1 punhado de serragem
- 2 cálices de mirra

Misture os ingredientes e defume o local no terceiro dia de Lua minguante, mentalizando o que deseja.

Mirtilo

Como muitas plantas de folhas caducas, o mirtilo requer uma quantidade de horas de frio, que oscila entre 150 a 2000, para romper seu recesso invernal e ter uma floração uniforme. Denomina-se *horas de frio* a somatória anual de horas nas quais a temperatura registra valores iguais ou inferiores a 7 °C variando a partir dos 10 °C. As regiões de noites frias, dias longos e temperaturas não extremas, no momento da formação e maturação do fruto, favorecem seu desenvolvimento e melhoram as condições de aroma e de sabor.

O mirtilo já era um fruto utilizado pelo homem desde o século 16, principalmente devido às suas propriedades antioxidantes e antibacterianas. Esta pequena baga está no topo dos alimentos com maior teor de antioxidantes e é rico em fibra, vitaminas A, B e C e sais minerais.

Seu gênero é masculino, da planta é aproveitado as frutas e as folhas. Na gastronomia o mirtilo pode ser usado em tortas, bolinhos, pães e até mesmo em sorvete. Em alguns lugares consome-se a sopa fria. A uva-do-monte (mirtilo-eurasiano) é a versão europeia do *blueberry*, contudo, ambos possuem propriedades medicinais semelhantes.

Nome popular: mirtilo
Nome científico: *Vaccinium myrtillus*
Planeta: Saturno
Elemento: Terra
Deidades: Hades e Baco.
Função terapêutica: o mirtilo aumenta a circulação na região dos olhos, melhora a habilidade para focalizar objetos e auxilia no tratamento de uma gama extensiva de doenças oculares. Os frutos do mirtilo podem ser especialmente úteis para pessoas que ficam muito tempo na frente da tela de computadores ou equipamentos eletrônicos, motoristas, pilotos e até mesmo controladores de tráfego aéreo. Além de ser útil para a visão, as folhas da *blueberry* são usadas para tratamento do diabetes e as folhas e frutas são usadas para diarreia. Os frutos são ricos em carboidratos, betacaroteno, potássio e vitamina C, além de ser uma rica fonte natural de antocianinas, componente polifenólico que confere ao *blueberry* sua coloração azulada, com altos teores de antioxidantes. As antocianinas são consideradas os principais bioativos responsáveis pelos benefícios do mirtilo. Os frutos ajudam a prevenir a formação de placas nos vasos sanguíneos (reduz a agregação de plaqueta sanguínea), melhoram a circulação cerebral e são úteis para problemas visuais. O mirtilo também é indicado para

o tratamento natural de inflamações, hiperglicemia, estresse oxidativo, doenças cardiovasculares, cancros, demência e outras doenças relacionadas com a idade. As folhas em solução líquida podem ser usadas para limpeza bucal e gargarejo. O mirtilo é capaz de reparar danos sofridos pelo cérebro, principalmente em função do envelhecimento e de deteriorações resultantes, por exemplo, do mal de Alzheimer.

Contraindicações: grandes quantidades dos frutos são laxativas, embora, quando usado em pequenas quantidades, serve para tratar diarreia. A planta é considerada muito segura.

Função mágica: traz estabilidade e segurança.

Toque de Bruxa: o mirtilo tem todo um charme especial, use no desjejum, acompanhando cereais ou salada de frutas, na forma de sucos, vitaminas, *smoothies* ou *shakes*, utilizando a fruta fresca ou congelada. Elabore recheios de tortas, bolos ou geleias com essa fruta, que também acompanham muito bem sorvetes, iogurtes e sobremesas. A versão congelada conserva a ação antioxidante da fruta, a vantagem é poder consumir durante o ano todo.

Receitas terapêuticas e encantadas

Vitamina de mirtilo

- ½ xícara (cerca de 80 g) de mirtilo
- ½ xícara de bananas fatiadas
- 1 colher de chá de extrato de baunilha
- 1 colher de sopa de mel (opcional: você pode utilizar o adoçante de sua preferência)
- 1 xícara (240 ml) de suco de laranja
- Gelo a gosto

Misture todos os ingredientes no liquidificador até obter uma mistura homogênea e consuma a vitamina, preferencialmente, fresca.

Bolinho de mirtilo

- ½ colher de chá de sal
- ½ copo de leite
- 1/4 de copo de manteiga
- 1 colher de chá de baunilha

- 1 xícara de açúcar
- 2 colheres de chá de fermento
- 2 ovos
- 2 xícaras de farinha de trigo
- 2 xícaras de mirtilos frescos ou congelados

Bata a manteiga, os ovos, o sal e o açúcar. Misture a farinha e o fermento com a primeira mistura alternando com o leite. Acrescente a baunilha e os mirtilos envoltos em farinha. Preaqueça o forno, unte as forminhas (podem ser de empadas) com manteiga e farinha e asse por 25 minutos.

Suco de mirtilo – liquidificador

- 100 g de mirtilos frescos ou congelados
- 500 ml de água gelada
- Açúcar ou adoçante a gosto
- Gotas de limão (para evitar a oxidação)

Liquidifique todos os ingredientes e beba logo a seguir para que sua cor não escureça.

Suco de mirtilo – centrífuga

- Água
- Mirtilos frescos – quantidade desejada

Passe na centrífuga o mirtilo fresco e logo a seguir coloque em copinhos plásticos de cafezinho para congelar. Para maior rendimento pode ser passada a polpa do mirtilo novamente pela centrífuga. Quando for preparar o suco, acrescente 200 ml de água para cada copinho. Liquidifique e adoce a gosto.

Cheesecake coberto com mirtilos

Base
- ½ colher de chá de canela em pó
- 200 g manteiga sem sal semiderretida
- 300 g bolacha tipo Maria

Triture a bolacha Maria e a canela até formar uma farinha. Misture com a manteiga até formar uma massa homogênea. Aplique no fundo e nas laterais de uma forma de aro removível untada com manteiga, pressionando bem para que fique compacta. Leve à geladeira durante o tempo que irá preparar o recheio.

Recheio

- 1 colher de chá de essência de baunilha
- 1 xícara de açúcar
- 3 ovos
- 200 g de nata (creme de leite fresco)
- 450 g de cream cheese original
- Raspas de 1 limão

Preaqueça o forno em 170 °C, ou fogo médio. Bata em velocidade baixa o cream cheese até ficar macio. Acrescente os ovos, um a um, e continue batendo. Gradualmente, adicione o açúcar, e bata até ficar homogêneo. Por último, adicione a nata, as raspas de limão e a baunilha. Envolva a forma do cheesecake com um pedaço grande de papel alumínio, levantando as laterais, e coloque-a dentro de uma assadeira grande. Despeje o recheio na forma do cheesecake. Adicione água fervente na assadeira. Leve ao forno em banho-maria por 45 min. O recheio deverá esfriar e ser levado à geladeira por 4 horas antes de colocar a cobertura.

Cobertura

- 3 colheres de sopa de açúcar
- 200 g de mirtilos frescos ou congelados
- Raspas e suco de 1 limão

Em uma pequena panela acrescente todos os ingredientes e ferva em fogo brando por 5 min ou até que as frutas comecem a se romper. Deixe esfriar, cubra o cheesecake e delicie-se!

Mousse de mirtilo

- 1 cumbuca de mirtilos (100 g)
- 1 lata de creme de leite
- 1 lata de leite condensado
- ½ pacote de gelatina sem sabor

Dissolvida a gelatina em um pouco de água quente. Liquidifique todos ingredientes e deixe descansar em geladeira por 3 horas no recipiente em que será servido.

Morangueiro (Morango)

A plantação do morangueiro poderá ser feita por semente, que é bem mais difícil e exige ambiente profissional ou a partir de uma planta já existente. Neste caso, basta trabalhar os estrobos que o morangueiro começa a lançar após um tempo, recepcionando-os em copos ou vasos laterais. Para colher os melhores e os mais saborosos dos morangos, as suas plantas necessitam de muito sol direto, no mínimo 6 horas diárias, o que torna crucial uma escolha acertada do local para cultivo. Adicionalmente, os morangueiros não toleram nem a terra seca, nem a terra encharcada, ou seja, é necessário um equilíbrio: um solo que absorve bem a humidade, mas que também permite o escoamento da água. É igualmente importante que os morangueiros sejam plantados longe das raízes de árvores de grande porte, para que estas não se apoderem da sua água e humidade.

Seu gênero é feminino, toda planta é aproveitada. Na gastronomia o morango é usado em saladas, doces, bolos, purês e sucos. É um dos sabores mais usados pela indústria em alimentos lácteos.

Nome popular: morango, morangueiro-bravo.
Nome científico: *Fragaria vesca*
Planeta: Vênus
Elemento: Água
Deidades: Freya e Afrodite.
Função terapêutica: suas raízes são diuréticas e adstringentes. As folhas combatem a diarreia crônica e cálculos renais. O morango é bom para males dos rins; combate vermes, como a solitária, por exemplo; alivia a gota e atenua a icterícia, Na cosmética ele é hidratante, refrescante, emoliente, anti-inflamatório e suaviza e limpa a pele e as sardas. Na Aromaterapia, acalma o ambiente e refresca a atmosfera. Os frutos, folhas e raízes do morangueiro tem em grande parte da sua composição a água; vitamina A, B, C e B5; são ricos em sais minerais, em ácido fólico e ferro; são analgésicos, anti-inflamatórios, adstringentes, fortificantes, hidratantes, vermífugos, nutritivos e cicatrizantes; combate a fragilidade óssea e reumatismos, atuando na formação dentária, no funcionamento dos músculos, na transmissão de impulsos nervosos e na produção de glóbulos brancos e vermelhos; sintetiza anticorpos; previne a retenções de líquidos, problemas dermatológicos, gripes, constipações, problemas gástricos, anemias, infecções urinárias, azia e diarreias; alivia febres, inflamações na boca e na garganta, mau-hálito e queimaduras ligeiras.
Contraindicações: em algumas pessoas, a ingestão de morangos produz urticária por reação alérgica.

Função mágica: seu poder está ligado ao amor e à sorte. Os morangos foram originalmente associados à Deusa nórdica Frigga ou Freya. Das ervas de Afrodite talvez o morango seja a que melhor representa esta Deusa. Seus efeitos são quase sempre surpreendentes e avassaladores.

TOQUE DE BRUXA: coloque na comida do ser amado uma pitada de pó de folhas secas de morango e fará ele ficar apaixonado. Mulheres grávidas devem ter sempre junto ao corpo folhas de morango para que não sintam os enjoos típicos da gravidez.

"Comer os morangos da vida" é uma expressão que ficou conhecida para indicar que, apesar dos problemas do dia a dia, é preciso saber aproveitar as coisas boas que acontecem, mesmo nos momentos de maior dificuldade. Coma o morango!

Receitas terapêuticas e encantadas

- CÁLCULO RENAL: o suco de morangos espremidos, tomado de manhã, na dose de uma colher das de sopa, alivia as dores e previne a formação de novos cálculos. O morango amassado com mel é um bom remédio para os males dos rins.
- CATARRO INTESTINAL: ferva em uma xícara de água duas gramas de rizoma do morangueiro por dez minutos. Filtre o líquido e adoce a gosto. Beba em seguida.
- CICATRIZAÇÃO DE FERIDAS: esmague algumas folhas frescas do morangueiro e estenda sobre uma gaze. Aplique a compressa sobre a região atingida.
- DIARREIA CRÔNICA: a raiz, em cozimento, é prodigiosa para combater a diarreia crônica.
- DIURÉTICO E ADSTRINGENTE: coloque um grama de rizoma do morangueiro em uma xícara de água fervente. Filtre e adoce a gosto (mel, mascavo ou melado). Beba em seguida. Repita a dose duas vezes por dia.
- FEBRE, REUMATISMO, ANEMIA, DISPEPSIA, PROBLEMAS PULMONARES E DE PRESSÃO ARTERIAL: coma seis frutas maduras por dia.
- GOTA E REUMATISMO: coma 1,5 de morango durante vários dias ou consuma em forma de suco.
- INFLAMAÇÕES DA BOCA E GARGANTA: ferva 5 g de rizoma de morangueiro em um litro de água e filtre depois. Use o líquido morno em bochechos e gargarejos várias vezes ao dia. Rizoma é o caule em forma de raiz, em geral subterrâneo ou pode ser aéreo.

- **Irritação da pele causada pelo frio, vento ou sol:** lave e esmague algumas folhas frescas do morangueiro. Aplique em forma de compressa sobre a região da pele que apresenta a irritação.
- **Sardas:** misture o suco de morango com de limão e friccione na pele. Esse procedimento deve ser feito com muito cuidado com o sol, que poderá causar serias lesões em forma de queimaduras causadas pelo limão.

Bolo de morango para o amor

- ½ colher de sopa de fermento em pó
- ½ xícara de chá de açúcar
- 1 xícara de chá de farinha de trigo
- 3 colheres de sopa de chocolate em pó solúvel
- 5 ovos

Recheio e cobertura
- ½ xícara de chá de maisena
- 1 lata de leite moça
- 2 caixas de morango cortados ao meio e lavados
- 2 latas de creme de leite, sem soro (para ficar sem soro deixe durante 4 horas na geladeira)
- 2 tabletes de chocolate meio amargo
- 2 xícaras de leite

Na batedeira, coloque as claras em neve, o açúcar, as gemas e bata bem. Com a batedeira desligada, acrescente o chocolate em pó, a farinha de trigo e bata novamente. Acrescente o fermento em pó e mexa com uma colher. Unte uma forma com manteiga ou margarina e passe farinha em sua extremidade, se preferir, pode forrar com papel manteiga. Despeje a massa e leve ao forno pré-aquecido de 200 °C durante 40 minutos.

Separe alguns morangos para decorar o bolo, corte ao meio e reserve. Em uma panela, coloque o leite moça, o leite, a maisena, leve ao fogo mexendo sempre até engrossar. Retire do fogo, acrescente o tablete de chocolate meio amargo e mexa até que o chocolate derreta, se for necessário, leve ao fogo novamente. Espere o recheio do bolo de chocolate com morango esfriar e coloque o creme de leite. Para montar o bolo, coloque a massa em uma superfície plana e, com o fio dental, passe ao meio para dividi-lo em duas partes, passe o creme de chocolate em uma das partes e incremente com morangos cortados. Assente a outra parte e passe o restante do creme em cima. Enfeite com o chantilly e os morangos cortados. Coloque na geladeira durante 1 hora e sirva gelado.

Mousse de morango

- 1 caixinha de gelatina de morango ou, se preferir, pode ser gelatina incolor sem sabor, neste caso a coloração e o sabor serão menos acentuados.
- 1 lata de creme de leite
- 1 lata de leite condensado
- 2 caixas de morangos frescos e bem lavados

Bata primeiro somente os morangos (1 caixa) no liquidificador, depois acrescente o leite condensado e o creme de leite e bata mais um pouco. Prepare a gelatina conforme instruções na caixinha, acrescente todos os ingrediente e bata por 2 minutos. Despeje em uma travessa e leve à geladeira. Assim que ficar consistente, abuse da criatividade e decore o mousse com a outra caixa de morangos, mantendo-o na geladeira até o momento de servir.

Caipirinha de morango

- 1 colher de açúcar
- 1 dose de vodca
- 5 morangos
- Gelo

No liquidificador, você deverá bater dois morangos com um pouco de Vodca. Continue cortando os morangos em pedaços pequenos. Num copo, misture os morangos que foram cortados com o suco que foi batido. Coloque também o açúcar e a vodca.

Cupcake de morango

- ½ colher (chá) de fermento em pó
- ½ xícara de manteiga com sal
- 3/4 de xícara de açúcar
- 1 e ½ xícara de farinha de trigo
- 1 xícara de morango picado
- 2 ovos
- Raspas de 1 limão

Cobertura
- Chantilly
- Confeito

Misture a manteiga (em temperatura ambiente ou derretida) com o açúcar. Acrescente os ovos e continue batendo. Adicione a farinha aos poucos, enquanto bate a mistura. Acrescente as raspas de limão e o morango e bata com uma colher. Misture o fermento. Coloque um pouco da massa dentro da forma de cupcake (aproximadamente 2/3 da capacidade total). Deixe descansar por 10 minutos. Leve ao forno pré-aquecido e deixe assar por 30 minutos.

Para a cobertura, cubra com chantilly, confeito e um pedaço de morango.

POÇÃO E TORTA DO AMOR

Poção
- 1 caldeirão de 2 litros (devido ao fato de subir ao cozinhar)
- 1 fava de baunilha
- 1 garrafa de vinho do porto
- 1 prato de servir bolo
- 7 morangos grandes
- Athame
- Colher de bambu

Faça essa poção para quando já existe uma relação entre o casal (deve ser preparada após às 18 horas). Tome banho, passe sal grosso nas mãos para retirar toda energia parada. Lave todos os utensílios que irá usar em água corrente e deixe secar sob um pano branco limpo, preferencialmente passado a ferro quente. Após lavar bem corte os morangos em cruz, coloque sobre o prato devidamente higienizado. Coloque o prato em cima do seu pentagrama e deixe receber a energia da lua por 3 horas (enquanto isso, faça a torta). Passando o período de energização dos morangos, coloque o vinho do porto e as favas de baunilha no caldeirão e leve ao fogo baixo (deixe o caldeirão aberto para não transbordar), quando começar a ferver, coloque os morango, mexendo às vezes, sempre com pensamento de amor e respeito com a pessoa amada, deixando bem claro na sua mente a alegria dessa pessoa ao compartilhar esse momento com você. Deixe cozinhar até ficar no ponto de geleia.

Torta
- 1 colher de canela em pó
- 1 colher de sopa rasa de fermento químico em pó
- 1 tigela e 1 forma redonda com furo no centro
- 1 xícara de nozes picadas em pedaços grandes
- 2 maçãs vermelhas raladas
- 2 xícaras de açúcar
- 2 xícaras de trigo
- 2/4 de xícara (meia xícara) de azeite oliva extravirgem
- 3 ovos

Misture todos os ingredientes, coloque em uma forma untada (de preferência as que tem um buraco ao meio) e coloque para assar em fogo médio. (aproximadamente 35 minutos, espete um palito, quando não grudar é o ponto).

Coloque a torta sobre um prato para bolo, que tenha cor, limpo e energizado (que recebeu a luz da lua) e cubra com a geleia colocando todo o restante no buraco do centro. Limpe as bordas e sirva para pessoa amada, compartilhe com ela, pode ser com chá, café ou qualquer outro refresco, é importante que estejam sozinhos ao compartilhar este momento.

BANDAGEM PARA CELULITE

- 2 pedaços de gengibre cru (com 10 cm cada) ralado
- 4 colheres (sopa) argila em pó
- 15 morangos grandes, frescos

Coloque todos os ingredientes no liquidificador e bata um por minuto. Se a mistura ficar muito líquida, acrescente um pouco mais de argila até obter uma consistência grossa o suficiente para aderir ao corpo. Passe a mistura nos lugares mais suscetíveis à celulite (parte interna das pernas, perto dos joelhos, coxas, bumbum, etc.) e depois embrulhe seu corpo com papel alumínio. Fique deitada por 15 minutos debaixo de um cobertor e depois lave com água morna. No final do banho, dê uma rajada de água fria.

Moscadeira (noz-moscada)

Nativo das Ilhas de Banda, no arquipélago das Molucas, a noz-moscada provém de uma árvore enorme, que pode chegar a atingir 20 metros de altura, de copa em forma de pirâmide e chamada de *moscadeira*. Para a obtenção da noz-moscada são as árvores fêmeas que interessam, já que são estas que produzem um fruto que contém a futura noz-moscada. A espécie se adapta ao clima quente e úmido, com temperatura média anual de 25 °C. Os solos mais recomendados devem ter um bom teor de matéria orgânica, profundos e bem drenados. A propagação se faz geralmente por sementes, devendo-se escolher as maiores e mais pesadas, sem manchas e deformações ou outro qualquer defeito, provenientes de plantas matrizes sadias vigorosas e produtivas.

Na Idade Média seu consumo foi crescendo de tal forma que chegou a ser considerada um super medicamento, sendo usado na preparação de chás e tinturas para cura de mais de 140 doenças diferentes.

A noz-moscada possui um alucinógeno não nitrogenado encontrado também em Canabis. As drogas do tipo "Ecstasy" contêm *methylenedioxy*, presente na myristicina, encontrada na flor da noz-moscada. Isto provavelmente explica os efeitos alucinógenos que acontecem quando é ingerida em grande quantidade. É considerado um antibacteriano efetivo matando de 72 a 50% das bactérias.

Entre as moscadeiras existem árvores fêmeas e árvores machos. Da planta se utiliza as sementes e a casca. Na gastronomia é usada para aromatizar os alimentos e é preciosa quando adicionada em pequenas doses a bebidas quentes e ponches. Carnes, omeletes e verduras, doces, molhos e massas, tofu, seitan, purê de batata e peixe ficam com um toque especial com a noz-moscada.

Nome popular: noz-moscada, bicuiba da folha miúda, nhatinga, mostarda.
Nome científico: *Myristica fragrans*
Planeta: Júpiter e Mercúrio.
Elemento: Ar e Fogo.
Deidades: Hermes e Apolo.
Função terapêutica: afrodisíaca, sedativa, digestiva, estimulante, adstringente, estomáquica e antidiarreica. Alivia os gases, o reumatismo, dores, gota, inflamações, erisipela, anemia e cólicas intestinais. Na Aromaterapia, atrai prosperidade e eleva os pensamentos. O óleo essencial em nível psicológico estimula e coloca a pessoa em contato com a vida; transmite segurança; melhora a concentração; ajuda a conter a compulsividade; trabalha a carência e o vazio e, em nível físico, promove a irrigação e o fluxo dos líquidos corporais (sistema linfático)

e desintoxica o organismo ajudando a eliminação. Utilizado de forma externa, diluído em óleo carreador, age para alívio das tensões das camadas externas da pele, do córtex, dos nervos, mãos, boca e dos sentidos. A extração do óleo é feita a vapor e é extraído das frutas produzidas na Índia, Sumatra, Indonésia. Tem aroma apimentado e a essência é de nota média. O óleo deve ser usada em pequenas quantidades, pois pode ser tóxico em doses elevadas. Seu aroma facilita a meditação e a introspecção.

Contraindicações: tem efeito abortivo e depressor sobre o SNC se utilizada em doses elevadas. Esta substância está contraindicada nos casos de disenteria e de diarreia do tipo umidade-calor.

Função mágica: seu poder mágico está ligado à saúde e ao dinheiro. Especiaria utilizada em misturas para obter prosperidade e para fazer amuletos de boa sorte. Sonhar com noz-moscada é indicação de um futuro prospero e de jornadas seguras e prazerosas. A semente diminui a ansiedade e aumenta o grau de segurança emocional. Estimulador do corpo e da mente. Aumenta a coragem e a audácia.

Toque de Bruxa: na medicina indígena há uma crença de que a noz-moscada provoca a menstruação e aumenta a virilidade. Na terceira noite de Lua crescente escreva num papel um pedido de dinheiro. Esfregue noz em pó numa vela verde, coloque a vela em cima do pedido e acenda deixando queimar até o fim. Carregar junto ao corpo uma semente assegura ter sempre dinheiro e ajuda no desenvolvimento da clarividência.

Receitas terapêuticas e encantadas

- **Insônia e síndrome das pernas inquietas:** adicionar 1/8 de uma colher de chá do pó em leite morno antes de dormir.
- **Melhoria da digestão e alívio de náuseas:** adicione um pouco de pó de noz-moscada ao leite ou em frutas cozidas ou sobremesas.

Banho para estimular a simpatia

- 1 punhado de açúcar mascavo ou cristal
- 1 punhado de folhas de hortelã
- 1 punhado de papoula
- 1 punhado de pó de noz-moscada
- 7 cravos-da-índia
- 7 tâmaras
- Água mineral sem gás

Ferva tudo junto, tampe o recipiente até amornar e então coe. Tome o banho de higiene e em seguida o banho estimulante, da cabeça aos pés, mentalizando o que deseja conseguir. Repita no mesmo horário por três dias consecutivos da Lua crescente para cheia.

Banho para abrir a intuição

- 1 punhado de tomilho
- 1 punhado de alfazema
- 1 punhado de pétalas de rosas
- 1 punhado de patchuli
- 1 cálice de noz-moscada
- Água mineral sem gás

Ferva tudo junto, tampe o recipiente até amornar e então coe. Tome o banho de higiene e em seguida o banho estimulante, da cabeça aos pés, mentalizando o que deseja conseguir. Repita no mesmo horário por três dias consecutivos da Lua crescente para cheia.

Incenso para auxiliar nos estudos, na comunicação e na oratória pública

- 1 punhado de camomila
- 1 punhado de cravo-da-índia
- 1 punhado de noz-moscada
- 1 punhado de sândalo
- 1 punhado de serragem
- 1 punhado de verbena

Misture os ingredientes e defume o local em noites de Lua crescente ou cheia, mentalizando o que deseja.

Banho de Lakshmi

- 1 cálice de leite
- 1 punhado de canela
- 1 punhado de louro
- 1 punhado de moedas douradas
- 1 punhado de sementes de erva-doce
- 1 punhado de sementes de noz-moscada

Bela Deusa do panteão hindu, Lakshmi é representada com vestes cheias de ouro e moedas brotando de suas mãos. Energia de fortuna, de abundância e também de beleza, este banho da prosperidade deve ser feito num domingo de Lua crescente.

Diante da panela, imagine-se dentro de uma bolha dourada que cresce até envolver você e o fogão. Enquanto acrescenta cada ingrediente à água, mexendo a mistura em sentido horário, peça a Lakshmi com detalhes como quer o seu sucesso e sua prosperidade. Deixe o banho ferver por 5 minutos e deixe uma vela dourada ou amarela queimar para a Deusa. Faça um círculo de moedas no seu banheiro e, depois que o banho estiver em uma temperatura estável, banhe-se com essas águas. Agradeça e guarde as moedas.

Para fartura e prosperidade

- 1 colher de chá de noz-moscada ralada
- 1 colher de sopa de erva-doce ou funcho
- 4 litros de água mineral
- 6 folhas de louro
- 6 moedas douradas ou uma peça de ouro
- 6 paus de canela pequenos
- Pétalas de rosa amarela

Num dia de Lua cheia, ferva a água e acrescente os demais ingredientes, exceto as pétalas de rosa amarela. Coe. Guarde as peças de ouro e as moedas. Deixe esfriar. Antes de utilizá-lo, acrescente as pétalas de rosa. Tome o seu banho habitual e utilize a mistura derramando-a generosamente da cabeça aos pés. Cubra a cabeça com uma toalha e vista-se sem se enxugar ou coloque um roupão.

Bife da prosperidade

- 1 colher (chá) suco de limão
- 2 colheres (sopa) manteiga
- 2 colheres (sopa) óleo
- 4 bifes
- Noz-moscada
- Óleo para fritar
- Sal, salsa e pimenta-do-reino a gosto

Salgue e apimente os bifes, pincele-os com uma colher de óleo e asse em um grill, previamente untado, por 3 a 5 minutos. Gire um pouco os bifes para que fiquem marcados pelo enredado da grelha. Para a manteiga de ervas, amoleça a manteiga e misture à salsa, ao suco de limão, ao sal e à noz-moscada. Sirva os bifes com a manteiga de ervas por cima.

Biscoitos de noz-moscada

- 1 colher (chá) de canela em pó
- 1 colher (chá) de noz-moscada
- 1 xícara (chá) de açúcar
- 4 xícaras (chá) de farinha de trigo
- 400 g de margarina

Estes biscoitinhos são originários da Alemanha e já eram feitos pela tataravó de Lilia Räeder da Rocha, de Petrópolis (RJ). Ela herdou a receita e praticamente manteve o preparo original. "Só diminuí a quantidade de margarina, pois a diferença climática entre Brasil e Alemanha alterava a textura da massa", explica ela.

Coloque todos os ingredientes numa vasilha e misture bem, formando uma massa homogênea. Coloque a massa numa superfície lisa e limpa e abra-a com um rolo, numa espessura de aproximadamente 0,5 cm. Corte os biscoitos nos formatos que preferir (usando cortadores que podem ser adquiridos em casas especializadas) e confeite-os. Você pode, por exemplo, pincelá-los com clara de ovo e cobrir com nozes, amendoim ou açúcar de confeiteiro misturado a um pouco de leite. Arrume os biscoitos num tabuleiro e asse-os em forno médio, preaquecido, por 20 minutos. Não deixe corar.

Chá para ânimo e felicidade

- ½ limão
- ½ litro de água
- 1 canela em pau
- 1 pitada de noz-moscada
- 4 cravos-da-índia
- Um pedaço de gengibre (mais ou menos 5 cm)

Prepare um suco de gengibre e limão e coloque em um recipiente. Aqueça ½ de água e adicione ao preparo do gengibre com todos os outros ingredientes. Deixe o chá em repouso por 10 a 15 minutos.

Mostarda

Originária da Europa, da família das *cruciferae*, a *sinapis alba*, por vezes denominada *brassica alba* ou *brassica hirta* – chamada de mostarda-branca ou mostarda-amarela, é de suas sementes, amareladas, beges ou castanha-claras, que é feito o condimento que leva o mesmo nome. Suas folhas podem ser consumidas cozidas se colhidas antes da floração, mas seu uso como verdura também não é muito comum. A planta atinge até 1,6 m de altura. É uma planta anual, ereta, atingindo cerca de 1 a 2 metros de altura; caule ramificado; folhas de formas variadas e flores amarelas, dispostas em cachos terminais.

A mostarda é uma hortaliça cujo uso é muito antigo, sendo conhecida pelo seu sabor amargo e sua semelhança com os brócolis, tanto no tamanho quanto na forma de suas folhas. Rica em vitamina A, ela é a responsável pela integridade da pele e das mucosas; vitaminas do complexo B, importantes no metabolismo energético e em sais minerais, elementos que são constituintes estruturais dos tecidos corpóreos. Também possui pouca quantidade de calorias, sendo indicada para pessoas que querem manter ou reduzir o peso. A hortaliça é facilmente encontrada em feiras, sendo consumida crua ou cozida, em saladas, sopas e pratos. Seu período de safra vai de julho a novembro e de janeiro a fevereiro.

A sementinha da mostarda é tão antiga que há mais de dois mil anos já são utilizadas pelos povos da Índia. Exploradores do século 15 faziam questão de levá-las em suas viagens ao redor do mundo.

Seu gênero é feminino, da planta aproveita-se o fruto e a folha. Na gastronomia é consumida crua ou cozida, em saladas, sopas, lanches e em pratos específicos.

Nome popular: mostarda, mostarda-oriental, mostarda-marrom, mostarda-castanha, mostarda-da-índia ou mostarda-da-china.
Nome científico: *Brassica campestres – Sinapis alba*
Planeta: Sol
Elemento: Terra
Deidade: Apolo
Função terapêutica: as sementes de mostarda são utilizadas desde a Antiguidade tanto no uso culinário como medicinal. Os egípcios a usavam para combater problemas respiratórios. A mostarda pode ser usada para aliviar dores nas costas e nos músculos, desentupir o nariz, reduzir os sintomas da artrite reumatoide, aliviar a asma, diminuir os sintomas da menopausa e os problemas respiratórios, bem como ajuda a prevenir o câncer. Rica em vitamina A, ela é responsável pela

integridade da pele e das mucosas, e em vitaminas do complexo B, importantes no metabolismo energético. A mostarda é uma boa fonte de selênio, um nutriente que ajudar a reduzir os sintomas da asma; e de ômega-3, ácidos graxos, ferro, cálcio e zinco. As sementes contêm enzimas que inibem o crescimento de células cancerosas existentes e também possuem um efeito protetor contra a formação de novas células. O magnésio ajuda a reduzir a pressão arterial, regula o sono nas mulheres que sofrem com os sintomas da menopausa e reduz a frequência de crises de enxaquecas.

Contraindicações: as folhas ou sementes, quando em cataplasma ou emplasto, não devem ficar muito tempo sobre o mesmo local, sob o risco de causar queimaduras ou bolhas.

Função mágica: prosperidade, fartura, fé.

TOQUE DE BRUXA: para recobrar as energias, misture uma colher (sopa) de erva-doce, um pedaço de canela em pau e uma colher (sopa) de sementes de mostarda em um litro d'água. Ferva essa mistura durante cinco minutos após a água entrar em ebulição. Beba três xícaras por dia. Este chá além de dar energia, alivia dores musculares.

Receitas terapêuticas e encantadas

- CONGESTÃO NASAL: misture água quente com um pouco de mostarda, molhe um pano nessa mistura e coloque em seguida sobre o peito.
- DORES NAS COSTAS: prepare um banho de imersão. Coloque cerca de 200 ml de semente de mostarda normal (amarela) na banheira e adicione água quente. Depois da banheira cheia, misture bem e relaxe pelo menos 15 minutos. Pode optar por colocar a mistura diretamente na zona que lhe causa dor.
- REUMATISMO: as folhas de mostarda podem ser consumidas in natura em saladas ou usadas em cataplasmas sobre regiões reumáticas. Com as sementes pode ser feito um chá, utilizando cerca de 10 g de sementes secas por um litro de água. Tomar 4 ou 5 xícaras por dia. Cataplasma: o preparo não deve ser feito com água em temperatura superior a 50 graus, pois a mirosina, que transforma o glicosídio sanalbina em isoticianato de alila, perde o efeito. Sementes trituradas com papa de farinha de mandioca morna são espalhadas sobre um pano e colocadas sobre a área afetada. Observar a cada 15 minutos, pois, se formar bolhas ou se a pessoa sentir incômodo insuportável deve ser retirado.

Receita de mostarda refogada

- ½ xícara (chá) de bacon picado
- 1 maço de mostarda lavada
- 1 cebola picada
- 2 dentes de alho picados
- Sal e pimenta-do-reino a gosto

Pique a mostarda em tiras, coloque por 2 minutos em uma panela com água fervente e escorra. Reserve. Em uma panela, em fogo médio, frite o bacon até soltar toda a gordura e dourar por igual. Adicione a cebola e o alho e frite por 2 minutos ou até ficar transparente. Coloque a mostarda e tempere com sal e pimenta. Misture bem, retire do fogo e sirva como acompanhamento para carnes grelhadas ou assadas.

Ritual Encantado com a mostarda

- 2 colheres de mostarda em grãos
- Cola Tenaz
- Papel virgem e lápis

Para realizar a simpatia da mostarda, não é necessário muitos ingredientes. O mais importante é que você acredite que vai dar certo e que irá conseguir alcançar os objetivos desejados. O momento recomendado para realizar essa simpatia é em um dia de Lua crescente, à meia noite. O simbolismo da Lua que irá crescer faz com que todas as simpatias para atrair dinheiro devam ser feitas nesta fase lunar, para o dinheiro também "crescer". Com um lápis, desenhe uma cruz no meio do papel branco virgem sem pauta. Passe cola sobre o papel com o desenho da cruz, pique as sementes de mostarda e jogue sobre a cola. Deixe secar sob a luz da Lua por 2 horas. Após o papel secar, coloque-os embaixo de sua cama. Deixe por 21 dias e queime esse desejo. Se precisar repetir esse ritual, espere o novo ciclo da Lua para realizá-lo.

Murta

A murta é cultivada pelo seu óleo essencial, usado em perfumaria ou mesmo como condimento. A sua madeira é bastante apreciada na criação de artefatos, usando tornos mecânicos. As raízes e a casca são utilizadas na extração de tanino. Uma planta considerada medicinal por diversas práticas de medicina tradicional.

Planta arbustiva ou arborescente, com muitos ramos, de folha persistente, que podem crescer até 5 m de altura. Suas folhas, coriáceas e verde-escuras, medem de 3 a 5 cm de comprimento e cerca de 1 cm de largura, com um cheiro geralmente considerado agradável quando esmagadas devido ao seu óleo essencial, disposto por diversas pontuações ao longo do limbo. As folhas são inteiras, ovado-lanceoladas, agudas, em filotaxia oposta-cruzada ou decussada.

As flores, geralmente brancas (podem ter também uma coloração rosada), têm cinco pétalas e um número elevado de estames. O fruto é uma pseudobaga carnuda, elipsoide, azul-escura ou negra, contendo várias sementes. A polinização é feita por insetos e a dispersão das sementes por pássaros que se alimentam das bagas.

Na mitologia grega, a murta era consagrada a Afrodite. O mesmo acontecia na mitologia romana, em que Vênus recebia o título de Múrcia, que a relaciona a esta planta. De fato, desde a Antiguidade que esta espécie está relacionada com rituais e cerimônias solenes. A madeira de murta mirra era ainda usada para incensar cerimônias religiosas na Grécia Antiga. Em Roma, Virgílio explica que "o álamo é o mais querido de Alcides, a vinha de Baco, a murta da amável Vênus e o louro a Febo." Nas Veneralia, as mulheres se banhavam usando coroas tecidas de ramos de murta, que também era usada nos rituais romanos de casamento.

Na liturgia judaica, a murta é uma das quatro plantas sagradas do Sukkot, a Festa dos Tabernáculos. Três ramos são segurados pelos fiéis que também seguram uma cidra, uma folha de palma e dois ramos de salgueiro. Nos rituais da Wicca, a murta é consagrada a Beltane (1º de maio).

Plantas cultivadas ainda por causa do seu óleo essencial, usado em perfumaria e mesmo como condimento, utilizadas também como plantas ornamentais e na conservação da humidade, valorizando-se a sua capacidade de tolerância às altas temperaturas e verões secos. A sua madeira é bastante apreciada na criação de artefatos, usando tornos mecânicos. As raízes e a casca são utilizadas na extração de tanino.

A murta tem sido considerada como planta medicinal por diversas práticas de medicina tradicional. Nas Ilhas da Sardenha e Córsega, produz-se um licor digestivo, chamado mirto, macerando bagas de murta em álcool; ao licor atribuem-se virtudes curativas de doenças da boca e sistema digestivo. Das folhas e flores destiladas faz-se uma água usada como cosmético, chamada água-de-anjo. os antigos gregos viam-na como um símbolo de beleza e amor. Os ramos eram usados como decoração durante festas e as noivas eram adornadas com grinaldas desta planta. Por esta razão, a planta é também denominada "murta de noiva".

Seu gênero é feminino, da planta são aproveitadas as folhas e as flores. Na gastronomia é muitas vezes utilizada como o alecrim ou o tomilho e incluído como ingrediente de pratos de carne grelhada. As folhas podem ser moídas como as folhas de louro. As bagas podem ser cozidas em molhos.

Nome popular: mirta, mirto, murta-cheirosa, murta-cultivada, murta-das-noivas, murta-do-jardim, murta-verdadeira, murteira, murtinheira, murtinheiro, murtinho e murto.
Nome científico: *Myrtus communis*
Planeta: Vênus
Elemento: Água
Deidade: Afrodite
Função terapêutica: bactericidas, antiputridas, balsâmicas, tónicas, adstringentes, sedativas, antisséptico dos pulmões, das vias urinárias, antisséptico e cicatrizante da pele. Infecções microbianas das vias urinárias, hemorroidas, leucorreias, catarro brônquico, problemas de vista, distúrbios das vias respiratórias (catarro, brônquicos, tosse), acne. Na cosmética, a murta é um dos ingredientes base de perfumes e produtos cosméticos. As folhas e flores secas exalam um aroma agradável que se mantém durante muito tempo e as torna utilizáveis para saquinhos de cheiros e flores secas aromáticas.
Contraindicações: não encontrada na bibliografia consultada.
Função mágica: desperta o amor e o nascimento. Simboliza o nascimento e a ressurreição. Consagrada à beleza, ao amor e a fecundidade. A murta é sagrada para Vênus, usada em feitiços de amor e de todos os tipos. Ter murta em casa atrai sorte. Use suas folhas para atrair o amor e a madeira para preservar a juventude e para fazer encantamentos.

TOQUE DE BRUXA: o chá de murta é indicado para infecções brônquicas e inflamações das gengivas. As folhas esmagadas ajudam a acalmar problemas de pele, tais como acne, caspa e herpes. A Infusão de Murta (20 g de folhas por litro de água) é indicada para sinusite, rinite, faringite, bronquite e outros problemas respiratórios.

Receitas terapêuticas e encantadas

Licor de murta

- 1 litro de álcool de cereais a 96 °GL
- 1 litro de água filtrada
- 1 kg de murta (dica: use a fruta madura, com a casca bem preta)
- 1 ½ kg de açúcar refinado

Separe os bagos de murta dos galhos e das folhas. Lave bem as frutas e coloque numa vasilha com água por mais ou menos 2 horas, para amaciar a casca. Depois, coloque as frutas com o álcool num vidro grande e limpo e feche bem. Deixe macerar por 90 dias ou mais num local fresco e escuro. Agite o vidro uma ou mais vezes ao dia, para ajudar na mistura e na fermentação. Após a maceração, coe num coador de pano. Dica: separe o bagaço que ficou no coador para fazer a geleia.

Na sequência, faça uma calda perolada grossa, coloque todo o açúcar numa panela com a água, leve ao fogo brando e deixe ferver por 20 minutos, até formar uma calda grossa. Mexa sempre. Não deixe queimar o açúcar (quando levantar a colher e formar um fio caramelado grosso está no ponto). Retire a panela do fogo e deixe a calda esfriar.

Agora pegue a infusão de murta já macerada e despeje sobre a calda de açúcar e misture bem. Deixe esfriar naturalmente. Aguarde mais ou menos 24 horas para decantar (não coloque no freezer ou na geladeira). Após esfriar, coe com um coador de papel, para retirar as impurezas. Engarrafe numa garrafa bonita e coloque uma etiqueta de identificação. Aguarde no mínimo 30 dias para apurar o sabor. Sirva gelado ou ao natural.

Com o bagaço que ficou no coador, faça a geleia ou compota de murtinhos, cozendo os frutos em pouca água. Esprema num passador para tirar a pele e as sementes. Coloque a polpa numa panela, junte 2/3 do seu peso em açúcar e ferva cerca de meia hora. Acondicione em vidros, deixe arrefecer e contrair por 2 dias, tapados com um papel celofane, depois tampe, etiquete. Espere um mês antes de servir.

Nabo

Originário da Sibéria, o nabo foi introduzido na Europa no século 16 e posteriormente trazido para a América pelos colonizadores. Planta cultivada para o consumo de suas raízes ou de suas folhas e botões florais. Os cultivares de raízes, que são os mais cultivados no mundo, podem ter estas na forma arredondada, achatada, cônica ou oval, com 5 a 20 cm de diâmetro e com coloração externa totalmente branca ou com o topo (o colo) arroxeado, amarelado ou esverdeado. A cor interna pode ser branca ou amarelada. As raízes são geralmente consumidas cozidas, mas também podem ser consumidas cruas, especialmente se forem raladas.

O nabo deve ser cultivado em solo sem pedras e outros detritos. O famoso filósofo romano Plínio, "o Velho", considera os nabos um dos alimentos mais importantes de seu tempo. Planta muito utilizada na medicina chinesa, um dos principais alimentos em regiões de inverno rigoroso na Europa, antes do aparecimento da batata. Pertence à família das brássicas, assim como o repolho, couve-flor e mostarda. Apesar de comumente nos referirmos às raízes do nabo, essa hortaliça não é uma raiz do ponto de vista botânico, pois se forma a partir do engrossamento da base do caule. É um alimento leve, pouco calórico e de fácil digestão.

As pessoas vêm fazendo as abóboras iluminadas no Halloween por séculos. A lenda do *jack'o lantern* surgiu a partir de um mito irlandês acerca de um homem apelidado de "Jack Miserável". Segundo a história, Jack Miserável convidou o Diabo para tomar uma bebida com ele. Fiel ao seu nome, Jack não queria pagar a sua bebida, então convenceu o Demônio a se transformar em uma moeda que ele usaria para pagar as bebidas. Depois que o Diabo fez isso, Jack decidiu pegar o dinheiro e colocá-lo em seu bolso ao lado de uma cruz de prata, o que impediu o Diabo de mudar de volta em sua forma original. Jack solta o Diabo sob a condição de que ele não o incomodaria durante um ano e que, se morresse, ele não pediria a sua alma. No ano seguinte Jack o enganou de novo, fazendo o Diabo subir em uma árvore para pegar um pedaço de fruta. Enquanto ele estava lá em cima, Jack esculpiu um sinal da cruz na casca da árvore para que o diabo não pudesse descer, até que o Diabo prometeu a Jack que não ia incomodá-lo por mais dez anos. Pouco depois, Jack morreu. Como diz a lenda, Deus não permitiria que uma figura tão repugnante fosse para o Céu. O Diabo, embora chateado com os truques, tinha de manter sua palavra de não reclamar a alma de Jack, assim não permitiu que este fosse para o Inferno e o enviou para a noite escura, com apenas uma queima de carvão para iluminar seu caminho.

Jack colocou o carvão em um nabo esculpido e tem vagueado pela Terra desde então. Os irlandeses começaram a se referir a essa figura fantasmagórica como *Jack O' Lantern*. Na Irlanda e na Escócia as pessoas começaram a fazer suas próprias versões de *Jack O'Lantern*, esculpindo rostos assustadores em nabos e batatas e colocando-os em janelas ou portas para afugentar Jack Miserável e outros espíritos errantes do mal.

Seu gênero é masculino e feminino, da planta se aproveita raízes, folhas e flores. Na gastronomia é usado em sopas, saladas, cru, refogado ou em conservas.

Nome popular: nabo
Nome científico: *Brassica napus L.*
Planeta: Lua e Saturno.
Elemento: Água
Deidades: Baco e Dionísio.
Função Terapêutica: o nabo é um vegetal crucífero que contém altos níveis de antioxidantes e fitonutrientes. Com propriedades anti-inflamatórias, que são considerados a chave na prevenção de doenças cardíacas, o nabo pode ajudar o corpo a diminuir o colesterol, pois contém excelentes quantidades de folato, uma vitamina B que é essencial para a saúde cardiovascular. A planta oferece uma ampla gama de antioxidante, incluindo as vitaminas C, A, E, K, manganês, betacaroteno, ômega 3 e ácidos graxos. Rico em fibra, o nabo ajuda a suportar o sistema digestivo do corpo e ainda é uma grande fonte de cálcio e potássio, minerais essenciais para o crescimento saudável dos ossos, que ajudando a prevenir doenças como a osteoporose. Suas fibras ajudam a regular o metabolismo, controla o peso corporal e suporta um cólon saudável e ativo. Alimentos ricos em nutrientes, como nabos podem ser um ótimo complemento para um programa de perda de peso eficaz. Seu alto teor de fibras aumentam o metabolismo.
Contraindicações: não deve ser consumido por pessoas com distúrbios na tireoide.
Função mágica: traz estabilidade e bem-estar. Os nabos eliminam toda forma de negatividade se colocado no local de origem delas. Colocar um prato de nabos em frente a um admirador deixa nele ou nela a ideia de que não está sozinho. Em Samhain (31 de Outubro) grandes nabos são escavados e velas são acesas dentro deles, que depois são colocados em janelas para afugentar os maus espíritos.

TOQUE DE BRUXA: para uma boa conservação, folhas e raízes do nabo devem ser guardados separadamente. Destaque as folhas, lave-as com cuidado para não as machucar, escorra o excesso de água e guarde em saco ou vasilha de plástico em geladeira, ou congele-as. As raízes se conservam bem fora da geladeira desde que por períodos curtos. Em geladeira doméstica pode ser mantido por 15 dias sem prejuízo da qualidade. Se for preciso lavar as raízes antes de armazená-las, seque as bem com papel absorvente ou pano limpo. Em seguida, acondicione-as em saco ou vasilha de plástico e refrigere. As raízes podem ser congeladas para uso posterior em pratos cozidos, mas não para uso na forma crua. Corte em pedaços e faça o branqueamento, deixando os pedaços por 3 minutos em água bem quente seguido por 3 minutos em água gelada. Escorra, coloque em vasilhames próprios para congelamento. Descongele em temperatura ambiente ou diretamente ao fogo durante o preparo do prato. Pode ser mantido em congelador por até 10 meses. A raiz também pode ser usada no preparo de conservas (picles), que podem ser conservados por até 12 meses.

Receitas terapêuticas e encantadas

- HEMORROIDA: faça um suco de nabo, cenoura, espinafre e agrião. Tome um litro por dia, durante um mês. Adote uma dieta rigorosa de hortaliças e frutas cruas.
- HIPERACIDEZ GÁSTRICA: suco de folhas de nabo, aipo e cenoura.
- INFLAMAÇÃO INTESTINAL: caldo da raiz, pode-se tomar várias xícaras ao dia.
- LAXATIVO NATURAL: folhas cozidas no vapor, em fogo brando.
- OSTEOMALÁCIA E RAQUITISMO, INCLUSIVE AMOLECIMENTO DOS DENTES E FORTALECIMENTO DA ESTRUTURA ÓSSEA DO CORPO: faça um suco das folhas do nabo, folhas de cenoura e folhas de dente-de-leão.
- TOSSE, COQUELUCHE, BRONQUITE CRÔNICA: em forma de xarope, corta-se o nabo em fatias finas, cubra com açúcar e deixe à noite, no sereno. De manhã, escorra o xarope que se forma e tome durante o dia, às colheradas.

SALADA DE NABO – para trazer estabilidade e firmeza nas decisões

- 1 colher de sopa de sementes de linhaça
- 2 colheres de sopa de pasta de soja
- 3 xícaras de nabo redondo descascado e cortado em cubos
- Manjericão seco e shoyu a gosto

Cozinhe o nabo em água e sal até ficar tenro, mas firme. Deixe esfriar e tempere com a pasta de soja e os demais ingredientes. Leve à geladeira antes de servir, enfeitando com folhas frescas de alface. Serve 2 porções.

Nabo gratinado – para abertura dos caminhos

- 1 cebola
- 1 colher de sopa de farinha de milho
- 1 nabo
- 2 cenouras grandes
- 2 colheres de sopa de salsa picada
- 100 ml de nata de soja
- Sal e pimenta a gosto

Corte o nabo e as cenouras às rodelas e leve ao fogo em água com sal durante dez minutos. Retire os legumes e reservar a água. Corte a cebola às rodelas e misture com os legumes cozidos e a salsa picada. Numa panela, junte 300 ml de água da cozedura, a nata de soja e a farinha de milho. Se a farinha fizer grumos, desfaça com a varinha mágica. Leve ao fogo até engrossar. Tempere com sal e pimenta. Junte o molho e a mistura de legumes num pirex e leve ao forno a 200 ºC durante 20 minutos. Ligue o grill e deixe mais 5 minutos para dourar a superfície.

Nabo em conserva – para abertura dos caminhos

- 1 colher de chá cheia de açúcar
- 1 colher de sopa de mirim
- 3 colheres de sopa de vinagre
- Anilina vegetal cor-de-rosa
- Nabos
- Sal

Escolha nabos bons, descasque-os e corte-os. Coloque uma colher de chá de sal sobre os cubos de nabo, comprima-os com os dedos e deixe descansando por 1 hora. Esprema bem os nabos para sair todo o líquido. Misture os outros ingredientes em uma forma, coloque os cubos nesta mistura e deixa descansando por um tempo. Guarde em potes de vidro e mantenha refrigerado. Os nabos, assim preparados, permanecem inalterados por 3 a 4 dias. Rendimento: 1 pote de ½ de litro.

Narciso

O Narciso floresce ao final do inverno e na primavera e entra em dormência até o próximo ano, podendo ser plantado em qualquer época, pois é possível deixar o bulbo dormente no solo, pois ele não morrerá. Eles gostam de climas frios, a luminosidade ideal é a indireta e abundante, no entanto, aceitam tanto a penumbra quanto o sol direto. Plante os bulbos do Narciso em um vaso com uma profundidade 3 vezes ao seu tamanho. Coloque o vaso em um local bem iluminado, porém onde o sol não bata diretamente. Prefira vasos de boca larga e rasos e, caso plante mais de um bulbo, faça um espaçamento de 10 cm entre eles. Os bulbos podem ser cobertos por mais ou menos 3 cm de terra.

O Narciso necessita de uma mistura de solo rica em matéria orgânica, sendo uma parte de terra comum de jardim, uma parte de terra vegetal e duas partes de composto orgânico. Adicione argila expandida ou brita no fundo do vaso quando for montá-lo. Em cima da argila expandida acrescente a manta de bidim ou manta de poliéster para filtrar a água e evitar que a terra se infiltre por entre as bolinhas da argila (ou pedras), entupindo o dreno. Adicione o solo rico em matéria orgânica como informado acima e plante os bulbos do Narciso com os brotos voltados para cima. Enterre os bulbos com cerca de 3 cm de terra. Para dar acabamento ao vaso e também para evitar que ervas daninhas apareçam adicione cascas de árvores, mas não muito próximo aos bulbos. Pós plantio e assim que começar a floração, espalhe um fertilizante a base de potássio e fósforo, mas com nível de nitrogênio baixo para conter a formação de folhagem verde e a proliferação de fungos. É recomendado o uso de farinha de ossos e de superfosfato. O narciso também produz bulbos "filhos" e, no final da floração, você pode separá-los para plantar novamente. Deixe os bulbos na terra e espere a próxima floração ou retire-os e os armazene em local fresco e seco, até que se inicie o processo de brotação, só então os bulbos devem ser plantados novamente. Regue, sem encharcar, uma vez por semana, observando se o solo está superficialmente seco.

Segundo a mitologia, Narciso desprezou a ninfa Eco, que, por isso, perdeu sua beleza. Como castigo, Cupido condenou Narciso a contemplar-se nas águas de um lago e apaixonar-se por si mesmo, até morrer. No lugar onde o seu corpo foi encontrado, floresce uma pálida e melancólica flor, de delicado aroma, inclinada para as águas. Essa espécie do gênero *narcissus* foi um dos primeiros narcisos a serem cultivados e frequentemente identificado como o narciso da Antiguidade, muitas vezes associada à lenda grega de Narciso.

O Narciso é cultivado na Holanda e no sul da França para a extração do óleo essencial. O óleo de Narciso é uma das fragrâncias mais populares usadas em perfumes. Utilizado como ingrediente principal em 11% dos modernos perfumes de qualidade, incluindo "Fatale" e "Samsara", como um floral concreto ou absoluto. O óleo da fragrância parece uma mistura de jasmim e jacinto.

Os principais produtores do Narciso para a perfumaria são a região francesa de Auvergne, Marrocos e Egito. Seu óleo é extraído através da lavagem com álcool. Na Índia, o óleo é aplicado no corpo antes da oração nos templos. Os árabes recomendam o óleo como um afrodisíaco e como cura da calvície! Usado em perfumaria de primeira qualidade. Perfumistas romanos usaram as flores de narciso (*narcissum rom*) para fazerem os seus complexos perfumes.

Uma flor primaveril comum, tradicionalmente usada como perfume pelos árabes e como óleo de unção na Índia, antes de entrarem no Templo para orar. O óleo absoluto de Narciso é obtido das flores por extração à base de solvente orgânico. Tem aroma inebriante, herbáceo, verde com notas altas doces, florais e tons misteriosos. Combina bem com muitos óleos essenciais e blends, e é bom especialmente com outros florais, sândalo, manjericão e cravo. Seu nome vem de uma palavra grega *narkao*, que significa "ser insensível" e tem uma pronunciada ação narcótica, devendo ser usado com muito cuidado. É sedativo, hipnótico e profundamente calmante. Promove um "aterramento" quando a pessoa está muito agitada ou histérica.

Seu gênero é feminino, da planta se aproveita as flores e o bulbo. Não tem uso na gastronomia.

Nome popular: narciso, narciso do poeta.
Nome científico: *Narcissus poeticus*
Planeta: Vênus
Elemento: Água
Deidades: Afrodite, Demeter, Athena e Narciso.
Função terapêutica: antiespasmódico, depurativo do sangue, purgativo, vomitivo, atua nas lesões de queimaduras, nas contrações musculares, nas histerias, febres, diarreias, reumatismos e doenças cerebrais. É afrodisíaco, catártico, narcótico, sedativo e antiepilético. Na Aromaterapia, serve para acalmar os nervos, relaxar a mente, o estresse e a tensão.
Contraindicações: extremamente tóxico e narcótico. Não consumir nem aplicar topicamente. Pode causar dermatite, irritação de contato e seu uso interno causa

catarse e inflamação gastrintestinal, podendo levar à morte. A inalação do óleo essencial em excesso pode causar dor de cabeça e vômitos. De 0,06 g a 0,2 g do extrato aquoso provoca vômito.

Função mágica: trabalha o egoísmo, a introversão e a vaidade. Sua flor deve ser colocada sobre o altar quando estiver fazendo um feitiço amoroso. Para mulheres que querem engravidar é muito eficaz o uso de suas folhas espalhadas na cama na hora do ato. Atrai amor e afetividade. Platônicos tal qual a lenda, mas ajuda na autoestima.

TOQUE DE BRUXA: a flor é vista não somente como uma manifestação primordial do plano sexual, mas também do plano cósmico: atitude autocontemplativa, introvertida, absoluta. É uma das plantas mágicas de Paracelso. Usar apenas em pequena quantidade: uma gota, ocasionalmente no banho, no óleo de massagem ou em um perfume de humor. O Narciso é um afrodisíaco suave e de notas interessantes. É sensual para blends de massagens íntimas. Excelente também em meditações de profunda introspecção.

Receitas terapêuticas e encantadas

PERFUME DE NARCISO PARA AUTOESTIMA

- Álcool de Cereais 769,0 ml
- Essência 100,0 ml de Narciso
- Fixador 30,0 ml
- Irgasan DP 300 1,0 g
- Água Desmineralizada 100,0 ml

Para fazer um litro do perfume, misture o fixador no Álcool de Cereais e deixe descansar 1 dia. Acrescente o Irgasan DP 300 e misture até dissolver completamente. Acrescente a Essência e misture bem. Acondicione esta mistura em uma garrafa de vidro escuro e deixe curtir de 20 a 30 dias em um local escuro. Após descansar os 20 a 30 dias, acrescente a Água desmineralizada.

Noz-de-cola

A noz-de-cola cresce espontaneamente na África Ocidental e Central em climas quentes e úmidos. O uso de suas amêndoas difundiu-se na região norte da América Latina, por intermédio dos escravos negros que mascavam colas para suportar trabalhos penosos, depois foram levadas a outros países, com finalidades agroindustriais. A *Cola nitida* é um membro da família *Sterculioideae*. Uma árvore sempre verde, com flores às riscas roxas, e frutos em forma de estrelas. A árvore alcança os 25 metros de altura e propaga-se através das sementes. A Cola nitida e a Cola acuminata podem intercambiar facilmente com outras espécies de Cola (como a Cola vera, a qual é muito apropriada para uso medicinal). Na África ocidental estas árvores encontram-se geralmente na costa marítima, e há uma grande troca das nozes entre os nativos do interior.

A noz era utilizada originalmente para produzir refrigerantes de cola, mas foi substituída por aromatizantes artificiais visando a diminuir custos na produção em massa.

Seu gênero é masculino e feminino, da planta se usa a fruta. Na gastronomia é usada em bolos, sucos e licores.

Nome popular: abajá, café-do-sudão, cola, mukezu, obi, oribi e orobó.
Nome científico: *Cola nitida*
Planeta: Sol e Vênus.
Elemento: Fogo
Deidades: Oxalá, Obatalá, Oduduá e Olissassa (Afrodite).
Função terapêutica: as sementes têm ação estimulante e regularizadora da circulação; atuam como um tônico revigorante, excitante do sistema nervoso e muscular; são antidiarreicas e usadas nos casos de anemia e de convalescença de doenças graves, problemas estomacais e certas enxaquecas, sobretudo nas perturbações funcionais do coração. Contêm teobromina e cafeína, muito usadas como sucedâneo do cacau e do café.
Contraindicações: os efeitos secundários são semelhantes aos do café: agitação e insônias. Tomar noz-de-cola à noite pode resultar em perda de sono. O uso prolongado e intenso pode causar habituação e insônias, nervosismo e tensão arterial elevada.
Função mágica: afrodisíaco, funciona como dote de casamento e simboliza a hospitalidade. Aos visitantes oferecem-se nozes-de-cola como prendas de boas-vindas.

Toque de Bruxa: uma colher de chá misturada com café, chá, ou chocolate quente proporciona um pouco mais de vitalidade.

Para um verdadeiro impulso energético, tome duas colheres de chá. Doses mais altas podem causar inquietação. O sabor é bastante calcário, se preferir, adicione mel.

A noz-de-cola pode ser mastigada, adicioná-la a um refrigerante pode ajudar a disfarçar o sabor. Mastigar um pequeno pedaço antes das refeições auxilia a digestão; também se crê que as nozes melhoram o sabor de qualquer alimento ingerido depois delas.

Receitas terapêuticas e encantadas

Pasta afrodisíaca – reativadora sexual – fórmula indiana

- 100 g de gengibre em pó
- 100 g de noz-de-cola
- 300 g de mel

Misture tudo em uma vasilha de louça limpa e seca, até transformar em uma pasta, coloque em um pote limpo e seco e tome uma colher de sopa, duas vezes por dia. Não é preciso guardar na geladeira, pois o mel é um conservante natural. Validade da pasta, 2 anos.

Bolo de Coca-Cola

- 1 colher de sopa de fermento
- 1 latinha de Coca-Cola tradicional
- 2 xícaras de açúcar
- 2 xícaras de farinha de trigo
- 6 ovos

Deixe a Coca-Cola alguns minutos aberta para perder o gás e não espumar muito na hora de bater. Bata as gemas com o açúcar, misture a Coca-Cola até dissolver bem e depois misture o trigo, as claras e o fermento. Leve ao forno médio por aproximadamente 40 minutos. Você pode cobrir o bolo com brigadeiro mole, porém ele sozinho é uma delícia.

Olíbano

Encontrado na Índia e em alguns países da África, o olíbano é uma goma--resina. A maioria das árvores do gênero *Boswellia* são aromáticas e muitas delas produzem seivas resinosas perfumadas. As árvores crescem para cerca de 20 pés de altura (8 m) e produzem pequenas flores de cor branco-amarelada ou vermelho-pálido, com cinco pétalas. A *Boswellia sacra* produz o mais refinado tipo de incenso. O óleo essencial é destilado a partir da resina que sai de dentro da árvore, sob a casca. Para a coleta correta, um processo lento e cuidadosamente executado deve ser seguido. Tal processo só pode ocorrer duas vezes por ano – uma vez na primavera e, em seguida, novamente no outono – e leva duas semanas.

A colheita da resina requer uma faca especialmente projetada – uma semana antes do início da colheita, barras estratégicas são feitas na casca exterior que permitem a resina líquida escorrer para fora. Seria algo semelhante à extração do látex da seringueira.

O olíbano é usado generosamente em ritos religiosos. De acordo com Mateus 2:11, o ouro, o olíbano e a mirra foram os três presentes dados a Jesus pelos Reis Magos, que vinham do Oriente, como reconhecimento de sua divindade. O surgimento do cristianismo empobreceu o mercado do olíbano durante o século 4, a desertificação fez com que as rotas de caravanas que cruzavam sobre o Rub al-Khali se tornassem mais difíceis e o incremento das incursões dos nômades no Oriente Próximo facilitaram o fim do comércio do olíbano ao redor do ano 300.

Há séculos o olíbano é queimado. Esses presentes trazidos pelos Reis Magos eram incensos altamente valiosos por sua fragrância e efeito em nosso Espírito. A resina de olíbano tem algo de especial, ela fala de séculos de devoção, inspiração espiritual, beleza, harmonia e fé. A resina de olíbano que vem da Somália, África, é de primeira qualidade e vem com um aroma que reconhecemos no fundo de nossa alma.

Essa resina foi muito utilizada na Antiguidade para a confecção de incensos. Segundo o historiador grego Heródoto, o olíbano era queimado na Torre de Babel. Hoje, ele é usado na Igreja Católica. Além disso, entra na composição de perfumes orientais, cítricos e florais. O aroma está associado ao equilíbrio, beleza, devoção, iluminação, meditação, renascimento, verdade, santificação e êxtase.

Também conhecida como franquincenso, essa resina aromática é muito usada na perfumaria. O nome franquincenso se refere a sua proeminência como o "verdadeiro" ou "franco" incenso, já olíbano é derivado do árabe *al-lubán*, "o leite", em referência à seiva leitosa que sai ao golpear essa árvore.

Seu gênero é masculino. Da planta usa-se a resina para produção de óleos essenciais. Não há uso na gastronomia.

Nome popular: olíbano
Nome científico: *Boswellia carteri*
Planeta: Sol
Elemento: Fogo
Deidade: Apolo
Função terapêutica: analgésico, sedativo, antiespasmódico, emenagogo, nervino, adstringente, anti-inflamatório, antisséptico, aromático, estimulante, rejuvenescedor e tônico. Atua em furúnculos, amenorreia, asma, dismenorreia, bronquites, enfisema, feridas na boca em geral e reumatismo; atenua rugas e infecções da pele; limpa a congestão pulmonar, reduz os gases e a indigestão. A medicina Ayurveda da Índia sugere há muito seu uso em condições inflamatórias da pele. O olíbano tem excelente efeito sobre pele madura e acne. É especialmente bom quando mulheres de meia-idade desejam combater essas condições e prevenir rugas. Faça uma compressa ou massagem com olíbano para cistos mamários ou infecções pulmonares, dos órgãos reprodutores ou do aparelho urinário. O produto também amplia o fluxo menstrual.
Contraindicações: use em pequenas quantidades. Não use na gravidez.
Função mágica: seu perfume é muito poderoso para ajudar em meditações. Use como incenso para proteger.

TOQUE DE BRUXA: queimar a resina de olíbano invoca uma sensação de prazer e eleva nosso Espírito para um sentimento aconchegante e de prazer. Como pomada, serve para untar feridas. Líquido de limpeza bucal atenua feridas na boca. Inalado em forma de vapor, são usados para problemas respiratórios, como asma, bronquites e enfisemas. No uso do incenso na medicina alternativa, a *Boswellia* é usada em forma de unguento para reumatismo. O olíbano também é usado em perfumes.

Receitas terapêuticas e encantadas

- CREME PARA MEDITAÇÃO: na Aromaterapia, o óleo essencial de olíbano é muito usado, pois desperta para a espiritualidade, pacificando a mente e o ambiente. Na saúde da pele é um poderoso oxidante e previne aparecimento de rugas. Trata-se uma resina e para o uso tópico deve ser diluído em uma base de creme neutra. Para cada 100 g de creme, 10 gotas de óleo essencial de olíbano.

Perfume sensual para homens

- Essência de sândalo
- Essência de olíbano
- Álcool de cereais
- Fixador para perfume

Essa é uma antiga receita da Bruxa Salamandra, que combina aromas apropriados para criar uma atmosfera de sensualidade masculina. Para um litro de álcool, use 15 ml de cada essência. Misture tudo de acordo com a receita dada anteriormente.

Incensos de Hathor

- 3 g benjoim resinoide (líquido)
- 3 g óleo de amêndoas doces
- 25 g colofônia
- 25 g copal
- 25 g dammar
- 25 g de benjoim
- 25 g de incenso de olíbano
- 25 g filipêndula
- 25 g mirra

Moa e misture as gomas e as ervas e, em seguida, adicione os líquidos. Deixe guardado por pelo menos um mês antes de usar.

Essa fórmula é para o incenso de Hathor que é o mais eficaz para um bom ritual. Como preâmbulo, devo ressaltar também a fórmula dada por Deus a Moisés, tal como registrado em Êxodo 30:34 "Disse mais o Senhor a Moisés: Toma especiarias aromáticas: estoraque, e ônica, e gálbano, especiarias aromáticas com incenso puro; de cada uma delas tomarás peso igual; e disto farás incenso, um perfume segundo a arte do perfumista, temperado com sal, puro e santo; e uma parte dele reduzirás a pó e o porás diante do testemunho, na tenda da revelação onde eu virei a ti; coisa santíssima vos será".

Perfume de olíbano

- Bacia pequena
- Colher
- Óleo de mirra
- Óleo de olíbano
- Óleo essencial de limão, de tangerina e de laranja
- Óleo neroli
- Pequeno frasco de vidro
- Vodca

Comece adicionando o óleo essencial de limão em uma tigela pequena. Adicione cerca de dez gotas para começar. Caso prefira que o seu perfume tenha mais limão, você pode sempre adicionar mais tarde. Adicione cerca de cinco gotas de cada um dos óleos de tangerina e de laranja. Para um perfume ainda mais cheiroso, adicione mais tangerina. Agora, caso queira que ele tenha um aroma mais terra, adicione mais laranja. Misture bem.

Adicione 8 gotas de incenso na mistura, duas gotas de neroli e uma gota de mirra. Estas especiarias vão dar profundidade e um perfume *earthiness*. Afine a sua fragrância. Se você sente que é muito frutado, adicione óleos de ervas mais essenciais, como incenso ou mirra. Se você gosta do seu perfume mais para *fruitier*, adicione mais algumas gotas de laranja, limão ou óleos essenciais de tangerina. Misture bem. Quando estiver satisfeito com a sua fragrância, adicione 11 ml de vodca, que dará uma base de álcool ao seu perfume sem tirar sua fragrância. Misture bem e teste um pouco na sua pele. Espere secar e confira se o cheiro está do seu agrado. Caso contrário, adicione mais algumas frutas, ervas ou óleos essenciais. Quando estiver satisfeito com cheiro, despeje em um pequeno frasco de vidro e aprecie o perfume a cada dia.

Perfume de Tutancâmon

- 1 quarto de xícara de óleo de coco
- 6 gotas de óleo essencial de nardo
- 6 gotas de óleo essencial de olíbano

Misture os ingredientes. Deixe guardado pelo menos um mês antes de usar.

Banho para sorte e harmonização

- 1 ametista
- 1 citrino bruto
- 1 quartzo-branco bruto
- 1 quartzo-rosa bruto
- 2 colheres de sopa de óleo de amêndoa para o corpo
- 4 litros de água mineral
- 10 gotas de essência de rosas
- 10 gotas de óleo essencial de olíbano
- Pétalas de rosa branca, lírio e angélica

Numa noite de Lua crescente, coloque todos os ingredientes numa vasilha grande e deixe-a num local onde possa receber o frescor da noite e a luz da lua. Na manhã seguinte, após o banho higiênico, banhe-se na mistura, comprimindo as pétalas de rosa sobre a pele do corpo. Não se enxugue. Vista-se com um roupão e enrole uma toalha nos cabelos. Dê preferência a roupas claras.

Como tratar a pele com olíbano

- Conta-gotas
- Óleo de olíbano
- Óleo de rícino

Com um conta-gotas, despeje 10 gotas de óleo de olíbano e uma colher de óleo de rícino em um recipiente escuro com tampa e misture. Espalhe a mistura na pele com um algodão, no máximo duas vezes ao dia. Atenção à quantidade do produto, já que óleos essenciais são bastante concentrados. Não aplique em mucosas e regiões sensíveis.

Bolo de Coca-Cola II

- ½ xícara de Coca-Cola
- ½ xícara de manteiga
- 1/4 de xícara de leite desnatado
- 1 colher de chá de suco de limão ou de vinagre (para talhar o leite)
- 1 colher de chá de bicarbonato de sódio
- 1 colher de chá de essência de baunilha
- 1 ovo
- 1 xícara de açúcar
- 1 xícara de farinha de trigo
- 2 colheres de cacau em pó (ou chocolate em pó)

Preaqueça o forno em 180 °C. Misture o açúcar e a farinha em uma tigela e reserve. Em uma panela pequena coloque a manteiga com o cacau e a Coca-Cola, leve ao fogo baixo e misture até começar a ferver. Desligue. Jogue a mistura líquida em cima da mistura de açúcar e farinha e misture tudo. Dissolva o bicarbonato no leite já talhado (para talhar o leite coloque uma colher de chá de suco de limão ou de vinagre, misture os dois e aguarde 10 minutos) e adicione a mistura do bolo. Adicione o ovo e a essência de baunilha. Misture bem para incorporar todos os ingredientes e formar a massa do bolo. Coloque a massa na assadeira untada e enfarinhada e leve ao forno por volta de 40 minutos. Verifique com um palito de dentes se o bolo já está assado, colocando o palito no centro do bolo. O palito deve sair limpo.

Cobertura

- ½ xícara de açúcar de confeiteiro (tem que ser de confeiteiro, aquele açúcar bem fininho)
- ½ xícara de qualquer tipo de noz picada (opcional)
- 1 colher de chá de essência de baunilha
- 1 colher e meia de sopa de cacau em pó ou chocolate em pó
- 1 colher e meia de sopa de manteiga
- 3 colheres de sopa de Coca-Cola

Leve a manteiga com o cacau e a Coca-Cola para ferver em uma panela pequena. Tire do fogo e adicione o açúcar, a essência e as nozes picadas. Jogue sobre o bolo frio.

Oliveira

Cultivada atualmente na América do Sul para produção de óleo, a árvore de perenifólia tem altura em torno de 9 a 11 metros, copa arredondada e aberta e tronco de textura fissurada e muito ramificado. As folhas são estreitas ovais e acuminadas, parte superior verde-escura e inferior esverdeado-claro, tendendo para a cor prata, de pecíolos curtos e dispostas de forma alterna nos ramos. Suas flores têm leve perfume, são bem pequenas e brancas, reunidas em inflorescências curtas na axila das folhas. Seu fruto é uma drupa, conhecida como azeitona, rica em óleo.

A Civilização Minoica, que floresceu na Ilha de Creta até 1500 a.C., prosperou com o comércio do azeite de oliva, que primeiro aprendeu a cultivar. Já os gregos, que possivelmente herdaram as técnicas de cultivo da oliveira dos minoicos, associavam a árvore à força e à vida. A oliveira é também citada na Bíblia em várias passagens, tanto a árvore como seus frutos. Estima-se que algumas das oliveiras presentes em Israel nos dias atuais devam ter mais de 2500 anos de idade.

Na Grécia antiga já se falava das oliveiras. Conta-se que durante as disputas pelas terras onde hoje se encontra a cidade de Atenas, Posidão teria, com um golpe de seu tridente, feito surgir um belo e forte cavalo. A Deusa Palas Atenas, teria então trazido uma oliveira capaz de produzir óleo para iluminar a noite e suavizar a dor dos feridos, fornecendo alimento rico em sabor e energia. Do outro lado do Mediterrâneo, os italianos contam que Rômulo e Remo, descendentes dos deuses fundadores de Roma, viram a luz do dia pela primeira vez sob os galhos de uma oliveira.

Estudiosos de história concluem que o azeite, óleo advindo das oliveiras, faz parte da alimentação humana há muito tempo. Concluem que a oliveira é originada do sul do Cáucaso, das planícies altas do Irã e do litoral mediterrâneo da Síria e Palestina, expandindo posteriormente para o restante do Mediterrâneo.

Seu gênero é hermafrodita. Da árvore se aproveite as folhas e os frutos. Na gastronomia o fruto é consumido in natura, como aperitivo, utilizado em vários pratos salgados e muito consumido como óleo de azeite.

Nome popular: oliveira
Nome científico: *Olea europaea L.*
Planeta: Sol e Vênus.
Elemento: Água e Fogo.
Deidades: Apolo, Vênus, Hermes, Dionizio, Rá, Atena e Minerva.

Função terapêutica: as folhas da oliveira possuem quatro vezes mais potássio, magnésio, manganês, fósforo, selênio, zinco e cobre que o chá verde. Estas substâncias são altamente antioxidantes, sendo ultra eficientes contra o envelhecimento e ainda estimulantes do metabolismo, que elimina gorduras com mais rapidez e ainda oferecem uma forma exclusiva na farmacopeia mundial, única, verdadeiramente natural e não tóxica de curar doenças provenientes de vírus, bactérias, fungos, germes, protozoários, vermes, fascíolas e outros parasitas. Os componentes de suas folhas atuam contra aqueles micróbios específicos que causam herpes, doenças de pele, candidíase, malária, artrite, problemas cardíacos, gripes e até mesmo um resfriado comum. Estes componentes podem ser encontrados na forma de um extrato simples, processado em um suplemento, e fortalecem o sistema imunológico do organismo.

Contraindicações: na lactação, na gravidez e para pessoas sensíveis às substâncias presentes na azeitona-roxa.

Função mágica: abre os caminhos do amor verdadeiro, atrai bens materiais e suas folhas trazem vibrações de paz, é calmante e pode ser empregada com sucesso em feitiços para paz, harmonia e equilíbrio, trazendo boa sorte a quem as usa. O azeite tem muitos usos mágicos, que incluem fertilidade e magias de cura e bênçãos para casa.

TOQUE DE BRUXA: durante séculos, a oliveira tem sido considerada como a "Árvore da Vida". Uma bênção para sua casa, bem simples, é o encanto de proteção, onde você desenha um pentagrama na porta de entrada com o dedo indicador da mão direita, embebido em azeite de oliva. O desenho tem que começar e terminar sem retirar o dedo da porta. Isso também pode ser incorporado em um ritual mais elaborado. Infundido com hissopo torna-se um óleo que, na unção de uma vela, serve para rituais que visam boa sorte e bênçãos. Todo óleo de oliva no mundo antigo era associado com a juventude e a força, e foi utilizado para fins medicinais e cosméticos, bem como para fazer pomadas e óleos perfumados. Sagrado para Atenas. É um símbolo de paz, prosperidade, saúde e proteção.

Receitas terapêuticas e encantadas

- BEXIGA E ESTÔMAGO: tome algumas colheres de azeite todos os dias antes das refeições.
- DIABETES: chá de azeitona-roxa: coloque para ferver uma colher das de café do pó do fruto e da semente para uma xícara das de chá de água. Ferva por três minutos, cubra e deixe amornar até chegar à temperatura apropriada

para coar e beber. Para diabetes de adultos tome uma xícara de chá três vezes ao dia. Faça o controle da glicose. Pó da azeitona-roxa: coloque para ferver uma colher das de café do pó do fruto e da semente da azeitona-roxa em água suficiente para dar uma xícara das de chá. Ferva por três minutos e cubra. Deixe amornar até chegar à temperatura apropriada e coe para beber. Como tratamento auxiliar da diabetes, tome uma xícara de chá, duas a três vezes ao dia. Altere a dose conforme a glicemia. Faça o controle da glicose e não substitua o tratamento convencional.

- Febre: decocção – ferva 10 g de casca de oliveira em ½ litro de água. Quando estiver morno, filtre, adoce com mel e beba em xícaras durante o dia. Infusão: ferva um litro de água, coloque 70 g de folhas de oliveira, deixando repousar por 24 horas. Filtre e beba durante o dia.
- Feridas: bálsamo do samaritano – misture em partes iguais azeite, vinho branco e clara de ovo. Bata um pouco para emulsionar a mistura e empregue sobre as feridas.
- Gota, reumatismo: decocção – cozinhe por 10 minutos 50 g de folhas de oliveira em um litro de água. Deixe a decocção amornar, filtre e ingira durante o dia.
- Hemorroidas: decocção para lavagens – ferva 20 g de folhas oliveira em um litro de água. Quando esfriar, use para lavagens. Emulsão: misture a água e o azeite em partes iguais. Bata os dois ingredientes com um garfo até obter um líquido denso e acinzentado. Aplique sobre a região afetada.
- Hipertensão: decocção – ferva por 5 minutos 40 g de folhas de oliveira em um litro de água. Filtre, adoce levemente e beba um ou dois cálices durante o dia.
- Intestino: clister – prepare uma decocção com uma colher de malva e um litro de água. Filtre, adicione duas colheres de azeite e use ainda quente.
- Ouvido: caso algum inseto entre em seu ouvido, vire a cabeça e introduza uma gota de azeite nele. O inseto afogado será expulso com o óleo.
- Pele, queimaduras, chagas e úlceras: emulsão – misture em partes iguais, água e azeite. Passe esta emulsão sobre a região atingida pelos eritemas solares. Você pode também adquirir na farmácia a água de cal e misturá-la em partes iguais com azeite e passar sobre a região afetada.

Bolo de azeitonas e vinho tinto – para abrir os caminhos do amor

- 1 colher de café, de alecrim picadinho
- 1 colher de sopa de fermento em pó
- 1 xícara de azeitonas descaroçadas e partidas (você escolhe a azeitona)
- 4 ovos
- 100 g de presunto de peru fatiado e cortado em cubinhos
- 100 ml azeite de oliva
- 100 ml vinho tinto
- 150 g queijo parmesão ralado
- 200 g farinha
- Sal e pimenta a gosto

Misture bem todos os ingredientes e despeje em uma forma de bolo inglês ou de pão de forma, untada e enfarinhada. Asse em forno a 180 graus por aproximadamente 40 minutos ou até que, fazendo o teste do palito, ele saia seco (fique atento para que não queime).

Azeites aromatizados

- 1 maço de manjericão de folhas grandes
- 2 1/5 litros de óleo de canola ou azeite de oliva
- 3 favas de baunilha
- 5 g de sal
- 20 g de coentro
- 80 g de hortelã
- 350 g de extrato de tomate

De manjericão (manjericão e 300 ml de óleo de canola)

Deixe as folhas de manjericão em água fervente por 30 segundos. Coe e rapidamente coloque-as em água bem fria para dar uma cor mais viva ao azeite. Delicadamente, aperte as folhas, retirando o excesso de água. Bata-as no liquidificador com o óleo por cerca de um minuto. Aqueça em uma panela (sem ultrapassar 80 ºC) por 10 minutos. Retire do fogo, espere esfriar e coe no coador de malha fina.

De ervas exóticas (hortelã, coentro e 400 ml de óleo de canola ou azeite)

Separe as folhas dos talos e pique-as sobre uma tábua. Misture-as ao óleo e aqueça a 80 ºC por 50 minutos, no fogo baixo em banho-maria (sem deixar entrar em ebulição), para que as ervas liberem aroma e sabor ao óleo.

De baunilha (favas de baunilha e 500 ml de óleo de canola ou azeite de oliva)
Com uma faca, abra as favas de baunilha no sentido do comprimento. Retire as sementes com a ponta da faca e misture-as ao óleo. Aqueça essa mistura numa panela a uma temperatura inferior a 80 °C, durante 50 minutos, no fogo baixo e em banho-maria, para que a baunilha libere seu sabor.

De tomate (extrato de tomate, 1 l de óleo de canola ou azeite de oliva e sal)
Misture os ingredientes numa panela e leve ao fogo baixo. Deixe por cerca de 2 horas, mexendo algumas vezes para que o extrato não grude no fundo. Pare de mexer e continue aquecendo a mistura por mais duas horas, no fogo baixo e em banho-maria. Retire do fogo e espere esfriar. Passe por uma peneira com um pano e descarte o extrato de tomate restante.

PÃO DE AZEITONA – PARA ATRAIR DINHEIRO

Massa
- ½ kg de farinha
- ½ xícara (chá) de azeite
- 1 colher (café) de açúcar
- 1 ovo
- 1 ½ copo americano de água
- 3 cubos de fermento biológico fresco

Recheio
- 200 g de azeitonas verdes fatiadas
- 300 g de queijo provolone ralado

Para a massa, coloque em uma vasilha o fermento e o açúcar. Misture para desmanchar, acrescente o azeite, a água, o ovo e misture bem. Coloque a farinha aos poucos e mexa sem parar. No término da farinha, sove a massa até que fique bem homogênea. Deixe fermentar por 1 hora. Polvilhe uma mesa com farinha, abra a massa reservada com um rolo, distribua o recheio por toda a extensão da massa e enrole bem apertado como um rocambole. Transfira para uma assadeira untada com óleo, pincele água, polvilhe farinha, corte com uma lâmina de barbear e deixe terminar de fermentar por mais 30 minutos. Leve ao forno quente (160 °C) por aproximadamente 45 minutos ou até que fique bem dourado.

Magia das três folhas vermelhas

Este feitiço é usado para proteger a mente contra coisas como pesadelos, pensamentos negativos e "invasões do mal". Primeiro você deve reunir três folhas vermelhas a partir de qualquer árvore, planta ou arbusto. Numa noite de Lua nova, realize o ritual ao ar livre.

Coloque as folhas em formato de um triângulo sobre uma superfície plana. No centro das folhas, coloque uma vela branca pequena, já acesa, e derrame algumas gotas de óleo de crisântemo em cada folha (ou o óleo de flor que tiver). Diga este encantamento três vezes:

> Folhas vermelhas, dádiva da terra. Nascimento à morte e morte ao nascimento. Manter todos os males bem longe. Noite para o dia e noite para o dia.

Em seguida, apague a vela e envolva as folhas em um pano branco ou malote. Coloque este pano perto de sua cama, no máximo a três metros de sua cabeça, e ele irá parar todos os pesadelos e pensamentos negativos. Guarde a vela para uma emergência deste tipo e acenda em caso de um pensamento fixado em sua mente que queira se livrar rápido.

Para o seu amor lhe ser fiel

Coloque uma foto da pessoa numa caixinha pequena, pingue encima 7 gotas de azeite de oliva, um punhado de folhas de orégano e uma pitada de noz-moscada. Feche a caixinha, amarre com fita vermelha, acenda três velas vermelhas em torno dela, queime incenso de verbena e, quando tudo terminar de queimar, guarde entre suas roupas íntimas. Faça qualquer dia menos na Lua minguante.

Chá de folha de oliveira

Ferva um litro de água em uma panela e tire do fogo. Adicione um punhado de folhas de oliveira e abafe. Deixe por um minuto. Em seguida, deixe a mistura esfriar e coe. Não use adoçantes. Para variar o sabor, acrescente folhas de hortelã ou cascas de abacaxi. Para começar a colher seus benefícios, o indicado é que você beba de 3 a 4 xícaras por dia, em um período de 3 a 4 meses.

Orquídea

Possivelmente uma das flores mais belas, originais, mágicas e exóticas do mundo sejam as orquídeas. Trazida para a Europa no início do século 18, nos poderosos navios da Marinha Britânica, e arrancada de forma cruel das selvas e densas florestas de onde procedia, para satisfazer os desejos das famílias europeias ricas, a orquídea é uma bela flor em uma variedade de formas e cores que podem ser encontradas em diferentes cantos do mundo. Usadas como afrodisíaco, as raízes das orquídeas eram maceradas e engolidas e eram vendidas nas farmácias e mercearias para o preparo de muitas bebidas. Este costume permaneceu até o século 17. Escritos do inglês John Parkinson, de 1640, revelam que medicamentos de orquídeas estavam entre as drogas vendidas em Londres (Inglaterra) para a cura de febres, inchaços e feridas. No Brasil, desde a época do descobrimento, já há registros da utilização de plantas curativas. Os colonizadores europeus observavam o uso frequente de ervas pelos índios nativos. Para ter poder e vigor, os astecas ingeriam uma mistura de orquídeas com chocolate.

Em 2900 a.C., o primeiro médico egípcio, conhecido como Imhotep, era um sacerdote que utilizava as ervas medicinais em seus preparos mágicos. A China é o país com a mais longa história no uso e conhecimento do poder terapêutico das plantas e o primeiro a utilizar orquídeas em sua medicina. Quando o imperador chinês Shen Nung morreu em 2698 a. C., já havia provado mais de 100 espécies de ervas e mencionava seu estudo em *Cânone das Ervas*, com 252 ervas estudadas. Entre as flores, encontra-se o uso do *Dendrobium* com finalidade medicinal. Eles as consideravam as mais aristocráticas dentre as plantas, e seu perfume simbolizavam virtude e sabedoria. O filósofo Confúcio disse certa vez que "ligar-se a uma pessoa superior é como entrar em um jardim de orquídeas".

Na Idade Média, acreditava-se que as orquídeas possuíam características afrodisíacas. Assim, os gregos acreditavam que a orquídea era um símbolo de virilidade. Na Grécia Antiga, se uma jovem se apresentava com orquídeas enfeitando a sua cabeça, isso significava que estava procurando o seu par ideal. Se o mesmo acontecia com uma mulher mais velha, na maioria das vezes isso era um sinal de ostentação, uma demonstração da sua riqueza e luxo em que vivia. Asclépio concebeu um sistema de cura baseado em banhos, jejum e chás, utilizando seu profundo conhecimento terapêutico das plantas. Durante muito tempo, acreditou-se também que as orquídeas possuíam poderes afrodisíacos. Theophrastus, aluno de Aristóteles, considerado o pai da botânica, 300 anos antes de Cristo batiza as orquídeas com o nome de *orkhis*, palavra grega que significa testículos, devido a semelhança entre as raízes de certas orquídeas terrestres (sobretudo nas zonas temperadas da Europa). No século primeiro depois de Cristo, um médico grego de nome Dioscórides, que serviu como cirurgião de exército romano, reuniu informações sobre 500 plantas medicinais, entre elas duas orquídeas, em um trabalho intitulado "Matéria Médica". Ele desenvolveu uma teoria de que Deus teria criado as plantas para serem úteis aos seres humanos e elas teriam um indício, um sinal que tornaria evidente seu uso. Deste modo, os distúrbios seriam tratados através de partes de plantas que teriam alguma semelhança com o órgão afetado.

Escolha sempre um lugar adequado para sua orquídea ficar. É muito importante dar preferência a vasos de barro ao invés de plástico, pois esses primeiros são feitos com substâncias mais porosas, drenando mais a água. Ao escolher vasos de plástico, fique atento para que sua planta não fique encharcada. Em relação a regas, é importante lembrar que orquídeas gostam de água, desde que seja de maneira equilibrada. Regue o solo da planta, fazendo com que fique nitidamente úmido. No verão, essa operação deverá ser repetida de duas a três vezes, semanalmente, dependendo da umidade do ar. No inverno, até duas vezes por semana já é o suficiente. Para checar se já é hora de regar sua orquídea novamente, coloque seu dedo indicador no solo da planta: se estiver úmido, ainda não necessita de mais água; se estiver totalmente seco, esse é o momento de regar a planta mais uma vez. Algumas orquídeas possuem mais capacidade de reter a água em sua raiz do que outras. Portanto, a chave do sucesso é ficar atento às condições climáticas e ver o quanto de água sua planta necessita por dia, não deixando nunca seu substrato completamente seco.

Orquídeas gostam de lugares amenos, protegidas da luz direta do sol. Deixe as suas em lugares mais frescos, que tenham luminosidade, mas não em contato direto com o sol, caso contrário elas ficarão desidratadas. Essas plantas costumam gostar dos primeiros raios da manhã, se você perceber que as folhas da orquídea estão ficando amarelas, é sinal de que a orquídea está recebendo muita luz, neste caso mude a planta de local. Se a luz é proveniente de uma janela é importante que você tenha um sistema de sombreamento, algo que pode ser obtido com uma cortina transparente. Mas ao ver as flores das orquídeas caindo, não se assuste, pois elas passam por um processo chamado "repouso", onde suas flores caem e a planta entra em um período de "dormência". Esse é o momento em que a orquídea passa alguns meses descansando e recuperando suas energias, para que logo possa florescer novamente. Nesse período, não tente estimular a planta com adubos ou outros produtos químicos para que ela cresça rapidamente. Respeite esse tempo, lembre-se que orquídeas são plantas cujo crescimento é lento.

O adubo para orquídeas é sempre um assunto importante: você precisa equilibrar a quantidade de adubo oferecida, já que a orquídea, como qualquer outra planta, precisa de nutrientes para crescer. Assim com o excesso de água, o exagero de adubo é pior do que a falta dele, o que pode prejudicar a sua flor. Dê preferência a adubos orgânicos, pois estes respeitam mais as características naturais da flor. Após ler atentamente as instruções do fabricante, dependendo do tipo de fertilizante escolhido, você poderá aplicá-lo colocando a quantidade recomendada num canto do vaso, dessa forma, o adubo vai se dissolver aos poucos, liberando nutrientes a cada irrigação. Outra possibilidade é diluir a quantidade recomendada aplicando na água da rega, diretamente no solo. A adubação foliar deverá ser feita somente ao entardecer. Uma boa dica é, de vinte a quinze minutos antes da adubação, pulverizar a planta com água. Este procedimento faz com que as células das folhas responsáveis pela absorção dos nutrientes se abram. Após esse procedimento, pulverize com adubo nas dosagens recomendadas pelo fabricante (não pulverize as flores). Para evitar a propagação de parasita de uma orquídea para outra é recomendado manter uma distância de pelo menos 20 cm de um vaso para outro. Caso haja uma planta doente, recomenda-se a remoção imediata da mesma, para que ela não passe a doença para as outras. Quando for realizar cortes com uma tesoura ou faca sempre se lembre de esterilizar o instrumento para evitar a propagação de doenças. Utilize uma chama de um isqueiro ou fogão e passe rapidamente pelo metal antes do corte.

Seu gênero é feminino, da planta se utiliza a raiz, o caule e as folhas. Na gastronomia não é utilizada.

Nome popular: orquídea
Nome científico: *Orchidaceae*
Planeta: Vênus
Elemento: Água
Deidades: Afrodite
Função terapêutica: as orquídeas foram usados para muitos fins medicinais em tempos antigos, para cura de doenças cardíacas, tosse, dentre outras. A essência desta flor conta com a vantagem de poder ser aplicada em qualquer pele e consegue o seu objetivo de regenerar as células. Também, graças ao seu poder antioxidante, ajuda a regular a pigmentação da pele, combatendo, assim, o envelhecimento produzido pelos radicais livres.

Contraindicações: não encontrada na bibliografia consultada.
Função mágica: indicada para purificar o ambiente de trabalho e ajudar a encontrar soluções para problemas práticos. Flor que está associada à sexualidade e a beleza feminina, a orquídea pode ter variadíssimos significados, amor, desejo, luxúria, perfeição, pureza espiritual, força, luxo, beleza, etc. Cores diferentes têm significados diferentes. As cor-de-rosa ou lilases são da sedução, ideal para conquistar seu interesse amoroso; as vermelha simbolizam o desejo sexual; brancas, o amor puro (bastante comum nos buquês de noivas); amarela, amor erótico e as pretas simbolizam poder e autoridade absoluta, um sinal de algo pertencente à elite.

TOQUE DE BRUXA: embora não atue como uma máscara, o azeite de orquídea é muito leve, hidrata, adiciona elasticidade, brilho e suavidade para o cabelo que tenha sido danificado por tratamentos químicos. Lave e condicione o seu cabelo como de costume, distribua um pouco de azeite uniformemente da raiz até as pontas e deixe agir por pelo menos 20 minutos. Penteie de maneira uniforme.

Receitas terapêuticas e encantadas

ESCALDA-PÉS PARA AUTOESTIMA

- 1 recipiente grande para colocar os pés confortavelmente e que tenha altura suficiente para cobrir a perna até a altura da panturrilha
- 2 colheres de sopa de sal grosso para reduzir o inchaço e desintoxicar
- Água de morna a quente
- Flores de orquídeas
- Óleo essencial de lavanda para relaxar
- Óleo essencial de melaleuca para combater fungos em geral

Despeje a água na bacia com a temperatura de aproximadamente 38 °C, adicione o sal, quatro gotinhas de óleo essencial de lavanda e uma gotinha do óleo de melaleuca. Agora é só deixar os pés de molho por 15 a 20 minutos, massageando de vez em quando. Ao final, seque bem os pés e coloque uma meia. Coloque as flores de orquídeas no final da preparação. O ideal é fazer à noite, antes de ir se deitar.

Orégano

Originário do Mediterrâneo Oriental e da Ásia, de colinas com boa insolação, esta é uma planta perene, que cresce na região Mediterrânea e na Ásia, sendo muito cultivada em todo o mundo. Cresce melhor em clima ameno ou em clima moderadamente quente, mas pode ser cultivado em uma faixa de temperaturas indo de 4 °C a 32 °C. O ideal é que a temperatura fique entre 21 °C e 25 °C. O orégano necessita de alta luminosidade e deve receber luz solar direta ao menos por algumas horas, diariamente. Quanto mais luz solar receber, mais pungentes e aromáticas serão suas folhas. Irrigue com frequência para que o solo seja mantido levemente úmido. Se as plantas estão bem desenvolvidas, não há problema se o solo secar por um curto período entre uma rega e outra. Tanto a falta quanto o excesso de água prejudicam o orégano, que pode ser propagado por sementes, por divisão de touceiras ou por estaquia, sendo estes dois últimos métodos os preferidos, uma vez que o plantio por sementes exige mais tempo para o crescimento das plantas e início da colheita. As sementes podem ser plantadas diretamente no local definitivo da horta, ou podem ser plantadas em sementeiras, pequenos vasos ou copinhos feitos de papel jornal com aproximadamente 10 cm de altura e 5 cm de diâmetro. Neste caso, as mudas de orégano são transplantadas quando têm 4 pares de folhas definitivas. A germinação das sementes geralmente ocorre em duas semanas. O orégano pode ser cultivado facilmente em jardineiras e vasos de tamanho médio ou grande. Retire plantas invasoras que estejam concorrendo por nutrientes e recursos. A colheita das folhas pode começar quando a planta estiver com pelo menos 20 cm de altura. Considera-se que as folhas tem o melhor sabor na época em que começam a surgir as flores, que também são utilizadas como condimento e devem ser colhidas assim que abrem. O sabor das folhas é mais forte quando estão secas, e geralmente é esta a maneira em que são usadas. As folhas frescas podem ser deixadas para secar em um local escuro, quente, seco e que seja bem ventilado. O orégano produz bem por 4 ou 5 anos se cultivado em clima adequado e em boas condições de cultivo.

A palavra orégano (*origanum*) tem origem grega e significa "alegria da montanha". Para os gregos, a erva tinha o poder mágico de trazer felicidade. É uma planta que tem alta atividade antioxidante pela presença de ácido fenólico e flavonoides. Adicionalmente tem propriedades antimicrobianas contra algumas bactérias e outros patógenos presentes nos alimentos, o que faz com que ajude a preservá-los. A medicina grega usava o orégano como chá para convulsões e antídoto para venenos narcotizantes. Considerado pelos antigos romanos como símbolo da paz e da felicidade.

Seu gênero é masculino, da planta são usadas as folhas. Na gastronomia é um ingrediente insubstituível, utilizado em molhos de tomate, vegetais refogados, carnes e pizzas. Usado também em caldeiradas e em saladas de tomate e queijo fresco ou requeijão.

Nome popular: orégano
Nome científico: *Origanum vulgare*
Planeta: Mercúrio
Elemento: Ar
Deidade: Hermes
Função terapêutica: seu uso constante combate vários tipos de doenças como tosse, doenças do pulmão, dores musculares, indigestão, dores articulares e de dente. Por ter um cheiro forte, se a planta for passada na pele também funciona como repelente de formigas e é fungicida. Seu consumo é incentivado durante o período de gestação e de lactação. Apresenta-se de maneira positiva também no auxílio de tratamentos contra insônia, estresse, cansaço nervoso, febre e dores reumáticas. Se for utilizado de maneira externa também ajuda a combater a celulite. Nele também é encontrado um agente estrogênico, isso quer dizer que ele reduz as dores menstruais e diminui todos os sintomas da Tensão Pré-menstrual, a famosa TPM. No organismo, o orégano funciona como diurético, diminuindo a retenção de líquidos, e de quebra luta contra os radicais livres, ou seja, evita o envelhecimento precoce da pele e de todos os órgãos do corpo. O tempero fresco contém uma alta quantidade de oxidantes, estudos recentes mostram que uma colher de sopa da especiaria tem a mesma quantidade de antioxidantes que uma maçã. Além de combater doenças que atacam o coração, combate a tosse, as doenças do pulmão, dores musculares, afecções estomacais, indigestão, gases, cólicas, enjoo, cefaleias e queixas nervosas. Na Aromaterapia, é um poderoso antioxidante. O óleo essencial misturado à água do banho, é extremamente relaxante.
Contraindicações: nenhuma contraindicação foi identificada. O orégano é reconhecido com seguro para o consumo humano. Sensibilidade alérgica é rara, mas já foi relatada.
Função mágica: estimula a alegria e a comunicação. Seu poder está ligado à proteção, ao amor, à saúde e ao dinheiro. Para poderosa proteção, coloque um pouquinho de folhas secas nos cantos da casa, renovando a cada 30 dias.

Toque de Bruxa: orégano é um ótimo presente para se dar a pessoas tristes ou que sofrem de algum mal espiritual, ele traz alegria e leveza para a alma e para o ambiente. Protege a casa de influências negativas e, colocada em bolsinhas mojo dentro do travesseiro, ajuda na tomada de decisões difíceis. Temperar a comida desejando a alegria e a cura para quem precisa também funciona perfeitamente. Para paz, polvilhe o orégano em alimentos que serão consumidos em grupo, este gesto trará a harmonia familiar. Polvilhar um pouco de Orégano ao redor de casa, traz proteção. Confeccionar um saquinho de pano branco e enchê-lo com orégano é perfeito para ter sempre a paz e harmonia com você. Plantado em casa, atua como escudo protetor contra o mal.

Receitas terapêuticas e encantadas

- Abscessos e nevralgias: decocção para fricções e cataplasma – Em 1 cálice de vinho tinto, cozinhe 10 g de flores e folhas. O líquido deve ser utilizado para fricções leves e para lavagens. As folhas e flores devem ser aplicadas sobre a região afetada. Repita o cataplasma duas vezes ao dia.
- Alívio dos sintomas da TPM: coloque uma colher de sopa de folhas de orégano, secas ou não, numa xícara; esquente uma xícara de água e desligue assim que surgirem as primeiras bolhas de fervura; despeje a água na xícara contendo o orégano e tome assim que esfriar. O consumo do chá deve ser feito de duas a três vezes ao dia, sem que se ultrapasse o limite de 12 horas entre um consumo e outro.
- Asma: decocção – Ferva por 10 minutos 30 g de sumidades floridas em 1 litro de água. Filtre o líquido quando estiver morno, adoce com mel e tome durante o dia.
- Asma: decocção – 30 g de sumidades floridas em 1 litro de água por 10 minutos. Amornar e adoçar com mel.
- Brônquios: decocção – Coloque 15 g de sumidades floridas e de folhas em ½ litro de água. Deixe ferver por 5 minutos. Filtre e consuma em 3 vezes durante 1 dia. Antes de beber a decocção, aqueça em banho-maria. Infusão – Em 1 xícara de água bem quente, coloque uma colher pequena de sumidades floridas. Filtre em seguida, adoce com mel e beba. Repita a dose 3 vezes ao dia.
- Dentes: adquira em farmácia um pouco de óleo de orégão, ensope um pedaço de algodão e introduza com a ajuda de um palito na cavidade produzida pela cárie.

- **Depurativo:** infusão – Coloque um pouco de sumidades floridas e de folhas em 1 xícara de água. Filtre o líquido quando morno e beba.
- **Esternutatório:** reduza a pó finíssimo uma pitada de sumidades floridas e de folhas de orégano, utilizando-a como se faz com rapé. O pó provoca espirros que aliviam a cabeça.
- **Estômago:** infusão – Coloque 10 g de sumidades floridas de orégano em ½ litro de água fervente. Filtre em seguida, adoce com mel e beba o líquido quente em 2 vezes.
- **Loção para caspa:** ferva 30 g de orégano em 1 litro de água por 10 minutos. Coe e enxague os cabelos limpos.
- **Má digestão:** infusão ½ litro de água fervente e 10 g de sumidades floridas.
- **Menstruações difíceis:** infusão – Coloque 1 colher de sumidades floridas em 1 xícara de água fervente. Filtre e beba, repetindo a dose 2 vezes ao dia.
- **Para abrir o apetite:** macerado – Coloque 50 g de orégano em 1 litro de vinho branco seco. Macere por 08 dias. Coe e tome dois cálices por dia.
  - Posologia: como tempero, *ad libitum*. Adultos: 10 a 20 ml de tintura divididos em 2 ou 3 doses diárias, diluídos em água; 2 g de erva seca (1 colher de sopa para cada xícara de água) em infuso até 3 vezes ao dia em intervalos menores que 12 h. O óleo essencial é usado em Aromaterapia: a planta fresca pode ser usada na preparação de óleos e alimentos.
- **Reumatismo:** decocção – Beba a decocção em xícaras durante o dia, nos períodos de crises.
- **Xarope para tosse:** pegue uma colher (sopa) de mel puro e uma colher (café) de orégano, coloque em um recipiente de vidro e leve ao micro-ondas para aquecer por alguns segundos. Esse processo também pode ser feito no fogão, em banho-maria. O ideal é que o mel fique morno. O xarope deve ser tomado morno, de 2 a 3 vezes por dia. Como as folhinhas secas podem irritar a garganta, vale a pena coar o mel antes de consumir.

Batatas da alegria

- 4 batatas grandes
- 100 g de muçarela ralada
- Sal, orégano e pimenta-do-reino a gosto

Cozinhe as batatas até que fiquem tenras. Descasque-as e corte-as em fatias de espessura média. Distribua as rodelas em uma assadeira e salpique sal e pimenta-do-reino para temperar. Em seguida, acrescente a muçarela ralada e o orégano. Como as batatas ainda estarão bem quentes, é só colocar para gratinar por alguns poucos minutos. Quando o queijo estiver dourado você já poderá servir. Se quiser, pode regar as batatas depois de prontas com um fio de azeite de ervas. Fica muito bom!

Crouton de orégano

- 2 colheres de sopa de azeite de oliva extravirgem
- 2 fatias de pão de forma tradicional amanhecido
- Orégano e sal a gosto

Preaqueça o forno a 180 ºC. Retire as bordas dos pães. Corte em quadrados não muito grandes e regulares. Regue os pães com azeite. Tempere com sal e orégano. Coloque no forno quente por aproximadamente 12 minutos. Sirva imediatamente ou guarde em recipiente fechado e seco.

Pão de orégano

- ½ xícara de azeite de oliva
- ½ xícara de queijo parmesão ralado
- 2 e ½ xícaras de leite morno
- 3 colheres (sopa) de orégano
- 7 xícaras de farinha de trigo
- 30 g de fermento biológico

Dissolva o fermento com um pouco de leite, depois misture os demais ingredientes. Sove bastante, deixe crescer por 20 minuto e divida em 20 pãezinhos. Espere crescer novamente até dobrar de volume. Faça uma mistura com azeite, uma colher (sopa) de orégano e duas colheres (sopa) de queijo ralado. Use essa mistura para pincelar os pães. Asse em forno pré-aquecido em 200 ºC.

Pasta da alegria e da felicidade

- 1 pote de creme de ricota light (250g) – 366 calorias
- 3 colheres de sopa de azeite de oliva extravirgem – 324 calorias
- Orégano a gosto

Misture tudo num potinho e pronto! Eu guardo com filme plástico na geladeira por até uns 10 dias, o suficiente para usar tudo (ou quase tudo). Se você quiser ter mais controle, também pode fazer a misturinha na hora, em pequena quantidade. Junte uma colher de sopa da ricota light com um fio de azeite e temperos a gosto antes de passar no pão ou no biscoito água e sal.

Alho da purificação e da alegria

- 1 colher (chá) de alecrim
- 1 colher (chá) de orégano
- 4 cabeças de alho
- Azeite de oliva a gosto
- Sal a gosto

Corte a parte superior das quatro cabeças de alho. Tempere com sal, orégano, alecrim e regue com azeite de oliva. Coloque em uma travessa e leve ao forno preaquecido a 180 °C por aproximadamente 40 minutos.

Biscoitinho da alegria

- ½ xícara de (chá) leite quente
- 1 cebola média
- 1 colher de (café) de sal
- 1 xícaras de (chá) óleo
- 2 colheres de (sopa) de orégano (ou a seu gosto)
- 50 g de fermento granulado para pão
- 500 g de farinha de trigo

Bata todos os ingredientes, exceto a farinha, no liquidificador. Misture em uma tigela com a farinha de trigo. Amasse bem. Divida a massa em 8 partes e com cada parte faça rolinhos. Corte cada rolinho na espessura de um dedinho. Asse em forno preaquecido, em temperatura média, até ficarem dourados. Não é necessário untar a forma.

Conserva de berinjela – alegria e purificação

- ½ maço médio de orégano fresco 16 g
- ½ maço médio de salsinha 50 g
- 1 colher (chá) de pimenta-malagueta em conserva 1,5 g
- 1 colher (sopa) de sal 12 g
- 1 kg de berinjela média
- 1 xícara (chá) de azeite de oliva espanhol 200 g
- 1 xícara (chá) de azeitona verde picadas 150 g
- 2 dentes de alho 16 g
- 2 xícaras (chá) de vinagre de vinho branco 480 ml
- Pão para acompanhar

Lava as berinjelas, tire o pedúnculo verde, descasque-as e corte em rodelas finas. Espalhe-as em uma assadeira refratária (29 cm x 36 cm) e polvilhe uma colher (sopa) de sal. Cubra as berinjelas com filme plástico e pressione-as com um objeto pesado. Deixe na geladeira por 4 horas. Lave o orégano e a salsinha em água corrente. Coloque-os em uma tigela com solução sanitizante. Siga as especificações do fabricante. Em seguida, escorra a solução, seque as ervas com toalha de papel e separe somente as folhas. Pique-as finamente e reserve. Descasque os dentes de alho, corte em lâminas bem finas e reserve. Esprema as berinjelas embaixo da água e enxágue-as com o vinagre. Deixe-as repousando por mais 3 horas. Em seguida, esprema as berinjelas novamente e transfira para um recipiente de vidro (bem limpo e seco). Incorpore as ervas (o orégano e a salsinha), o alho, as azeitonas, o azeite de oliva e a pimenta. Misture delicadamente e acerte o sal se necessário. Tampe o vidro e leve à geladeira por mais 2 horas. Sirva com pão ou torradas.

Atum para equilíbrio emocional

- ½ colher (chá) de sal
- 1/4 de xícara (chá) de farinha de trigo
- 1/4 de xícara (chá) de manteiga
- 1/4 de xícara (chá) de óleo de girassol
- 1 colher (sopa) de óleo de girassol
- 1 colher (sopa) de orégano
- 2 colheres (sopa) de suco de limão
- 4 postas de atum (600 g)
- 4 tomates médios cortados em rodelas

Em uma tigela média, tempere as postas de atum com o sal, o suco de limão e o orégano. Deixe descansar por 30 minutos. Reserve. Numa frigideira média, aqueça o óleo. Frite as postas de atum por dois minutos, vire-as e deixe por mais dois minutos. Retire e reserve. Tempere as rodelas de tomate com o sal e passe-as na farinha de trigo. Na mesma frigideira utilizada no preparo das postas de atum com orégano, aqueça o óleo com a manteiga sobre fogo médio. Frite as rodelas de tomate por dois minutos, vire-as e frite por mais dois minutos ou até que fiquem macias. Sirva como acompanhamento para as postas de atum com orégano.

Carne grega para alegria e felicidade

- 1 cebola vermelha
- 1 colher de chá de cominho
- 1 colher de chá de orégano
- 1 colher de sopa de vinagre
- 1 dente de alho
- 1 tomate
- 2 folhas de alface
- 2 pães pita (ou pão árabe)
- 150 ml de azeite
- 300g de carne de cordeiro ou de porco
- Molho branco de kebab
- Sal e pimenta-do-reino moída na hora

Corte a carne em tiras e adicione azeite, vinagre, cominho, orégano, sal e pimenta. Misture e reserve na geladeira por 2 horas. Em uma panela quente com um pouco de óleo, frite a cebola e o alho finamente picados. Adicione a carne marinada e cozinhe por 2 ou 3 minutos. Corte o pão na metade. Coloque uma folha de alface e metade carne, tomate fatiado e meia cebola. Adicione uma colher do molho branco para kebak e feche o seu pão. Faça o mesmo com o segundo pão pita. Coma imediatamente com batatas fritas.

Omelete das grandes realizações

- 1 creme de leite (sem soro)
- 5 ovos
- Carne moída
- Cebola, tomate
- Sal, orégano, alho e tempero verde a gosto

Bata os ovos e o creme de leite com o sal e o orégano. Prepare a carne moída com alho, cebola, tomate, tempero verde e sal. Coloque primeiro uma camada de carne, depois uma de queijo cheddar e uma de massa. Repita a camada de carne, colocando na sequência uma camada de cebola em rodelas e outra camada de massa, finalizando com uma camada de muçarela e parmesão. Coloque para assar até ficar cheiroso.

Farofa para resolução de problemas

- 1 e ½ colher (sopa) cheia de manteiga ou margarina
- ½ tablete de caldo de galinha
- 2 cebolas fatiadas
- 3 dentes de alho fatiados ou picados
- 100 g de farinha de mandioca
- Sal a gosto (se necessário)

Em uma frigideira, coloque a manteiga, o alho e a cebola e deixe-as bem coradas (fritas). Acrescente mais manteiga, se achar que precisa, e o caldo de galinha, dissolvendo-o bem. Junte a farinha de mandioca aos poucos, o orégano e o sal se for necessário.

Óleo corporal da alegria

- 1 castanha-da-índia
- 1 colher (chá) de orégano
- 1 colher (sopa) de gengibre ralado
- 50 ml de óleo de coco

Misture todos os ingredientes e bata no liquidificador. Coe e coloque em um recipiente de vidro que seja bem vedado. Use sempre depois do banho ou quando sentir dores, fazendo os seguintes movimentos: deslizamento ascendente nos membros inferiores e superiores; circulares e de pinçamento nos glúteos, nas coxas e nos braços (na região do tríceps); deslizamento no abdome; circulares e deslizamento nos flancos, descendo até a região da virilha.

Opium (Papoula)

Sua floração é no verão, a planta se propaga por sementes. Rica em matéria orgânica, a papoula precisa de muita luz, o ideal é que receba luz solar direta apenas nos horários mais amenos do dia (pela manhã ou à tarde), que é seu clima ideal, devendo ser regada regularmente, não deixando nunca o solo encharcado.

Homero descreve, na Odisseia, os efeitos desta planta muito conhecida na Grécia clássica, ainda que seu uso curiosamente não tenha se estendido ao resto da Europa a partir dos gregos, mas, sim, dos árabes, que recolhiam o ópio no Egito, onde era usado amplamente na medicina, e o levavam para vendê-lo tanto no Oriente como no Ocidente.

Até o século 19, a venda dessa droga era livre, pois estava cercada de uma aura de substância benéfica que aliviava dores e sofrimentos. Os adversários do filósofo comunista alemão Karl Marx (1818-1883) recordam com frequência que ele era um inimigo da religião, com base numa frase da sua autoria na qual afirmava que "a religião era o ópio do povo", apesar da origem dessa comparação não ser de autoria dele. O fundador do comunismo quis dizer que a religião servia como alívio ilusório ao sofrimento dos pobres, como vemos na citação do seu texto: "A religião é o suspiro do oprimido, o coração de um mundo insensível, a alma de situações desalmadas. É o ópio do povo. A abolição da religião enquanto felicidade ilusória dos homens é a exigência da sua felicidade real" (Karl Marx, Collected Papers, 1844).

O tráfico ilegal de ópio no mercado chinês, promovido pela Companhia Britânica das Índias Orientais, para contrabalançar suas finanças, causou dois conflitos entre China e Reino Unido durante o século 19, as Guerras do Ópio, que resultaram na abertura do mercado chinês aos produtos e ópio ocidentais e ao crescimento de um sentimento nacionalista, e as Guerras Civis, que resultaria no fim do regime imperial. Os primeiros registros do consumo da papoula provêm de sítios arqueológicos na região do rio Reno e Rio Maas, na Holanda, e datam de aproximadamente 5000 anos. De acordo com as evidências encontradas nesses locais, apenas as sementes eram usadas como alimento, não havendo indícios de uso recreativo da planta. Os efeitos inebriantes da planta teriam sido descobertos somente mais tarde, na Grécia antiga. Os gregos teriam espalhado o uso recreativo do ópio dentre os países árabes e ao norte da África, onde os egípcios foram grandes cultivadores de papoula, sendo encontradas diversas evidências de uso da planta em artefatos históricos preservados.

O ópio constitui um dos poucos registros encontrados de uso recreativo de alguma substância psicoativa dentre os povos do Velho Mundo. Os primeiros cultivos da planta foram feitos na Mesopotâmia, por volta de 4000 anos, pelos Sumérios, que chamavam a papoula como *hul gil* ou "planta da diversão". Na civilização romana, o ópio teve grande importância, simbolizando o sono e a morte. Celso, médico romano que viveu no primeiro século da era cristã, recomendava o uso do ópio para o alívio da dor, sendo um dos primeiros autores de formulações médicas contendo os princípios ativos da papoula. Foi a partir dos romanos que as propriedades analgésicas do ópio passaram a ser reconhecidas. Mas a morfina propriamente dita, somente foi isolada muito tempo depois, em 1805, pelo farmacologista alemão Friedrich Seturner, que a denominou assim devido à sua relação com Morpheus, o deus dos sonhos. A morfina foi o primeiro alcaloide isolado de uma planta em toda a história.

Paracelso, médico suíço que viveu entre 1493 e 1541, foi tão entusiasta dessa droga que a carregava sempre consigo e a denominou "pedra da imortalidade". O termo láudano é usado na literatura médica do século 17 como designativo de um medicamento de eficácia comprovada, e muitos médicos famosos tinham um láudano com o seu nome. Há dúvidas se o láudano de Paracelso continha ópio. Já o láudano de Sydenham foi a principal preparação líquida contendo ópio, usada na Inglaterra no século 17, e teve grande aceitação na Europa e nas Américas até o início do século 20. Sydenham, não menos entusiasta do ópio do que Paracelso, declarou: "Entre os remédios oferecidos por Deus Todo Poderoso para aliviar o sofrimento do homem nenhum é tão universal e tão eficaz quanto o ópio".

O ópio (do latim *opium*, por sua vez do grego ὄπιον, derivado de ὀπός, "suco [da planta]") é um suco espesso que se extrai dos frutos imaturos (cápsulas) de várias espécies de papoulas soníferas (gênero *Papaver*), e que é utilizada como narcótico.

Seu gênero é feminino, da planta são usados as flores e as sementes. Na gastronomia as sementes de papoula (com aquisição das sementes controlada pela ANVISA no Brasil) costumam ser usadas em saladas, massas, pães, bolos, tortas, salada de frutas, compotas, biscoitos, entre muitas outras coisas.

Nome popular: papoula, opio.
Nome científico: *Papaver somniferum*
Planeta: Lua
Elemento: Água
Deidades: Demeter, Artêmis, Ísis e Brigit.

Função terapêutica: suas sementes são muito eficientes no combate à insônia, bastando para isso, tomar um chá antes de deitar. Remédio para diarreia, gota, diabetes, disenteria, tétano, insanidade e ninfomania.

Contraindicações: quando ocorre um aumento nas dosagens, os efeitos poderão evoluir para casos de overdose, com sonolência descontrolada, coma e, em casos mais graves, morte por falha respiratória. A overdose ainda poderá ocorrer por mistura da droga com álcool e barbitúricos. O uso prolongado é contraindicado, pois pode causar dependência pela presença de morfina.

Função mágica: planta da alegria. A flor papoula pode significar falsa paixão, sonho, extravagância, fertilidade e ressurreição.

TOQUE DE BRUXA: aprecie o chá fazendo uma infusão com a proporção de 6 pétalas de papoula para cada xícara de água. Ferva a água, desligue o fogo e adicione as pétalas, deixando descansar por dez minutos. Consuma no máximo três xícaras ao dia. Já o xarope pode ser feito com a infusão preparada com 170 ml de água e 10 g de pétalas secas. O preparo é igual ao citado anteriormente, devendo ser coado em seguida. Acrescente 340 g de açúcar mascavo e misture até adquirir consistência de xarope. Consuma entre duas e quatro colheres de sobremesa antes de dormir.

Receitas terapêuticas e encantadas

CUPCAKES DE LIMÃO E SEMENTES DE PAPOULA

- 1 1/2 colheres de chá de fermento
- 1/4 de colher de chá de sal
- 1 colher de chá de essência de limão
- 1 colher de sopa de raspas de limão (siciliano ou taiti)
- 1 colher de sopa de sementes de papoula
- 1 xícara (225 g) de açúcar
- 2 xícaras (220 g) de farinha
- 4 ovos
- 225 g de manteiga sem sal

Ligue seu forno em 180 ºC. Bata a manteiga e o açúcar por 3 minutos, até que fique leve e fofo. Peneire a farinha, o fermento e o sal. Adicione os ovos à manteiga, um por um, e bata bastante. Em seguida, adicione a essência de limão, as raspas e as sementes de papoula. Bata novamente. Adicione a farinha em duas adições, tomando cuidado para não bater demais. Divida a massa entre as forminhas, preenchendo somente 2/3 de cada uma. Asse por 18 a 20 minutos, ou até que um palito inserido no centro saia limpo.

Cobertura de limão

- 1 xícara (110 g) de açúcar impalpável
- 4 colheres de sopa de suco de limão (siciliano ou taiti)

Em uma pequena tigela, misture o açúcar e o suco com um garfo, vagarosamente, para não espirrar todo o açúcar. O resultado final vai ser um caldo espesso, quase na consistência de creme de leite. Se ficar muito aguado, coloque mais açúcar aos poucos.

BOLO DE LARANJA COM PAPOULA

- ½ xícara de suco de laranja
- 1 xícara de leite
- 2 colheres (chá) de fermento em pó
- 3 ovos grandes, ligeiramente batidos
- 80 g de semente de papoula
- 150 g de farinha de trigo
- 200 g de açúcar refinado
- 200 g de manteiga sem sal
- Raspas de laranja para decorar
- Raspas finas de 1 laranja

Preaqueça o forno a 180 °C. Unte e enfarinhe uma forma de furo no meio. Na batedeira, bata a manteiga e o açúcar até ficar fofo, depois acrescente os ovos aos poucos, batendo bem após cada adição. Acrescente as raspas da laranja e as sementes de papoula. Peneire a farinha e o fermento em pó na massa em seguida e bata até a massa ficar homogênea. Adicione o leite e suco de laranja, mexendo para misturar uniformemente. Coloque a massa na forma preparada e asse no forno preaquecido por 45-50 minutos ou até ficar firme e dourado. Espere esfriar uns 10 minutos para poder desenformar.

Calda

- 1 xícara de suco de laranja
- 14 colheres (sopa) de açúcar

Para a calda, coloque o açúcar e suco de laranja em uma panela pequena e aqueça suavemente até que o açúcar derreta. Deixe que ferva por 5 minutos para a calda ficar bem reduzida. Despeje a calda sobre o bolo enquanto ainda estiver quente, decore com tiras e casca de laranja e sirva quente ou frio.

Bolo de sementinhas de papoula

- 1 colher (sobremesa) de fermento em pó
- 4 ovos batidos
- 90 g de semente de papoula
- 250 g de açúcar refinado – usei metade do peso em açúcar light
- 250 g de farinha de trigo peneirada
- 250 g de manteiga em temperatura ambiente
- Raspas de 2 limões siciliano
- Suco de 1½ limão siciliano

Bata a manteiga com o açúcar, até obter uma mistura cremosa. Adicione os ovos batidos e bata bem. Adicione o suco de limão, as raspas e em seguida a farinha de trigo. Misture a semente de papoula e por último o fermento em pó. Verta esta mistura em uma forma previamente untada, enfarinhada e leve ao forno pré-aquecido a 180 ºC, por cerca de 1 hora ou até as bordas dourarem ligeiramente. Desenforme morno.

Cobertura de limão: opcional
- Suco de limão
- Açúcar de confeiteiro

Adicione açúcar no suco de limão, até obter um mingau grosso. Verta a calda sobre o bolo frio.

Molho de semente de papoula

- ½ colher (sopa) de mostarda
- 1/3 xícara (chá) de vinagre de vinho branco
- 1/4 xícara (chá) de açúcar
- 1 colher (sopa) de cebola ralada
- 1 colher (sopa) de sementes de papoula
- 1 xícara (chá) de óleo
- Sal a gosto

Coloque no liquidificador os ingredientes e bata em velocidade média até que esteja muito bem misturado. Guarde-o em recipiente muito bem fechado, dentro da geladeira, e misture-o bem, novamente, antes de usá-lo. Este molho acompanha bem saladas de folhas, de frutas ou queijos frescos.

Pão de papoula

- ½ litro de água filtrada morna
- ½ xícara (chá) de óleo de milho
- 1 colher (sopa) bem cheia de sal
- 1 colher (sopa) cheia de açúcar
- 1 colher (sopa) de banha de porco ou manteiga sem sal
- 1 kg de farinha de trigo peneirada
- 2 ovos grandes – ligeiramente batidos
- 60 g de fermento biológico

Cobertura
- Sal grosso e alecrim desidratado
- Queijo parmesão ralado grosso e orégano
- Sementes de gergelim crua, torrada ou preto
- Sementes de papoula

Bata na batedeira o fermento e o açúcar, até que se dissolva completamente. Acrescente os demais ingredientes e metade da farinha de trigo e bata até obter uma mistura lisa e homogênea. Junte o restante da farinha de trigo e continue batendo por mais 5 minutos ou até obter uma massa lisa, homogênea e que tenha formado pequenas bolhas. Caso seja necessário, acrescente um pouco mais de farinha de trigo, no máximo 200 g. Por último, retire a massa da batedeira, polvilhe um pouco de farinha de trigo e sove delicadamente. Divida em quatro partes iguais, modele os pães em formato de filão e coloque sobre chapas de alumínio sem untar. Faça cortes na superfície com uma lâmina ou uma faca afiada, pincele com água por cima e salpique com uma das coberturas sugeridas. Deixe os pães crescerem até que estejam bem dourados.

Risoto de arroz com papoula

- ½ copo de vinho branco
- ½ mamão papaia não maduro, mas não completamente verde e em cubos (reserve pedaços maiores para a decoração)
- 1 colher (sopa) de cebola bem picada
- 1 punhadinho de semente de papoula
- 2 colheres (sopa) de azeite extravirgem
- 2 colheres (sopa) de manteiga
- 2 colheres (sopa) de queijo Parmegiano Reggianno
- 2 litros de caldo de legumes caseiro já temperado com sal e pimenta-do-reino
- 6 couve-de-bruxelas
- 60 g de presunto Parma em tiras de 1 cm de espessura
- 250 g de arroz Vialone Nano

Aqueça o caldo de legumes e mantenha a chama ligada no mínimo. Cozinhe a couve-de-bruxelas e reserve. Em outra panela, aqueça o azeite de oliva e adicione a cebola. Deixe murchar e adicione o arroz, mexendo bem. Adicione o vinho e deixe evaporar. Então, com o auxílio de uma concha vá colocando o caldo no arroz, 1 concha por vez, mexendo sem parar. Quando estiver quase seco, junte outra concha. Este processo vai levar mais ou menos 20 minutos. Junte o presunto 5 minutos antes do final. Quase no fim, adicione o mamão, mexendo lentamente. Quando o arroz estiver ao dente, mas não duro, coloque a manteiga e mexa com vigor. Retire do fogo e junte o queijo ralado e a semente de papoula, com o risoto fumegando ainda. Sirva em prato decorado, com a couve por cima.

Salada da alegria

- ½ maço de espinafre limpo
- ½ pé de alface americano limpo
- 1 caixa de morangos cortados ao meio
- 1 cebola roxa pequena cortada em rodelas finas

Molho

- 1 colher (sopa) de sementes de papoula
- 2 colheres (sopa) de suco de limão
- 2 colheres (sopa) de vinagre
- 6 colheres (sopa) de azeite

Em uma saladeira, disponha as folhas de alface e de espinafre, os morangos e a cebola. Molho: misture o azeite, o suco de limão e o vinagre na salada. Regue sobre a salada e, finalmente, salpique as sementes de papoula. Sirva em seguida. Sementes colocadas no alimento do amado farão com que ele fique cada vez mais apaixonado.

Perfume de atração para o ambiente

- 1 pouco de pó de pemba vermelha ralada
- 1 punhado de pétalas de rosas
- 1 punhado pequeno de resina de benjoim
- 1 punhado pequeno de sementes de papoula
- 250 ml de álcool

Esse perfume serve para cruzar a casa (derramar um pouco em cada canto de cada cômodo da casa). Misture todos os ingredientes. Deixe repousar um pouco, para que o álcool fique perfumado. Coe e utilize. Como esse perfume é feito para uso imediato, não precisa levar o fixador.

Banho para paixão

- 1 maçã vermelha ralada
- 1 maço de salsa fresca
- 2 colheres de café de papoula
- 4 colheres de mel de flor de laranjeira
- 4 litros de água mineral

No primeiro dia da Lua cheia, coloque a água numa vasilha grande e acrescente os demais ingredientes. Coloque a vasilha num local onde possa receber o frescor da noite e a luz da lua cheia. Na manhã seguinte, coe a mistura e utilize-a, após o banho habitual, da cabeça aos pés. Cubra a cabeça com uma toalha e vista-se sem se enxugar, ou coloque um roupão. Os homens devem retirar a salsa e utilizar o banho apenas com os outros ingredientes.

Ora-pro-nóbis

Originária do continente americano, encontram-se variedades nativas dessa hortaliça perene, rústica e resistente às secas na Flórida, nos Estados Unidos e na região sudeste do Brasil. Segundo tradições populares, o nome teria sido criado por pessoas que colhiam a planta no quintal de um padre, enquanto ele rezava em latim: ora-pro-nóbis. Seu nome científico é uma homenagem ao cientista francês Nicolas-Claude Fabri de Peiresc, e o termo a*culeata* vem do latim e significa "espinho", "agulha".

Ora-pro-nóbis, do latim "rogai por nós", é uma cactácea, um cacto trepadeira com folhas, tem espinhos e pode ser usada em cercas-vivas, desenvolvendo-se bem tanto à sombra como ao sol. Cacto trepadeira que atinge 10 m de altura, proveniente de uma família de regiões quentes e secas das Américas. Tem folhas lanceoladas, ou seja, semelhante à ponta de uma lança, e verdejantes, flores brancas e espinhos, sendo perfeitamente utilizado para a formação de cercas-vivas, vivendo bem tanto à sombra quanto ao sol. Propaga-se por estacas. Na cactácea, flores e folhas são comestíveis, além delas, a planta oferece frutos espinhosos de coloração alaranjada na maturidade. Ramos e caules são frequentemente verdes e fotossintetizantes, também recobertos por espinhos. Devido à sua riqueza proteica, é denominada carne de pobre. Suas folhas, de sabor semelhante ao do espinafre, possuem cerca de 25% de proteína, 85% da qual em forma digestível, portanto, facilmente aproveitável pelo organismo humano. Quando picadas, essas folhas exsudam uma espécie de visgo.

A variedade tem flores brancas, quando é mais adequada para consumo, e suas folhas podem ser ingeridas refogadas ou mesmo cruas, as flores também são comestíveis. A variedade comestível tem miolo alaranjado e folhas pequenas e suculentas. A ora-pro-nóbis é propagada por meio de estacas plantadas em solo fértil enriquecido de matéria orgânica e, depois de enraizadas, são transplantadas para o local definitivo. Serve também para alimentação animal, in natura ou na ração, barateando os custos da produção. O ora-pro-nóbis não deve ser confundido com a *pereskia grandiflora* ou com a *pereskia bleo*, que têm flores rosa (muito comuns no Brasil, e difíceis de serem diferenciadas sem a florada).

Acredita-se que o cultivo em larga escala do ora-pro-nóbis poderia representar uma revolução nos recursos alimentícios da humanidade, devido a seu fácil cultivo, grande produção e alto valor nutricional.

Encontrado em diversos estados do Brasil, em algumas localidades atingiu o status de ingrediente culinário, onde é refogado com vários tipos de carnes e é empregado em ensopados.

Na cidade de Sabará, existe o Festival do Ora-pro-nóbis, onde é comum utilizar a cactácea para pratos culinários. Em Sabará também teria surgido a lenda de que o nome ora-pro-nóbis foi criado por pessoas que colhiam a planta no quintal da casa de um pároco, que sempre rezava uma ladainha.

Todas as partes desta planta vem sendo usadas na medicina tradicional há séculos em todo o mundo, sendo de 500 a.C. seu primeiro registro na literatura da China. Na Idade Média era considerada uma planta que protegia dos maus espíritos e com um poder "antifeitiço". Há registro de que um herbalista do século 16 disse que a ora-pro-nóbis esfria o sangue e provoca o aumento de apetite. Planta muito apreciada por coelhos.

Seu gênero é feminino, da planta se utiliza as folhas e as flores. Na gastronomia é considerado um vegetal rico em ferro, ajuda a curar anemias das mais graves. Usa-se as folhas frescas ou secas e moídas na forma de pó e é também usada no preparo da farinha múltipla, complemento nutricional no combate à fome. Suas folhas são ricas em mucilagem, que contribui para o bom funcionamento do intestino. As folhas e flores são usadas em diferentes receitas, especialmente em sopas, omeletes, tortas e refogados. Muita gente prefere consumir as folhas cruas em saladas, acompanhando o prato principal. Outros as usam como mistura para enriquecer farinha, massas e pães em geral. É servido cotidianamente nas cidades históricas do estado de Minas Gerais, onde a planta é mais popular. Ainda há o emprego para a produção de mel e possui 25,4% de proteínas (das folhas secas), sendo por isso conhecido como "carne dos pobres", vitaminas A, B e C, bem como, além do ferro, minerais como cálcio e fósforo.

Nome popular: ora-pro-nóbis, carne dos pobres, beldroega-pequena (Portulaca oleracea), língua-de-vaca, trepadeira-limão, groselha-da-américa, lobodo, rosa-madeira, groselha-de-barbados, lobrobô ou lobrobó.
Nome científico: *Pereskia aculeata*
Planeta: Saturno
Elemento: Terra
Deidade: Hades
Função terapêutica: popularmente usadas para aliviar processos inflamatórios e na recuperação da pele queimada, a planta possui muitas propriedades devido

ao seu alto valor nutricional. Na forma de chá, a erva pode ser usada como depurativa do sangue e tônica, por isso é eficaz no tratamento de cistite, úlceras, queimaduras, problemas de pele e processos inflamatórios. Rica em vitaminas A, B, C, fibras, ferro e fósforo, além da mucilagem, a planta auxilia no bom funcionamento intestinal, no aumento da imunidade e pode ser usada na produção de mel. Estudos realizados na Universidade Federal de Lavras constataram que os princípios da planta podem ajudar na prevenção de doenças como varizes, câncer de cólon, hemorroidas, tumores intestinais e diabetes, além de diminuir o nível de colesterol ruim, tratar furúnculos e sífilis.

Contraindicações: o consumo de ora-pro-nóbis não possui contraindicações.

Função mágica: essa é uma erva integrante do banho forte. Usada nos banhos de descarrego e de limpeza. Erva destruidora de larvas negativas.

TOQUE DE BRUXA: usado como infusão, este é um ótimo diurético. Coloque, em uma xícara de água fervente, uma pitada de folhas de ora-pro-nóbis. Passado 15 minutos, filtre, adoce o líquido e beba em duas vezes.

Receitas terapêuticas e encantadas

FRANGO PARA A LIMPEZA DA TRISTEZA

- 1/4 de xícara de azeite
- 1 frango limpo, cortado e temperado
- 1 pedaço de pimentão vermelho (preferência) picado
- 1 tablete de caldo de galinha (preferência caipira)
- 2 cebolas cortadas em pedaços médios
- 2 dentes de alho picados em pequenos pedaços
- 30 folhas de ora-pro-nóbis (aproximadamente)
- Algumas pitadas de molho inglês
- Sal a gosto
- Suco de ½ limão pequeno

Junte, em uma panela o azeite, o suco de ½ limão e os pedaços de frango. Mexa em fogo médio até que o frango comece a dourar. Acrescente os dentes de alho picadinhos e mexa por mais alguns minutos. Após dourar levemente os pedaços de frango, retire o excesso de gordura da panela. Acrescente as cebolas e o pimentão, misturando-os aos pedaços de frango. Junte algumas pitadas de molho inglês e o caldo de galinha e 1 xícara de água quente. Acrescente água quente, aos poucos, em pequenas quantidades, até que o frango cozinhe (assim o caldo ficará mais grosso e saboroso). Prove o caldo e acrescente sal, caso julgue necessário. Após o frango cozido, espalhe as folhas de ora-pro-nóbis por cima do frango, sem mexer ou misturar, de maneira a cobrir caldo de folhas. Tampe bem a panela e deixe cozinhar em fogo baixo por mais ou menos 3 minutos. Sirva com arroz branco, feijão batido e angu.

ORA-PRO-NÓBIS COM LINGUIÇA RODILHA

- 1 cebolona crua em anéis (esta receita fica melhor com cebola roxa)
- 1 micro fiozinho de óleo de milho
- 1 pedaço da rodilha de linguiça calabresa, picada em gomos (use uma tesoura higienizada)
- 1 tomate vermelho grande, picado com tudo
- 2 dentes de alho
- 20 folhas de ora-pro-nóbis (deixado de molho na água com 1 limão) – 1/3 de pacote
- Orégano, pimenta-do-reino e sal a gosto

Lave as folhas de ora-pro-nóbis, inteiras, deixe de molho na água com 1 limão espremido por 15 minutos. O almoço é mineiro. Lá se faz muito desta Rodilha de Calabresa de tudo quanto é jeito. Pique a quantidade que precisa e sele em fogo baixo com um micro fiozinho de óleo, até grelhar os lados picados. Abra um buraco e refogue o alho, depois a cebola em anéis e 1 tomate picado com tudo. Vai mexendo e temperando a gosto, que o tomate solta água e cozinha os anéis de cebola. Os anéis de cebola já estão macios, pronto. Coloque as folhas de ora-pro-nóbis, escorridas (ainda molhadinhas na água com limão). Refogue, como o agrião, some tudo instantaneamente em menos de 1 minuto no fogo. Desligue e sirva.

PÃO VERDE COM ORA-PRO-NÓBIS

- ½ copo de água fria
- ½ copo de água morna
- 1 colher (sobremesa) de sal
- 1 colher (sopa) rasa de açúcar
- 2 colheres (sopa) de margarina
- 2 ovos inteiros
- 50 g de fermento para pão em tablete

- 100 g de folhas de ora-pro-nóbis
- 500 g de farinha de trigo (pode ir um pouco mais ou menos, dependendo do ponto da massa)

Dissolva o fermento juntamente com açúcar na água morna. Misture em seguida os ovos, a margarina e o sal. Reserve. Coloque as folhas de ora-pro-nóbis no liquidificador e bata com a água fria. Junte aos ingredientes reservados, adicionando a farinha até que a massa comece a soltar das mãos. Sove bem e deixe descansar até que dobre de volume. Divida a massa em dois pães e coloque novamente para crescer. Leve para assar em forno já aquecido.

Sorvete de ora-pro-nóbis

- 1 litro de leite integral
- 1 pote (250 g) de liga neutra (produto encontrado em mercados)
- 3 kg de ora-pro-nóbis (só as folhas)
- 750 g de açúcar refinado

Para desidratar o ora-pro-nóbis, coloque as folhas numa panela de fundo grosso e leve ao fogo brando, mexendo bem, por 10 minutos, até as folhas murcharem completamente. Deixe esfriar. Bata as folhas murchas em uma batedeira ou no liquidificador, por sete minutos, com o leite frio, açúcar e a liga neutra. Leve ao congelador por uma hora, na regulagem máxima, para congelar. Depois, volte a temperatura para o grau usado diariamente, para conservar a sobremesa no congelador. Sirva com cobertura de menta.

Panqueca light com ora-pro-nóbis

- ½ copo de óleo soja, ou azeite
- ½ litro de leite desnatado ou de soja
- 1 pitada de sal
- 1 xícara (chá) de farinha de trigo integral
- 1 xícara e meia (chá) de farinha de trigo comum
- 2 colheres (sopa) de farinha de linhaça (marrom ou dourada)
- 3 colheres (sopa) de aveia fina
- 3 colheres (sopa) de gérmen de trigo
- 4 claras
- 40 gramas de folhas frescas de ora-pro-nóbis

Bata no liquidificador o leite as claras o ora-pro-nóbis e o óleo. Em uma tigela coloque o restante dos ingredientes secos e misture, após despejar o conteúdo batido do liquidificador, misture bem novamente. Prepare as panquecas numa frigideira antiaderente.

Recheio para as panquecas
- ½ xícara (chá) de cheiro verde bem picadinho
- 1 cebola media picadinha
- 1 colherinha (café) de nos moscada ralada
- 1 lata (300 g) de creme de leite light
- 1 pitada de sal
- 100 gramas de uva passa sem semente
- 600 gramas de ricota fresca

Amasse bem a ricota e misture com todos os ingredientes.

Cobertura das panquecas ao molho branco
- ½ litro de leite desnatado ou de soja
- 1 lata (300 g) de creme de leite light
- 1 pitada de sal
- 4 colheres (sopa) de farinha integral
- 4 colheres (sopa) de margarina light

Derreta a margarina e acrescente a farinha de trigo integral, em seguida, junte o leite e o creme de leite e uma pitada de sal. Leve tudo ao fogo, mexendo sempre, até engrossar. Monte as panquecas com o recheio, coloque o molho branco por cima e leve ao forno por 10 minutos. Caso preferir, em vez de fazer a cobertura de molho branco, faça o molho de tomate e despeje por cima das panquecas com a ricota ralada e leve ao forno por 10 minutos.

Petit gâteau de ora-pro-nóbis

- ½ cebola picada
- ½ maço de ora-pro-nóbis picado
- 2 colheres (sopa) de banha de porco
- 2 dentes de alho picado
- 4 gemas
- 100 g de queijo

- 400 g de cenourinha ou mandioquinha cozida e transformada em purê
- Pimenta-do-reino branca e sal a gosto

Para fazer o recheio, refogue o ora-pro-nóbis na banha de porco com alho e cebola. Para a massa, misture o purê de cenourinha ou de mandioquinha, as gemas, sal e pimenta-do-reino branca. Montagem: unte as forminhas com manteiga e coloque a massa, espalhando por toda a superfície. Recheie com queijo no fundo, depois o ora-pro-nóbis refogado, coloque mais queijo e feche.

Deixe no forno por 10 minutos em banho-maria.

BATATINHAS ASSADAS NO PESTO DE ORA-PRO-NÓBIS

- ½ dente de alho
- ½ quilo de batatas bolinha inteiras ou partidas ao meio (se forem bem maiorzinhas)
- ½ xícara (chá) de queijo minas meia cura ralado
- ½ xícara de azeite de oliva ou azeite de castanha-do-pará
- 1/3 de xícara (chá) de castanha-do-pará
- 1 xícara (chá) de folhas de ora-pro-nóbis previamente rasgadas com as mãos
- Sal e pimenta-do-reino a gosto

Pesto

Existem três maneiras de fazer molho pesto: amasse o ora-pro-nóbis no pilão (almofariz), acrescente o alho, a castanha e o queijo. Junte o azeite aos poucos. Amasse até se transformar em uma pasta homogênea. Em uma tábua de corte vá fatiando os ingredientes com a faca em movimento de alavanca e juntando o azeite aos poucos até se transformarem em uma pasta homogênea. Bata todos os ingredientes no liquidificador, ou passe-os pelo processador.

Batatinhas

Precozinhe as batatas bolinhas em água fervendo por 10 minutos. Escorra a água em uma peneira. Leve-as ao forno preaquecido em um refratário, regadas com um fio de azeite e salpicadas com sal. Asse por 15 minutos, ou até que fiquem macias e coradas. Passe as batatinhas pelo pesto, sirva imediatamente, se possível ainda quentes.

Angu e ora-pro-nóbis

- 1 pacote grande de folhas de ora-pro-nóbis
- 2 colheres sopa de manteiga
- 3 colheres sopa de farinha de milho
- 500 ml de caldo de galinha caipira (dissolva os tabletes na água fervendo)
- Sal e pimenta-do-reino a gosto

Prepare as folhas de ora-pro-nóbis, que é uma verdura com caule cheio de espinhos, então separe cuidadosamente as folhas e lave bem. Dissolva os tabletes de caldo de galinha na água fervendo, numa panela. Enquanto isso, dissolva calmamente a farinha de milho numa xícara de água. É importante fazer isso antes, para o angu não empelotar. Aqueça uma frigideira grande e coloque 2 colheres do caldo fervente. Coloque as folhas de ora-pro-nóbis e deixe que murchem um pouco, mexendo de vez em quando. Possivelmente, você vai acabar colocando todas as folhas sem ter que adicionar mais caldo. Coloque um pouco de sal. Reserve. Para o angu dar certo, deixe o caldo ferver e coloque devagar a farinha de milho já dissolvida, enquanto mexe a panela. É preciso ficar sempre mexendo a panela. Coloque a manteiga, um pouco de sal e pimenta, e continue mexendo, até que fique espesso. Isso pode demorar de 10 a 20 minutos, dependendo do seu fogo e da quantidade de água. Quando engrossar para valer, desligue o fogo e coloque o angu para esfriar numa travessa. Com sorte, ele vai endurecer. Sirva morno ou frio. Rende 6 porções.

Salada refrescante de verão

- 1 alface grande
- 1 maço caprichado de folhas de beldroega
- 1 maço pequeno de folhas de beterraba
- 1 pepino finamente picado
- 3 folhas jovens de tília
- 4 folhas picadas de melissa
- 8 folhas jovens de borragem
- Molho de vinagrete

Lave bem e seque todos os ingredientes, rasgue as folhas se necessário. Misture tudo e adicione o molho de vinagrete. Adicionar folhas de beldroega no espinafre refogado lhe confere um sabor extra. Sanduíches feitos com fatias finas de pão preto, queijo cremoso e folhas de beldroega são uma excelente indicação para uma refeição leve e saudável.

Palmarosa

Originária e cultivada naturalmente na Índia, da família do capim-limão, e do vetiver, a palmarosa é uma erva que faz parte de muitos tratamentos terapêuticos ayurvédicos, sendo usada para acalmar problemas emocionais, aliviar dores reumáticas e musculares e manter a pele jovem e bem cuidada. Seu aroma suave e floral é usado em vários produtos naturais. Grama verde e cor de palha, herbácea selvagem, com longas hastes delgadas, topos floridos de terminais e folhas de gramíneas perfumadas. É colhido antes de as flores aparecem e seu maior rendimento é obtido quando a grama está totalmente seca.

A palmarosa é uma espécie de capim muito aromático, cultivado para extração de óleo essencial. Por causa de seu alto conteúdo de geraniol, cerca de 70% presente no óleo essencial, tem sido muito utilizado para adulterar o óleo de rosas, que possui este componente, assim como está presente também no óleo de citronela e gerânio. O geraniol possui diferentes propriedades terapêuticas, das quais podemos citar sua eficácia contra insetos, sua ação antimicrobiana, anti-infecciosa e antitumoral.

Planta de gênero feminino, dela é extraído o óleo essencial. Não há uso na gastronomia.

Nome popular: palmarosa
Nome científico: *Cymbopogon martinii*
Planeta: Vênus
Elemento: Ar
Deidade: Afrodite
Função terapêutica: antibiótico, antifúngico, antivírus, bactericida, tônico, anti-infeccioso, antisséptico, vermífugo, digestivo, emoliente, cicatrizante e estimulante.
Contraindicações: o óleo deve ser usado bem diluído, pois pode irritar peles sensíveis. Especialmente se aplicado no rosto, pode causar sensação de ardência. Não usar internamente.
Função mágica: combina muito bem para as mulheres, parecido com o ylang ylang; favorece o carinho, a aproximação. Seu aroma influencia positivamente os sentimentos. Ajuda pessoas tristes e solitárias a se sensibilizar da importância do cultivo da amizade e da lealdade nas relações. Encoraja a aceitação do próprio corpo através do amor incondicional.

Toque de Bruxa: o aroma do óleo de palmarosa lembra o aroma do óleo essencial de rosas e também o de gerânio, isso devido à grande concentração de geraniol, substância presente em grande quantidade nos outros. Essa semelhança olfativa faz com que o óleo de palmarosa, que é bem mais barato, seja usado para adulterar o de rosas, que é um óleo bem mais caro e nobre. Mas isso não faz do óleo de palmarosa um óleo de qualidades inferiores, pois, terapeuticamente, ele possui características semelhantes aos seus similares mais caros. A própria Farmacopeia Brasileira considera a palmarosa como uma substituta válida para a rosa, apesar de não ter um aroma tão requintado quanto esse. Na verdade, apesar dessa comparação, o aroma da palmarosa fica entre a citronela e o gerânio.

Receitas terapêuticas e encantadas

- Dor de cabeça: óleo essencial de palmarosa, hortelã e lavanda. Pingue duas gotas de cada em um lenço de papel ou pano e inale. Acrescente uma gota de cada em uma colher de sopa de óleo vegetal e massageie suavemente a testa, têmporas e nuca. O óleo essencial de hortelã é um dos melhores para aliviar as dores de cabeça. Óleos essências de capim-limão (*Lemongrass*) manjerona, camomila, laranja de rosa também são bons e podem ser substituído pela palmarosa.
- Insônia: óleo essencial de lavanda, de petitgrain (ou laranja, bergamota e tangerina) e de palmarosa (ou rosa). Misture três gotas de cada óleo em 30 ml de óleo vegetal (amêndoas, girassol, semente de uva). Massageie a região dos ombros, braços, nuca e tórax com a mistura, antes de se deitar. Preferencialmente, após um banho quente. Pode-se ainda massagear o couro cabeludo com esse óleo, enrolar uma toalha ou touca na cabeça e se deitar. É uma mistura de aroma floral, cítrico e levemente adocicado. Especialmente relaxante e facilitadora do sono.
- Sistema geniturinário e hormonal: tônico uterino que trata infecções vaginais como cistite, vaginite, além de TPM, menopausa e prostatite.
- Tratamento cutâneo: trata a pele seca, sensível ou madura, eczema, micose e psoríase. Também é um excelente citofilático (regenerador de tecidos) e hidratante para tratamento de pele, mãos, pés, rosto e lábios. Estimula a regeneração celular em queimaduras, feridas, úlceras varicosas, acnes, furúnculos, foliculite e ferimentos em geral. Combate os radicais livres, estimulando o rejuvenescimento cutâneo.

Mistura do amor

- 1 gota de cardamomo
- 1 gota de gengibre
- 2 gotas de alecrim
- 5 gotas de ylang ylang
- 7 gotas de palmarosa

Creme caseiro para pele madura

- 1 capsula de Vitamina E concentrada (400 UI)
- 1 colher (sopa) de óleo de amêndoa
- 1 colher (sopa) de óleo de coco
- 1 colher (sopa) raspa de cera de abelha
- 2 colheres (sopa) de óleo de jojoba
- 3 gotas de extrato de sementes de toranja
- 3 gotas de óleo essencial de neroli
- 3 gotas de óleo essencial de palmarosa
- 50 ml de água de rosas

O creme caseiro de laranja é uma receita altamente hidratante, indicada para peles secas e maduras. Este creme é ideal para o verão, quando a pele desidrata mais facilmente.

Em banho-maria, derreta a cera de abelha com os óleos de jojoba, amêndoa e coco, quando estiver tudo homogêneo retire do fogo e adicione o conteúdo da cápsula de vitamina E. Junte a água de rosas ligeiramente aquecida e misture vigorosamente até que o creme esteja frio e com uma consistência macia (pode-se usar a batedeira no mínimo). As gotas de óleo de neroli, palmarosa e toranja devem ser adicionas no final e misturadas a mão. Faça máscaras semanais com duração de 10 minutos antes de deitar. Retire o excesso com água morna e aplique um tônico facial. Conserve este creme na geladeira por 3 meses.

Elixir reparador

- 1 colher de chá de óleo de cenoura
- 1 colher de chá de óleo de macadâmia
- 1 colher de sopa de óleo de damasco
- 2 colheres de sopa de óleo de jojoba

- 2 colheres de sopa de óleo de rosa mosqueta
- 3 gotas de óleo essencial de calêndula
- 3 gotas de óleo essencial de sândalo
- 4 gotas de óleo essencial de palmarosa

Misture tudo em um pequeno vidro escuro. Agite bem e massageie a pele úmida com umas gotas do elixir.

Óleo nutritivo para pele jovem

- 1 ½ colheres de sopa de óleo de jojoba
- 1 capsula de vitamina E (500UI)
- 1 colher de chá de óleo de cenoura
- 1 colher de chá de óleo de rosa mosqueta
- 3 gotas de óleo essencial de olíbano
- 4 gotas de óleo essencial de palmarosa
- 5 gotas de óleo essencial de rosa
- 10 gotas de óleo essencial de sempre viva

Misture tudo em um pequeno vidro escuro. Agite bem e massageie o rosto com o óleo.

Bombas de sais de banho

- ½ xícara de maisena
- 1 ½ colheres de sopa de óleo de amêndoas
- 1 colher de chá de bórax
- 1 colher de sopa de água
- 1 xícara de ácido cítrico
- 1 xícara de bicarbonato de sódio
- 4 gotas de óleo essencial de palmarosa
- 10 gotas de óleo essencial de limão siciliano
- 10 gotas de óleo essencial de neroli
- 10 gotas de óleo essencial de toranja
- Frasco pulverizador com hamamélis

Misture tudo em uma tigela. Aperte a mistura em moldes para sabonete ou formas de empadas. Deixe de um dia para o outro. Para desenformar vire os moldes. Pulverize as bombas com hamamélis, isso reduz as rachaduras.

Papiro

Originalmente, uma planta perene da família das ciperáceas, cuja família botânica é composta por 98 gêneros e 4.350 diferentes espécies. Essas plantas se caracterizam por serem espécies vegetais herbáceas e perenes e são encontradas em diversas partes do mundo. Plantas que se adaptam com facilidade aos solos pobres em nutrientes e as regiões que apresentam climas frios e temperados. Entre as espécies vegetais mais conhecidas desta família se encontram o capim-cidreira, o papiro e o próprio mini papiro. Precursor do papel, durante a Antiguidade (sobretudo no Antigo Egito, civilizações do Oriente Médio, como os hebreus e babilônios, e todo o mundo greco-romano, o papiro tem grande importância histórica. O mini papiro é uma espécie vegetal similar ao papiro original, o *Cyberus Papirus*, no entanto, apresenta um tamanho reduzido, por isso é chamado de Mini Papiro ou Papiro Anão. É uma espécie vegetal aquática, que possui bastante valor ornamental, graças a sua belíssima folhagem, que apresenta um aspecto bastante bonito e delicado. O papiro é obtido utilizando a parte interna, branca e esponjosa do caule da planta, cortado em finas tiras que eram posteriormente molhadas, sobrepostas e cruzadas, para depois serem prensadas. A folha obtida era martelada, alisada e colada ao lado de outras folhas para formar uma longa fita que era depois enrolada. A escrita dava-se paralelamente às fibras. De todos os materiais empregados como suporte para a escrita na Antiguidade, afirma o professor egípcio R. El Nadury, o papiro certamente foi o mais prático, por ser flexível e leve. A fragilidade, porém, era o seu único inconveniente. Resistia por pouco tempo à umidade e queimava facilmente. Calculou-se que para se manter em dia o inventário de um pequeno templo egípcio eram necessários 10 metros de papiro por mês. Durante a dinastia ptolomaica, os notários de província usavam de seis a 13 rolos, ou 25 a 57 metros por dia. Todas as grandes propriedades, palácios reais e templos mantinham registros, inventários e bibliotecas, o que indica a existência de centenas de quilômetros de papiro, embora só tenham sido descobertas algumas centenas de metros.

Seu gênero é masculino, da planta se aproveita folhas e ramas. Não há uso na gastronomia.

Nome popular: papiro-brasileiro, papiro.
Nome científico: *Cyperus giganteus* (verificar *Cyperus papyrus*)
Planeta: Sol
Elemento: Fogo
Deidade: Osíris

Função terapêutica: úlceras na boca, inflamação dos olhos e anti-inflamatório.
Contraindicações: não encontrada na bibliografia consultada.
Função mágica: potencializador de um desejo.

TOQUE DE BRUXA: fazer magia escrita em papiros potencializa o desejo pedido. Era comum ser usados várias folhas de papiro sequenciadas para obras maiores, um hábito que pode ser considerado um ancestral dos livros de hoje. Já o pergaminho é um presente dos gregos. Era feito de pele de carneiros e de ovelhas, tratadas com cal e esticadas.

Receitas terapêuticas e encantadas

Feitiço chamado de "encantamento de Lillith"

- 1 corda de juta
- 1 folha de papiro
- 1 maçã vermelha
- 1 saco com fecho
- 3 cabelos do/a seu/sua parceiro/a
- 3 cabelos seus
- Tinta vermelha

Escreva na folha de papiro, com a tinta vermelha, o seu nome completo, bem como o da pessoa a enfeitiçar. Junte os seus 3 cabelos com os 3 cabelos da pessoa em questão. Dobre o papiro. Corte a maçã em duas partes e retire os caroços. No seu lugar coloque o papiro dobrado. Junte as duas metades da maçã e ligue-a com a corda de juta. Coloque dentro do saco e ponha debaixo da almofada do seu parceiro. Repita este encantamento todos os meses.

Feitiço para declaração de amor

- 1 folha de papiro
- 1 incenso de rosas vermelha ou branca
- 1 metro de fita de seda cor-de-rosa
- 1 pena de ganso
- 1 prato de cobre
- 1 vela comum rosa
- 3 pétalas de rosas cor-de-rosa secas e socadas até ficar um pó
- Pó de sangue-de-dragão
- Tinta vermelha

Magia para fazer a pessoa pedir você em namoro ou em casamento e também um ritual de magia vermelha para o amor. Este encantamento ou feitiço funciona quando já existe um relacionamento entre você e a pessoa amada e deve ser feito na Lua crescente. Antes e depois, tome um banho do pescoço para baixo com pétalas de rosa cor-de-rosa.

Pegue o papiro, coloque a ponta da pena de ganso dentro da tinta, acenda a vela do lado e escreva a invocação a Deusa Vênus:

> Invoco-te, ó! Deusa do Amor
> Deusa Vênus, bela e formosa
> Rogo o vosso poder de magia para que
> meu amado............... se declare para mim.
> Que assim seja!

Em seguida acenda o incenso do outro lado do papiro, coloque em cima da escrita o pó das rosas, o sangue de Dragão e deixe até a vela queimar. Depois, enrole o papiro e o amarre com a fita cor-de-rosa, dando 7 nós e, a cada nó, dizendo o encantamento da Deusa Vênus. Guarde este papiro por 7 dias, após, pegue uma vela cor-de-rosa e acenda, recitando novamente o encantamento da Deusa Vênus e queimando o papiro na vela. Deixe no prato até o final da vela. Vire-se em direção do Ponto Cardeal Leste e, com as cinzas na mão direita, assopre, pedindo para o vento Leste levar até seu amado.

Para conseguir trabalho ou qualquer outro objetivo

Coloque uma Rosa de Jericó num recipiente grande, totalmente coberta de água. Escreva num pergaminho virgem ou papiro, a lápis ou com tinta resistente à água, o desejo ou a meta a conseguir, enrolando-o com um pequeno íman e atando o embrulho as raízes da planta, sempre em Lua nova ou crescente e deixando até à Lua cheia. Faça a oração associada à petição, com muita fé, durante 7 dias. Comece numa segunda-feira se for para saúde, na terça-feira para trabalho, na quarta-feira para exames, na quinta-feira para os negócios ou assuntos legais, na sexta-feira para amor, no sábado para temas de gravidez, para partos felizes, reconciliações, etc. e no domingo para sorte, bem-estar e harmonia perfeita, etc.

Patchouli

Nativo da Índia, o patchouli é uma erva arbustiva, que chega a atingir cerca de 60 cm de altura. Ainda que prefira habitats quentes, o patchuli evita a exposição direta à luz do sol e murcha facilmente se não receber a quantidade certa de água por dia. As sementes são muito frágeis e são facilmente destrutíveis. Pode-se propagar, contudo, por estaca (ramos cortados ganham raiz em solo úmido ou em água) quanto ao óleo essencial obtido de suas folhas.

Patchouli é uma planta e de suas folhas é extraído um óleo essencial por meio de destilação a vapor. Há muito tempo o óleo essencial de patchouli é usado como inseticida, repelente de insetos e para proteção das roupas. Em muitos templos, a planta é usada como incenso, pois acredita-se que ajuda a centrar a mente antes das meditações, além de conectar as pessoas com a terra. O aroma do patchouli é forte e, mesmo considerado agressivo por algumas pessoas, tem sido utilizado durante séculos em perfumaria. O seu aroma é considerado relaxante por diversas pessoas.

São atribuídas várias propriedades benéficas tanto à planta quanto ao seu óleo essencial, principalmente por parte dos adeptos de medicina alternativa e ervanários. O seu óleo essencial é produzido por destilação das folhas secas da planta, conseguindo-se, por este processo, quantidades apreciáveis de óleo.

Com um surto excepcional de popularidade durante a década de 1960 e 1970, principalmente entre os devotos do amor livre e de estilos de vida hippie, o óleo de patchuli foi também muito utilizado como condicionador de cabelo para rastafári. O movimento Hare Krishna foi responsável, em grande parte, por este movimento. Acredita-se que o Deus Krishna "habita" no patchouli. O nome provém da língua tamil, *patchai* (verde) e *ellai* (folha).

Apesar da associação comum com estilos de vida alternativos, o patchouli tem uma vasta utilização na indústria moderna. Faz parte de cerca de um terço dos perfumes produzidos atualmente, sendo mais de metade no caso dos perfumes para homem. É também um importante componente do incenso produzido na Ásia Oriental e utilizado como aroma para toalhetes de papel, detergentes de lavar a roupa e ambientadores para casa e automóveis.

Seu gênero é masculino. Da planta se utiliza as folhas e óleo essencial. Não há uso na gastronomia.

Nome popular: patchuli, patchouli, patchouly, pachouli, pachuli, patechuli, patexulí ou ainda oriza, no Brasil, que é o nome dado também a um conjunto de espécies de plantas do gênero *Pogostemon*.

Nome científico: *Pogostemon cablin*
Planeta: Sol
Elemento: Fogo
Deidades: Apolo
Função terapêutica: afrodisíaco, antibacteriano, antisséptico, antiacnéico, antifúngico, anti-inflamatório, antimicrobiano, aromático, citostático, condicionante, demulcente, descongestionante, desodorante, emoliente, fixador, higienizante, recondicionador, rejuvenescedor, revitalizante e tônico. Suas aplicações envolvem benefícios internos, emocionais e para a pele. É usado como tratamento de problemas dermatológicos como acnes, pele rachada, dermatite, eczema, envelhecimento da pele, cicatrizes, queimaduras, pé de atleta e caspa. Além disso, é capaz de contrair e aglutinar os tecidos, ajudando a dar firmeza à pele. Seus benefícios contra o envelhecimento da pele se dão por meio da ação tônica e como regenerador celular. Para fins medicinais, é usado para combater celulites e varizes; tratar a retenção de líquidos, dores musculares e inflamações; impedir a proliferação de bactérias e aliviar os sintomas associados às picadas de inseto. Quando usado para fins de tratamento emocional, o óleo essencial de patchouli é eficaz na redução da ansiedade, da fadiga e da frigidez. Ainda emocionalmente falando, essa essência é indicada para aqueles que precisam alcançar a calma e a tolerância, para os que reclamam muito da vida ou de pessoas próximas, sendo eficaz no alcance da compreensão.
Contraindicações: evitar uso durante a gravidez.
Função mágica: ideal para quem busca flexibilidade e renovação de atitudes, pensamentos ou comportamentos. Contribui para a expansão da criatividade, provavelmente por ajudar a libertar os pensamentos de aborrecimentos e excesso de atividade mental. Patchouli é um membro da família da hortelã que vem da Malásia. Ele tem um odor forte, memorável que alguns acham muito forte enquanto outros sentem que evoca emoções de nostalgia, paixão e relaxamento. Por causa do aroma peculiar do patchouli, os praticantes de bruxaria usam a erva em duas formas – folhas secas ou óleos essenciais – para muitos de seus feitiços. Os usos mágicos mais populares para o patchouli são os diferentes períodos de dinheiro. Diz a lenda que Saturno, o Deus dos ganhos e das limitações, governa patchouli. Todos os feitiços, portanto, devem ser lançados no sábado, dia de Saturno. Uma magia mental requer que os usuários guardem folhas ou óleo de patchouli em sua carteira e visualize a carteira repleta de dinheiro. Outra magia é a do crescimento do dinheiro. Reúna uma planta saudável em um vaso, uma moeda e folhas de patchouli. Para lançar o feitiço, polvilhe patchouli e deixa

sobre o solo do vaso e, em seguida, pressione uma moeda de meio caminho para o solo. Quando o dinheiro extra é adquirido, retire a moeda do solo e gaste-o. Para manter o feitiço contínuo, os usuários devem inserir uma nova moeda, sempre que o antigo é gasto. Para a prosperidade coloque óleos de patchouli ou suas folhas ao redor da base de uma vela verde ou esvazie e encha o fundo de uma vela verde com folhas de patchouli. Deixe a vela queimar completamente.

Toque de Bruxa: o cheiro do patchouli lembra o cheiro de terra molhada e fértil, que docemente acolhe e alimenta todo o grão, por isso está intimamente ligado à fertilidade e à abundância. Quando algum feitiço pedir pó de cemitério, pode substituir por pó de folhas secas de patchouli. Essa planta se enquadra na categoria de terra para as ervas baseada em magia e é usado em muitos feitiços de fertilidade e, embora não seja o principal ingrediente para essa magia, ele é usado para ungir velas e adicionado à água do banho para banhar ritualmente o corpo para a unção. Na maioria dos feitiços de fertilidade o patchouli é acoplado com incenso de sândalo. Frequentemente usado em combinação com outros óleos e flores para muitos tipos diferentes de feitiços, ele é usado para ganhar ou desenvolver a autoconfiança e obter proteção contra uma variedade de ameaças. Ele ainda é usado em feitiços para receber ajuda legal e decisões judiciais positivos.

Receitas terapêuticas e encantadas

- **Banho:** como banho, você pode encher uma banheira com água morna e adicionar 5 gotas do óleo. Caso não tenha banheira, pingue 2 gotas em sua esponja de banho e use para massagear todo o corpo.
- **Compressa:** como compressa, em áreas menores, use um pedaço de algodão. Molhe o algodão em água morna e adicione duas gotas do óleo aplicando na área afetada. Em áreas menores, faça o mesmo procedimento, mas com um pano macio.
- **Massagem:** o óleo pode ser usado na forma de massagem, misturando-se 45 gotas do óleo essencial em 120 ml de creme hidratante.
- **Varizes:** contra varizes, inchaço e cansaço nos membros inferiores. Misturar e realizar uma suave massagem de baixo para cima nas pernas. Óleo Essencial de Cipreste – 03 gotas Óleo Essencial de Limão – 10 gotas Óleo Essencial de Lavanda – 05 gotas Óleo Vegetal de Semente de Uva ou de Girassol – 30 ml.

Ritual para desfazer feitiços

- 1 lençol todo preto
- 1 peça de roupa sua (ou da pessoa a "desembruxar")
- 5 pauzinhos de madeira com cerca de 30 cm cada
- 5 penas de pássaro
- 5 velas brancas
- Incenso
- Óleo essencial de patchouli

Ritual mágico para desfazer qualquer feitiço, enguiço ou malefício que lhe tenha sido feito, seja de magia negra, voodoo ou qualquer outro. Este contrafeitiço vai protegê-lo das magias malignas que lhe foram dirigidas ou para outra pessoa que você queira "desembruxar". Qualquer feitiço tem seu contrafeitiço, está em suas mãos livrar-se do mal que lhe fizeram. Não se esqueça de que, quem lhe quer mal pode não se contentar apenas fazendo um único feitiço. Se vir que a coisa ainda não está bem, pode repetir este ritual. Igualmente poderá fazer os banhos de limpeza e descarrego (consulte os nossos "banhos"). O ritual propriamente dito deverá ser feito num dia de Lua cheia. No entanto, 7 dias antes do dia do ritual, faça um pentagrama com os cinco pauzinhos de madeira. A cada uma das cinco pontas do pentagrama, prenda uma das penas, sendo que em cada uma deverá pôr 5 gotas de óleo essencial de patchouli. Coloque tudo debaixo de sua cama e deixe lá ficar durante 7 noites, antes de começar o ritual de "contrafeitiço". Não mexa, não toque, não mude de lugar durante este período. No dia do ritual (dia de Lua cheia), pegue no pentagrama com as penas e retire-as, colocando-as aos seus pés. A cada ponta do pentagrama coloque uma vela branca. No centro do pentagrama coloque a peça de roupa. Acenda as velas e o incenso. Pegue numa das penas e queime-a com a chama de uma das velas (só uma!), enquanto isso, diga:

> Aos que cumprem a missão de me prejudicar,
> Aos que estão para me embruxar,
> Diabos e demônios maléficos,
> Espíritos enviados,
> Espíritos malvados,
> Libertem-me.
> Regressem para local que vos agradar,
> Não podendo, contudo, para mim regressar.

Repita mais 4 vezes, uma por cada pena, que queimará em cada uma das 4 velas restantes.

Cada pena tem que ser queimada numa vela diferente. Quando acabar, junte os restos das penas, o pentagrama, a peça de roupa e ponha dentro do lençol preto. Embrulhe e coloque debaixo da sua cama. Na Lua cheia seguinte, deixe o lençol com seu conteúdo aos pés de uma árvore, repetindo por 5 vezes o encantamento do ritual.

Perfume cigano para amores ardentes

- 6 gotas de essência de jasmim
- 6 gotas de essência de violeta
- 10 gotas de essência de patchuli
- 12 gotas de essência de almíscar

Providencie todos os ingredientes dados na receita que você já aprendeu. Prepare o perfume e deixe descansar por uma semana. Use-o em noites de Lua nova.

Dermatite, micose e eczema

- Óleo essencial de lavanda
- Óleo essencial de patchouli
- Óleo essencial de tea tree (melaleuca)

Aplique no local, 2 vezes ao dia, três gotas de cada óleo essencial em quatro colheres (20 ml) de óleo vegetal (semente de uva ou girassol). Também útil para ferimentos e picadas de insetos.

Concentração nos estudos, trabalho ou resolução de problemas

- 1 gota de óleo essencial de vetiver
- 3 gotas de óleo essencial de limão
- 3 gotas de óleo essencial de patchouli

Coloque no aromatizador ambiental ou pessoal, ou pingue em um pano e inalar. Essa sinergia é especialmente para "trazer para a realidade", aterrar os avoados e focar os pensamentos para resolver os problemas.

Aromatizador de ambiente – para trazer harmonia na família

- 1 conta-gotas
- 1 garrafinha de vidro
- 1 recipiente de vidro para preparar o aromatizador
- 1 tesoura
- Água mineral
- Álcool de cereais
- Essência de patchuli
- Palitos de espetinho de churrasco (em média 8)

Primeiro vocês vão cortar a ponta afiada dos palitinhos de madeira. Em seguida, pegue o recipiente de vidro e coloque água em quantidade equivalente à metade da garrafinha de vidro que você escolheu. Depois coloque a mesma quantidade de álcool de cereais (água e álcool de cereais devem ser colocados na mesma quantidade), ou seja, quantidade equivalente à metade da garrafinha que você escolheu. Acrescente, com o conta gotas, 20 ml da essência escolhida (podem ser até 3 essências, mas respeitando a quantidade de 20 ml para uma garrafa pequena e o dobro para uma garrafa grande) e misture bem com um palito, mas sem sacudir. Agora basta despejar o conteúdo na garrafinha e mergulhar os palitos de um lado e depois do outro. Pronto! Seu aromatizador está pronto e irá perfumar sua casa enquanto houver líquido na garrafinha! Para o aroma ficar mais intenso vire os palitinhos todos os dias.

Creme de limão e patchuli – para tratamentos dos calos

- 5 gotas de óleo essencial de patchuli
- 10 gotas de óleo essencial de limão
- 60 g de manteiga de cacau

Coloque a manteiga de cacau num pequeno tacho pesado e aqueça em lume brando até derreter. Retire o tacho do lume e junte os óleos essenciais de limão. Verta a mistura para um frasco e deixe arrefecer, massageie os pés com o creme. Para evitar sujar os lençóis, calce um par de meias de algodão antes de se deitar. O óleo essencial de limão suaviza os calos, enquanto que o óleo essencial de patchuli trata a pele gretada. A manteiga de cacau é um excelente hidratante.

Pepineiro (Pepino)

Nativo da Ásia tropical, tendo se disseminado por quase todos os países. O pepino é uma planta trepadeira, que pode crescer de 1 a 3 m de comprimento. Seus frutos são normalmente consumidos ainda imaturos, crus ou em conservas. Planta anual, com hastes grossas e ramosas, rasteiras, angulares, que se espalham pelo terreno ou agarram em obstáculos com o auxílio de gavinhas. As folhas são verdes-foscas, palmadas, com 3 a 5 lóbulos triangulares, acumnadas e dentadas, semelhantes às da parreira da uva. As flores de cor amarela são unissexuadas, existindo flores masculinas e femininas numa mesma planta. O fruto é carnoso, tipo baga, de formato cilíndrico, de tamanho e cores variáveis de acordo com o cultivo, com eminências espiriformes e riscos claros, podendo ser verdes, amarelo-claros ou rajados e do tipo *Aoday* (japonês), mercador comprido, mercador meio-comprido e pequeno. A reprodução é feita por semeadura e os solos que lhe são favoráveis são areno-argilosos, bem drenados, férteis e fracamente ácidos. Extremamente sensível ao frio, desenvolve-se bem em regiões temperadas, tropicais e equatoriais. A colheita começa geralmente, de 60 a 70 dias após a semeadura e prolonga-se por 3 ou 4 meses. O pepineiro prefere clima quente, crescendo bem em locais com temperaturas entre 18 °C e 30 °C. Em regiões sujeitas a geadas e a baixas temperaturas, o pepino pode ser cultivado dentro de estufas. A planta não deve ser cultivada em local exposto ao vento. O pepino cresce melhor em condições de alta luminosidade, com luz solar direta pelo menos algumas horas por dia. Plante em solo rico em matéria orgânica, fértil e bem drenado. O pepineiro deve ser irrigado com a frequência necessária para que suas raízes nunca fiquem secas, porém sem que o solo fique encharcado. As sementes de pepino não germinam bem em temperaturas abaixo de 20 °C. Plante de preferência diretamente na horta, pois as mudas não suportam bem o transplante. Entretanto, se desejar ou for conveniente (como, por exemplo, se sua região tem invernos frios e você deseja plantar no início da primavera, quando ainda existe risco de baixas temperaturas), as sementes podem ser plantadas em vasos, saquinhos de plástico para mudas ou copos feitos de papel jornal, mantidos em locais aquecidos e, posteriormente, transplantadas com cuidado para o local definitivo. As sementes podem ser plantadas a 2 ou 3 cm de profundidade e a germinação leva de 5 dias a até duas semanas. O espaçamento indicado para o pepino pode variar muito com o cultivar e o método de cultivo. No cultivo tutorado, o espaçamento geralmente pode ser de 60 cm a 1 m entre as linhas de cultivo e 45 a 50 cm entre as plantas. Para cultivo com as plantas crescendo rasteiras, o espaçamento pode ser de 2 m entre as linhas e de 75 cm a 1 m entre as plantas. Para a produção de pepino destinado a conservas, o espaçamento pode ser de 1 m a 1,2 m entre as linhas de cultivo e de 20 cm entre as plantas. É possível cultivar pepino em vasos que tenham pelo menos 30 cm de diâmetro e profundidade.

O pepino pode ser cultivado como uma planta rasteira ou pode ser tutorado, crescendo então em uma cerca, uma treliça, um caramanchão, etc. Existem alguns poucos cultivares que formam moitas e não se espalham pelo terreno. As pontas das ramas principais podem ser cortadas para promover uma maior ramificação das plantas. Para plantas tutoradas, isso só deve ser feito quando as ramas atingem a altura total do suporte. A maioria dos cultivares necessita da presença de abelhas para a polinização e consequente formação dos frutos. Alguns poucos cultivares são partenocárpicos, ou seja, apresentam a formação do fruto sem que tenha ocorrido polinização. Estes cultivares geralmente produzem apenas flores femininas, mas ocasionalmente podem produzir algumas flores masculinas, que devem ser retiradas. Nestes cultivares a polinização deve ser evitada, pois os frutos perdem qualidade se produzirem sementes. Para isso, ou impeça as abelhas de chegar às flores, por exemplo, fazendo o cultivo dentro de uma estufa fechada, ou não plante nas proximidades outros cultivares de pepino. A colheita dos frutos deve ser feita quando estão bem desenvolvidos, mas antes que comecem a amadurecer. O pepino destinado a conservas é colhido ainda jovem, quando tem de 3 cm a 9 cm de comprimento. O pepineiro é uma planta anual.

Seu gênero é feminino, da planta se aproveita as folhas e os frutos. Na gastronomia é usado em sucos, saladas, arroz e assados.

Nome popular: pepino
Nome científico: *Cucumis sativus*
Planeta: Lua
Elemento: Água
Deidade: Artêmis
Função terapêutica: pepinos contêm a maioria das vitaminas que você precisa todos os dias. Só um pepino contém vitamina B1, vitamina B2, vitamina B3, vitamina B5, vitamina B6, ácido fólico, vitamina C, cálcio, ferro, magnésio, fósforo, potássio e zinco e são ricos em antioxidantes naturais, vitamina A e vitamina K, que ajudam a retardar as rugas e o processo de envelhecimento. Condicionador e hidratante natural, muitos dos produtos cosméticos têm pepino como um ingrediente-chave, podendo ser usado também como um remédio para o inchaço dos olhos. Os círculos escuros podem ser curados através da aplicação de pepino,

uma vez que contém ácido ascórbico e ácido cafeico. Máscaras de beleza podem ser preparados por mistura de sumo de limão e pepino, o que ajuda a melhorar a aparência geral da pele. A fibra presente no pepino também ajuda baixar o nível de ácido úrico, na redução do colesterol; na produção de células beta, que são necessários para a síntese de insulina no corpo, o que auxilia na regulação da glicose presente no sangue e é útil no combate ao diabetes tipo 2. Limpeza do trato intestinal, liberação de toxinas, dores de cabeça, pedra nos rins, artrite e dores nas articulações podem ser controladas pelo seu consumo, que ainda previne a asma e a gota e ajuda no crescimento das unhas e do cabelo. O pepino possui uma substância amarga, mais localizada próxima ao pedúnculo, que deve ser retirada por fricção das partes cortadas, para o uso. As preparações são feitas com a casca, a polpa ou só as sementes de frutos frescos, que devem ser preparados na hora. O consumo como alimento requer os mesmos cuidados. O suco pode ser misturado ao de cenoura, beterraba e alface, tanto como remineralizante, como nos casos de gota e doenças renais.

Contraindicações: pessoas sensíveis à cucurbitacina podem apresentar quadro alérgico. Quem possui estômago fraco deve consumir menos pepino, e com a casca, sempre mastigando bem. Não se deve preparar salada de pepino se não for para consumir logo de imediato; pois ela pode ficar indigesta. Sal e vinagre também torna a salada de pepino indigesta; usar somente o suco de limão para temperar.

Função mágica: saúde e fertilidade.

Toque de Bruxa: para eliminar aquele cansaço à tarde, pegue um pepino que, devido a sua boa fonte de vitaminas e carboidratos, pode proporcionar uma rápida sensação de bem-estar que pode durar horas. Uma fatia de pepino esfregado ao longo do espelho no banho elimina a neblina e fornece um ar calmante e fragrância agradável. Esfregar uma fatia ou duas de pepino ao longo da área do corpo com celulite farão com que o colágeno da pele se firme. Funciona muito bem em rugas também! Para combater a resseca, coma algumas fatias de pepino poucos antes de ir para a cama e acordará descansado e sem dor. Pepinos contêm bastante açúcar, vitaminas do complexo B e eletrólitos para repor os nutrientes essenciais que o corpo perde, mantendo tudo em equilíbrio, evitando tanto uma ressaca como a dor de cabeça! Um pepino inteiro cortado em uma panela com água fervendo proporciona um ambiente de Spa. Os produtos químicos e nutrientes do pepino reagem com a água fervendo e são lançados no vapor, criando um aroma calmante e relaxante tirando o estresse e acalmando. Uma fatia de pepino pressionada no céu da boca com a língua, por 30 segundos, elimina o mau hálito.

Receitas terapêuticas e encantadas

- **Creme antirrugas, sardas:** em um recipiente, coloque uma xícara de café de suco da polpa do fruto e adicione uma colher de chá de óleo de cozinha ou azeite, uma colher de sopa de farinha de trigo e uma colher de sopa de amido de milho. Misture bem até obter uma consistência macia, acrescentando um pouco mais de farinha de trigo ou amido, se necessário. À noite, após a limpeza do rosto e antes de dormir, aplique com os dedos e o creme, massageando levemente. Repita o tratamento uma vez por semana.
- **Digestivo:** retire as pontas de ½ quilo de pepino (tipo japonês), fatie em rodelas pequenas e salpique uma colher de sopa rasa de sal, misturando bem. Deixe em maceração por uma noite, extraia toda a água que se formou e reserve as fatias. Misture uma xícara de café de vinagre e uma colher de sopa de açúcar. Leve ao fogo brando até homogeneizar. Espere esfriar e coloque nas fatias de pepino reservadas. Coma a gosto, antes das principais refeições.
- **Inflamações, reposição de potássio, gota, artrites, diurético:** suco de um pepino fresco, centrifugado ou batido e espremido, para uso interno. O mesmo suco pode ser usado topicamente nas afecções da pele e rachaduras dos lábios e dos seios. A água do decoto de 2 colheres de sopa de cascas misturada ao suco de um limão e uma colher de sopa de glicerina se constitui em excelente loção refrescante para uso tópico noturno nas afecções da pele. O suco de um fruto acrescido de amido de milho deverá ser usado à noite, semanalmente como tratamento antirrugas, sardas e para atenuar manchas. A polpa do fruto pode ser aplicada como cataplasma diretamente sobre a garganta para debelar inflamações. As rodelas do fruto colocadas diretamente sobre o rosto funcionam como máscara rejuvenescedora e embelezadora facial. Com as sementes, prepara-se uma emulsão que suaviza dores de queimaduras, herpes, hemorroidas, abscessos e escoriações.
- **Loção para pele seca, queimaduras de sol e rachaduras na pele:** coloque duas colheres de sopa de casca bem picadas em uma xícara de chá de água. Leve ao fogo e deixe ferver até amolecer bem em um pilão. Coe em um pano e esprema o resíduo. Adicione ao líquido obtido o suco de um limão e um colher de sopa de glicerina. Misture bem, até adquirir uma consistência pastosa. À noite, após a limpeza da pele, aplique nas partes afetadas, com um chumaço de algodão. Este tratamento não deve ser feito durante o dia.

- MÁSCARA FACIAL: retire as pontas de um fruto deixando a casca. Fatie-o em rodelas bem finas, quase transparentes. Após a limpeza do rosto aplique as rodelas e aguarde, em repouso, o tempo necessário para elas se soltem. Em seguida, enxágue o rosto com água fria, sem esfregar a pele.

Suco de pepino para tonificar

- 1 litro de água
- 1 pepino médio com casca
- 2 colheres de sopa de mel
- Hortelã à vontade

Bata bem no liquidificador, coe e beba no decorrer do dia.

Harussame com pepino

- ½ xícara de vinagre de arroz
- 1 colher de café de glutamato monossódico
- 1 colher de café de sal
- 1 litro de água
- 1 pepino japonês (finamente fatiado)
- 6 colheres de sopa de açúcar
- 100 g de harussame

Leve a água ao fogo alto até ferver. Coloque o harussame, deixe cozinhar por 5 minutos. Retire da água quente e coloque em água fria. Em um recipiente pequeno, misture bem os demais ingredientes. Escorra o macarrão, junte ao molho e coloque na geladeira até a hora de servir.

Salada de arroz com pepino

- 1 cebola picada
- 1 pepino médio picado
- 1 xícara (chá) de salsinha picada
- 3 salsichas fervidas em rodelas
- 3 xícaras (chá) de arroz cozido
- Azeitona verde picada a gosto
- Meia xícara (chá) maionese
- Pimenta-do-reino e sal a gosto

Em uma tigela, misture todos os ingredientes e tempere bem. Leve à geladeira.

Suco anticelulite

- ½ maçã
- ½ pepino
- 1 beterraba
- 4 cenouras

O pepino hidrata, pois é rico em água. Também é desintoxicante e, com a ajuda da beterraba, que auxilia a circulação sanguínea, colabora para varrer as toxinas das células. O resultado é uma pele mais uniforme. Já a maçã facilita a digestão e a cenoura contribui para o bom funcionamento do intestino. Passe todos os ingredientes na centrífuga e enfeite com um palito de cenoura.

Para perder a barriga

- 1 colher (chá) de gengibre moído na hora
- 1 limão médio cortado em fatias finas
- 1 pepino médio descascado e cortado em fatias finas
- 2 litros de água
- 12 folhas de hortelã

Misture todos os ingredientes em uma jarra e leve à geladeira, à noite, para descansar de um dia para o outro. Consuma toda a preparação ao longo do dia e não deixe de beber um copo meia hora antes das refeições.

Máscara de pepino

- 1 pepino
- 1 xícara de chá de leite de rosas
- 2 claras

Bata as claras até que fiquem em neve, em seguida, bata os demais ingredientes no liquidificador e coe. O líquido que sobrou deve ser passado sobre o rosto e deixado agir por 20 minutos. Você deve repetir a receita por um mês uma vez por semana. Esta receita dá bons resultados e, com a chegada do verão, o ideal é hidratar muito!

Pereira (Pera)

Originária da Região mediterrânea da Europa e também da Ásia, no Brasil a pera se adaptou nas regiões Sul e Sudeste. A pereira se propaga por enxertia e é cultivada em milhares de variedades, a maioria descendente da espécie *Pyrus communis*. Como outras espécies da família das rosáceas, entre elas a maçã, o pêssego e a ameixa, a pera depende de bastante frio no inverno para produzir a contento. No Brasil o cultivo da pera é feito com maior sucesso na região Sul e, em escala modesta, em áreas acima de 600 m de altitude no Espírito Santo, Rio de Janeiro e Minas Gerais. A chamada pera-d'água destaca-se entre as variedades que se aclimatam bem às serras do Sudeste. A pereira começa a frutificar com três ou quatro anos e continua a produzir até cerca de trinta anos. O florescimento, no Brasil, ocorre em agosto e setembro, ao passo que a maturação das frutas se conclui em fevereiro e março. Plantada em espaçamentos de sete por sete metros ou, no caso de variedades de porte ereto, de quatro por quatro metros, a pereira é conduzida por uma poda inicial de formação que lhe dá forma de taça e por sucessivas podas anuais, que visam a provocar novas bifurcações dos galhos. Os dois tipos de poda se fazem durante o repouso vegetativo de inverno, quando a árvore está completamente sem folhas.

Quase dez séculos antes de Cristo, Homero a menciona entre as espécies do pomar de Alcino, rei dos feácios, o que indica ter sido conhecida dos gregos antigos.

Na China, a flor da pereira, por ser extremamente frágil, simboliza o caráter efêmero da existência. No Ocidente, os tratados de psicanálise associam a pera ao erótico e ao feminino – "forma de pera", é inclusive, uma descrição de um tipo de corpo essencialmente feminino, com quadris mais largos do que o tronco.

A pera é o fruto de uma árvore que pertence à mesma família da macieira. Existem inúmeras variedades de pera, que se diferenciam em forma, tamanho, cor, consistência, sabor, aroma e casca. Pode ter o formato de um violão, de uma bola, etc., com tamanhos que podem variar de 6 a 15 cm de comprimento. A cor pode variar entre o verde, o amarelo, o castanho e o vermelho. Quanto à consistência, os tipos de pera variam entre a dura e granulosa e a macia e cremosa, que se desmancha na boca. São muitas as variedades cultivadas no Brasil, a mais conhecida é pera d'água, muito saborosa e de consistência delicada.

Seu gênero é feminino, da planta se aproveita a fruta. Na gastronomia pode ser utilizada em geleias, compotas, tortas, cremes, sobremesas, sorvetes além de também ser consumida in natura. Em pratos salgados, a pera é excelente para acompanhar queijos de sabor picante ou forte, como o provolone, o *gruyère* e o *emmental*, servidos sempre com um vinho branco gelado.

Nome popular: pera, pereira-exótica, pereira de Afrodite, pereira de Vênus.
Nome científico: *Pyrus comunis*
Planeta: Vênus
Elemento: Água
Deidade: Afrodite
Função terapêutica: a pera pode ser utilizada em tratamentos cardíacos, prisão de ventre, inflamação intestinal e na bexiga, na formação dos ossos, dentes e sangue, além de auxiliar o sistema nervoso. Esta fruta, possui quantidades razoáveis de vitaminas B1, B2 e Niacina ou B3, todas do Complexo B, que regulam o sistema nervoso e o aparelho digestivo que fortifica o músculo cardíaco, essenciais ao crescimento, evitam a queda dos cabelos e sanam alguns problemas de pele. Contém, ainda, vitaminas A e C e sais minerais, incluindo o sódio, potássio, cálcio, fósforo, enxofre, magnésio, silício e ferro. A pera é um ótimo impulsionador do sistema imunológico; previne a osteoporose, pois ajuda o corpo a reter cálcio; aumenta os níveis de energia e é digestiva, pois contém uma grande quantidade de fibras, o que é essencial para um sistema digestivo saudável.
Contraindicações: não encontrada na bibliografia consultada.
Função mágica: abre os caminhos do amor e da prosperidade.

TOQUE DE BRUXA: a pera deve ser consumida quando estiver com a casca firme sem rachaduras, cortes ou manchas. A fruta escurece em contato com o ar quando cortada. Controle esta reação pingando uma ou duas gotas de frutas cítricas (laranja ou limão, por exemplo) sobre a superfície cortada e guarde-a na geladeira. Ritual para a fidelidade de seu amor: experimente colher uma pera numa noite de Lua cheia e sirva-a, caramelizada, para o seu companheiro. Com toda certeza ele só terá os olhos voltados para você.

Receitas terapêuticas e encantadas

- ANTIDIARREICO: coloque duas colheres de sopa de folhas picadas e uma colher de sopa de casca do tronco fatiada em 1 copo de água em fervura. Deixe ferver por 5 minutos e coe. Tome um copo 3 vezes ao dia, ou após cada evacuação. Para crianças dar somente metade da dose. É aconselhado beber bastante água nesse período. Alimento nutritivo na convalescência; hipertensão arterial: descasque um fruto, corte-o em fatias e amasse bem. Adicione um copo de água e misture. Tome um copo, 3 vezes ao dia.

- **Diarreias, cistites, pielonefrites, cálculo renal, reumatismo:** em uma xícara de chá, coloque uma colher de sopa de folhas fatiadas e acrescente água fervente. Abafe por 10 minutos e coe. Tome uma xícara de chá, 3 vezes ao dia. Este infuso não deve ser tomado após às 17:00 horas.
- **Máscara refrescante para proteger a pele do rosto e pescoço e elimina o cansaço:** descasque ½ do fruto, corte em fatias e amasse bem. Adicione ½ colher de sopa de mel e 1 colher de sopa de amido de batata. Misture bem, até formar uma pasta homogênea. Lave o rosto e o pescoço e aplique, com exceção da região dos olhos. Deixe agir por 20 minutos e enxágue com água fria. Repetir, de 2 a 3 vezes na semana.

Ritual para seu amor voltar

- 1 maçã vermelha
- 1 pera amarela
- 3 colheres (sopa) de mel
- Açúcar mascavo

Em uma segunda-feira de Lua crescente. Pegue uma maçã vermelha e tire o miolo. Pegue uma pera amarela e também tire o miolo. Coloque um papel com seu nome dentro da pera e um papel com o nome do seu amado dentro da maçã. Leve-as a um jardim lindo. Encha as frutas com açúcar mascavo e mel.

Ritual cigano para atrair prosperidade – ditado pela cigana Luna

- 1 pedra de citrino
- 1 pera (a maior que encontrar)
- 1 pouquinho de vinho tinto
- 2 pacotinhos de canela em pó
- 9 velas douradas
- 18 moedas douradas
- Mel e noz-moscada

Antes de realizar esta magia, lembre-se sempre de que o ritual é para ajudar na abertura de caminhos, porém, ele não é uma fórmula milagrosa. Portanto, antes de apelar para o ritual, verifique se seus caminhos estão realmente fechados e o porquê de eles estarem assim. Polvilhe o meio de um prato grande de louça com um dos pacotinhos de canela em pó. (Obs.: polvilhe apenas o meio, porque em volta você colocará as velas). Parta a pera ao meio. Em uma parte aberta da pera, espete nove moedas (ou o maior número de moedas que conseguir até nove). Jogue por cima desta metade da pera o outro pacotinho de canela em pó misturada com um pouquinho de mel, noz-moscada e vinho. Coloque essa metade da pera no meio polvilhado do prato, colocando em volta as velas acesas e 9 moedas. Alterne entre uma vela e uma moeda. Caso tenha sobrado moedas que você não tenha conseguido espetar na pera, coloque dentro deste círculo. A outra parte da pera e o citrino, consagre à Cigana Luna. Coma a metade da pera que consagrou mentalizando fartura e prosperidade e guarde o citrino no mesmo lugar em que você guarda seu dinheiro. Carteira, bolsa, gaveta... Faça esse ritual embaixo de uma árvore frondosa e frutífera. Não se deve fazer este ritual em segundas-feiras ou em Lua minguante. Santa Sara nos abençoe, Luna nos ilumine com sua luz. Arriba povo cigano!!! Optchá!

Ritual de véspera de Natal ou de Ano Novo

- 1 pera madura
- 1 prato de sobremesa
- 1 punhado de açúcar a gosto
- 1 punhado de arroz
- 2 velas comuns verdes
- Papel e lápis

Escreva em um pedaço de papel três pedidos, o seu nome inteiro, sua data de nascimento e coloque na base do prato. Pegue a pera e fale em voz alta seus pedidos e coloque em cima do papel, em pé, ou seja, a parte menor para cima; em volta você vai colocando o arroz e em seguida o açúcar. Ponha uma vela verde de cada lado da pera e deixe tudo montado para acender no dia desejado. Depois que as velas queimarem, retire a cera restante cuidadosamente e repita por três dias. Isso quer dizer que vai precisar de seis velas ao todo. Se por acaso não der, acenda só as duas, não tem problema.

Faça com fé e não se esqueça, se a pera começar a ficar murcha tira tudo, levando para algum lugar da natureza que não suje. Devemos sempre devolver a mãe natureza o que ela nos dá. Pode ser feito mais de uma vez, porque depois de sete dias você deve dispensar na natureza.

Sabonete para abertura de caminhos no amor

- ½ xícara de shampoo neutro
- ¼ – ¾ de xícara de água
- ¾ colher de chá de sal
- Essência de óleo perfumado de pera

Em uma tigela, misture completamente o shampoo neutro e a água. Na sequência, faça a adição do sal e da essência. Depois de misturar todos os ingredientes, despeje o gel formado em uma jarra ou em uma garrafa para armazená-lo. O sabonete está pronto para usar, é só utilizar uma esponja úmida, de preferência natural. Você pode usar também sabonetes de glicerina para fazer esse gel de banho.

Bolo de Afrodite para abertura dos caminhos do amor

- ½ colher de chá de noz-moscada
- ½ colher de chá de sal
- 1/4 de xícara de calda de caramelo
- 1/4 de xícara de melaço ou mel
- 3/4 + 1 colher de chá de canela
- 3/4 de xícara + 4 colheres de sopa de leite
- 1 colher de chá de bicarbonato de sódio
- 1 colher de chá de gengibre
- 1 e 1/4 xícaras de açúcar de confeiteiro
- 1 xícara + 1 colher de sopa de açúcar mascavo
- 2 colheres de chá de fermento
- 2 e 3/4 de farinha
- 2 ovos
- 3 peras sem casca e cortadas em fatias finas
- 150 g de manteiga em temperatura ambiente

Preaqueça o forno a 180 °C. Unte a forma do bolo. Corte 50 g de manteiga em finas fatias e disponha pelo fundo da forma. Misture uma colher de açúcar mascavo com 3/4 de colher de chá de canela e jogue essa mistura por cima da manteiga. Depois, coloque as fatias de duas peras em fileira por cima. Peneire o bicabornato de sódio, o fermento, o sal, a noz-moscada, uma colher de chá de canela e a farinha em uma tigela grande. Adicione a farinha aos poucos, sempre misturando. Em outra tigela, adicione 100 g de manteiga, uma xícara de açúcar mascavo, os 2 ovos, o mel, 3/4 de xícara de leite e a calda de caramelo e misture bem. Adicione a mistura seca, aos poucos. Agora adicione a segunda mistura e vá mexendo com uma colher de pau ou com um *fouet*. Por fim, corte uma pera em pedaços pequenos e rale o gengibre e misture tudo muito bem. Despeja essa mistura por cima das fatias de pera na forma de bolo. Coloque o bolo no forno já pré-aquecido e deixe assar por cerca de 50 minutos. Veja se já está pronto furando levemente o bolo com uma faca, se a faca sair limpa é porque está bom, se não, deixe mais 5 minutos e repita o processo. Quando o bolo estiver pronto tire do forno e deixe esfriar por pelo menos uma hora. Agora é a hora de virar o bolo. O que você deve fazer é simplesmente virar o bolo em cima do prato onde será servido. Faça a cobertura misturando o açúcar de confeiteiro e as 4 colheres de sopa de leite. Espalhe por cima do bolo (esse açúcar depois vai endurecer um pouco, mas agora está super líquido. Tenha isso em mente se colocar o bolo em uma boleira, pois pode escorrer). Consagre a Afrodite e sirva. Tempo de Preparo: 20 min + 50 min no forno. Rendimento: 15 fatias.

Arroz de Afrodite para abertura dos caminhos do amor

- 1 ½ litro de caldo de legumes fervente (de preferência feito com legumes frescos)
- 1 cebola bem picada
- 1 xícara de arroz italiano, tipo arbóreo
- 1 xícara de queijo gorgonzola cortado em cubinhos
- ½ xícara de vinho branco seco
- 3 peras firmes, tipo Williams, com casca e cortadas em cubos pequenos
- 4 colheres (sopa) de manteiga
- Sal e dill a gosto

Em uma panela, aqueça a manteiga e refogue a cebola até murchar. Junte o arroz e o vinho, aumente o fogo e deixe evaporar. Vá acrescentando o caldo fervente aos poucos (uma concha de cada vez) e mexendo sempre. Cozinhe o arroz até os grãos começarem a inchar. Adicione as peras, sal e termine de cozinhar, sempre em fogo moderado. Lembre-se que o queijo gorgonzola é salgado, então coloque pouco sal. Quando o risoto estiver no ponto, *al dente*, acrescente alguns pedaços de queijo. Retire do fogo, acrescente o queijo restante e o dill e sirva imediatamente.

Salada para abertura de caminhos

- 1 colher (chá) de açúcar
- 2 paus de canela
- 2 peras
- 2 pés de alface
- 150 g de queijo fresco cortado em cubinhos

Pesto de hortelã
- ½ maço de salsinha
- ½ xícara (chá) de azeite
- 1/3 de xícara (chá) de queijo parmesão ralado
- 2 maços de hortelã
- Sal a gosto

Faça primeiro o pesto de hortelã. Bata todos os ingredientes no liquidificador até obter uma consistência pastosa. Reserve. Lave e seque as folhas de alface. Descasque e corte as peras ao meio e retire as sementes. Ponha em uma panela com água fria e junte o açúcar e a canela. Cozinhe até que fiquem macias, porém firmes. Escorra e fatie as frutas. Disponha as alfaces no fundo do prato e espalhe o queijo e as fatias de pera. Regue com o pesto de hortelã e sirva em seguida.

Flan mágico

- 1 colher de sobremesa de açúcar mascavo
- 1 pacote de gelatina incolor ou ágar ágar (gelatina de algas)
- 1 pera grande e bem madura
- 200 ml de leite de coco (como fazer leite de coco)

Em uma panela coloque a pera picada e descascada, com meia xícara de água e o açúcar, leve para o fogo e deixe cozinhar por 15 minutos em fogo bem baixo. Hidrate a gelatina conforme orientação da embalagem A pera depois de cozida desmancha e fica bem molinha. No mini processador (pode ser liquidificador / mixer ou o que você tiver em casa), bata as peras cozidas, o leite de coco e a gelatina preparada conforme a embalagem. Bata bem. Coloque em forminhas e leve à geladeira por 4 horas. Depois só desenformar e servir em seguida.

Pessegueiro (Pêssego)

Árvore nativa da China, de folhas alternas e serreadas, flores roxas e drupas pubescentes, comestíveis e com propriedades aperitivas e digestivas. Com inúmeras variedades hortícolas. A infusão das folhas e sementes é calmante e as flores são usualmente utilizadas como laxante suave. O pessegueiro é uma espécie nativa da China, com registros que remontam há séculos a.C. Estudos indicam que, provavelmente, teria sido levado da China para a Pérsia e de lá se espalhado pela Europa. No Brasil, segundo relatos históricos, o pessegueiro foi introduzido em 1532, por Martim Afonso de Souza, por meio de mudas trazidas da Ilha da Madeira e plantadas em São Vicente (no atual estado de São Paulo).

O cultivo do pêssego se restringe ao sul e sudeste brasileiros, pois para se desenvolver normalmente, o pessegueiro necessita de baixas temperaturas.

São frutos de época quente, concentrando-se a sua disponibilidade entre os meses de maio a setembro. No entanto, pode-se dispor deste fruto sumarento fora da época estival do Hemisfério Norte, graças a países produtores como a China, Itália, Grécia, Israel, África do Sul e Espanha.

Uma variação muito importante do pêssego é a nectarina. Trata-se de um pêssego careca, obtido por mutação genética do gene do indumento pelo gene da pele suave; tem a pele de uma cor mais viva (entre vermelho brilhante e amarelo) e é geralmente de tamanho menor. Contrariamente ao que as pessoas pensam, a nectarina não é um cruzamento entre pêssego e ameixa. É uma variedade espontânea de pêssego e, deste modo, os pêssegos e as nectarinas são geneticamente equivalentes.

Planta da família da *Rosaceae*. Árvore pequena, de crescimento rápido, que atinge até 5 metros de altura, bem esgalhada. As folhas são alternas, simples e lanceoladas, com pecíolos glandulosos de cor verde. As flores são pequenas, de cor rosa ou roxas, apresentando 5 pétalas, e nascem nos ramos após a queda das folhas. O fruto tem a casca recoberta por uma leve penugem e contém polpa sumarenta. Em seu interior há uma noz rugosa e resistente, que ao ser partida revela uma semente oval. Logo após o aparecimento dos frutos, eles devem ser ensacados para evitar ataques de insetos e larvas. Largamente cultivada em regiões de clima temperado, não apresenta exigências quanto ao solo, podendo nascer naturalmente até em depósitos de detritos. As maiores culturas no Brasil se encontram nos estados de São Paulo e Rio Grande do Sul. Os frutos aparecem no verão e a maturação ocorre rapidamente. As folhas podem ser colhidas na primavera e os frutos na época em que suas cascas adquirem cor amarelo-ouro, com tons avermelhados.

Seu gênero é masculino, da planta se aproveita frutos e folhas. Na gastronomia é uma fruta excelente ao natural, fresca, seca, cristalizada, em compota, pessegada, geleia, sorvete, torta e suco.

Nome popular: pêssego
Nome científico: *Prunus persica*
Planeta: Sol
Elemento: Fogo
Deidades: Apollo, Hélio.
Função terapêutica: é colagogo, coagulante natural nas hemorragias, antiesclerótico, antianemico, anti-inflamatório, levemente laxante e diurético, estimulante estomacal, indicado para doenças cardíacas, circulatórias e hipertensão arterial. Protege o fígado, desintoxicando-os. É ótimo para diabéticos. Elimina tosse. Previne dores reumáticas. O pêssego quando está fresco é a fruta que menos possui caloria (35 kcal), sendo muito recomendado em dietas ou para quem deseja manter o peso. O caroço do pêssego é empregado como remédio curativo nos êxtases pulmonares, especialmente na denominada "tosse cardíaca". Moído, macerado e triturado, regulariza o fluxo menstrual. As folhas amassadas, externamente aplicadas, têm efeitos sedativos. As flores, em infusão, com água ou leite, em forma de xarope, é um bom laxante infantil.
Contraindicações: gestação, lactação. Emenagoga, abortiva, redução do leite, contém amigdalina (tóxica).
Função mágica: traz prosperidade e atrai novas amizades. Desperta a autoestima.

TOQUE DE BRUXA: o pêssego pode ser usado para fazer uma máscara facial tônica: lave muito bem dois frutos, corte-os pela metade e retire a casca e o caroço. Em um recipiente, coloque as metades dos frutos e adicione ½ copo de leite. Esmague os frutos e acrescente uma colher de sopa de farinha de trigo ou de arroz. Misture bem, até a consistência de uma pasta. Lave o rosto e aplique a pasta, com exceção da região dos olhos. Deixe agir por 30 minutos e enxágue com água morna.

Receitas terapêuticas e encantadas

- CALMANTE DA TOSSE DOS CARDÍACOS; DIURÉTICO; ESTIMULANTE RESPIRATÓRIO: em uma xícara de chá, coloque uma colher de sobremesa de folhas bem picadas e adicione água fervente. Abafe por 10 minutos e coe. Tome 1 xícara de chá, de 2 a 3 vezes ao dia.

- Diurético: regularizador das funções intestinais: lave muito bem 3 frutos e corte-os em duas partes. Retire a casca e o caroço. Coma de manhã, em jejum.
- Erupções cutâneas de causas diversas; contusões; antifúngico: em um pilão, coloque 2 colheres de sopa de folhas frescas picadas e amasse bem. Espalhe sobre um pano ou gaze e aplique como compressa na região afetada ou irritada.

Cheesecake de pêssego e amaretto

- 2 colheres (sopa) de Nutella
- 50 g de manteiga derretida
- 150 g de biscoitos digestivos

Base de biscoitos

Triture os biscoitos, acrescente a manteiga derretida e a Nutella. Misture bem e coloque na base de uma forma redonda de 24 cm (com o anel removível). Coloque na geladeira enquanto prepara o creme.

Caramelo para os pêssegos

- 1 colher (chá) de extrato de baunilha
- 4 pêssegos em cubos
- 50 g de açúcar
- 100 ml de água

Faça um caramelo ralo com a água, o açúcar e o extrato de baunilha. Coloque os pêssegos em cubos no caramelo e cozinhe por alguns minutos. Reserve.

Creme
- 1 colher (chá) de extrato de baunilha
- 3 colheres (sopa) de licor amaretto
- 100 g de biscoitos amaretto (triturado grosseiramente)
- 125 g de açúcar semolado
- 300 g de queijo cremoso (tipo philadelfia)
- 550 g de creme de leite fresco

Pêssegos caramelizados

Bata o queijo cremoso com o açúcar, uma colher (chá) de extrato de baunilha e o licor de amaretto até ficar tudo bem amalgamado. Acrescente 450 ml de creme de leite e monte em picos moles todo o composto. Adicione os pêssegos (retire-os sem a calda formada) e os biscoitos amaretto e misture com uma espátula, devagar para não desmontar o creme. Coloque o creme sobre a base de biscoitos, nivelando a superfície. Leve à geladeira por uns 30 minutos. Monte os 100 ml restantes do creme de leite e coloque sobre a cheesecake, formando uma camada fina. Leve à geladeira por mais 30 minutos.

Guarnição
- 2 pêssegos em fatias
- Biscoitos amaretto inteiros
- Calda que sobrou dos pêssegos em cubos

Caramelize as fatias de pêssego por alguns minutos na calda e deixe esfriar. Coloque sobre a cheesecake fatias de pêssego e alguns biscoitos amaretto inteiros, arrumando como preferir. Recoloque na geladeira. Para desenformar, passe uma espátula molhada com água quente ao redor do aro que ele vai se soltar facilmente. Com uma espátula grande, passe a cheesecake para o prato de servir. Deixe 30 minutos no freezer antes de servir para poder cortar melhor.

Chá cigano – para realizar desejos relacionados ao amor
- 2 copos de suco de laranja
- ½ xícara de açúcar
- 1 colher de chá de canela em pó
- 1 colher de chá de raspinha de noz-moscada
- 1 colher se sopa de licor de pêssego
- 1 pera picada sem casca
- 1 saquinho de chá de flores
- 2 maçãs picadas sem casca
- 2 xícaras de água
- 6 bagos de uva Itália picados sem caroço
- Raspinhas de laranja

Coloque numa panela o suco de laranja, o açúcar, a canela, a noz-moscada, o licor e as raspadinhas de laranja, em fogo médio até ferver. Quando começar a ferver, coloque as frutas mexendo levemente por um minuto. Acrescente a água e mais açúcar (ou mais água, se achar necessário). Deixe ferver por 3 minutos e sirva com as frutas. Mentalize o pedido enquanto bebe.

Filtro do amor de Afrodite

- 1 copo (250 ml) de néctar de pêssego
- 1 copo (250 ml) de suco de damasco
- 1 copo (250 ml) de framboesas esmagadas e filtradas para extrair o suco
- 1 copo (250 ml) de morangos esmagados e filtrados para extrair o suco
- 1 vela cor-de-rosa
- 5 gotas de água de rosas

Dois dias antes da Lua cheia, fique na frente de uma janela onde você possa ver a Lua. Acenda a vela rosa e beba um terço de sua mistura, dizendo:

> Afrodite, Vênus, ouça meu chamado. Eu preciso de um amor forte e grande para afastar de meus dias e noites o tormento. Afrodite, Vênus, ouça meu chamado. Que assim seja.

Repita o ritual na segunda noite e então termine-o na Lua cheia, bebendo o resto do filtro.

Poção para despertar desejo

- ½ xícara de morangos frescos
- 1 ou 2 gotas de licor de anis
- 1 pêssego fresco
- 1 xícara de mel
- 2 colheres de chá de abacate
- 3 xícaras de suco de pêssego

Faça esta poção no nascer ou pôr do sol, numa Lua crescente, de preferência numa terça-feira. Bata os ingredientes no liquidificador e ofereça ao amado um suco feito com pêssegos frescos e uma pitada de canela em pó. Dificilmente você se esquecerá do resultado. Outra receita com pêssego é a utilização de três caroços dentro de um pequeno saco de cetim vermelho: para atrair futuros romances.

Pimenteira

A maioria destas pimenteiras são plantas tropicais ou subtropicais e crescem melhor em clima quente. Nenhuma pode suportar baixas temperaturas e geadas. A pimenteira cresce melhor em condições de alta luminosidade, com sol direto, e dependem da umidade relativa do ar, algumas preferem clima úmido, outras clima mais seco. O solo ideal tem que ser leve, bem drenado, fértil e rico em matéria orgânica. A pimenteira deve ser irrigada com frequência para manter o solo úmido, mas este nunca deve permanecer encharcado. As sementes podem ser semeadas diretamente no local definitivo, mas o mais comum é semear em sementeiras, copos ou saquinhos de plástico ou papel. No solo, as sementes germinam geralmente em 1 ou 2 semanas, mas as sementes de alguns cultivares podem apresentar dormência e podem levar um longo tempo para germinar. O transplante para o local definitivo é feito quando as mudas atingem de 8 a 10 cm de altura. A pimenta pode ser cultivada facilmente em vasos, mas estes devem ter um tamanho apropriado ao porte da pimenteira. Retire as ervas invasoras que estiverem concorrendo por recursos e nutrientes. Alguns cultivares precisam de tutoramento para as plantas não tombarem. Neste caso, amarre as plantas a estacas de madeira, mas sem restringir o crescimento dos caules. É muito importante usar luvas para o manuseio das mais picantes, não toque nos olhos, nariz, boca ou outras partes do corpo sem antes limpar muito bem as mãos. Água não é eficiente para retirar a capsaicina da pele, pois esta substância não é solúvel em água. Contudo, é solúvel em álcool e em óleo. A colheita das pimentas inicia-se geralmente de 80 a 150 dias após a semeadura, dependendo do cultivar e das condições de cultivo.

Os registros mais antigos do consumo de pimentas datam de aproximadamente 9 mil anos, resultado de explorações arqueológicas em Tehuacán, México. Outros sítios arqueológicos pré-históricos (2500 a.C.) são conhecidos no Peru, nas localidades de Ancon e Huaca Prieta. O cultivo de pimentas era uma característica de tribos indígenas brasileiras quando do descobrimento do Brasil. Com a imensa variabilidade de pimentas nativas, certamente pode-se supor que diversas tribos cultivavam e colhiam pimentas; e o plantio de pimenta por tribos indígenas continua até hoje, como entre os índios mundurucus, da bacia do rio Tapajós.

A pungência ou picância das pimentas deve-se a presença da capsaicina. A substância química que dá à pimenta o seu caráter ardido é exatamente esta que possui as propriedades benéficas à saúde. A capsaicina têm propriedades medicinais comprovadas, atua como cicatrizante de feridas, antioxidante, dissolução de coágulos sanguíneos previne a arteriosclerose, controla o colesterol, evita hemorragias, aumenta a resistência física. Além disso, influencia a liberação de endorfinas, causando uma sensação de bem-estar muito agradável, na elevação do humor.

Pimentas não causam hemorroidas nem faz mal à saúde. O Dr. Rafael Possik entrevistado por Dr. Drauzio Varella afirma: "Existem trabalhos experimentais mostrando que pimenta não faz mal nenhum, contudo, na clínica é comum encontrar indivíduos que dizem que a pimenta piora a sensação de dor (estômago). Provavelmente, a pimenta provoca vasoconstrição o que diminui a irrigação da mucosa e, consequentemente, a dor aparece, mas nada está comprovado a esse respeito".

O consumo de pimenta reduz o risco de doenças como câncer, catarata, mal de Alzheimer e diabetes. Segundo o gastroenterologista e cirurgião da obesidade Almino Cardoso Ramos, do Hospital Santa Rita, em São Paulo, o consumo de pimenta é essencial para quem tem enxaqueca ou dor de cabeça crônica. "Elas provocam a liberação de endorfinas, analgésicos naturais extremamente potentes que o nosso cérebro fabrica". Entre outros benefícios, a pimenta impede a coagulação do sangue e, portanto, evita tromboses, contendo vitamina E, e chegando a ter seis vezes mais vitamina C do que a laranja. Pesquisa científica também elevou o status da pimenta de simples tempero para poderoso aliado no auxílio da saúde e prevenção à depressão e outros males que afetam o humor e a disposição dos seres humanos.

Seu gênero é masculino, da planta aproveita-se os frutos as folhas. Na gastronomia é muito usada em especiaria, como tempero. No Brasil é muito consumida, principalmente na forma de conserva de fruto inteiro em vinagre ou azeite.

Nome popular: pimenta
Nome científico: *Capsicum sp. Solanaceae*
Planeta: Marte
Elemento: Fogo
Deidades: Áries e Marte.
Função terapêutica: dissolução de coágulos sanguíneos (uma aspirina natural) e de muco dos pulmões; expectorante; descongestionante; indutor da termogênese (efeito de transformar parte das calorias dos alimentos em calor), antioxidante e antibacteriana. Rica em vitamina A, B1, B2 e niacina, a pimenta possui 6 vezes mais vitamina C do que a laranja. Possui flavonoides; auxilia na congestão nasal; tem potencial cicatrizante de feridas; é descongestionante, antioxidante, anti-inflamatória e antienvelhecimento; previne a arteriosclerose, os infartos e os derrames cerebrais por causa da vasodilatação; tem ação antibacteriana; evita

hemorragias; ajuda a regular o colesterol; aumenta a resistência física e possui propriedades analgésicas e energéticas.

Contraindicações: indivíduos com hipertensão ou com problemas gastrointestinais, como gastrite, úlcera, hemorroidas, fissuras ou lesões devem evitá-la, uma vez que a caspiíssima funciona como um agente agressor das mucosas. Apesar de a pimenta não causar esses problemas, ela pode agravá-los.

Função mágica: desenvolve a coragem e a ação perante a vida. Utilize a pimenta como tempero do amor, por acreditar que seja afrodisíaca, e também há os que juram que ela afasta o "mau-olhado".

TOQUE DE BRUXA: faça um prato de entrada; uma sopa ou salada, e na hora de temperar, salpique um pouco de pimenta-do-reino recitando... "Me ame assim como te amo!" Faça um prato principal; um risoto é uma boa pedida, e depois de preparado, jogue 7 grãos de amendoim, 7 castanhas de caju picadas e 7 metades da noz picadas, recitando... "Me ame assim como te amo e mais!" Faça uma sobremesa; procure uma receita que utilize cravo e canela, e coloque 7 cravos e 7 pedaços de canela, e enquanto prepara cante feliz... "Você me ama, você me quer e vai me amar ainda mais!!!" Depois que você tomar seu banho e se arrumar para esperá-lo, passe uma pitada de canela em pó atrás de cada orelha, bem pouquinho, é um excelente estimulador para os homens... Já fiz, atrai mesmo. E não se esqueça do vinho. Se você não entende de vinhos, peça ajuda para alguém, seu pai, seu tio, irmão, amigo, mas procure ajuda para não fazer feio depois de tanto trabalho com o jantar.

Receitas terapêuticas e encantadas

- **APRESSAR A MATURAÇÃO DE TUMORES:** em um pilão, coloque 1 colher de sopa de folhas picadas e 1 colher de sobremesa de óleo de cozinha. Amasse bem, até adquiriria consistência de uma pasta. Espalhe em um pano e exponha ao vapor da água em fervura. Espere amornar. Aplique ainda morno sobre o local afetado, em forma de cataplasma, 2 vezes ao dia.
- **ENXAQUECAS:** em um pilão, coloque 2 colheres de sopa de frutos frescos picados, com sementes. Amasse bem e espalhe sobre uma gaze ou pano. Aplique sobre a nuca, em forma de cataplasma, ao sentir os primeiros sintomas.
- **ENXAQUECAS; REUMATISMO; DORES MUSCULARES; NEVRALGIAS; DORES NAS JUNTAS:** coloque 6 frutos picados em 1 xícara de chá de álcool de cereais a 90%. Deixe em maceração por 5 dias e coe. Tome 1 colher de café, diluído em um pouco de água, 15 minutos antes das principais refeições.

- QUEDA DE CABELOS: coloque 2 colheres de sopa do fruto seco e bem picado, em 1 xícara de chá de álcool de cereais a 60% e adicione 1 colher de sopa de glicerina. Misture bem, deixe em maceração por 5 dias e coe, espremendo o resíduo. Aplique no couro cabeludo, todas as noites, massageando bem. Deixe agir durante 15 minutos e lave a cabeça normalmente. É aconselhável continuar o tratamento até obter o resultado esperado.
- REUMATISMO; DORES MUSCULARES; NEVRALGIAS: em pilão, coloque 2 colheres de sopa de frutos frescos picados, com sementes, 1 colher de sopa de alho picado e 1 colher de sopa de gengibre picado. Amasse bem e adicione 1 xícara de chá de óleo de cozinha. Leve ao fogo em banho-maria, por 3 horas. Espere amornar e coe. Aplique no local afetado, com uma ligeira massagem em seguida, cubra com uma flanela.

PIMENTA NO VINAGRE

- 1 colher de chá de sal pimentas selecionadas
- 1 colher de sopa de açúcar
- 2 copos de vinagre branco de maçã ou arroz

Faça uma calda com o vinagre, o sal e o açúcar levando esta mistura para ferver por 2 minutos. Faça o branqueamento das pimentas. Coloque as pimentas num vidro esterilizado e jogue a calda quente de vinagre por cima. Deixe esfriar. Conserve na geladeira.

PIMENTA NO AZEITE

- 1 dente de alho picado
- 1 xícara de azeite de oliva extravirgem
- 6 gotas de suco de limão
- Pimentas selecionadas

Retire as sementes, as veias e o talo das pimentas Frite o alho no azeite até ficar levemente dourado. Cuidado para não queimar. Coloque as pimentas num vidro de conserva deixando um espaço livre de 2 cm. Aqueça uma xícara de azeite a 300 ºC. Enfie o cabo de uma colher no meio das pimentas e abra um buraco. Despeje o azeite quente, lentamente, para evitar que o azeite suba. Complete o pote com azeite até atingir 0,5 cm da boca e tampe bem firme. Deixe esfriar naturalmente. Conserve na geladeira.

GARAM MASALA – muito usada como acompanhamento de pratos quentes

- ½ colher (chá) de noz-moscada e ½ colher dela em pó em pó
- 5 g de canela em pó e 2 paus de canela
- 5 g de folhas de louro
- 7 g de cardamomo e ½ colher (chá) de cardamomo em pó
- 7 g de cravo e ½ colher (chá) de cravo-da-índia em pó
- 15 g de gengibre seco (alternativo)
- 30 g de pimenta-do-reino e 1 colher (chá) de pimenta-do-reino em grão
- 30 g de sementes de cominho e 1 colher (sopa) de cominho em grão
- 100 g de sementes de coentro e 1 ½ colher (chá) de semente de coentro em grão
- Cúrcuma (açafrão da terra) (opcional)
- Orégano (opcional)

Coloque todas as especiarias numa frigideira e deixe torrar ao fogo médio, entre 2 a 3 minutos. Depois de frio, triture as especiarias em um moedor até virar pó.

PIMENTA DA CORAGEM – aumenta sua iniciativa e coragem para enfrentar medos antigos

- 1 xícara (chá) de água com gás gelada
- 1 xícara e meia (chá) de farinha de trigo
- 200 g de pimenta tipo dedo de moça (médias) com o cabo (+/- 25 unidades)
- 200 g de salgadinho de milho moído (sabor queijo)
- Água o suficiente para aferventar
- Óleo o suficiente para fritar
- Recheio de sua preferência
- Sal a gosto

Pegue a pimenta tipo dedo de moça (médias) com o cabo (+/- 25 unidades) e com auxílio de uma faca pequena, faça um corte no meio de cada pimenta, no sentido do comprimento, sem desgrudar o cabo. Retire as sementes com cuidado para não danificar as pimentas. (Obs.: é recomendável trabalhar com luvas enquanto estiver manuseando as pimentas, pois o ardor delas pode ficar por um bom tempo nas mãos). Coloque uma panela com água para ferver.

Assim que ferver, jogue as pimentas, espere ferver novamente e conte 1 minuto. Retire as pimentas da água quente e jogue-as na água gelada para dar o choque térmico. Repita este procedimento (ferver e gelar) mais 5 vezes. (Isso é para tirar um pouco da picância das pimentas). Recheie as pimentas com recheio de sua preferência (carne, linguiça). Tome bastante cuidado para que elas não estourem (utilize luvas para este trabalho). Numa tigela misture, com auxílio de um batedor de arame, a farinha de trigo com 1 xícara (chá) de água com gás gelada e sal a gosto. Reserve. Com as mãos (e sem luva) segure a pimenta recheada pelo cabo, mergulhe-a na mistura de farinha e água, escorra o excesso da mistura, passe no salgadinho de milho moído (200 g) e depois frite em óleo quente (160 ºC) por uns 3 minutos até dourar ligeiramente. Sirva como aperitivo.

Morango de marte

- 1 colher (chá) de pimenta dedo-de-moça, sem sementes e picada
- 1 kg de morango
- 1 lata de creme de leite
- 3 colheres (sopa) de vinho tinto
- 8 colheres (sopa) de açúcar

Retire os cubinhos dos morangos e lave-os bem. Deixe escorrer o excesso de água. Polvilhe sobre eles 6 colheres (sopa) de açúcar, o vinho tinto e a pimenta. Misture bem e reserve. À parte, bata no liquidificador o creme de leite com metade do morango e 2 colheres de sopa de açúcar. Em taças individuais, coloque uma porção de creme de morangos inteiros. Sirva gelado.

Creme de abobora para o Samhain

- ½ litro de leite
- ½ xícara de castanha-do-pará triturada
- 1 colher de sopa de manteiga
- 1 kg de abóbora
- 1 litro de água
- 1 molho de cheiro verde
- 2 cebolas raladas
- 2 latas de creme de leite com o soro
- Mais ou menos 2 colheres de sopa rasa de farinha de trigo
- Sal

Limpe a abóbora e corte em pedaços. Cozinhe a abóbora no leite, com a água, a cebola, o sal, a castanha e meio amarrado de cheiro verde por aproximadamente 1 hora. Depois de cozida retire o amarrado de cheiro verde e bata a mistura no processador. Coloque novamente na panela e engrosse com a farinha dissolvida em água. Depois de fervida acrescente o creme de leite e prove o sal. Se quiser acrescente uma pitada de noz-moscada e pimenta-do-reino. Depois de pronta sirva quente salpicada com cheiro verde bem picadinho.

Sopa de Pã – esta receita mágica é um ritual para afastar a melancolia

- ½ chávena de chá de creme de leite fresco
- ½ chávena de chá de uva passa
- 1/4 de chávena de chá de cebolinha picada
- 1 colher (chá) de dill
- 1 colher (sopa) de salsa picada
- 1 ovo cozido picado
- 1 pepino picado
- 3 chávenas de chá de iogurte natural
- 6 cubos de gelo
- Sal e pimenta-do-reino a gosto

Deixe as uvas passas de molho em água fria durante 5 min. Coloque o iogurte numa tigela grande e adicione o creme de leite, o ovo, os cubos de gelo, o pepino, a cebolinha, o sal e a pimenta-do-reino. Escorra a uva passa e acrescente à mistura.

Junte a essa mistura 1 chávena de água fria e misture bem. Leve ao frio durante 2 ou 3 horas. Sirva enfeitada com salsa e dill picados. Consagre o feitiço a Pã.

Sopa com pão torrado – receita para Samhain

- 1 cebola
- 1 cenoura
- 1 litro caldo de cubo de galinha
- 1 ramo salsa
- 1 talo aipo
- 2 dentes alho
- 2 tomates maduros
- 4 fatias pão
- 30 g manteiga

- 100 ml vinho branco
- 700 g cogumelos
- Azeite, pimenta e queijo parmesão ralado a gosto

Esta sopa é deliciosa e boa para levar para uma celebração ao ar livre (com pão torrado nas brasas de uma fogueira). Retirem os pés e lavem cuidadosamente os cogumelos. Enxuguem-nos e cortem em fatias finas. Levem ao lume um tacho suficiente para a sopa, com manteiga e um pouco de azeite. Deixem aquecer bem e juntem a cebola, o aipo, a salsa e a cenoura finamente picadas. Deixem reduzir um pouco e depois acrescentem a polpa dos tomates. Passados 10 minutos, acrescentem os cogumelos, mexam bem e deixem cozer mais outros tantos minutos, antes de temperar com um pouco de sal e vinho branco. Depois enxuguem, juntem o caldo de frango a ferver, tapem e continuem a cozedura por cerca de ½ hora. Alourem no forno as fatias de pão, esfreguem-nas com o dente de alho e disponham-nas no fundo das tigelinhas de sopa, deitando então a sopa por cima. Polvilhem com queijo parmesão ralado e sirvam imediatamente.

Conserva básica de pimenta

- 1 colher (chá) de sal
- 1 colher (sopa) de açúcar
- 2 copos de vinagre branco
- Pimentas selecionadas de sua escolha

Faça uma calda com o vinagre, o sal e o açúcar, levando essa mistura para ferver por dois minutos. Faça o branqueamento das pimentas, cozinhando-as no vapor, sem que fiquem muito moles. Coloque-as num vidro esterilizado e jogue a calda quente por cima. Deixe esfriar, tampe e conserve na geladeira.

Chocolate com pimenta

Recheio
- 100 g de geleia de pimenta
- 200 ml de creme de leite
- 500 g de Cobertura Sabor Chocolate Meio Amargo ou Cobertura em Gotas

Casquinha
- Corante alimentício para chocolate nas cores verde e vermelho
- 400 g de Cobertura Sabor Chocolate Branco ou Cobertura em gotas

Para fazer o recheio, derreta a Cobertura Meio Amarga em banho-maria ou nas micro-ondas. Acrescente o creme de leite e a geleia. Misture bem e reserve. Casquinha: derreta a Cobertura Branca em banho-maria ou nas micro-ondas. Separe uma parte e acrescente o corante. Em forminhas próprias para bombom, faça a folhinha e a pimenta com a Cobertura com corante. Leve à geladeira. Coloque uma porção do recheio e feche com a Cobertura Branca derretida. Leve novamente à geladeira e retire quando estiver esbranquiçada.

Brigadeiro com pimenta

- ½ pimenta dedo-de-moça picada
- Faça um brigadeiro mole

Em um processador (ou liquidificador), bata a pimenta dedo-de-moça e uma colher (sopa) de água. Passe por uma peneira. Em uma tigela, misture bem uma colher (chá) do suco de pimenta com o brigadeiro um pouco mole, recheie as trufas com ele frio. Faça um brigadeiro mais duro e unte as mãos, faça bolinhas com pequenas porções de massa e passe-as no granulado. Sirva em forminhas de papel para docinhos. Inove e prepare um brigadeiro de café: dissolva meia colher (sopa) de Nescafé® em uma colher (chá) de água quente. Misture com uma lata de Moça Docinho Brigadeiro, enrole os docinhos e passe no granulado.

Trufa chocolate com pimenta

- 1 colher de sopa de mel
- 1 lata de creme de leite com soro
- 1 pitada de pimenta calabresa (a gosto sem exageros)
- 2 colheres de sopa de conhaque
- 200 g de chocolate meio amargo
- 300 g de chocolate ao leite
- Chocolate em pó para polvilhar o doce
- Chocolate para banhar (derretido)

Leve uma panela ao banho-maria e derreta os dois tipos de chocolate, acrescente direto na panela, o demais ingrediente mexa muito bem com uma colher de pau, desligue, coloque em uma tigela, deixe esfriar um pouco e leve à geladeira por 3 horas (precisa estar bem gelada). Enrole a massa fazendo bolinhas. Banhe-as em chocolate derretido em banho-maria e coloque-as sobre papel manteiga. Polvilhe-as com o cacau em pó.

Trufa com pimenta

- ½ colher (chá) de cravo-da-índia em pó
- ½ colher (sopa) de pimenta dedo-de-moça picada
- 1 colher (chá) de canela-da-china em pó
- 1 colher (chá) de gengibre em pó
- 1 colher (sopa) de conhaque
- 1 xícara (chá) (200 ml) de creme de leite
- 2 colheres (sopa) de cacau em pó
- 900 g de chocolate meio amargo picado

Comece preparando a massa das trufas: coloque em um refratário 500 g de chocolate meio amargo, o creme de leite, a pimenta dedo-de-moça, a canela, o cravo, o gengibre e leve ao banho-maria ou micro-ondas, na potência média, por cerca de 3 minutos, mexendo na metade do tempo. Retire e misture até que o chocolate derreta completamente. Acrescente o conhaque e mexa novamente, formando assim um creme homogêneo. Cubra com filme-plástico e leve à geladeira por cerca de 2 horas ou até adquirir consistência para modelar. Retire a massa da geladeira e, com a ajuda de 2 colheres de chá, modele as trufas, colocando-as, em seguida, sobre uma superfície forrada com papel-manteiga. Se estiver muito calor você pode levar novamente a geladeira, por 2 horas. Derreta e tempere o restante do chocolate meio amargo (após o derretimento o chocolate deve ser esfriado lentamente e com movimento constante, até atingir a temperatura ideal para moldagem. Esse processo é chamado de temperarem). Com o auxílio de um garfo, mergulhe cada trufa no chocolate e retire dando algumas batidinhas sobre o próprio chocolate, eliminando os excessos e formando uma cobertura fina e uniforme. Coloque as trufas recém-banhadas sobre a superfície forrada com papel-manteiga e leve à geladeira por cerca de 5 minutos, para secar. Retire as trufas da geladeira, passe-as no cacau em pó e acomode em forminhas de papel.

Trufa de chocolate com pimenta suave

- 1 colher (sopa) de mel
- 1 lata de creme de leite (sem soro)
- 2 colheres (sopa) de conhaque
- 200 g de chocolate meio amargo
- 300 g de chocolate ao leite picado

- Cacau em pó
- Chocolate para banhar as trufas (derretido)
- Gotas de molho de pimenta (a gosto)

Antes de começar, saiba que a pimenta é a gosto, mas não se deve exagerar. O chocolate derretido é para banhar as trufas e o cacau em pó para polvilhar sobre elas. Para começar, derreta os dois chocolates da receita em banho-maria. Quando estiverem derretidos, acrescente os outros ingredientes mexendo bastante, menos o cacau e o chocolate derretido. Leve então à geladeira por 3 horas, depois disso, retire e faça bolinhas com a massa. Com o chocolate derretido, banhe as bolinhas que fez e finalize polvilhando o cacau em pó. Pronto!

TRUFAS DE CHOCOLATE COM PIMENTA E BAUNILHA

- 1 caixinha de creme de leite
- 1 colher de sopa de essência de baunilha
- 2 colheres de sopa de chocolate em pó
- 2 pimentas picadas em pedaços pequenos
- 300 g de chocolate ao leite picado
- 300 g de chocolate meio amargo picado

Coloque em uma tigela de vidro o chocolate ao leite e o creme de leite. Leve essa tigela ao banho-maria, no fogo. Antes que a água comece a ferver, desligue o fogo e mexa o creme de leite e o chocolate até formar uma mistura homogênea. Retire a tigela do banho-maria e adicione a baunilha e a pimenta. Espere esfriar e cubra com filme plástico. Leve à geladeira por 8 horas. Retire a massa da geladeira, faça bolinhas com o auxílio de uma colher de chá e reserve. Coloque o chocolate meio amargo em uma tigela e leve ao banho-maria. Antes que a água comece a ferver, desligue o fogo e mexa até o chocolate derreter completamente. Retire a tigela do banho-maria e despeje o chocolate em uma tábua. Com uma espátula, mexa o chocolate até que ele esteja frio. Volte o chocolate para a tigela e mergulhe cada bolinha reservada. Retire as bolinhas com um garfo e deixe secar sobre o papel de alumínio. Para secar mais rápido leve à geladeira por 5 min. Polvilhe com chocolate em pó.

Trufa de chocolate com pimenta picante

- 1 colher de sopa de mel
- 1 lata de creme de leite com soro
- 1 pitada de pimenta calabresa (a gosto sem exageros)
- 2 colheres de sopa de conhaque
- 200 g de chocolate meio amargo
- 300 g de chocolate ao leite
- Chocolate em pó para polvilhar o doce
- Chocolate para banhar (derretido)

Leve uma panela ao banho-maria, derreta os dois tipos de chocolate e acrescente direto na panela o demais ingrediente. Mexa muito bem com uma colher de pau, desligue, coloque em uma tigela, deixe esfriar um pouco e leve à geladeira por 3 horas, precisa estar bem gelada.

Enrole a massa fazendo bolinhas. Banhe-as em chocolate derretido em banho-maria e coloque-as sobre papel manteiga. Polvilhe-as com o cacau em pó.

Bombons de caramelo com pimenta

Recheio

- 2 g de pimenta
- 420 g de creme de leite
- 500 g de açúcar

Misture o creme de leite com a pimenta e reserve. Leve o açúcar ao fogo até caramelizar. Desligue o fogo e acrescente a mistura de creme de leite com pimenta. Misture, aos poucos, até obter uma mistura cremosa. Deixe esfriar, mexendo sempre. Reserve.

Bombom

- 1/5 kg chocolate meio amargo

Derreta e tempere a cobertura de chocolate meio amargo conforme as instruções da embalagem. Despeje o chocolate em formas para bombons e vire-as para escorrer o excesso (uma camada de chocolate deverá ficar presa às paredes internas da forma). Raspe a superfície das formas com uma espátula e leve-as à geladeira com cerca de 2 minutos, para secar o chocolate.

Retire as formas da geladeira e recheie os bombons com cerca de 7 g de caramelo. Cubra com o chocolate restante. Raspe novamente as formas e leve-as à geladeira até que o fundo fique opaco. Desenforme.

Pimentão recheado para desenvolvimento de força

- ½ kg carne moída
- 6 pimentões
- Cebola
- Cheiro verde e tomate picado
- Sal e pimenta-do-reino a gosto

Corte uma tampa do pimentão ou corte ele ao meio, de acordo com sua preferência. Cozinhe com água e sal. Tire a pele e a semente e deixe de lado. Cuidado para não o quebrar. Refogue a carne com azeite, sal, pimenta, cheiro verde picado e a cebola. Deixe cozinhar. Quando estiver quase seco, põe o tomate e deixe formar um molho bem grosso. Recheie os pimentões com a carne e arrume em um pirex. A parte faça um molho com 2 tomates sem casca e jogue por cima dos pimentões. Enfeite com azeitonas verdes. Acompanha arroz branco e uma salada de legumes cozidos.

Pó mágico da Bruxa contra energia ruim

- ½ xícara de sal grosso
- 1 colher de sopa de cravo-da-índia
- 1 pitada de pimenta-do-reino
- 4 pauzinhos de canela

Em uma noite de Lua minguante, na hora que for enfeitiçar seu pó, acenda uma vela branca pequena e deixe queimar toda, enquanto trabalha, reze sua oração favorita. Misture os ingredientes em uma cuia enquanto reza e concentre-se na mistura, pedindo proteção. Em seguida, despeje a mistura no liquidificador, moa bem e coloque em vidrinhos que possa carregar na bolsa ou bolso. Tenha eles sempre com você.

Quando sentir negatividade diretamente a você ou mesmo no local onde esteja, ao se afastar, pegue seu vidro de pó, despeje um pouco na mão direita e jogue sobre seu ombro esquerdo. Ao jogar, peça proteção e mande que todo mal se afaste. Caso vá a algum lugar que saiba ser carregado de energias negativas, polvilhe seu pó mágico dentro de seu sapato, só um pouquinho.

Pinheiro

Originário do Sudoeste da Europa e Norte da África, o pinheiro é uma árvore de porte médio, alcançando entre 39 a 60 metros. Quando jovens, sua copa é piramidal, as árvores adultas são arredondadas. Seu tronco está coberto por uma casca espessa, rugosa, de cor castanho-avermelhada e profundamente fendida. Suas folhas são persistentes, em forma de agulhas, agrupadas aos pares, com 10 a 25 centímetros de comprimento. O pinheiro tem uma ramificação verticilada e densa, os ramos, quando jovens, são muito espaçados e amplos. Tem floração monoica, ou seja, as flores masculinas e femininas estão reunidas num mesmo pé. As suas flores masculinas estão dispostas em inflorescências douradas, com forma de espiga, agrupadas lateralmente nos ramos longos do terço inferior dos raminhos novos; e as flores femininas estão dispostas em inflorescências terminais. A sua floração começa em fevereiro e acaba em março.

As mudas podem ser mantidas por várias semanas entre 1,7 e 3,3 ºC, mas você deve checar com o vendedor para o caso de ter comprado uma espécie com exigências diferentes. Deixe as raízes úmidas até que esteja pronto para plantá-las, mas não as mergulhe na água, o que poderia matá-las. Se as raízes formarem uma bola densa ou circularem os lados do recipiente em que estão, arrume cuidadosamente os ramos da raiz mestra para que fiquem mais espalhados. Algumas mudas são vendidas com uma pequena mistura de solo compactada ao redor delas. Tente deixar o máximo possível dessa mistura nas raízes ao arrumá-las. Cada pinheiro deverá ter bastante espaço, sem plantas pequenas perto de sua base e sem sistemas radiculares de outras raízes por perto. Escolha um local onde a árvore receberá luz direta durante os períodos mais frios do dia.

Sagrado para os druidas, o pinheiro era conhecido como uma das sete árvores principais dos Irlandeses. Misture as agulhas secas em partes iguais de zimbro e de cedro, queime para purificar a casa e a área ritual. As glandes e as pinhas podem ser usadas como um amuleto de fertilidade. Obtém-se um banho purificante e estimulante colocando agulhas de pinheiro dentro de um saco largo e deixando a água correr através dele. Para purificar e santificar uma área ritual ao ar livre, varra o chão com um ramo de pinheiro.

Seu gênero é masculino. A planta toda é aproveitada, porém não tem uso direto na gastronomia. As nozes píneas são comestíveis. O talo é comestível somente em situações de emergência e o pinheiro pode ser mastigado e cuspido logo em seguida, pois só serve como alimento em casos de sobrevivência extrema.

Nome popular: pinheiro, pinheiro-do-labrador, pinheiro-bravo e pinheiro-da-escócia.
Nome científico: *Pinus sylvestris, Pinea pinus(Pinheiro-Manso), Pinus pinaster, Pinus tabulaeformis, Pinus strobus, Pinus nigra, Pinus contorta, Pinus palustris* (usado na China e conhecido como Sheng-Cantar-Chih) e outras espécies do gênero *Pinus*. Pertence a família Pinaceae.
Planeta: Urano e Marte
Elemento: Fogo
Deidades: Ares
Função terapêutica: unguentos e emplastos para acne, amigdalite, artrites, artrite reumatoide, reumatismos, bronquite, pneumonia, nefrite, coágulos no sangue, dores ciáticas, colapso nervoso (colapso mental), congestão, eczema, psoríase, enfisema, febre, insônia, laringite, psoríase, sarna, sinusite, tosse, tuberculose e feridas. Analgésico, anticatarral, antioxidante, antisséptico, antiespasmódico, antivirótico, demulcente, diurético, expectorante, tônico estimulante. Só a casca do pinheiro é antioxidante. As píneas do pinheiro são usada na medicina popular para ajudar na cura de infecções e na recuperação de tecidos. Banhos para músculos doloridos e membros artríticos e inalação para congestão respiratória.
Contraindicações: doses muito elevadas em crianças podem provocar alterações no sistema nervoso. Espetar-se com a pinha causa inflamação na parte espetada, ocasionando inchaço.
Função mágica: o significado mágico da árvore de pinheiro é a longevidade e a imortalidade. A pinha é o símbolo semítico da vida. Na mitologia japonesa, os espíritos do pinheiro são conhecidos como Jo e Ubá. Árvores símbolo da fidelidade no casamento, e existem numerosos mitos sobre amantes devotados que foram magicamente transformados em pinheiros. Os galhos do pinheiro são utilizados em várias cerimônias dos nativos americanos, e sua fumaça é usada pelos indianos para tratar problemas de reumatismo, tosse e resfriados. Elas são consideradas "Árvores do casamento" no Tirol e usadas pelos Bruxos na Europa e nos Estados Unidos com o objetivo de proteção e cura, bem como para atrair o afeto de uma pessoa. O incenso de pinho é usado na magia para desfazer encantos, e nos ritos de purificação. Seu poder está ligado ao dinheiro, saúde, proteção e fertilidade. Carregar uma semente de pinheiro traz fertilidade e vigor. As folhas em forma de agulha, quando queimadas purificam e limpam o ambiente. Desejando desfazer um feitiço e mandá-lo de volta, queime folhas de pinheiro numa noite de Lua minguante.

O pinheiro é a árvore de Aquário, a árvore da Nova Era. É o signo do pensamento aquariano. Esse elemental tem uma aura branca e imaculada, cheia de beleza. Cada pinheiro tem seu elemental próprio, porque toda planta, toda árvore tem corpo, alma e espírito como os homens.

Toque de Bruxa: sempre que um pensamento negativo vier à sua mente, trazendo apreensão ao seu coração, respire bem fundo, faça um escalda-pés com folhas de pinheiro, visualize um foco de luz muito poderoso a aproximadamente 40 centímetros de sua testa e repita mentalmente o seguinte mantra/oração por sete vezes:

> Fora, fora, fora... A luz está diante de mim... Dentro, dentro, dentro... A luz penetra em mim... A luz está em mim... Eu sou a própria luz.

Ao terminar a afirmação, visualize a luz no interior de seu peito.

Receitas terapêuticas e encantadas

- **Chá de agulhas de pinus:** ferva 1 litro de água e despeje sobre um punhado de agulhas de pinus. Deixe em infusão, num recipiente tampado por cerca de 10 minutos. Beba uma xícara do chá morno pela manhã.

Pó de aromaterapia

- 2 colheres de sopa de argila branca cosmética
- 3 gotas de óleo essencial de patchuli
- 10 gotas de óleo essencial de alfazema
- 10 gotas de óleo essencial de pinheiro (pinho)
- 50 g de araruta ou amido de milho

Misture a araruta ou o amido de milho com a argila cosmética. Adicione os óleos essenciais gota a gota, misturando-os no pó com os dedos. Guarde num recipiente tapado e deixe o pó assentar durante alguns dias, permitindo que os óleos aromatizem completamente o pó. Aplique o pó nos pés, uma ou duas vezes por dia. A araruta, o amido de milho e a argila absorvem o excesso de transpiração. Os óleos essenciais de pinheiro (pinho), de alfazema e de patchuli evitam o odor.

Pitangueira (Pitanga)

Pertencente a família das *Mirtáceas*, as pitangueiras são árvores ou arbustos pequenos, de tronco um pouco tortuoso e de casca fina. Têm ramificação densa e fina, formando longa ramagem pendente. As folhas são delicadas, opostas, de formato oval-alongado, com nervuras que partem de um eixo longitudinal, e caem antes do aparecimento das flores. Se amassadas quando frescas, exalam um odor suave e agradável, em virtude de seus numerosos canais produtores de óleo aromáticos. As flores miúdas, de cor branca, com salas alongadas e hastes compridas, são solitárias ou agrupadas e nascem nas axilas das folhas. Baga globosa e achatada, canelada ou em gomos, com cálice persistente. Quando maduras, exibem uma coloração vermelha, são suculentos, de sabor agridoce e muito apreciados ao natural. Os passarinhos são os responsáveis por sua propagação, pois comem os frutos e espalham as sementes. Aprecia clima quente e úmido, e não mostra exigências quanto ao solo, mas cresce bem em terrenos profundos, férteis, bem drenados, sílico-argiloso ou arenosos. Quando adulta, suporta temperaturas frias, mas apresenta certa resistência às secas. Frutifica, geralmente, a partir de 3 anos de seu plantio. A colheita deve ser feita primeiramente dos frutos e depois das folhas, deixando algumas em cada ramos, a fim de não prejudicar a nutrição da planta. O fruto, por ser vermelho-escuro (pitangueira vermelha), era conhecido pelos índios tupis-guaranis pelo nome de Pitanga. A pitangueira é uma pequena árvore que nas regiões subtropicais alcança de 2 m a 4 m de altura, mas, vegetando sob ótimas condições de clima e de solo, alcança alturas acima de 6 m, quando adulta. As folhas pequenas e verde-escuras, quando formadas, exalam aroma forte e característico.

Planta muito cultivada em pomares domésticos e no litoral. Apenas deverá ser protegida dos ventos fortes, que derrubam as flores, diminuindo a frutificação. Necessita de sol e não é exigente em fertilidade, mas aprecia algum teor de umidade. Quando for plantar, abra a cova o dobro do tamanho do torrão, coloque no fundo adubo animal de curral bem curtido, cerca de 1 a 2 kg/cova ou cama de aves, metade deste valor. Coloque composto orgânico e misture bem, regando bem antes de colocar o torrão. Ao redor deste preencha com composto orgânico e regue bem nos próximos 10 dias. A melhor época de plantio é no inverno ou para os estados mais ao norte quando estiver na estação das chuvas.

Seu gênero é feminino, da planta aproveita-se as folhas e as frutas. Na gastronomia pode ser usada em saladas, compotas, geleias, doces, bolos, molhos, sucos e licores.

Nome popular: pitanga
Nome científico: *Stenocalix pitanga*
Planeta: Vênus
Elemento: Água
Deidade: Afrodite
Função terapêutica: adstringente, antirreumática, antidisentérica, calmante, febrífuga e vermífuga. Usada em forma de chá (decocção) para combater reumatismos, febres e diabetes. Combate a bronquite infantil e adulta, gota, hipertensão, ansiedade, afecções do fígado, cólica menstrual, diabetes, colesterol e infecções da garganta. Limpa e descongestiona a pele do rosto e combate a queda e a oleosidade dos cabelos.
Contraindicações: não é aconselhável o uso em excesso. Por ser diurético pode eliminar sais minerais importantes para o organismo, isso prejudica a frequência cardíaca. Algumas pessoas têm alergia às substâncias contidas na fruta.
Função mágica: fruta afrodisíaca, que abre os caminhos do amor e da autoestima. Também é usada para limpeza e prosperidade. A pitanga "movimenta" tudo o que toca com sua vibração. Ajuda na tomada de decisões, pois movimenta o pensamento. É direcionadora por excelência, colocando cada coisa em seu lugar. Ajuda a encontrar o melhor caminho, a melhor saída e solução para um problema.

TOQUE DE BRUXA: os frutos e folhas da pitanga podem ser associados com outras ervas ou frutos, tais como: pitanga mais aroeira mais arruda, trabalham a razão, a ordenação e limpam o seu astral. Um banho de pitanga com rosas vermelhas abre caminho e trabalha a motivação e o interesse, é indicado contra a depressão e a preguiça. Banho de pitanga, rosas vermelhas e artemísia trabalham a autoestima. Já o banho de pitanga com jasmim, alfazema, anis-estrelado e água de coco acelera o desenvolvimento mediúnico.

Receitas terapêuticas e encantadas

- BRONQUITES, TOSSES, FEBRES, VERMINOSES, HIPERTENSÃO ARTERIAL, ANSIEDADE: coloque duas colheres de sopa de folhas fatiadas em uma xícara de chá de álcool de cereais a 70%. Deixe em maceração por 7 dias e coe. Tome 10 gotas de uma colher de café, diluído em um pouco de água, 2 vezes ao dia.
- BRONQUITES; TOSSES; FEBRES: em uma xícara de café, coloque uma colher de sopa de folhas fatiadas e adicione água fervente. Abafe por 10 minutos. Coe e acrescente duas xícaras de café de açúcar cristal. Leve ao fogo até

dissolver a açúcar. Espere esfriar. Tome uma colher de sopa de 2 a 3 vezes ao dia. Para crianças dar somente metade da dose.

- **Diarreias infantis; verminoses; febres infantis:** em um copo, coloque uma colher de sopa de folhas fatiadas e adicione água fervente. Abafe por 10 minutos e coe. Tome ½ ou um copo, após cada evacuação.
- **Pele oleosa:** coloque uma colher de sopa de folhas fatiadas em uma xícara de chá de água em fervura. Deixe ferver por 5 minutos e coe. Espere esfriar e adicione o suco de ½ limão e 3 gotas de própolis. Misture bem. À noite, lave o rosto, enxugue e aplique, com um chumaço de algodão. Deixe agir durante a noite toda.

Licor de pitanga – para atrair um verdadeiro amor

- 1 litro de cachaça de boa qualidade
- 700 g de pitangas inteiras e maduras
- 900 g de açúcar
- 900 ml de água

Coloque a cachaça, as pitangas e o açúcar dentro de um recipiente com tampa. Deixe em infusão por 4 dias, mexendo bem uma vez por dia. Acrescente a água, coe e encha as garrafas.

Bolo de pitanga – para atrair boa sorte

- 1 colher (chá) de essência de baunilha (opcional)
- 1 colher (sopa) de fermento em pó
- 1 xícara (chá) de açúcar
- 1 xícara (chá) de amido de milho (maisena)
- 2 colheres (sopa) de manteiga
- 2 xícaras (chá) de farinha de trigo
- 4 ovos
- 300 ml de suco de pitanga

Faça o suco da pitanga. Você pode usar um pacote de polpa de pitanga congelada com um copo e meio de água e uma colher (sopa) de açúcar. Depois, bata as gemas dos ovos, a manteiga, o açúcar e a baunilha. Peneire a farinha de trigo e o amido de milho (maisena) e junte à massa. Adicione o suco de pitanga, o fermento e, por último, as claras em neve. Coloque a massa em forma untada e asse de 30 a 40 minutos.

Doce de pitanga – para abrir os caminhos do amor

- ½ xícara de água
- 1 dose de cachaça
- 1 xícara de açúcar
- 1 xícara de pitangas

Lave bem as pitangas. Ferva o açúcar com a água até obter uma calda grossa, mas transparente. Acrescente as pitangas, dê uma sacudida na panela para a calda envolvê-las. Ferva por aproximadamente 8 a dez minutos para as frutas cozinharem. Como as pitangas são frutinhas selvagens os morcegos e passarinhos adoram bicá-las, por isso é importante que cozinhem na calda. A espuma que fica por cima das frutas desaparece quando o doce esfria.

Nhoque com molho de pitanga – para atrair prosperidade

- 1 colher (chá) de manteiga
- 1 colher (chá) de pimenta-do-reino
- 1 colher (chá) de sal
- 1 ovo
- 2 batatas cozidas
- 3 cenouras
- 300 g de farinha de trigo
- Molho de pitanga com um ramo de manjericão

Molho de pitanga

- ½ kg de polpa de pitanga
- 1 colher (sopa) de açúcar
- 1 colher (sopa) de extrato de tomate
- Orégano, pimenta-do-reino e sal a gosto

Mexa os ingredientes em fogo baixo até que o molho fique encorpado, durante vinte minutos. Amasse bem as batatas e as cenouras juntas. Misture os outros ingredientes e deixe a farinha por último, acrescentando-a aos poucos, conforme for necessário, até formar uma massa macia. Deixe descansar por 30 minutos. Corte a massa em forma de nhoque e cozinhe em uma panela com bastante água, com pouco óleo e sal. Quando a massa subir, é sinal de que está pronta. Coloque em uma travessa e despeje o molho por cima, com queijo parmesão a gosto. Consagre este prato para Apollo.

Poejo

Planta aromática que tem suas propriedades relaxantes utilizadas há séculos nas regiões do Mediterrâneo e da Ásia ocidental. Erva rasteira que atinge de 25 a 60 centímetros de comprimento. As folhas são opostas, ovais e verde-acinzentadas. Se vista contra a luz, observamos nas folhas numerosos pontos claros, que armazenam o óleo essencial. As flores, róseas ou violáceas, agrupam-se formando bolas que surgem a partir da metade superior dos ramos. Uma espécie de menta, que se diferencia das outras por possuir odor mais forte, que é cultivada ou nasce espontaneamente em regiões de solo mais úmido, necessitando receber no mínimo 4 horas diárias de luz solar direta. De fácil manejo, a espécie da família *Lamiaceae* cresce bem em locais úmidos e próximos a rios e lagos, com solo leve e rico em matéria orgânica. A melhor reprodução se dá através dos ramos da planta, plantados, de preferência, na primavera ou no outono, em solo bem adubado, profundo e úmido, espalhando-se com grande facilidade. A colheita deve ser feita durante o verão, com o corte dos galhos floridos, logo abaixo das flores.

O termo *pulegium* deriva da palavra latina *pulex* (pulga). Diz-se que o poejo é um ótimo repelente de pulgas e de traças. O óleo essencial, extraído da planta, também é um elemento importante para a Aromaterapia – ciência que explora óleos de vegetais para tratamento de saúde. Há relatos de que o poejo, após ser queimado, serve para espantar insetos de dentro das casas. Povos antigos também empregavam as folhas pequenas e ovais do poejo como um dos materiais para a confecção de coroas, que eram usadas como adorno em cerimônias.

Seu gênero é feminino, da planta se aproveita as folhas. Na gastronomia, além de ser ingrediente de chá para se tomar quente ou gelado, o poejo pode ser aproveitado para temperar saladas de frutas e de hortaliças, aromatizar sucos e, inclusive, produzir licor.

Nome popular: poejo, poejo-das-hortas, poejo real, menta-selvagem, menta-silvestre, hortelãzinho e erva-de-são-lourenço.
Nome científico: *Mentha pulegium*
Planeta: Vênus
Elemento: Água
Deidade: Afrodite
Função terapêutica: seu efeito balsâmico age sobre as vias respiratórias. Tem efeito digestivo e expectorante e é considerado antimicrobiano, carminativo, antisséptico; emenagogo e antiespasmódico, o uso da planta na forma de infusão

se faz para combater uma longa lista de doenças, desde umas simples gripe até um ataque de asma, tosse e coqueluche. Dores reumáticas, acidez do estômago, azia, enjoo e diabetes são também apontadas como algumas das outras moléstias controladas pelo poejo. Devido a essa propriedade e ao fato do aroma que exala, a planta também é chamada de "hortelã dos pulmões". O chá de poejo também pode melhorar o desconforto e dores das cólicas menstruais, acabar com a insônia e diminuir a ansiedade.

Contraindicações: o chá é contraindicado para mulheres grávidas, especialmente nos primeiros meses da gestação. É necessário ter atenção com a quantidade de chá ingerido, pois a pulegona, uma substância presente no poejo, pode ser tóxica se for consumida em alta quantidade. Cuidado: pode provocar o aborto.

Função mágica: abertura dos caminhos do amor. Seu poder está ligado à força, à proteção e à paz.

TOQUE DE BRUXA: na Antiguidade, o poejo era utilizado para confeccionar coroas em cerimônias religiosas.

Algumas folhinhas colocadas dentro do sapato evitam o cansaço durante longas caminhadas. Usar um galho de poejo junto ao corpo previne o mau-olhado. Para evitar enjoo em viagens marítimas, mastigue folhas de poejo.

Receitas terapêuticas e encantadas

- AFECÇÕES BUCAIS (FERIDAS, SAPINHOS, AFTAS): coloque uma colher de sopa de folhas picadas em uma xícara de chá de água em fervura. Deixe ferver por 5 minutos. Desligue o fogo e abafe por 15 minutos. Coe e adicione uma colher de chá de bicabornato de sódio. Faça bochechos, de 2 a 3 vezes ao dia.
- BANHO ESTIMULANTE: coloque cinco colheres de sopa de folhas picadas em dois litros de água em fervura. Deixe ferver por 10 minutos. Em seguida, coe e adicione duas colheres de sopa de sal grosso e espere dissolver. Acrescente à água morna do banho. Faça banho de imersão por 15 minutos.
- CHÁ DE POEJO: uma colher de chá de poejo fresco ou seco em uma xícara de chá de água. Coloque as folhas picadas da planta no fundo de uma xícara. Depois, leve a água ao fogo até levantar fervura e despeje sobre as folhas de poejo. Deixe a mistura abafando por cerca de 10 minutos. Após este tempo, coe e beba o chá. Consuma uma xícara do chá a cada 6 horas em casos de doenças respiratórias. Para tratar males digestivos, o indicado é tomar a mesma quantidade alguns minutos antes das principais refeições.

- **Digestivo; tônico estomacal; cólicas intestinais; gases intestinais:** em uma xícara de chá, coloque duas colheres de sopa de folhas e flores picadas e adicione água fervente. Abafe por 10 minutos e coe. Tome uma xícara de chá 10 minutos antes das principais refeições.
- **Tosses (expectorante e protetor de mucosa):** em uma xícara de chá, coloque uma colher de sopa de flores de folhas picadas, uma colher de sopa de quiabo bem fatiado e adicione água fervente. Abafe por 10 minutos, coe e adoce com um pouco de mel. Tome uma xícara de chá, de 1 a 3 vezes ao dia. Para crianças dar somente metade da dose.

Ritual do chá

O chá é uma bebida que concentra a energia e o poder das plantas e ervas. O ritual de preparo, além de aumentar a potencialidade energética do composto, pode ajudar a aumentar nossa conexão espiritual, portanto é muito importante termos atenção na hora do preparo. Pegue a xícara de chá e sente-se em um local confortável. Evite interrupções, desligando o telefone, a campainha, etc. Coloque uma música suave e relaxante a seu gosto. Com uma mão, segure a xícara de chá e repouse a outra mão sobre seu coração. Acalme seus sentidos, feche os olhos, respire profundamente até ir se tranquilizando por completo. Quando você conseguir sentir plenamente as batidas do seu coração em sua mão, concentre-se nelas. Imagine que a outra mão que segura o chá acompanha essa mesma pulsação. Sinta que todo o líquido pulsa na mesma frequência do seu coração. Agora imagine, sinta, ou visualize que a cada pulsar do seu coração, o chá muda de cor, intercalando entre um verde brilhante e um prata cintilante. Mantenha essa sintonia, imaginando, ou acreditando nesse pulsar verde e prata, na frequência do seu coração. Ainda com olhos fechados, beba pequenos goles do líquido. Sinta que o pulsar verde e prata se transfere totalmente para seu corpo, que começa a vibrar nessas duas cores: verde e prata. Continue tomando o chá lentamente. Quando terminar o conteúdo, mantenha-se em silêncio e em relaxamento por alguns minutos, só então desperte lentamente, sem pressa ou correria. Essa prática pode ser realizada também antes de dormir, de manhã cedo ou em qualquer momento de meditação ou de reflexão. Produz efeitos positivos que equilibram as emoções e reorganizam os pensamentos, conectando-nos em sintonias superiores. Faça para qualquer tipo de chá. Faça sempre e você se beneficiará de incríveis e profundas transformações em sua vida.

Quebra-pedra

Originária das florestas tropicais da Amazônia e de outras áreas tropicais em todo o mundo, incluindo o sul da Índia, Bahamas e China, o quebra-pedra é uma pequena erva com cerca de 30 a 40 cm de altura que se propaga por sementes. Seu plantio é realizado o ano todo, em climas subtropicais. Prefere locais de meia sombra, como pomares, viveiros, jardins, hortas e quintais. Aceita plena iluminação, mas desenvolve-se bem em ambiente à meia-sombra, sem muita luz solar direta. Não vai bem em temperaturas abaixo de 15 ºC. A colheita inicia-se 2 a 3 meses após o plantio. Planta que cresce principalmente na estação chuvosa em todo tipo de solo, sendo comum aparecer nas fendas das calçadas, terrenos baldios, quintais e jardins, ou seja, locais mais sujeitos a contaminações e poluições, deve-se tomar cuidado com o local da colheita do material a ser utilizado. Erva ruderal. O nome quebra-pedra se refere a várias outras espécies semelhantes do mesmo gênero.

Seu gênero é feminino e toda planta é aproveitada. Não é utilizado na gastronomia.

Nome popular: quebra-pedra, arrebenta-pedra.
Nome científico: *Phyllanthus niruri*
Planeta: Saturno
Elemento: Terra
Deidade: Hades
Função terapêutica: diurética (faz urinar com mais recorrência), aperiente (abre o apetite), analgésica, relaxante muscular, anti-infecciosa. Seu uso em medicina popular é referido de longa data na literatura etnofarmacológica, de forma unânime como remédio para os rins, a fim de eliminar pedras dos rins e para urinar mais. Estudos demonstram que sua administração promove relaxamento dos ureteres que, aliado a uma ação analgésica, facilita a descida dos cálculos, geralmente sem dor nem sangramento, aumentando também a filtração glomerular e a excreção de ácido úrico. Esses resultados justificam seu uso popular para tratamento das pedras nos rins (litíase renal) e, provavelmente, no reumatismo gotoso e outras afecções caracterizadas por taxas elevadas de ácido úrico. Não se sabe se a atividade da planta resulta de um único princípio ativo ou do conjunto de várias substâncias ativas (complexo fitoterápico). É comprovada a sua eficácia no combate ao vírus da hepatite B. Já foi comprovado que o quebra-pedras inibe a reprodução do DNA de alguns vírus, bloqueia a transmissão do impulso doloroso e reduz os

espasmos musculares baixando as taxas de glicose no sangue. A ação analgésica e relaxante muscular é devido a seus alcaloides.

Contraindicações: devido ao potencial tóxico dos alcaloides, não devemos ultrapassar as dosagens recomendadas. É conveniente, no uso prolongado, interromper a cada 3 semanas o uso do chá por uma semana.

Função mágica: tornar os relacionamentos mais simples; soltar-se para o amor, entender e respeitar os defeitos dos outros; harmonizar relacionamentos conjugais, trabalhar em equipe; ter foco nas metas e nos objetivos; aprender a perdoar e filtrar emoções.

Toque de Bruxa: na Lua minguante, faça um banho de descarrego, no dia que melhor lhe convier, no período noturno. Use as ervas: espada-de-são-jorge, arruda macho, arruda fêmea, guiné, rosas brancas, quebra-tudo, aguapé e hortelã. Este banho de descarga só pode ser usado por mulheres. As ervas deverão ser colocadas em 3 litros d'água fervida e depois coadas.

Receitas terapêuticas e encantadas

- **Chá:** prepara-se o chá por fervura durante 10 minutos, de 30 a 40 g da planta fresca, ou 10 a 20 g da planta seca para 1 litro de água. O cozimento (decocto) filtrado pode ser conservado em geladeira até o dia seguinte. Toma-se uma xícara de cada vez, 3 vezes ao dia.
- **Eliminação de cálculos renais:** cozimento – 5 g de planta contundida para meio litro de água. Tomar 2 a 3 xícaras por dia. Para eliminação dos cálculos renais, tomar o cozimento à vontade durante o dia, pelo menos por 3 semanas.
- **Relaxamento dos ureteres:** decocção – duas plantas inteiras em ½ litro de água, tomar várias vezes ao dia, suspender por duas semanas o uso do decocto após 10 dias de uso contínuo
- **Uso geral:** infusão – uma xícara de cafezinho da planta fresca picada em meio litro de água, tomar uma xícara de chá 6 vezes ao dia.

Quiabeiro (quiabo)

Originária da África, tendo sido trazida para o Brasil pelos escravos, o quiabo é uma hortaliça de clima quente, uma cápsula fibrosa cheia de sementes, com um líquido viscoso em seu interior e que é colhida antes de chegar à fase de maturação. A propagação do quiabeiro é realizada por meio do plantio de sementes. Elas podem ser compradas em envelopes, nos supermercados, lojas de produtos agropecuários ou por meio de sites de empresas produtoras. Alguns viveiristas comercializam as mudas prontas para o transplante para o local definitivo. As regiões de clima quente a ameno são as mais adequadas para o cultivo do quiabeiro. A planta não tem bom desenvolvimento em locais de baixa temperatura e sujeitos a geadas. Em regiões quentes e com inverno ameno é possível plantar o ano todo. Seu plantio deve ser em local onde o solo é profundo, permeável, rico em matéria orgânica ou com boa fertilidade. Prepare a área de plantio arando o solo de 20 a 25 centímetros e, em seguida, realize a gradagem para eliminar torrões e obter terreno uniforme. A propagação pode ser por semeadura direta ou por mudas. No caso de sementes, recomenda-se o plantio com profundidade de 8 a 10 centímetros. Para uma germinação mais uniforme, o ideal é quebrar a dormência das sementes imergindo-as em água por 24 horas antes do plantio.

O fruto possui uma quantidade significativa de vitamina C, entretanto, a mesma se perde durante o cozimento. Mesmo assim, o quiabo é altamente nutritivo: rico em vitamina A, importante para o bom estado da visão; vitaminas do complexo B, fundamentais para o processo de crescimento; além de cálcio, ferro, fósforo e cobre, importantes para a formação dos ossos, dentes e sangue. Em razão de ser um fruto de fácil digestão, o quiabo também é indicado no caso de infecções do intestino, bexiga e rins.

O quiabo já era plantado pelos egípcios nas várzeas do Nilo, 12 séculos antes de Cristo. Existem relatos de sua introdução no Brasil, com o comércio de escravos em 1658, e no Suriname em 1686. Existem muitas variedades de quiabo no mundo, de diferentes formatos e sabores. No Brasil praticamente só uma variedade é plantada, a Santa Cruz.

Seu gênero é masculino, da planta se aproveita o fruto. Na gastronomia é consumido in natura, refogado, frito, cozido em tortas e saladas. O fruto imaturo do quiabeiro é utilizado em muitos pratos tradicionais como "frango com quiabo" no Brasil, "gumbo" no sul dos Estados Unidos, "dishcah chua" no Vietnam, "garri" na Nigéria e "callaloo" no Caribe. O caruru é comida tradicional da Festa de São

Cosme e Damião, muito celebrada no Nordeste, e o quiabo é o seu principal ingrediente como mostra a receita. Na hora da compra, é aconselhável optar por frutos firmes, sem manchas e com comprimento menor que 12 cm. Além disso, deve-se consumir o fruto rapidamente, pois o mesmo pode ficar murcho e escurecer em seguida. Uma solução para evitar a goma viscosa do quiabo, pouco apreciada, é pingar algumas gotas de limão enquanto o estiver cozinhando.

Nome popular: quiabo
Nome científico: *Abelmoschus esculentus*
Planeta: Saturno e Mercúrio.
Elemento: Água
Deidades: Hermes e Xangô.
Função terapêutica: capacidade de reduzir os níveis de colesterol total; melhorar a saúde digestiva, a visão e a saúde da pele; protege a saúde infantil; previne certos tipos de câncer, fortalece os ossos; ajuda o sistema imunológico; reduz a pressão arterial e protege a saúde do coração. O quiabo é emoliente, refresca os intestinos e é um laxante mecânico; recomendado no tratamento de afecções pulmonares e como alimento para tuberculosos.
Contraindicações: aumento do número de evacuações, ou diarreia pastosa em intestinos muito sensível com tendência à diarreia. Uma coisa que você precisa se preocupar é com os altos níveis de oxalatos do quiabo, que podem causar problemas nos rins e na vesícula. Fritar quiabo também pode conter perigosamente alto nível de ingestão de colesterol para o dia, por isso, cozinhá-lo de outras maneiras é sábio. No entanto, se você quiser manter um bom equilíbrio do colesterol em seu corpo, além destas considerações, desfrute do quiabo.
Função mágica: limpeza e purificação. Aumenta a coragem.

Toque de Bruxa: para adoçar uma pessoa faça este feitiço: corte sete quiabos em rodelinhas finas, tirando as pontas de cada um. Escreva a lápis sete vezes o nome da pessoa que você quer adoçar e escreva o seu por cima sete vezes. Adicione açúcar e água de flor de laranjeira e vá amassando os nomes no quiabo enquanto anda pela casa pedindo que, assim como o quiabo baba, que ele babe por você. No dia seguinte, despache a mistura em um matinho limpo. Faça em uma Lua crescente ou cheia. Um outro toque é o banho da prosperidade: corte quiabos em rodelas bem fina e retire a cabeça. Coloque numa bacia, bata com uma colher de pau. Vá batendo até virar uma goma, acrescente mel e açúcar mascavo. Se você tem 25 anos, 25 quiabos mais um, se você tem 50 anos, 50 quiabos mais um e assim por diante, sempre a quantidade de quiabo de acordo com a idade, mais um quiabo. Coe tudo e acrescente mais água. Coloque um plástico no chão do banheiro e recolha todas as sobras do banho. Durante o banho, acenda uma vela para seu anjo, peça justiça, prosperidade e tudo de bom, tenha bons pensamentos e seja otimista. Junte tudo que sobrou do banho coloque num prato de papelão e coloque na entrada, na frente de um banco. Vai lhe trazer muito dinheiro e prosperidade.

Receitas terapêuticas e encantadas

- BRONQUITES, TOSSES, CATARROS: em 1 xícara de chá, coloque 1 colher de sopa de fruto verde e 1 colher de sobremesa de folha de guaco, bem picados, e adicione água fervente. Abafe e espere amornar. Coe e acrescente 2 xícaras de café de açúcar cristal. Leve ao fogo brando, até dissolver completamente o açúcar. Tome 1 colher de sopa de 2 a 3 vezes ao dia. Para crianças dar somente metade da dose. Este xarope deve ser utilizado em 2 ou 3 dias, pois estraga facilmente por não conter conservante.

- DESIDRATAÇÃO DEVIDO À DIARREIA: colite, vômitos, gastrite: em um recipiente, coloque 2 colheres de sopa de frutos, 1 colher de sobremesa de rizoma de confrei bem picados e adicione 3 xícaras de chá de água fervente. Deixe em maceração por 1 noite. No dia seguinte, coe. Tome a metade após o almoço e a outra metade após o jantar.

- FERIDAS; ÚLCERAS; TUMOR EXTERNO: em um pilão, coloque 2 colheres de sopa de folhas frescas picadas. Amasse bem, até obter a consistência de pasta. Espalhe sobre uma gaze ou pano e aplique na parte afetada, de 2 a 3 vezes ao dia.

- XAROPE CASEIRO DO QUIABO COM GUACO: coloque em uma xícara das de chá uma colher das de sopa do quiabo verde, picado, com duas colheres das de sopa de folhas picadas de guaco. Adicione água fervente. Abafe, coe e coloque em uma panela esmaltada ou de inox. Junte com duas xícaras das de café de açúcar. Leve ao fogo até engrossar. Mexa sempre. Retire do fogo e deixe tampado por duas horas. Coe e guarde em vidro apropriado e limpo. Indicações: tosse e catarro no peito. Tome uma a duas colheres das de sopa, três vezes ao dia. Crianças: tomar a metade desta dose. Faça o tratamento durante o tempo necessário à cura. Não indicado para gestantes, lactantes, diabéticos, crianças menores de um ano, mulheres na época de menstruação e pessoas com história de sensibilidade aos componentes. O uso do xarope caseiro tem a finalidade de facilitar a eliminação do muco acumulado nos brônquios durante a gripe. A forma açucarada dos xaropes caseiros é para facilitar sua administração, pois muitas vezes as plantas medicinais usadas possuem sabor desagradável, especialmente para as crianças. A presença do açúcar, por um lado, permite a conservação por mais tempo; por outro, podem fermentar com facilidade; mas para evitar esta fermentação deve ser guardado em recipiente limpo, fechado, de preferência na geladeira e por um período de três a cinco dias. A higiene durante a preparação é essencial.

Quiabo frito

- 1 kg de quiabo
- 1 xícara (chá) de farinha de trigo
- 1/4 de xícara (chá) de leite
- 2 ovos
- 2 xícaras (chá) de fubá
- Óleo para fritar
- Sal e pimenta-do-reino a gosto

Lave o quiabo e seque-o com papel-toalha. Elimine as pontas e corte-o em pedaços de 1 cm. Tempere com o sal e a pimenta e reserve. Bata os ovos com o leite e reserve. Misture o fubá com a farinha e reserve. Coloque o quiabo na mistura de ovo e mexa até que todos os pedaços estejam envolvidos. Acrescente a mistura de fubá e repita a operação. Aqueça o óleo e frite o quiabo aos poucos, por dois minutos. Escorra em papel absorvente e sirva imediatamente. Fica ótimo também como aperitivo.

Quiabo assado com tomates e gengibre

- ¼ colher de chá pimenta calabresa
- 1 pedaço de gengibre (10 g aproximadamente picadinho)
- 1 ½ colher de sopa de coentro picado
- 2 colheres de sopa de açúcar
- 2 dentes de alho
- 5 colheres de sopa de azeite
- 300 g de tomatinhos cereja (ou 3 tomates grandes bem maduros)
- 500 g de quiabos
- Sal e pimenta a gosto

Preaqueça o forno a 200 °C e prepare o quiabo. Com uma faca, corte a pontinha do caule dos quiabos, tomando cuidado para não expor as sementes. Esse detalhe é fundamental para não criar a textura gelatinosa dentro do legume. Misture o quiabo com três colheres de azeite, o sal e a pimenta-do-reino. Leve ao forno por 15 a 20 minutos ou até ficar tenro porem ainda crocantes. Enquanto isso, prepare o molho. Numa frigideira grande, aqueça o azeite. Junte o alho picado e o gengibre e a pimenta calabresa. Frite por 2 minutos. Adicione os tomates, o açúcar e sal e pimenta a gosto. Cozinhe o molho por 10 minutos até ele engrossar um pouco. Quando o quiabo estiver pronto, retire do forno e coloque na frigideira com o molho. Esquente por mais 2 minutos. Sirva quente ou à temperatura ambiente, com o coentro picado por cima.

Receita de caruru

- 1 xícara de castanha de caju
- 2 cebolas grandes
- 2 colheres de sopa de sal
- 2 xícaras de azeite de dendê
- 2 xícaras de camarões defumados, descascados e moídos
- 3 limões
- 4 xícaras de água quente
- 100 g de amendoim torrado e moído sem casca
- 100 quiabos
- Alho
- Gengibre
- Pimenta

Lave os quiabos, enxugando bem para não formar baba quando picado. Coloque os camarões secos e moídos, a cebola ralada, o alho, o sal, a castanha e o amendoim para refogar no azeite de dendê. Adicione os quiabos picados, a água e esprema o limão para cortar a baba. Adicione ainda alguns camarões secos, inteiros e grandes. Cozinhe tudo até ficar pastoso. Quando os caroços dos quiabos estiverem bem rosados, retire do fogo. Na festa de São Cosme e São Damião, quando o caruru é de promessa, costuma-se colocar sete quiabos inteiros. O convidado que tiver no seu prato, ao acaso, um desses quiabos, fica na obrigação de oferecer ao santo outro caruru.

Rabanete

O rabanete é uma hortaliça que possui cultivares europeus e cultivares orientais. A cor externa das raízes pode ser vermelha, rosa, roxa, branca, verde, preta e amarela ou creme. Cresce geralmente melhor entre 8 °C e 20 °C, mas existe cultivares adaptados as mais diversas condições climáticas, sob sol direto ou na sombra parcial, desde que a luminosidade seja alta. As sementes devem ser semeadas diretamente no local definitivo na horta. O rabanete pode ser cultivado entre as linhas de outras hortaliças (especialmente os cultivares de rabanete de tamanho pequeno), como alface, cenoura, pepino, abobrinha, feijão-de-vagem, ervilha, espinafre, chicória e milho. Muitos cultivares de rabanete estão prontos para serem colhidos cerca de um mês após o plantio. Retire com cuidado as plantas invasoras que possam estar competindo por recursos e nutrientes. O início da colheita depende do cultivar plantado, mas geralmente se dá em 25 a 32 dias para os cultivares de pequeno porte. Estes devem ser colhidos sem muito atraso, pois as raízes vão se tornando lenhosas e amargas. Cultivares maiores são geralmente colhidos de 60 a 80 dias após o plantio. Alguns cultivares de rabanetes são plantas anuais, enquanto outros são plantas bianuais.

O rabanete é uma planta medicinal utilizada há muito tempo, desde os egípcios, devido aos seus efeitos digestivos. Esta planta faz parte da farmacopeia chinesa. Nos tempos antigos e na Idade Média, os médicos utilizavam rabanetes para aumentar o apetite e para o tratamento de doenças do estômago, rins, fígado, intestinos.

Seu gênero é masculino e toda planta é aproveitada. Na gastronomia é usado em saladas, risoto, tortas e in natura.

Nome popular: rabanete
Nome científico: *Raphanus sativus*
Planeta: Vênus e Saturno.
Elemento: Terra
Deidade: Afrodite
Função terapêutica: o rabanete possui um composto chamado *isotiocianato*, que já foi apontado como uma substância eficiente no combate de alguns tipos de câncer. Cientistas concluíram que componentes tanto da raiz quanto do bulbo do rabanete afetam células cancerígenas, o que pode contribuir para a sua destruição. Seu índice glicêmico é considerado baixo, o que significa que sua digestão é mais demorada e que ele não causa picos e quedas bruscas na taxa de glicose no sangue. Ótimo para dietas, combate a icterícia devido a sua ação

desintoxicante, que purifica o sangue e elimina toxinas e resíduos desnecessários. Com isso, ela remove a bilirrubina, causadora da icterícia, mantendo seus níveis sob controle e diminui a quantidade de glóbulos vermelhos que são destruídos no organismo. Outro dos benefícios do rabanete é que ele possui efeito diurético, ou seja, estimula a liberação de urina, o que é ótima para quem sofre com dificuldades para fazer xixi. Ele também cura a inflamação e a sensação de queimação que pode surgir na hora de urinar. Ao promover uma ação de limpeza nos rins, o alimento previne o surgimento de infecções nos órgãos e no sistema urinário. O rabanete possui antocianinas em sua composição, substâncias com ação antioxidante que já foram associadas à diminuição do surgimento de doenças cardiovasculares. Além disso, o seu consumo está associado a redução da homocisteína, uma substância que aumenta o risco do desenvolvimento de problemas cardiovasculares. Por ser rico em fibras, o vegetal melhora o volume dos movimentos intestinais, o que traz alívio quanto aos sintomas da prisão de ventre. Outro benefício do rabanete nesse sentido é que ele combate o intestino solto. Além disso, o alimento estimula a produção da bile, um fluido produzido no fígado, que participa do processo de digestão de gorduras e absorção de nutrientes e ajuda a proteger o fígado e a vesícula biliar. O rabanete combate a congestão do sistema respiratório, o que reduz problemas como a irritação do nariz, pulmões e traqueia em decorrência de alergias, resfriados e infecções. Por ser fonte de vitaminas, ele ainda auxilia o sistema respiratório na proteção contra futuras infecções, colabora com a eliminação do excesso de muco e alivia dores na garganta. Fonte de potássio, um nutriente que promove o relaxamento dos vasos sanguíneos, o que diminui a circulação sanguínea e, por consequência, a pressão arterial. O rabanete também é fonte de nitratos, que são convertidos em óxido nítrico no organismo, dilatam os vasos sanguíneos e diminuem as chances de que haja formação de coágulo no sangue. O vegetal possui um alto teor de água, o que ajuda a manter a hidratação da pele. Vitaminas do complexo B, vitamina C, fósforo e zinco também fazem bem à saúde da pele e estão presentes no rabanete. Um dos benefícios do rabanete está ligado à febre. É que ele consegue abaixar a temperatura corporal e alivia as inflamações que acompanham a febre. Uma dica de remédio caseiro com o rabanete para tratar o problema é preparar um suco a partir dele e misturar com sal preto. Tem ação antipruriginosa, ou seja, combate a coceira em excesso que pode ser causada por mordidas de insetos. O suco preparado a partir do alimento ainda ajuda a reduzir a dor e o inchaço e traz suavidade à região do corpo que foi afetada. O consumo regular de rabanetes protege o fígado e a vesícula biliar contra o aparecimento de úlceras e infecções. O alimento ainda é visto como fundamental no tratamento da esteatose hepática, uma condição caracterizada pelo acúmulo de gordura dentro das células do fígado e, graças ao seu sabor picante, aumenta a secreção da bile, que é um componente líquido produzido no interior do fígado, responsável pela digestão de gorduras e absorção de nutrientes oriundos dos alimentos consumidos. Boa opção de vegetal para acompanhar uma refeição que visa o ganho de massa muscular por ser fonte de proteínas, um elemento essencial para a construção e a reparação dos músculos. Além disso, o vegetal também pode ajudar no fornecimento de energia para o treino, por se tratar de uma boa fonte de carboidratos, já que possui um baixo índice glicêmico.

Contraindicações: casos de doenças como tireoide e gastrite aguda.
Função mágica: abre os caminhos do amor e traz estabilidade.

TOQUE DE BRUXA: o rabanete é ótimo para ser usado como máscara de nutrição, hidrante ou rejuvenescedora. Para nutrição, pegue três rabanetes, adicione uma colher (chá) de mel e uma colher (chá) de creme de leite, mexa e coloque na sua pele por 15-20 minutos. Enxágue com água morna e lave a frio. Como hidratante: pegue quatro rabanetes e quatro rodelas de pepinos pequenos, mexa e adicione um ovo batido branco. Misture e aplique sobre a pele por 10-15 minutos. Para pele normal a oleosa: esfregue a pele com quatro rabanetes, adicionado a uma gema de ovo e uma colher de sopa de leite. Mexa e aplique por 15 minutos. Lave com água em temperatura ambiente. Como máscara rejuvenescedora: pegue quatro rabanetes limpos, adicione uma colher de sopa de creme de chá de camomila, uma colher de sopa de azeite, uma colher de sopa de queijo cottage e uma pitada de sal marinho. Misture tudo e coloque no rosto, nuca e pescoço. Enxágue com água morna, lavagem a frio.

Receitas terapêuticas e encantadas

Poção para eterna fidelidade

- 2 dentes de alho
- 2 mandioquinhas e salsa pequena
- Batatas
- Cebola Tomate
- Cenoura
- Dois ovos cozidas
- Folhas de rabanete

A poção deve ser tomada por ambos. Ao fazer a receita, mentalize o objetivo desejado (nunca traições). O seu parceiro não pode ver a preparação da poção. Pegue um objeto metálico dele, pode até ser uma moeda da sua carteira. Junte esse objeto a um objeto seu. Coloque para ferver por 12 minutos, jogue a água em um lugar com terra e guarde os objetos. Em uma panela, coloque os ingredientes (menos o objeto do seu parceiro) para ferver. Despeje mais ou menos um litro de água e acrescente dois grãos de pimenta-do-reino branca, doze folhas de hortelã, duas pitadas de orégano, duas gotas de vinagre e sal a gosto. Coloque tudo para cozinhar e no momento que começar a ferver jogue os objetos metálicos e deixe cozinhar e faça um amuleto. Esmague a parte sólida da sopa. Sirva com um bom vinho. Obs.: não se deve comer mais nada na refeição, essa poção tem que ser servida somente para vocês dois.

Salada mágica

- 1 fio de azeite
- 1 pepino cortado em fatias finas
- 1 punhado de cebolinha picada
- 2 rabanetes cortados em fatias finas
- Sal e pimenta a gosto
- Vinagre de vinho tinto a gosto

Misture todos os ingredientes, tempere e consuma a dois.

Chips (serve de acompanhamento)

- ½ colher (sopa) de mel
- 1 colher (sopa) de azeite
- 1-2 colheres (sopa) de canela misturada com açúcar
- 10-15 rabanetes

Preaqueça o forno a 170 °C. Corte os rabanetes em fatias de aproximadamente meio centímetro e coloque-os em uma tigela. Leve às micro-ondas por cerca de 30 segundos para amaciá-los. Seque os rabanetes e coloque em outra travessa. Adicione o azeite, mel, açúcar e canela. Misture bem para revestir todos os rabanetes. Espalhe bem em uma assadeira forrada com papel manteiga. Leve ao forno por 15 minutos a 170 °C. Vire as fatias, reduza o fogo para 100 °C e asse por mais 20 minutos. Retire do forno e sirva.

Repolho

Originária da região do Mediterrâneo e produzido durante o ano todo, existem cinco tipos de repolhos: roxo, liso, crespo, chinês e o repolho-de-bruxelas. Vegetal que pertence à mesma farríflia da couve, mas se diferencia desta pelo formato redondo e compacto. O repolho branco é o mais comum, mas tem também o repolho-verde ou repolho-crespo e o repolho-roxo. Os três tipos podem ser redondos, achatados ou pontudos e variam também na consistência, que vai da macia à bem dura.

O repolho é um dos vegetais que tem menos calorias, sendo, portanto, muito indicado nos regimes para manter ou perder peso. Também é rico em sais minerais (cálcio, ferro e enxofre), importantes para a boa formação dos ossos e dentes e para a pele. Além disso, contém vitaminas A e do complexo 13. É também uma ótima fonte de vitamina C, mas esta só é aproveitada quando o vegetal é comido cru.

Sabe-se que os egípcios já usavam as folhas do repolho, e que, na Grécia, o mesmo era considerado uma fina iguaria.

Seu gênero é feminino, da planta se aproveita a cabeça e as folhas. Na gastronomia é consumido cru e em diversos pratos como refogados, cozidos, gratinados, ensopados, suflês, sopas saladas e sucos, principalmente nas entradas de almoços.

Nome popular: repolho
Nome científico: *Brassica oleracea*
Planeta: Lua
Elemento: Ar
Deidade: Artêmis
Função terapêutica: abscessos, anemia, dores reumáticas, estimula o crescimento dos cabelos, cicatriza feridas, fortalece a parede do estômago contra os ataques ácidos e atenua os sintomas da gota, hemorroidas, nevralgias, reumatismo e tuberculose.
Contraindicações: o consumo do repolho como alimento não é indicado aos portadores de perturbações gastrointestinais agudas ou crônica. Neste caso, toma-se o suco como medicamento, fora do horário das refeições. Comido em excesso, dá origem a formação de gases intestinais.
Função mágica: equilibra suas emoções.

Toque de Bruxa: quando for cozinhar o repolho roxo, coloque na água algumas gotas de vinagre para evitar que as folhas fiquem azuladas. Para retirar o odor desagradável do repolho, procure cozinhá-lo em panela destampada. O repolho cru é uma ótima fonte de vitamina C. Quando for escolher o repolho dê preferência ao firme e pesado. O repolho roxo é rico em antocianinas, que reduzem o risco de infarto. Quando não for utilizar o repolho por inteiro, deve-se tirar apenas as folhas superiores, evitando cortá-la ao meio, para que assim não se estrague mais depressa.

Receitas terapêuticas e encantadas

- Suco de repolho fresco: 250 ml por dia alivia a dor e cura úlceras gástricas e duodenais; aplicado em fricções no couro cabeludo, duas vezes ao dia, estimula o crescimento do cabelo.
- Suco de repolho e aipo: regula distúrbios intestinais.
- Estômago, úlceras internas, hemorroidas, alcoolismo: deixe as folhas do repolho descansar em água, devidamente higienizado, e tome uma colher das de sopa dessa água de hora em hora.
- feridas, tumores, inflamações, hemorroidas, gota, reumatismo: cataplasma – triture as folhas em um pilão ou por outro meio. Ao cozinhar o repolho, deixe vazar o vapor rapidamente com a panela destapada para eliminar o odor característico. Cozido ele é mais indigesto que cru.
- Ínguas: o repolho contém antocianinas que agem no organismo de forma a diminuir inflamação, externa ou interna, caso você não saiba de onde ela vem. É ótimo para o sistema imunológico, deixando-o forte para combater infecções. Além de comer, você pode fazer uma compresa: pegue uma folha de repolho, amasse, coloque na água para ferver, retire do fogo e, com ela ainda quente, aplique sobre o local da íngua e deixe por 5 minutos, quando esfriar a folha faça isso de novo. Pode também colocar a folha amassada no micro-ondas, esquente só por 10 segundos e aplique no local.

Repolho encantado

- 1 repolho médio (mais ou menos 1,2 kg)
- 3 colheres (sopa) de óleo
- ½ cebola média picada em pedaços grandes
- 1 dente de alho picado
- 2 tomates maduros, picados em pedaços grandes
- 2 cebolinhas verdes cortadas em rodelas
- Salsa picada a gosto
- Sal e pimenta-do-reino a gosto

Corte o repolho em quatro partes, elimine o miolo duro, fatie em tiras não muito finas e lave bem. Deixe no escorredor por alguns minutos para retirar todo o excesso de água. Aqueça o óleo numa panela e frite ligeiramente a cebola e o alho. Junte o tomate e os temperos verdes, mexa bem e refogue por alguns minutos. Acrescente o repolho picado. Tempere com sal e pimenta-do-reino e mexa bem. Abaixe o fogo ao mínimo e tampe a panela. Deixe cozinhar até que o repolho esteja cozido, mas não macio demais (mais ou menos 20 minutos). Se necessário, respingue um pouco de água. Sirva em seguida, acompanhando carnes em geral.

Suco diurético – evita a formação de pedras nos rins e ajuda eliminá-las

- ½ cenoura
- 1 colher de sopa de brotos de alfafa
- 1 colher de sopa de folhas de trigo-sarraceno
- 1 copo de água
- 1 folha de couve
- 2 folhas de repolho
- 2 ramos de quebra-pedra

Prepare o suco passando as cenouras, a alfafa, a couve e o repolho pela centrifuga. Em seguida, faça o chá por infusão das folhas de trigo e quebra-pedra, com 2 copos de água fervente. Abafe por 10 minutos e deixe esfriar. Misture ao suco e tome de 5 a 6 copos ao dia, longe das refeições.

Romãzeira (romã)

Arbusto ramoso ou arvoreta de até 3 metros de altura, que produz frutos comestíveis de até 12 cm de diâmetro, com sementes envoltas por um líquido adocicado. Pode ser plantada e propagada por estaquia ou sementes, resultando num arbusto ereto, vertical, que varia entre 2 a 5 metros. Prefere o clima ameno, mas se adapta a outros climas. As sementes de romã germinam facilmente, se não deixar o substrato secar. Germinam mesmo se não cobertas com a terra. Plantar romã não tem mistério. Deixe as sementes em cima da terra, apenas na claridade, para não correr o risco de secar demais a terra e não germinar. É melhor plantar primeiro em um vaso ou recipiente separado, como em uma sementeira. Para transplantar a romã para o lugar definitivo no solo ela já deve possuir um bom tamanho, quando estiver mais resistente. Para cuidar da romã, já adulta, é necessário sol direto e constante, no mínimo 4 horas diárias. A época ideal para o plantio é no início da primavera, começo de setembro, por ser uma época chuvosa. Isso não quer dizer que é impossível plantar romãs em outros meses, só terá que ter cuidado para manter o plantio úmido. A romãzeira gosta de terra rica em matéria orgânica, caso você queira plantar romã em vaso, precisará adubar frequentemente. Tanto a cova no chão, quando a medida do vaso, devem ser de aproximadamente 60 cm x 40 cm. Caso for plantar em vaso, deve-se fazer a drenagem de água, colocando argila expandida (encontrada em Garden Centers) ou pedras no fundo do vaso. A drenagem evita que a água fique presa no vaso e apodreça as raízes, por exemplo.

A romã sempre foi uma fruta comum e presente no cotidiano do Oriente Médio. Possivelmente pelo fato de a mesma possuir todas aquelas sementes comestíveis em seu interior, os gregos passaram a associá-la ao amor, virilidade e fecundidade. Na mitologia grega, a romãzeira é uma árvore consagrada à Afrodite (Deusa do Amor), até hoje os gregos acreditam que a fruta possui propriedades afrodisíacas. Não se sabe de onde e nem como surgiu a lenda de que a romã dá sorte, mas de acordo com Frederico Cesarino, mestrando em Sociologia pela Universidade Federal do Amazonas e pesquisador da relação entre os homens e os vegetais, ela é provavelmente a única fruta com essa configuração de sementes com polpa comestível. "Essa propriedade física da fruta (sementes em abundância), faz com que cada povo a interprete da forma que lhe convier e a relacione com aquilo que mais lhe importa: hebreus a veem como prosperidade financeira, romanos a viam como prosperidade bélica (tirava o azar nas guerras, política e construções) e gregos a relacionam com o amor. São várias as simpatias que estão relacionadas com essa fruta e praticamente todas falam de amor e prosperidade (herança dos gregos, romanos, árabes e judeus do Oriente Médio).

Existe muitas lendas, mitos, superstições e curiosidades que foram criadas em torno dessa saudável fruta, com origem nos quatro cantos do mundo desde os tempos bíblicos. A começar pelo fato de que a romã não é propriamente uma fruta, ou fruto, e sim uma infrutescência, ou seja, uma parte da planta que esconde as sementes. Neste caso, cobertas por sumo de sabor adocicado e agradável ao paladar. Poucas "googladas" nos revelam muito sobre o que dizem as pessoas, os pesquisadores e estudiosos sobre o simbolismo e o poder medicinal da fruta.

Estudos científicos comprovaram que o suco de romã, tomado diariamente, aumenta o nível de testosterona no corpo, por isso a romã já foi considerada o viagra caseiro.

A romã também faz parte do conjunto de símbolos, emblemas e alegorias adotados pela Maçonaria, no mister da aprendizagem filosófica e do aperfeiçoamento espiritual de seus iniciados. Inclusive, ela faz parte da decoração das Lojas, lugares ou Templos onde se reúnem periodicamente os maçons. Esculpidas, as romãs aparecem semiabertas, em número de três, no topo de duas colunas representativas e igualmente simbólicas, interpostas no interior das lojas maçônicas. Muitas vezes essas colunas aparecem dentro e fora dos templos, simultaneamente.

Seu gênero é feminino, da planta se aproveita os frutos, a raiz, as folhas e o caule. Na gastronomia este fruto saboroso pode ser consumido in natura, em saladas e seu sumo pode ser engarrafado, sem açúcar e sem conservantes. Recomendamos que dilua uma parte em água para evitar picos de açúcar no sangue ou falhas. Use um pouco de sumo de romã na salada ou num prato de verduras ou em cocktail. Água mineral com gás e sumo de romã substitui o refrigerante.

Nome popular: romã, romãzeira, romanzeira, romanzeiro.
Nome científico: *Punica granatum L.*
Planeta: Vênus
Elemento: Água
Deidades: Perséfone e Afrodite.
Função terapêutica: previne doenças como o câncer de próstata; é antioxidantes; retarda o envelhecimento e baixa os níveis do mal colesterol. A casca da romã e suas folhas são usadas para doenças do estômago ou diarreia. Beber o chá feito das folhas desta fruta ajuda a aliviar problemas digestivos. O suco da romã também é usado para o tratamento de problemas como disenteria e cólera. A ingestão regular do suco pode manter um bom fluxo de sangue no corpo e,

posteriormente, diminuir o risco de ataques cardíacos e derrames. Uma das melhores vantagens da romã é que o seu sumo, associado as suas propriedades antibacterianas e antivirais, ajuda a reduzir os efeitos da placa bacteriana e protege contra várias doenças orais. A romã ajuda a reduzir a aterosclerose e osteoartrite. Os danos que são causados devido ao espessamento e endurecimento da parede arterial e nas cartilagens e articulações podem ser curadas pela sua ingestão. Além disso, são capazes de impedir a criação de enzimas que são responsáveis pela quebra do tecido conjuntivo no interior do corpo e ajuda a manter um o fluxo sanguíneo saudável. Os pacientes diabéticos podem reduzir o risco de várias doenças coronárias.

Contraindicações: não ingerir excesso de extrato da planta, pois em altas doses ela é tóxica, podendo produzir grave intoxicação, atingindo o sistema nervoso central, provocando paralisação dos nervos motores e, consequentemente, morte por parada respiratória. Por segurança, não deve ser usado para crianças menores de 12 anos.

Função mágica: fruta do amor, da paixão, aumenta a autoestima, traz prosperidade e bons pensamentos. Símbolo da fartura e da fertilidade.

TOQUE DE BRUXA: apesar de muitos fazerem simpatias com a fruta na virada do ano, a mais conhecida é para ser feita no dia dos Reis Magos (6 de janeiro): pegue uma romã e retire nove sementes, pedindo aos três reis magos, Baltasar, Belchior e Gaspar, que no ano que se inicia você tenha muita saúde, amor, paz e dinheiro. Depois, pegue três das nove sementes e guarde na carteira para que nunca lhe falte dinheiro. As outras três você engole. As últimas três que sobraram você joga para trás, fazendo o pedido que desejar.

Receitas terapêuticas e encantadas

- GARGANTA INFLAMADA: ferva 150 ml (1 xícara de chá) de água com 6 g de cascas de romã por alguns minutos. Coe e deixe tampado até amornar. Devem ser feitos no mínimo três gargarejos durante o dia para aliviar a garganta inflamada. O chá da casca desta fruta possui propriedades antissépticas e anti-inflamatórias que combatem os micro-organismos causadores da inflamação.
- IRRITAÇÃO NOS OLHOS: prepare um chá com as folhas da árvore de romã e deixe amornar ou esfriar e aplique compressas nos olhos com algodão. Faça isso várias vezes ao dia.

- Nas infestações de tênia (solitária): use o cozimento preparado com 40 a 60 gramas de pó da casca do tronco ou da raiz, com 100 a 200 ml de água, fervendo-se a mistura por 10 minutos, que deve ser coada ainda quente através de um pano fino. Tome esta dose dividida em 3 a 4 porções no intervalo de uma hora. Uma hora depois deve ser administrado um purgante de folhas de sena. Para reduzir o sabor amargo, podemos adicionar suco de limão ou xarope de gengibre ou hortelã no cozimento (decocto). Esta mesma mistura pode ser usada para animais domésticos, em doses menores, para eliminar vermes em cães e gatos.

Parfait de Romã

- 1 envelope de gelatina sem sabor incolor
- 1 pote de iogurte natural desnatado
- 3 colheres de sopa de adoçante em pó para gastronomia
- 4 colheres de sopa de ricota
- 4 romãs

Conforme instruções da embalagem prepare a gelatina. Passe a ricota na peneira e misture, acrescentando o cream cheese e uma colher do adoçante. Mexa bem para formar um creme homogêneo. Coloque-o em taças e leve para gelar por três horas. Cobertura: leve a polpa da romã ao fogo com as outras duas colheres do adoçante por poucos minutos, até encorpar. Espere esfriar e despeje sobre as taças. Serve duas porções.

Bolacha de Afrodite

- ½ xícara de manteiga a temperatura ambiente
- ½ colher de chá de fermento
- ⅔ de xícara de açúcar
- 1 xícara de bagos de romã
- 1 ovo
- 1⅓ xícara de farinha

Bata o açúcar com a manteiga até ficar cremoso, junte o ovo e bata mais um pouco. Acrescente aos poucos a farinha misturada com o fermento até estar tudo bem misturado. Junte a romã e envolva bem na massa. Coloque colheradas de massa num tabuleiro forrado com papel vegetal e achate-as um pouco. Leve ao forno pré-aquecido a 180 °C por cerca de 15 minutos.

Rosa Mosqueta

Natural da Ásia, como a *Rosa Gálica*, a rosa mosqueta pode ser plantada a partir de um ramo novo cortado no verão. Cuidado, plante em locais livres, porque ela além de crescer rápido, espalha-se com facilidade. O solo deve ser bem drenado para ela crescer bem, onde o sol bata direto, mas tenha uma sombra parcial. Não plante em solo de praia ou onde o sol é direto grande parte do dia. Aqui no Brasil é difícil encontrar na natureza, mas se você viajar para a Europa, Ásia e África, pode achar a rosa mosqueta em lugares como terrenos abandonados e à venda e também em beira de estradas. Para colher seus frutos, fique atento à planta, quando começar a cair alguns já está na hora da colheita. Caso colha antes deles começarem a cair, ou seja, quando eles ainda estiverem verdes e duros para consumir, é melhor cozinhá-lo para amolecerem. Para fazer o chá com as folhas não tem estação certa para a colheita, pode colher a qualquer hora, mas se for usar as flores para fazer geleias, colha no verão.

A rosa mosqueta foi trazida para o Chile pelos conquistadores espanhóis, hoje cresce espontaneamente nas encostas dos Andes. Seu uso medicinal data da Roma Antiga. É encontrada no Brasil como ornamental, sendo os países andinos os maiores produtores do óleo.

Óleo de rosa mosqueta é amplamente reconhecido pelos efeitos naturais do ácido trans-retinóico tópico (vitamina A) que nele contém. As propriedades únicas desse óleo foram descobertos em 1983, por uma equipe de pesquisadores da Faculdade de Química e Farmacologia da Universidade de Concepción (Chile). Em um estudo de dois anos, o óleo foi aplicado em 180 pacientes com cicatrizes cirúrgicas, traumáticas e queimaduras, bem como a um grupo que sofria de envelhecimento prematuro da pele. Os resultados foram notáveis. A aplicação contínua nas cicatrizes efetivamente atenuou as rugas, parou o avanço do envelhecimento prematuro e restaurou a cor natural do tom da pele.

A ação desse óleo para ajudar a regenerar os tecidos da pele danificada foi originalmente atribuída ao seu alto teor de ácidos graxos essenciais insaturados. Estes ácidos são importantes para a pele saudável (quando tomados internamente) para eles são componentes das membranas celulares e de precursores de prostaglandinas/leucotrienos.

Segundo o folclore norte-americano, quando, em 1831, iniciou-se o Trilho de Lágrimas (nome dado ao movimento e relocação dos nativos norte-americanos das suas terras natais para território índio, atual Oklahoma), as mães da tribo choravam tanto que eram incapazes de ajudar os filhos a sobreviver à viagem. Os anciões pediram que lhes fosse dado um sinal para as encorajar. No dia seguinte, uma rosa cresceu no local em que cada uma das lágrimas das mães caía. A rosa é branca pelas suas lágrimas, o centro dourado representa o ouro tirado de terras cherokees e cada uma das sete folhas em cada caule representa uma das sete tribos cherokees. Ainda hoje, a rosa cherokee brava cresce ao longo de todo o percurso do Trilho de Lágrimas, partindo dos diversos Estados de onde os cherokees foram removidos e termina na Oklahoma oriental.

Trata-se de uma planta já bastante conhecida na Europa há séculos, mas é nos Andes chilenos que está a principal concentração dessas plantas. Para se ter uma ideia, os nativos Araucanos tinham diversos usos para essa planta. Com o tempo, a rosa mosqueta se tornou um sinônimo do óleo da beleza e é muito valorizada pela indústria cosmética.

Seu gênero é feminino, da planta se extrai óleo essencial e utiliza-se as flores. Na gastronomia é feito geleia das flores.

Nome popular: rosa mosqueta
Nome científico: *Rosa canina*
Planeta: Vênus
Elemento: Água
Deidades: Demeter, Afrodite e Freya.
Função terapêutica: tirar manchas na pele, lesões de processos ulcerantes ou alérgicos, cicatrizes cirúrgicas e queloides em geral; atenua rugas e linhas de expressão muito acentuadas e linhas de envelhecimento; marcas recentes ou antigas de queimaduras, feridas e acne; prevenção e tratamento de estrias; pele ressecada ou descamando e regeneração geral da pele. É indicado também para menstruação irregular, assim como somente os frutos são usados para a diarreia, cansaço e urinação frequente.
Contraindicações: evite seu uso em pacientes com pele acneica, pois seu efeito nutritivo pode agravar o quadro. Recomenda-se uso noturno do óleo para evitar fotossensibilidade. Efeitos colaterais: pessoas sensíveis podem apresentar reações alérgicas que desaparecem com a suspensão do uso.
Função mágica: atua em toda forma de amor.

TOQUE DE BRUXA: para a limpeza energética antes de um ritual, ou para lavar o estresse após um dia duro, encha uma banheira com água morna. Adicione um pouco de rosa mosqueta esmagada e amarrada em um pedaço de gaze à água de banho. Adicione algumas pétalas de rosas ou algumas gotas de óleo de rosa. Mergulhe na banheira e relaxe. Medite e visualize todo o seu estresse e negatividade sendo lavados na água. Abra o ralo e imagine o estresse e a negatividade indo pelo ralo com a água.

Para atrair o amor em sua vida, acenda uma vela rosa enquanto medita em atrair um parceiro romântico compatível. Envie energia ao universo para atrair um companheiro adequado para si mesmo, ao invés de visualizar alguém em particular. Com agulha e linha, transpasse vários frutos de rosa mosqueta para fazer um colar; coloque-o em seu pentagrama e energize com a sua intenção. Use ou leve seu colar com você quando sair.

Compartilhe um chá de rosa mosqueta adoçado com mel com alguém significativo, no início de uma noite romântica.

Espalhe rosa mosqueta ao redor da casa para trazer de volta a harmonia e a paz se tiver havido uma grande quantidade de desarmonia ou confusão. Consagre e energize as rosas mosquetas para irradiar amor e energias calmantes que preencherão o seu espaço. Guarde-as em armários e closets, debaixo dos travesseiros e na soleira da janela e molduras de portas.

Quando honrar a Deusa Vênus em um ritual, coloque uma tigela de rosas mosquetas em seu altar.

Receitas terapêuticas e encantadas

- ANTIRRUGAS: à noite, antes de dormir, aplique na pele do rosto, pescoço e colo 10 gotas de óleo de rosa mosqueta misturadas a 3 gotas de óleo essencial de lavanda. No outro dia lave bem com água e sabonete líquido e aplique o seu hidratante e protetor solar.
- BRILHO DA PELE: o óleo de rosa mosqueta dá um brilho bonito e natural à pele quando usado regularmente. Este óleo não só ajuda na questão do brilho da pele como também a suavizar linhas de expressão, rugas e até mesmo o tom de pele. Se você acha que o óleo de rosa mosqueta é muito pesado para a sua pele, tente adicionar apenas uma ou duas gotas em seu hidratante de pele normal.
- CABELOS OPACOS OU SECOS: para revitalizar os cabelos e trazer o brilho de volta, massagei-os com o óleo de rosa mosqueta ligeiramente aquecido antes de lavá-los. No caso de cabelos secos, faça o mesmo procedimento deixando por cerca de uma hora e depois lave bem.

- **Caspa:** o óleo de rosa mosqueta é comprovado para ajudar contra caspa e outras condições do couro cabeludo semelhantes. Basta massagear o óleo puro no couro cabeludo, deixar por 30 minutos, depois passar o shampoo e ver a diferença que faz.
- **Envelhecimento precoce:** os sinais de envelhecimento precoce e problemas de pigmentação da pele também reagem bem ao óleo de rosa mosqueta. Basta colocar algumas gotas em um pouco de algodão e aplicar sobre as áreas afetadas várias vezes ao dia.
- **Estrias:** misture uma colher (sopa) de azeite de oliva extravirgem, com uma colher (sopa) de óleo de rosa mosqueta, uma colher (sopa) de óleo de gérmen de trigo e três gotas de óleo de sândalo. Diariamente, passe a mistura sobre as estrias, massageando a pele suavemente com movimentos circulares e, em seguida, lave com água e sabão neutro.
- **Frutos:** para usar como suplemento alimentar, comer os frutos (tire as sementes antes de comer).
- **Hidratante:** óleo de rosa mosqueta tem um alto teor de ácidos gordos essenciais e é uma ótima ferramenta para a hidratação da pele. Borrife um pouco do óleo misturado com água em sua pele para hidratar e bloquear a umidade. Este truque de beleza é especialmente bom para o verão.
- **Pele seca:** o óleo de rosa mosqueta tem benefícios para a pele e é rico em ácidos gordos essenciais, como ácido linoleico (ou ômega 6) e ácido linolênico (ou ômega 3). O óleo também é amplamente usado em vários produtos de cuidados da pele e é muito eficiente no combate a sinais de envelhecimento, assim como diminui o fotoenvelhecimento. Aplique o óleo de rosa mosqueta na pele seca e rachada para nutri-la e hidratá-la. É especialmente eficaz em cotovelos secos, joelhos e calcanhares rachados.
- **Queimaduras de sol:** aplique o óleo de rosa mosqueta para ajudar a tratar queimaduras solares e sinta o efeito imediatamente. O óleo também ajuda suavemente o processo de cura e reduz a inflamação.
- **Tintura:** para tratamento de diarreia, cólicas, gastrite e usar como diurético leve, para crianças e adultos, tome uma colher de chá três vezes por dia (crianças só uma).
- **Tratamento de cicatrizes:** use óleo de rosa mosqueta puro em estrias, manchas senis, hiperpigmentação, queimaduras e cicatrizes. Seus benefícios/propriedades adstringentes e de nutrição da pele vão ajudar a acelerar o processo de cicatrização, bem como hidratar a área.

- **Unhas quebradiças:** óleo de rosa mosqueta pode nutrir e hidratar as unhas quebradiças, tornando-as mais fortes e saudáveis. Basta massagear as unhas todas as noites durante uma semana com o óleo antes de dormir e ver a diferença que faz.
- **Xarope:** para usar como suplemento alimentar leve para crianças, misture com outros remédios de gosto rim. Também pode usar como xarope para tosse. Misture 225 ml de mel de abelha e 300 ml de uma decocção forte feita com os frutos da rosa – mosqueta (peneirada). Tomar 5 ml cada vez que precisar.

Geleia de rosa mosqueta

Meça o peso dos frutos preparados e acrescente cerca de metade da quantidade do peso deles em água. Para 450 g de frutos, 250 ml de água é uma boa medida aproximada. Cozinhe os frutos e a água em fogo baixo, até ficarem macios. Isso leva entre 15 a 20 minutos, se tampar a panela, o tempo será menor. Transforme os frutos em purê ou esprema-os em uma peneira, para transformá-los em polpa. Meça o peso da polpa. Acrescente o peso equivalente de açúcar à polpa. Deixe ferver. Verifique o ponto colocando uma amostra em um prato frio e observando se vira gel. Se isso ocorrer, então está pronto para ser armazenado em potes quentes e esterilizados. Se não virar gel, ferva rapidamente por mais um minuto e teste novamente. Use a geleia de frutos de roseira com torradas para rechear muffins, bolinhos e biscoitos. Use com carnes. A geleia de frutos de roseira tem um sabor interessante que funciona bem com galinha, porco e outras carnes brancas, como peru. Ela pode ser misturada com um pouco de mostarda, para um molho agridoce interessante, ou com molho barbecue e molho de soja (a gosto), para um sabor parecido com o do molho de hoisin.

Para atenuar estrias

- 1 lata de Minancora
- 1 tubo de Hipoglós
- 2 ampolas de Arovit
- 2 colheres de óleo de amêndoas
- 2 colheres de óleo de girassol
- 2 colheres de óleo de rosa mosqueta
- Creme Nívea para o rosto 140 g

Misture todos os ingredientes. Atenção com os óleos. Eles devem ser colocados aos poucos, com cuidado, para o creme não talhar. Cuidado ao aplicar na região dos olhos, pois o produto pode causar forte irritação. A recomendação é usar a mistura antes de dormir e retirar o produto completamente na parte da manhã. As pessoas com pele oleosas devem evitar usar a receita. Apesar da mistura bem grossa, o creme tem ótima absolvição na pele, que fica realmente muito hidratada.

Sabão de rosa mosqueta – para rejuvenescimento da pele

- 1 recipiente com 132 ml de água
- 20 ml de óleo de rosa mosqueta
- 51 ml de soda cáustica
- 70 ml de óleo de coco
- 300 ml de azeite de oliva virgem
- Luvas de látex e máscara

Com muito cuidado, pouco a pouco, acrescente a soda cáustica à água. Com a ajuda de uma colher de madeira ou algum batedor manual, mexa bem a mistura. É importante que esta etapa seja realizada em um lugar ventilado e que você se proteja com luvas de látex e máscara, pois a soda é um produto muito agressivo que pode causar queimaduras na pele. A etapa seguinte é misturar o azeite de oliva e o de óleo de coco em um recipiente. Quando ambos os ingredientes estiverem perfeitamente integrados, acrescente a mistura dos azeites no recipiente da soda cáustica. Bata todos os ingredientes até obter uma mistura espessa. Para tal, utilize uma batedeira ou liquidificador a uma velocidade média-baixa durante 10 minutos, aproximadamente. Quando observar que a mistura engrossou, é o momento de adicionar a rosa mosqueta. Continue batendo todos os ingredientes até que se integrem bem e se obtenha uma mistura homogênea. Para finalizar, despeje a mistura obtida em um recipiente que seja amplo e de pouca altura, que servirá como molde para o sabão. Se deseja decorá-lo, pode polvilhar acima da mistura algumas pétalas desidratadas de rosas. Em seguida, deixe repousar a mistura durante 15 dias, aproximadamente, para que endureça. Após esse tempo, você poderá cortar os pedaços de sabão a seu gosto e começar a usá-lo. Seguindo estes passos simples, você pode preparar um excelente sabão de rosa mosqueta, ideal para cuidar e melhorar o aspecto da sua pele.

Roseira (rosa)

Arbustos ou trepadeiras providas de acúleos, a roseira têm folhas compostas, pinadas, estipuladas e alternadas, tendo fólios com bordos serrilhados. As flores, grandes e perfeitas, aparecem geralmente isoladas ou em grupos de 2 ou 3, sendo que algumas espécies possuem cachos com número variado de flores e desabrocham geralmente no final da primavera ou no início do verão e são polinizadas por insetos. No fruto, o hipanto aumenta para se tornar carnoso e globular, e os pistilos se tornam aquênios, com uma semente cada. A parede do aquênio é geralmente dura e resistente a danos. Os frutos podem amadurecer do final do verão até o outono, mas eles persistem usualmente nas plantas ao longo do inverno, provavelmente como uma forma de atrair os dispersores. Os frutos geralmente têm cores brilhantes que variam de laranja e vermelho até púrpura, e são atrativos para os pássaros, alguns são comestíveis.

A roseira deve ser plantada de preferência num local ensolarado e bem arejado, para evitar a o surgimento de fungos nas folhas e flores, especialmente em regiões chuvosas. Para florescer bem e praticamente o ano todo a planta precisa de sol pleno, ou seja, pelo menos de 6 a 7 horas diárias de luz solar direta. As roseiras podem se desenvolver bem em qualquer tipo de solo, mas é preferível garantir uma terra mais para argilosa, que tenha boa drenagem. O solo rico em húmus é especialmente benéfico para as rosas. Se o plantio for feito com mudas "envasadas" (normalmente vendidas em sacos plásticos), não há restrição para o plantio: pode ser feito em qualquer época do ano, mas os especialistas recomendam evitar os meses mais quentes sempre que possível. Já para o plantio com mudas chamadas de "raiz nua", o período mais indicado vai da segunda metade do outono à primeira metade da primavera. Logo após o plantio das mudas e até a primeira floração regue moderadamente, mas todos os dias. Depois disso, recomenda-se regar uma vez por semana no inverno e duas vezes por semana em época de seca. Na temporada de chuvas é possível até suspender as regas. A terra deve permanecer ligeiramente seca entre uma rega e outra. A primeira poda deve ser feita cerca de um ano após o plantio e repetida todos os anos, entre os meses de julho e agosto.

A rosa é uma das flores mais populares no mundo e vem sendo cultivada pelo homem desde a Antiguidade. A primeira rosa cresceu nos jardins asiáticos há 5 000 anos. Na sua forma selvagem, a flor é ainda mais antiga. Celebrada ao longo dos séculos, a flor é símbolo dos apaixonados, tendo marcado presença em eventos históricos importantes e decisivos. Atualmente, as rosas cultivadas estão disponíveis em uma variedade imensa de formas, tanto no aspecto vegetativo como no aspecto floral. As flores, particularmente, sofreram modificações através de cruzamentos realizados ao longo dos séculos para que adquirissem suas características mais conhecidas: muitas pétalas, forte aroma e cores das mais variadas.

Os chineses foram os primeiros a descobrir as qualidades medicinais das rosas: algumas variedades cultivadas, principalmente *R. damascena* e *R. gallica*, são utilizadas para obter óleos essenciais e a água destilada de rosas. A essência extraída das pétalas é empregada como aromatizante em perfumaria e cosmética (Silvestre & Montserrat, 2001). Os botões florais e as pétalas de algumas rosas (*R. gallica*, principalmente) são utilizadas em fitoterapia, para uso no tratamento de algumas afecções dermatológicas, devido à riqueza em taninos. Os hipantos das rosas (em especial de *R. canina*), além dos taninos, com propriedades adstringentes, são ricos em carotenos, pectina, D-sorbitol, vitamina C e ácidos málico e cítrico, sendo recomendados nas dietas para ganhar peso. No entanto, o principal uso das rosas tem sido, sem dúvida, em horticultura ornamental (GILL & POGGE, 1974). Rosas silvestres proporcionam uma valiosa cobertura e alimento para a vida silvestre, especialmente pássaros e mamíferos, que agem como dispersores de sementes (GILL & POGGE, 1974), sendo também utilizadas como alimento por muitos ungulados domésticos e silvestres (MEYER, 2003).

Seu gênero é feminino. Da planta flores e folhas são aproveitadas. Na gastronomia é consumida in natura. As rosas possuem um alto teor de vitaminas em suas pétalas e podem ser usadas em doces, chocolates, bolos e outras sobremesas. Uma iguaria refinada e vendida em lojas especializadas é a geleia de pétalas de rosas, as quais conferem cor e perfume suave e gostoso ao produto.

Nome popular: Rosa
Nome científico: *Rosa gallica L.*
Planeta: Vênus
Elemento: Fogo
Deidades: Afrodite, Vênus e Freya.
Função terapêutica: ação adstringente; calmante; laxativa; antibacteriana; digestiva; anti-inflamatória; depurativa para furúnculos. Afecção da garganta e da boca, atonia digestiva, diarreia, antisséptico local.
Contraindicações: não encontrada na bibliografia consultada.
Função mágica: as rosas tem todo um simbolismo. As amarelas amores platônicos ou amizade. Azuis, amor eterno, raro, forte, que nunca se abala, mistério, busca ou alcance do impossível. Brancas simbolizam a reverência, o segredo, a inocência, a pureza e a paz. Rosas champanhe remete à admiração, à simpatia.

As coloridas em tons claros, amizade e solidariedade. Vermelhas, amor, paixão, adoração. Cor-de-rosa, gratidão, agradecimento, o feminino, o útero.

Toque de Bruxa: um ótimo feitiço para o casal permanecer juntos e contrariar os esforços dos outros para romper esse amor pode ser feito sem que o seu parceiro saiba da realização da magia, mas se quiser pode contar para ele. Em uma noite de Lua nova acenda uma vela rosa e um incenso de rosas. Pode fazer tanto com um lenço como com fita de tecido, o importante é que seja novo. Na mesma noite de Lua nova, peça para seu parceiro fazer dois nós no centro do lenço, pegue em uma ponta e deixe a outra na mão dele, puxe com bastante força. Em seguida, o parceiro solta o lenço e você une as pontas com um terceiro nó. Pronto, basta guardar num local seguro e, enquanto estiver com os nós o relacionamento perdurará! Se quiser terminar o relacionamento amoroso, desfaça os nós. Deixe a vela queimar até acabar. Se não quiser contar ao parceiro sobre este encantamento, faça um teatrinho para que ele faça os dois nós sem saber o porquê e, disfarçadamente, você faz o terceiro nó.

Receitas terapêuticas e encantadas

- **Chá calmante:** adicione 10 g de pétalas e sementes de rosa branca em 500 ml de água fervente com uma colher de sopa de mel e beba três vezes ao dia.
- **Chá da beleza e autoestima:** beba um chá de rosas parar ter sonhos adivinhatórios ou para melhorar a beleza. Usados como incenso ou em encantamentos, para dormir, atrair amor e curar. Sonhar com rosas significa, sucesso no amor e fortuna.
- **Chá para irritação dos olhos (alergia ou conjuntivite):** coloque dois copos de água para ferver com dez pétalas de rosas brancas bem lavadas, por 10 minutos. Quando amornar, lave os olhos ou faça compressas com algodão embebido nesse chá. Use a cada duas horas. Para preparar o chá de pétalas de rosas é importante, primeiramente, que elas estejam muito bem lavadas. Depois de lavá-las, leve ao fogo uma chaleira contendo um litro de água e 10 pétalas de rosas. Deixe ferver por cinco minutos, após desligar o fogo abafe a chaleira e deixe descansar. Quando estiver em temperatura agradável para ser consumida, adoce com mel ou açúcar e consuma duas vezes ao dia, preferencialmente a tarde ou noite. Caso deseje fazer compressa, a receita segue os mesmos passos da receita para preparo do chá, porém, quando a temperatura estiver agradável, apenas embebe no líquido um algodão e então o repouse sobre a pele no local desejado, por

15 minutos. O líquido fervido com as pétalas também pode ser utilizado para lavar o rosto ou enxaguar o corpo após o banho.

- **Chá para limpeza de pele**: adicione as pétalas e as sementes em água fervente, deixe esfriar e lave a pele.
- **Inalação para emagrecer**: inale óleo de rosas misturado com óleo de bergamota na proporção de uma gota de rosas para nove de bergamota, num lencinho, pois a bergamota é fotossensibilizante, queimando a pele na exposição direta ao sol.
- **Menstruação que nunca acaba**: faça uma compressa pingando duas gotas de óleo de rosas, seis gotas de óleo de gerânio e seis gotas de óleo de cipreste em um pequeno pires com água. Embebede um pequeno pano e cubra o abdômen com ele. Ao invés de água, pode-se usar duas colheres de sopa de óleo de semente de uvas e massagear o abdômen uma vez ao dia, durante o período menstrual. No banho de imersão, pode-se reduzir as quantidades de óleos essenciais à metade.
- **Óleo antirrugas**: para cada 30 ml de óleo de rosa mosqueta (original do Chile), adicione 5 gotas de óleo de rosa, 10 gotas de óleo de lavanda e 10 gotas de óleo de pau rosa. Usar na região dos óleos, à noite. Para peles oleosas e acneicas, substituir o óleo de rosa mosqueta por óleo de jojoba.
- **Óleo de rosa caseiro**: o primeiro passo para fazer o óleo de rosas é adquirir um punhado de pétalas de rosa, umas 50 g aproximadamente. Certifique-se de que as pétalas estão completamente limpas e com a ajuda de um pilão, esmague bem para obter toda a sua essência natural. Agora, introduza todas as pétalas em um frasco de vidro. É preferível que o frasco seja opaco e contenha uma tampa para que o óleo de rosas se conserve e mantenha em perfeito estado. Depois de colocar as pétalas no frasco, acrescente o óleo de argan até cobrir completamente as pétalas. Adicione também algumas gotas de vitamina E, que ajudarão a mantê-lo em boas condições e com mais benefícios para a pele. Feche o frasco e deixe macerar durante 21 dias em um lugar onde não bata a luz do sol de forma indireta. Tente mexer a cada dia. Depois de 21 dias, peneire o óleo e troque as pétalas por outras frescas e limpas. Coloque as novas pétalas e o óleo peneirado novamente no frasco e deixe macerar por mais 21 dias. Faça este processo mais uma vez, isto é, no total 3 vezes. Depois desse tempo, filtre uma última vez, espremendo bem as pétalas, e estará pronto para usar. Seguindo estes simples passos, você poderá fazer seu próprio óleo de rosas em casa para desfrutar de massagens relaxantes e deixar sua pele mais bonita.

- **Para processos de desintoxicação por drogas ou álcool:** beba o chá das pétalas de rosas (desidratadas, específicas para chá, jamais compradas em floriculturas, pois contêm agrotóxicos!) para limpar o sangue e o fígado e inalar o óleo essencial de rosas em aromatizadores pessoais (pequenos colares com um pingente em forma de vasinho para pingar duas gotas de óleo essencial) para dar suporte emocional.
- **Raiva, depressão:** inale no aromatizador pessoal duas gotas da seguinte mistura: 1 ml de óleo de rosas e 5 ml de óleo de ylang-ylang.

Amanteigado de rosa – para abrir os caminhos do amor

- 5 ml água de rosas
- 5-10 ml leite integral, se necessário
- 15 g pétalas de rosas secas padrão alimentício
- 175 g açúcar refinado
- 200 g manteiga sem sal em cubos gelada
- 350 g farinha de trigo

Processe o açúcar refinado com as pétalas de rosas para que fiquem menores e reserve. Bata (batedor raquete) a manteiga até ficar cremosa. Adicione o açúcar com as rosas, continue batendo até ficar homogêneo. Acrescente a farinha de trigo e bata o mínimo possível para incorporá-la. Ficará farelenta mesmo. Junte a água de rosas e, caso necessário, o leite, vai depender da farinha e da manteiga usada. Junte a massa num único pedaço retangular e cubra com filme plástico. Leve à geladeira por 20 minutos. Agora, abra a massa com 0,5 cm de espessura e corte quadrados de 2 x 2 cm ou o no formato desejado. Preaqueça o forno em 180 ºC e forre uma assadeira com papel manteiga. Asse a 180 ºC por 15-17 minutos (tempo válido para os quadrados de 2 x 2 cm). Transfira os amanteigados para uma grade para esfriarem completamente.

Geleia de Freya

- 1 xícara (chá) de açúcar
- 1 xícara (chá) de água
- 1 xícara (chá) de pétalas de rosas bem perfumadas
- Caldo de 1 limão

Misture as pétalas com a água, o açúcar e o caldo do limão. Leve ao fogo brando, sempre mexendo, até dar o ponto de geleia.

Bolo de pétalas de rosas

- 1 colher de sopa de fermento químico em pó
- 1 colher de sopa de raspa de casca de limão a gosto
- 1 lata de creme de leite
- 1 xícara (chá) de pétalas de rosas vermelhas
- 2 xícaras de chá de açúcar
- 2 xícaras de chá de farinha de trigo
- 4 colheres de sopa de manteiga
- 4 ovos

Bata o açúcar, a manteiga e as gemas até obter um creme. Acrescente a farinha de trigo, raspas de limão e o creme de leite. Misture as claras em neve, o fermento e as pétalas de rosas lavadas e secas. Asse em forma de canudo central.

Poderoso banho de atração

Lua: crescente, cheia ou nova
Dia: quarta-feira
Horário: noturno
Ervas: folhas de malva rosa, eucalipto, colônia, cravo-branco, pétalas de rosa branca, manacá, mil-homens e girassol.

Cozinhe tudo, coe e deixe escorrer pelo corpo sem enxugar. Este banho deverá ser tomado na hora de dormir.

Banho de defesa

Lua: crescente
Dia: quinta-feira
Horário: noturno
Ervas: louro verde, rosas vermelhas, palma-de-santa-rita, alecrim-do-campo, espada-de-são-jorge e sálvia.

As ervas deverão ser colocadas em +- 3 litros de água fervida e depois coadas. Este banho deve ser tomado despejando-se da cabeça aos pés. As ervas, depois de secas, devem ser queimadas num braseiro, assim como o incenso, o benjoim e a mirra, dizendo as seguintes palavras:

> Fogo de Deus, fogo celestial, fogo sagrado, que toda impureza seja queimada e destruída em nome do Pai, do Filho e do Espírito Santo que é a Santa Divina Trindade. Queimai, destruí e reduzi ao nada todas as más influências, assim como todo o mal.

Salada para despertar o amor

- 1 colher de sopa de vinagre
- 1 molho de salsa crespa
- 1 ovo
- 2 folhas de limão
- 2 laranjas
- 3 colheres de sopa de azeite
- 3 colheres de sopa de farinha de trigo
- 4 colheres de sopa de molho shoyu
- 5 folhas de menta ou hortelã
- 5 g de pimenta branca
- 16 folhas de mini abobrinhas
- 30 g de castanhas
- 100 ml de cerveja
- 120 g de salmão
- Folhas verdes variadas (alface roxa, alface lisa, alface americana, alface crespa, rúcula, agrião e chicória frise)
- Pétalas de rosas vermelhas e brancas

Coloque as folhas verdes e as pétalas de rosas no centro do prato e regue com um pouco do vinagrete. Corte o salmão em oito fatias iguais. Faça a montagem tipo canapés ao redor das folhas com um gomo de laranja, uma pétala de rosa, uma fatia de salmão e regue o salmão com uma colher de chá de shoyu. Coloque uma folha de mini abobrinha com tempurá entre cada canapé. Com o restante das pétalas e das folhas de mini abobrinha salpicar por cima da salada, após regar a salada com o restante do vinagrete. Em seguida, jogue por cima de tudo a salsinha crespa.

Batom de rosas

- 1 tigela de argila ou barro
- 1 xícara de chá de camomila, bem concentrada
- 2 colheres (de chá) de planta de calêndula
- Algumas gotas de óleo essencial de rosas
- Cera de mel de abelha ralada
- Meia xícara de óleo de amêndoas

Macere a calêndula no óleo de amêndoas, dentro de uma tigela de argila ou barro durante 2 semanas. Depois de 15 dias, filtre o óleo. Misture esse óleo com a infusão de camomila, o óleo essencial de rosas e a cera de abelha ralada. Coloque a tigela de argila ou barro em banho-maria e misture todos os ingredientes. Apague o fogo e mexa até que endureça. Assim que tiver endurecido, deixe esfriar e já está pronto o batom natural de rosas.

Receitas para aumentar sua satisfação sexual

Unção para o pênis e para a vagina
- 1 gota de óleo essencial de rosa
- 2 colheres de chá de mel
- 100 ml de água mineral

Misture bem de modo que a mistura fique espessa, mas líquida.

Ducha sensual para limpar e perfumar a vagina
- 1 gota de óleo essencial de rosa
- 2 gotas de bergamota
- 2 gotas de gerânio
- 3 gotas de ylang-ylang
- 100 ml de água mineral

Agite bem, depois coloque no recipiente com água morna.

Solução bucal para beijos ardentes
- 1 gota de rosa
- 2 gotas de bergamota
- 100 ml de água mineral

Agite bem.

Óleo de corpo para o amor
- 1 gota de óleo de rosa
- 2 gotas de gerânio
- 2 gotas de lavanda
- 4 gotas de ylang-ylang
- 60 ml de base de óleo de corpo

Agite bem, depois faça uma massagem na pessoa amada.

Banho para dia das noivas
- 1 xícara de chá de pétalas de rosas desidratadas
- 2 colheres de sopa de sal grosso (no forno comum)
- 2 gotas de óleo essencial de rosa
- 3 gotas de óleo essencial de ylang-ylang
- 5 gotas de óleo essencial de sândalo

O ylang-ylang pode ser substituído por neroli ou por flor de laranjeira se for noiva do tipo histérica. Misture os óleos no sal grosso e depois nas pétalas. Coloque num saquinho de voal, feche com um lacinho e adicione na banheira com água quente. A mesma quantidade de óleos essenciais pode ser usada em 20 ml de óleo de semente de uvas para uma massagem para ativar a libido antes das bodas ou em 10 ml de óleo de jojoba para um perfume natural chiquérrimo.

PERFUME DE ATRAÇÃO PARA O AMBIENTE

- 1 punhado pequeno de sementes de papoula
- 1 punhado de pétalas de rosas
- 1 punhado pequeno de resina de benjoim
- 1 pouco de pó de pemba vermelha ralada
- 250 ml de álcool

Misture todos os ingredientes. Deixe repousar um pouco, para que o álcool fique perfumado. Coe e utilize. Como esse perfume é feito para uso imediato, não precisa levar fixador. Serve para cruzar a casa para proteção (derramar um pouco em cada canto de cada cômodo da casa).

Rúcula

Originária do Mediterrâneo e da Ásia Ocidental, a rúcula é uma hortaliça que cresce melhor em um clima ameno, com temperaturas em torno de 16 a 22 °C. Em temperaturas mais altas a planta tem seu desenvolvimento prejudicado, florescendo precocemente. Além disso, quando cultivada em temperaturas elevadas, suas folhas tendem a ser menos tenras e mais amargas. Embora suporte bem temperaturas próximas de 0 °C, em regiões com invernos rigorosos as plantas jovens podem necessitar de proteção, como o cultivo em estufas agrícolas. No outono e no inverno pode ser cultivada com sol direto o dia todo, mas no verão pode ser melhor prover sombra parcial durante as horas mais quentes do dia. O solo deve ser bem drenado, fértil, rico em matéria orgânica, com pH entre 6 e 7. Irrigue com frequência para que o solo seja mantido sempre úmido, mas sem que o solo permaneça encharcado. Semeie as sementes diretamente no local definitivo, superficialmente ou a uma profundidade não superior a 0,5 cm no solo. As sementes germinam normalmente em 4 a 8 dias. Quando as plantas atingem cerca de 10 cm de altura, o excesso de plantas pode ser colhido para que seja atingido um espaçamento adequado. Se for conveniente, as sementes também podem ser semeadas em sementeiras, com as mudas sendo transplantadas assim que estiverem grandes o suficiente para serem manuseadas. O espaçamento recomendado varia com a variedade cultivada, as condições de cultivo e o estágio de desenvolvimento no qual as plantas serão colhidas, podendo ser de 15 a 60 cm entre as linhas de cultivo e 10 a 30 cm entre as plantas. Retire as plantas invasoras que estiverem concorrendo por recursos e nutrientes. A colheita da rúcula pode ser feita a partir de 20 a 65 dias, arrancando toda a planta ou colhendo apenas as folhas bem desenvolvidas, de forma que a colheita pode se estender por semanas. Em qualquer caso, a colheita deve ser feita antes que a planta comece a florescer, pois neste estágio as folhas geralmente se tornam muito amargas.

A rúcula é consumida como tempero desde a época do Império Romano. A rúcula era vista na Antiguidade como um afrodisíaco natural capaz de aumentar a capacidade física. Os romanos consagraram-na a Príapo, Deus da Fertilidade e da potência sexual. Estes acreditavam que o consumo de sementes e folhas cruas de rúcula aumentava o desejo sexual masculino. Talvez, por este motivo, o seu cultivo foi proibido nos jardins dos mosteiros durante a Idade Média.

No Egito, a planta é consumida no café da manhã. Regularmente, acompanha pratos de marisco locais. Na Ásia ocidental e norte da Índia, sementes de rúcula são pressionadas para fazer óleo de girassol, usados em processos de decapagem, ou como um óleo de salada ou de cozinha. O bolo de semente é também utilizado como alimento por animais herbívoros.

Seu gênero é feminino, da planta se utiliza as folhas. Na gastronomia é consumida in natura, em saladas, ou refogada. No começo do século 21 o verde tornou-se marcador para a sofisticação da gastronomia, com mobilidade ascendente e expansão do multiculturalismo, até mesmo elitismo.

Nome popular: rúcula, mostarda persa.
Nome científico: *Eruca sativa*
Planeta: Lua
Elemento: Água
Deidades: Artêmis, Demeter, Diana, Afrodite e Príapo.
Função terapêutica: vegetal crucífero, rico em antioxidantes valiosos, considerados essenciais na prevenção da atividade de radicais livres no corpo. Estudos mostram que a Vitamina A e os flavonoides presente na rúcula podem ajudar a proteger o corpo contra o câncer de pele, câncer de pulmão e câncer bucal. A rúcula também é uma rica fonte em fitoquímicos como o sulforafano, que possui excelentes efeitos quimioprotectores e ajuda a combater substâncias cancerígenas. Conhecida como um poderoso antioxidante que ajuda a prevenir o câncer, estimula o sistema imunológico e combate o resfriado. Os oxalatos inibem a absorção de minerais no organismo. Outras verduras saudáveis, tais como espinafre, por exemplo, têm altos níveis de oxalato. No entanto, a rúcula parece oferecer níveis relativamente baixos de oxalato, tornando-se uma alternativa mais saudável para as pessoas que buscam alimentos ricos em cálcio e outros minerais essenciais que, combinado com uma grande variedade de vitaminas e outros minerais encontrados na rúcula, contribuem para a saúde óssea. Um estudo sobre a vitamina K descobriu que o consumo diário de vitamina levou à diminuição dos riscos de fraturas ósseas. O cálcio, potássio, magnésio, manganês e vitamina C são considerados bons contribuintes para a saúde do osso positivo. Apesar da rúcula não ter capacidade comprovada para ajudar na perda de peso por si só, ela tem um baixo teor calórico e é rica em nutrientes, portanto, uma grande adição a qualquer dieta será saudável.
Contraindicações: em demasia pode provocar vômito.
Função mágica: afrodisíaco.

Toque de Bruxa: a rúcula é a base de uma bebida alcoólica fabricada na Ilha de Ischia, no golfo de Nápoles. Chamada Rucolino, a bebida, considerada digestiva, é servida após as refeições.

Receitas terapêuticas e encantadas

Salada do amor

- ½ maço de rúcula
- 2 tomates médios, sem sementes, cortados em cubos
- 18 morangos cortados ao meio
- 100 g de queijo muçarela ralado
- Molho para salada balsâmico

Em uma saladeira, disponha a rúcula, os tomates, os morangos e a muçarela. Sirva com o molho balsâmico para salada.

Omelete da abertura dos caminhos do amor

- ½ colher (chá) de pimenta-do-reino
- ½ xícara de rúcula
- 1/3 xícara de queijo ralado
- 3 colheres (sopa) de leite
- 3 ovos
- Sal a gosto

Bata os ovos com o leite e o sal até ficar bem leve. Esquente um pouco de óleo numa frigideira e despeje o ovo batido. Doure a omelete de um lado, vire, coloque a rúcula e o queijo no meio, tempere com sal e pimenta e deixe o queijo derreter. Sirva em seguida.

Receita de salada de rúcula com parmesão

- 1 colher (chá) de mostarda de Dijon (ela é mais cara porque costuma ser importada, você vai usar muito pouco, mas vale a pena ter em casa. Se ficar na dúvida na hora de comprar, basta ler o nome da mostarda que estará bem visível no rótulo. A mostarda de Dijon é bem forte, inconfundível!)
- 2 colheres (sopa) de azeite
- 4 colheres (sopa) de suco de limão (é só espremer o limão para retirar seu suco)
- 80 g de queijo parmesão (você vai usar um tanto ralado fino e o resto em lascas, então é melhor comprar um pedaço do queijo inteiro)
- 300 g de rúcula (lave bem as folhas, uma por uma)
- Pimenta-do-reino preta a gosto (comece com uma pitada e vá ajustando)
- Sal a gosto

Lave bem as folhas de rúcula e seque com um papel toalha. Coloque em uma saladeira ou numa vasilha grande. Misture em outro recipiente o suco do limão, o azeite, a mostarda, o sal e a pimenta. Vá colocando cada ingrediente bem devagar e mexendo bem enquanto isso. Regue a rúcula com o molho e misture. Rale um pouco do queijo com a parte do ralador que tem os furos menores e espalhe pela salada. Encontre o lado do ralador que faz lascas em vez de ralar pequenininho e faça as lascas com todo o restante do queijo. Distribua o queijo por cima da salada. Rende umas 4 porções. O molho pode ser conservado na geladeira por alguns dias e você vai temperando a salada conforme for comendo. Guardar já temperada estraga bem mais rápido!

TAPIOCA DE DEMETER

Massa
- 10 colheres (sopa) de goma de tapioca hidratada

Recheio
- ½ maço de rúcula
- 100 g de queijo de minas light em cubos
- 100 g de tomate seco

Coloque 5 colheres (sopa) da goma em uma frigideira antiaderente preaquecida. Depois, espalhe com uma colher. Quando estiver consistente, vire a massa para assar do outro lado. Com ela ainda no fogo, acrescente a rúcula picada, o tomate seco e o queijo de minas light em uma metade. Dobre a massa, formando um sanduíche. Repita o processo para fazer a outra tapioca. Sirva.

Sabugueiro

Nativa da Europa e do norte da África, mas vista pelo mundo inteiro, essa é uma planta perene que normalmente tem de 2 a 5 metros de altura, mas em condições muito favoráveis pode atingir até 10 metros. Suas folhas são caducas, compostas, com 10 a 30 cm de comprimento, pinadas, em pares opostos, com 5 a 7 folíolos (raramente com 9), cada folíolo mede 5-12 cm de comprimento e 3-5 cm de largura, tem formato elíptico, com ápice agudo e base atenuada, sua borda é serrilhada, tem um pouco de brilho e cheiro desagradável. A inflorescências é de 10-25 cm de diâmetro, contendo de 300 a 500 pequenas flores com 5-6 cm de diâmetro, de coloração branca cremosas, com 5 pétalas, tem perfume bastante agradável. Tem cinco lobos em estrela aberta. Planta hermafrodita, que floresce no verão. Os frutos são redondo, de coloração preta-roxa, carnudo, glabro, comestível quando maduro. Arbusto com caule de coloração marrom-acinzentado com consistência lenhosa e casca bastante rugosa. Prefere solos ligeiramente úmidos e sol pleno. A rega não deve ser descuidada quando a planta for jovem, regue de forma moderada de 1 a 2 vezes por semana, depois de adulta em caso de estiagem prolongadas. Gosta de clima temperado, é resistente a geadas, prefere regiões que tenham temperaturas máximas de 25 a 30 °C, mas que também cheguem a mínimas de 4 a 6 °C. Não é necessária a poda, quando jovem fazer podas de formação e condução, retirando galhos secos e mal formados. Por serem bastante ornamentais, com flores vistosas, frutas e folhas rendadas, são cultivadas em jardins. São atrativos para pássaros, borboletas e outros insetos.

O sabugueiro é uma antiga arvoreta de proteção contra bruxas e feitiços, na bruxaria a utilização da madeira sagrada do *Sambucus nigra* sempre foi destinada a proteção de recém-nascidos e celebração da vida e da morte. A força do sabugueiro sempre leva ao conceito de retorno ao básico, ou seja, um feitiço repelido por uma contramagia realizada com essa planta remeteria o lançador ao primórdio do seu poder, levando-o a lembrar de onde vem a sua arte e como deve ser utilizada. A madeira de sabugueiro é tão poderosa quanto a ação de Nêmesis à vingança divina, pois faz com que a bruxa se ligue diretamente à terra, demonstrando a sua função de praticante da bruxaria e ainda lembra a mesma do seu fim. Antigas lendas contam que a última bruxa fertilizará o último pé de sabugueiro, outra lenda fala que essa grande arbustiva é sempre povoada pelo espírito de uma bruxa que já foi vivente... Ao retirar uma parte do sabugueiro, a bruxa deve sempre reverenciá-lo: "Senhora Ellhorn, doe sua madeira, e eu lhe darei a minha, quando uma árvore eu me tornar." Crianças recém-nascidas, antes de batizadas ou abençoadas pela mão de algum sacerdote devem sempre ter por perto a madeira de um sabugueiro, acreditava-se que ele afasta não só a permanência de seres negativos no recinto onde se tem a sua presença como também protege e repele feitiços lançados contra a pessoa que o portar. Na Idade Média berços eram feitos com essa madeira para proteger de ataques de bruxas, fadas e qualquer outro ser mágico e acreditava-se que até a mais poderosa Deusa Lillith é suscetível a força do sabugueiro.

A "varinha das varinhas", no mundo mágico de Harry Potter, que foi usada pelo Dumbledore e depois "roubada" pelo Lord Voldemort, era feita de sabugueiro. Dizem que a madeira da cruz onde Cristo morreu foi feita também. Do fruto espremido extrai-se um suco de cor vermelho-sangue, portanto "dá azar" cortar esta planta. Acreditava-se, na Antiguidade, que bruxas poderiam ser mortas se entrassem em contato com essa planta, ou que alguns feitiços específicos com o sabugueiro associados aos pertences de uma bruxa poderia matá-la.

O nome *Sambucus* deriva da palavra grega *sambuca*, que é nome de um antigo instrumento musical feito com a madeira desta planta e *nigra*, que vem do latim e significa "preto" referente a cor de seus frutos maduros.

Seu gênero é hermafrodita, da planta utiliza-se flores e folhas. Na gastronomia os frutos podem ser utilizados na preparação de sucos, molhos, sopas, compotas e aroma em vinhos. Obs.: tem que estar maduros, pois verdes são tóxicos.

Nome popular: sabugueiro
Nome científico: *Sambucus nigra*
Planeta: Lua e Vênus.
Elemento: Água
Deidades: Artêmis, Diana, Lillith, Holda, Hermes e Afrodite.
Função terapêutica: o sabugueiro é rico em antioxidantes: estudos mostraram que a planta possui grande quantidade de antioxidantes que ajuda a lutar contra os radicais livres no organismo, associados a doenças como o câncer, cardíacas e derrame. O sabugueiro é uma grande fonte de Vitamina C, portanto, ajuda no fortalecimento do sistema imunológico. Fonte de energia, contribui também para uma boa circulação, os benefícios globais da baga do sabugueiro para saúde pode levar à melhoria dos níveis de energia. Os antioxidantes podem ajudar a reduzir os efeitos do envelhecimento. Pois os flavonoides e as antocianinas presente no sabugueiro protegem as células dentro do corpo e pode reduzir a degeneração celular e manter o corpo saudável e jovem. Comer alimentos ricos em antioxidantes e outros nutrientes também pode ajudar a prevenir doenças

oculares, como a degeneração macular, e podem ajudar na diminuição de doença cardíacas e ataques cardíacos, diminuir o colesterol ruim (LDL colesterol) e manter os níveis do bom colesterol (HDL). Ricos em fibras, o que ajuda a manter os resíduos em movimento através do cólon e a prevenir doenças graves, além disso, tem propriedades diuréticas naturais e age como um laxante suave. Graças ao seu baixo valor calórico e alto teor de fibras, o sabugueiro pode ajudar uma pessoa a manter um peso saudável, quando consumido como um substituto para lanches ricos em calorias. Previne infecções bacterianas e virais (tais como infecções fúngicas e influenza), se uma pessoa já tem um vírus ou uma infecção bacteriana, pode ajudar a aliviar os sintomas.

Contraindicações: o sabugueiro está contraindicado para grávidas e lactantes.

Função mágica: estimula amizades e espontaneidade. Os galhos podem ser usados para fazer varinhas mágicas. Usado em exorcismos, para proteção, cura, prosperidade e sono. O sabugueiro além de inibir a ação negativa nas pessoas é efetivo contra a permissividade e promiscuidade sexual. Mantenha então sempre consigo para proteção e antes de retirar sempre o faça a noite e com o consentimento do espírito que acompanha a planta, coloque-o sempre em amuletos e talismãs de proteção suas defesas estarão sempre em alta. Dizem que o sabugueiro tem o poder de forçar qualquer mago maligno de liberar quaisquer encantamentos ou feitiços que possa ter sido lançado contra uma pessoa. É uma das plantas usadas em cerimônias de casamento para trazer boa sorte ao casal, mulheres grávidas beijam essa árvore para trazer bons augúrios à criança que vai nascer. Muitas pessoas acham que é perigoso queimar a madeira do sabugueiro, e alguns ciganos proibiam estritamente seu uso como lenha para fogueiras. No entanto, magos usaram sua madeira em varinhas e bastões por séculos.

TOQUE DE BRUXA: carregar um pouco da madeira do sabugueiro consigo é uma ótima alternativa contra qualquer malefício proveniente de bruxaria com mau intuito. Pendurá-lo nas janelas, nas portas ou até mesmo enterrá-lo nas fundações de uma casa mantém o ambiente livre de perturbações mágicas e o mal longe de casa. As vagens, quando carregadas magicamente, protegem do mal e da negatividade. Cultivado no jardim funciona como escudo contra raios. Para abençoar um lugar, pessoa ou objeto, espalhe as folhas e as vagens de sabugueiro aos quatro ventos no nome da pessoa ou objeto a ser abençoado. Depois disso, espalhe um pouco mais de sabugueiro sobre a pessoa ou o objeto e estará feito! Para afastar a febre, sacuda galhos de sabugueiro no chão enquanto se mantém em completo silêncio. Dores de dente podem ser aliviadas ao se mascar um galhinho de sabugueiro e depois colocá-lo na parede, dizendo: "Saia, espírito maligno!" Acreditava-se, antigamente, que maus espíritos pudessem causar dores de dente. Para prevenir o reumatismo, amarre um galho de sabugueiro em três ou quatro nós e carregue-o no bolso. Verrugas também podem ser curadas esfregando-se nelas um galho de sabugueiro verde, que depois deverá ser enterrado para que apodreça na lama. Cultivado perto de casa, o sabugueiro concede prosperidade para a casa, e os galhos colocados sobre a casa protegem contra cobras e ladrões. Coloque vagens de sabugueiro debaixo do travesseiro se tiver dificuldades para dormir. Elas permitirão um sono tranquilo e leve. Carregue o sabugueiro com você para prevenir o desejo de cometer adultério. Faça flautas com os galhos e invoque os espíritos com sua música. Melhor se for feito à meia-noite, em um local deserto longe dos assombros humanos.

Receitas terapêuticas e encantadas

Chá de sabugueiro

- 1 colher (de sopa) de flores secas de sabugueiro
- 1 xícara de água.

As partes utilizadas desta planta são as suas flores, folhas e parte interna do caule. Para aproveitar os benefícios proporcionados pelo sabugueiro, basta preparar o seu chá. Adicione uma colher de sopa de flores secas de sabugueiro em uma xícara de água fervente e deixe macerar por 10 minutos. Coe e tome três xícaras deste chá ao dia.

Sabugueiro para tosse

- 1 litro de água fervente
- 1 quilo de açúcar
- 1 quilo de bagas de sabugueiro

Além do chá de sabugueiro que pode ser utilizado para tratar diversas condições de saúde, existe ainda uma receita caseira especificamente para tratar a tosse. Numa panela, ferva a água e o açúcar por cerca de 10 minutos. Adicione um quilo das bagas de sabugueiro e deixe ferver por 4 minutos. Retire do fogo, cubra, deixe descansando por 2 horas e depois peneire. Cozinhe novamente e coloque em garrafas. Misture duas colheres deste xarope em chá quente e tome várias vezes ao dia.

Salgueiro

O salgueiro sempre teve um impacto nas culturas que cresceram em zonas com mata ripícola. O nome *Salix* parece proceder do celta e queria dizer "próximo da água". É um gênero com cerca de 400 espécies, distribuídas em climas temperados e frios. Inclui plantas de porte muito diverso, desde arbustos e pequenas plantas rastejantes, até árvores de porte considerável, geralmente em solos úmidos. Nos parques e jardins é muito comum o salgueiro-chorão, árvore de ramos longos e pendentes que é um híbrido de salgueiro-branco, muito comum na Europa, com uma espécie oriental. Em Portugal, além do salgueiro-branco, existem outras espécies de salgueiro nativas como o salgueiro-negro. No alfabeto das árvores o salgueiro representa os ritmos do sexo feminino e lunar da vida.

Com grande importância nos rituais judeus da festa das cabanas (Sukkot). De acordo com a lei bíblica (Lev. 23:40), cada judeu tem que juntar quatro espécies da natureza, amarrá-las juntas e abençoá-las. O salgueiro é uma delas. De acordo com a lei oral do judaísmo, o salgueiro não tem nem cheiro nem gosto e simboliza as pessoas ignorantes e pecadoras do povo de Israel. Na mitologia romana era uma árvore consagrada à Deusa Juno, que tinha propriedades para deter qualquer hemorragia e evitar o aborto. Na China era símbolo da imortalidade, porque cresce ainda que seja plantado ao contrário e até hoje eles decoram as portas das casas com folhas de salgueiro durante o Solstício de Verão. Para alcançar a imortalidade, os ataúdes cobriam-se de folhas de salgueiro. Ainda hoje, nas cerimônias fúnebres, o ataúde vai acompanhado de um ramo de salgueiro com bandeirinhas penduradas. Os imperadores ofereciam aos seus cortesãos, durante o dia de Changki, ramas de salgueiro e diziam estas palavras: "Levai-as para evitar os miasmas envenenados ou as pestilências". Atribuíam-lhe, entre outras faculdades, a de curar as chagas (fervendo as folhas na água). O Salgueiro é, em geral, encontrado próximo de poços sagrados e há muito tem sido associado à bruxaria e ao culto à Deusa. Era tido como sagrado pelos bruxos e poetas pagãos, pois todas as suas partes são úteis na prática da magia. Varinhas Mágicas excelentes são confeccionadas com a madeira do salgueiro e servem para rituais de cura e magia lunar, podendo também serem usadas em talismãs quando se busca a proteção da Deusa. Os salgueiros, que são associados tanto à cura como à primavera, são apropriados para decorar os altares no Candlemas, pois esse Sabbat (também conhecido como Imbolc) é o festival de Brígida – a Deusa pagã da cura e dos poços sagrados. Os Druidas usavam a madeira do salgueiro como amuletos protetores e, na Idade Média, havia a crença comum de que as famílias dos bruxos cresciam entre os salgueiros. No norte da Europa, o salgueiro estava tão ligado à Religião Antiga que até a palavra witch (bruxa) tem a mesma raiz de willow (salgueiro).

Na China, o salgueiro é reverenciado como a árvore da imortalidade e na Europa é o símbolo da eloquência. Willow nos ensina a lição da vida na morte. Finais são apenas começos e com o novo crescimento vem a mudança. Willow nos ajuda a integrar as mudanças em nossas vidas e nos faz lembrar de permitir inspiração para entrar em nossas vidas em tais ocasiões. A inspiração pode vir de fontes menores ou mais improváveis, de modo a manter uma mente aberta em todos os momentos. O salgueiro favorece lugares úmidos ou aquosos e é prolífico em seu crescimento. Um galho cortado, se plantado no chão, facilmente crescerá raízes de uma nova árvore. Por esta razão, o salgueiro está fortemente ligado ao novo, ao crescimento, à regeneração e à inspiração. Em geral, o salgueiro é encontrado próximo a poços sagrados e há muito tem sido associado à bruxaria.

Seu gênero é feminino. Da planta se usa a casca, a flor e as folhas. Na gastronomia não é utilizado.

Nome popular: salgueiro, willow.
Nome científico: *Salix alba*
Planeta: Lua
Elemento: Água
Deidades: Artêmis, Beli, Brígida, Circe, Hécate, Hélice, Hera, Hermes, Orfeu, Osíris, Perséfone e todos os aspectos de morte da Deusa Tripla da Lua.
Função terapêutica: a casca do tronco contém ácido salicin ou salicílico, usado para produção da aspirina. As reconhecidas propriedades medicinais do salgueiro passam por atuar como antiflogísticas, analgésicas, adstringente, antiagregantes, antirreumáticas, sudoríferas e antipiréticas uma vez que, dos seus constituintes químicos fazem parte a salicilina, os taninos e os flavonoides. Infusões da casca têm sido muito utilizados como um remédio para cholls, reumatismo e febres. A seiva aplicada à pele pode remediar acne, e uma forte decocção de ebulição. A casca e as folhas em água pode ser esfregado no couro cabeludo com caspa. O seu consumo como planta medicinal está indicada para o tratamento de estados febris, gripes, reumatismo, gota, problemas gástricos intestinais e nevralgia.
Contraindicações: não utilizar na gravidez, se tiver distúrbios gastrointestinais (úlcera, gastrite, refluxo esofágico, colite ulcerosa, colite espasmódica, diverticulose e diverticulite), se estiver usando medicamento antiagregante ou se tiver alergia ao ácido acetilsalicílico (aspirina).

Função mágica: árvore do encantamento ou árvore de feitiçarias. Favorece rituais da Lua nova, a criatividade, a fertilidade, a inspiração, a emoção e estados vinculativos. Bom para proteção e cura. Também conhecida como a árvore da imortalidade devido à sua capacidade para voltar a crescer a partir de um galho caído no chão úmido. Uma varinha feita de madeira Willow tem muitos usos: dormir com ela e ter sonhos mais vívidos; usá-la para atrair a lua e como proteção para jornada ao Submundo. Vassouras de bruxa também são tradicionalmente ligadas aos ramos de salgueiro.

TOQUE DE BRUXA: o Ritual das Folhas de Salgueiro é ótimo para proteção. Trance ramas de salgueiro, pedindo aos Deuses proteção, cura de doenças e para evitar que miasmas envenenados, pestilências e magias negativas entrem em seu lar. Ao terminar de trançar as ramas agradeça aos deuses a proteção concedida e pendure estes ramos na porta de entrada da sua casa. O salgueiro também é sagrado para a Lua, sendo favorecido por magia lunar e rituais. Pensa-se também que a colocação de um salgueiro sob o travesseiro, especialmente em torno da Lua cheia, ajuda a promover visões da noite. O salgueiro é sagrado para os poetas e os bardos como uma árvore de inspiração. Um chá ou incenso da casca do salgueiro pode ser usado para ajudar a conectar com a energia feminina divina dentro de cada um de nós, pois o salgueiro é uma árvore fortemente ligada ao feminino.

Receitas terapêuticas e encantadas

- **EXTRATO FLUIDO:** nevralgias, dor ciática, reumatismo e lombalgia – o preparado deve ser feito com a casca do tronco e ingeridas de vinte a quarenta gotas por dia misturadas com um pouco de água. Tome duas a três vezes por dia.
- **INFUSÃO:** indicado para estados febris, pequenas constipações, inflamações e dores de cabeça: tomar três chávenas de decocção por dia. ingerir preferencialmente após as refeições, evitando assim indigestões – uma caneca. Preparada a partir das cascas do salgueiro (uma colher de sopa aproximadamente) mergulhadas numa caneca de água a ferver devendo ser ingerida duas a três vezes por dia.
- **TINTURA:** (salgueiro-branco) é tomada para diminuir estados febris e deve ser ingerida a quantidade aproximada de duas colheres de chá de tintura – é feita a partir da casca do salgueiro – três vezes ao dia.

Salsão

Nativo dos pântanos salgados perto do Mar Mediterrâneo e muito cultivado no Brasil, particularmente nos Estados do Rio Grande do Sul e São Paulo o consumo do salsão ainda é restrito. A região sudeste apresenta condições climáticas adequadas para sua cultura, com plantios idealmente nos meses de março a maio, quando a temperatura é mais amena e a umidade do ar é mais baixa, ocasionando uma menor incidência de doenças. Seu ciclo de crescimento gira em torno de 150 a 180 dias, ou seja, colheitas 5-6 meses após o plantio: agosto a dezembro, podendo ser encontrado para consumo o ano todo.

O salsão é usado há milênios pelos antigos gregos e romanos, fazendo parte de sua mitologia. Seu gênero é masculino, a planta toda é utilizada. Na gastronomia é usado em saladas, canapés, refogado, suco, em quase tudo.

Nome popular: salsão ou aipo.
Nome científico: *Apium graveolens*
Planeta: Mercúrio
Elemento: Água
Deidade: Hermes
Função terapêutica: um estudo da Universidade de Missouri, nos Estados Unidos, divulgado em maio, mostrou que o salsão pode ajudar a proteger contra o câncer. Quando o tumor está em desenvolvimento, uma rede de vasos sanguíneos se forma a seu redor para alimentá-lo. A apigenina presente no salsão bloqueia a formação deles, atrapalhando a formação do tumor. Outro composto do salsão, a luteolina, também traz benefícios para a saúde, como comprovou outro estudo, dessa vez realizado pela Universidade de Illinois e publicado em 2012, no Journal of Nutrition. Essa substância reduz a inflamação que aparece com o tempo no cérebro dos idosos e leva a déficits de memória, problemas de sono e perda de apetite, melhorando o funcionamento cerebral e o bem-estar como um todo. Resumindo, o salsão é antigripal, aumenta a imunidade, é rico em Vitamina C e em fibras, é anti-inflamatório, emagrecedor, abaixa a pressão e alivia queimaduras.
Contraindicações: não deve ser utilizada por pessoas portadoras de inflamações renais e diabéticos, sob a forma de saladas. Grandes doses do óleo podem induzir a depressão do SNC, embora a síndrome tóxica específica não foi bem caracterizada.
Função mágica: equilíbrio emocional, segurança e energia materna.

TOQUE DE BRUXA: para dar adeus às gordurinhas, bata no liquidificador uma xícara de água de coco, uma xícara de talos e folhas de salsão (pode ser erva-doce) e suco fresco de um limão. Coar é opicional. Tome por 21 dias, dê um intervalo de uma semana e repita se julgar necessário. Este suco ativa todos os órgãos excretores, ajudando na eliminação de gases e na retenção hídrica, eliminando toxinas retidas no pulmão, nos intestinos e na pele.

Receitas terapêuticas e encantadas

- DISENTERIA, COLITES, BRONQUITE E ANEMIAS: infusão ou decocção de 30 g de folhas em um litro de água. Para a bronquite asmática, adoce com mel e tome diariamente pela manhã, em jejum.
- INFUSÃO: uma colher das de sopa de raízes ou de folhas verdes por litro d'água. Tome três xícaras ao dia.
- LARINGITE E BRONQUITE: infusão ou decocção de 25 g de raiz ou de sementes em um litro de água. Tome uma xícara três vezes ao dia.
- NEFRITE, HEPATITE, AFECÇÕES FEBRIS: suco das folhas: uma xícara ao dia, dividida em três a quatro vezes.
- ÚLCERAS REBELDES: pó das raízes secas e moídas: polvilhe duas vezes ao dia sobre a ferida, usado também na Aromaterapia como digestivo hepático, ácido úrico, má circulação e celulite.

SALADA PARA O EQUILÍBRIO EMOCIONAL

- ½ unidade de limão
- 1 fio de azeite extravirgem
- 1 pitada de pimenta-do-reino
- 1 pitada de sal
- 1 colher de sopa de uva-passa
- 1 mão cheia de uva
- 1 punhado de azeitonas pretas
- 1 unidade de tangerina
- 4 ramos de salsão

Lave os ramos, corte em pedaços e coloque no prato em que irá servir a salada. Corte também as uvas ao meio e adicione ao prato com as uvas-passa. Descasque a tangerina e adicione os gomos cortados à saladeira. Por último, polvilhe as azeitonas. Tempere a salada com sal e pimenta, regue com um pouco de azeite e adicione o suco de meio limão.

Suco verde selvagem

- 1 ou 2 maçãs (sem as sementes)
- 1 xícara de folhas selvagens (dente de leão, tanchagem, beldroega, bálsamo ou serralha)
- 2 rodelas de gengibre
- 4 ramas inteiras (talo + rama + raiz se possível) de salsão
- Suco fresco de 1 limão
- Para balancear: uma mão de semente de girassol, com casca, previamente germinado (ou somente acordado por hidratação de 8 horas).

Pique as maçãs e coloque-as no fundo do liquidificador. Acrescente o suco do limão, o gengibre e as folhas selvagens. Ligue o liquidificador e use os talos do salsão como biosocador. Se necessário, use um mínimo de água filtrada (ou de coco verde ou rejuvelac) para facilitar a batida. Coe numa panela furada e sirva imediatamente.

Suco poderosamente alcalinizante e adstringente

- 1 pepino médio
- 1 xícara de salsa
- 2 rodelas de abacaxi bem maduro
- 2 talos inteiros de salsão
- Suco fresco de 1 limão
- Para balancear: uma colher (sopa) de linhaça previamente hidratada por 8 a 16 horas em ½ copo de água filtrada.

Pique o abacaxi e coloque-o no fundo do liquidificador. Acrescente o suco do limão, a salsa (folhas e talos) e as ramas do salsão. Ligue o liquidificador e use os talos do salsão como biosocador. Se necessário, use um mínimo de água filtrada para facilitar a batida. Por último, acrescente a linhaça e coe numa panela furada. Sirva imediatamente.

Sálvia

Da família das *Labiadas*, a sálvia é uma herbácea perene que atinge de 20 a 80 centímetro de altura, bem ramosa, formando touceiras. As folhas são opostas, persistentes, lanceoladas e revestidas de pelos esbranquiçados. As flores são de coloração azul ou violácea e se agrupam nas hastes terminais. O fruto semente é composto de quatro aquênios ovoides. O plantio é feito por estacas de galhos, sendo o método mais rápido de propagação, e em solos calcários, bem drenados, leves, ricos em matéria orgânica e nutrientes, em local bem exposto ao sol, principalmente em terrenos inclinados e ladeiras. O clima deve ser quente, porém ameno e sem excesso de calos. A colheita das folhas, sem o pecíolo para fins medicinais, deve ser feita antes do surgimento das flores e as sumidades floridas logo após que desabrocham. Para condimento pode ser colhida em qualquer época. Possui um odor canforado, sabor picante e um pouco amargo, extremamente agradável. Em 1551, o ervanário William Turner registou que a sálvia "devolve o calor natural, reconforta os espíritos vitais, ajuda a memória e aviva os sentidos". Tal exaltação não é inadequada, pois a sálvia é um tônico verdadeiramente versátil e eficaz.

Seu gênero é feminino, da planta se aproveita as folhas. Na gastronomia é usado para tempero de peixes e carnes brancas.

Nome popular: sálvia
Nome científico: *Salvia officinalis*
Planeta: Vênus e Júpiter.
Elemento: Fogo
Deidade: Afrodite
Função terapêutica: antisséptico. Se você tem problemas com cicatrização, saiba que uma compressa de água preparada com sálvia, se aplicada diretamente sobre a ferida, pode apoiar a recuperação e regeneração da pele, reduzindo o impacto que poderia ser causado por bactérias e adversidades externas. Os chás são excelentes calmantes, isso nós sabemos, mas o que foi descoberto é que a infusão de sálvia pode auxiliar no equilíbrio do humor e até mesmo reduzir os sintomas de casos de depressão. Rica em flavonoides e ácidos fenólicos, há benefícios da sálvia na prevenção de doenças cardiovasculares. Apontada como funcional para o controle e redução dos sintomas causados no período de menopausa, é sabido que a erva pode agir diretamente sobre a mente e o sistema nervoso, ajudando as mulheres que lidam com diferentes desconfortos, podendo ajudar na redução da sudorese noturna, comum nesses períodos, podendo reduzi-la em até 50%.

As ondas de calor podem se tornar menos frequentes a partir da quarta semana de tratamento. Há também a busca pela versão da erva em cápsulas. A alimentação incorreta deixa evidências na pele, os benefícios da sálvia estendem-se aos tecidos, oferecendo efeito antienvelhecimento, reduzindo impactos causados por rugas e marcas de expressão consequentes do avanço da idade.

A sálvia é rica em substâncias antioxidantes que protegem o organismo contra a ação de radicais livres. Os principais nutrientes contidos na sálvia e que são capazes de contribuir com a proteção dos tecidos é a vitamina A e o Cálcio. A erva ainda pode auxiliar na prevenção e no tratamento de infecções, agindo com poder anti-inflamatório e antisséptico, sendo conveniente inclusive para quem está sob tratamento de psoríase e eczema. Por conter betasitosterol, a sálvia pode ser útil para homens que desejam prevenir a calvície. O óleo da erva é muito procurado para ser aplicado diretamente sobre o couro cabeludo. A planta também tem os seus efeitos otimizados se combinada com outras ervas, como o alecrim. O chá também pode ser aplicado para deixar os fios mais brilhosos e sem caspa. Podendo ajudar no crescimento dos fios, devido a melhor circulação de nutrientes no couro cabeludo, o que auxilia na revitalização do cabelo. Há quem busque inflamações, tanto externas quanto internas, na garganta e na pele são as mais buscadas para serem tratadas com a erva, que também é recomendada para o melhor desenvolvimento da memória, sendo indicada para tratamento contra o Alzheimer. Aqueles que desejam melhorar o rendimento nos estudos também podem contar com a contribuição da erva, já que ela oferece apoio para melhor atenção e desempenho mental. A sálvia pode induzir à redução dos níveis de colesterol ruim, o LDL, reduzindo também as gorduras contidas na corrente sanguínea. Algumas pessoas que se submeteram a análise durante 60 dias puderam notar que os níveis de triglicerídeos e colesterol reduziram até 18%, com aumento de até 10% de HDL. Recomendada para o tratamento e a prevenção de doenças gastrointestinais e dispepsia, estímulo do funcionamento do estômago e para reduzir a fraqueza do sistema digestório de modo geral. A erva estimula o funcionamento intestinal, reduzindo a possibilidade de má digestão e o funcionamento correto do pâncreas. Para aqueles que desejam equilibrar os níveis de açúcar na corrente sanguínea, o extrato da erva também pode contribuir com efeitos anti-hiperglicêmicos, auxiliando no controle de glicose. Pessoas com diabetes tipo 2 podem obter estes benefícios da sálvia ainda mais superiores, mas é importante ressaltar que, sem uma reeducação alimentar, sua contribuição pode ser mínima. Antiespasmódica, pode amortizar as tensões no sistema respiratório, favorecendo a inalação e reduzindo a possibilidade de crises de asma. Inflamações e constipações nas vias nasais também podem ser prevenidas e tratadas com os benefícios da sálvia, justificados pelo efeito calmante que a erva pode oferecer sobre os músculos do sistema respiratório. O chá de sálvia pode ser importante para a perda de peso, pois oferece efeito diurético, que auxilia na eliminação de líquidos, evitando a retenção destes. A erva ainda pode contribuir com seus efeitos antioxidantes e estimulantes, o que apoia o funcionamento metabólico, otimizando a queima calórica. Com o corpo livre de toxinas, pode-se notar melhor os efeitos esperados de dieta e exercícios físicos, evidenciando a perda de peso significativa.

Contraindicações: nenhum efeito colateral significativo foi relatado por voluntários saudáveis em dois ensaios clínicos. Porém, em um estudo piloto aberto que, envolvendo a administração oral do óleo essencial de sálvia *lavandula-efolia* a pacientes com doença de Alzheimer, houve um aumento significativo na pressão sanguínea diastólica e sistólica que foram observados em dois pacientes com hipertensão preexistente. Embora o óleo da sálvia contenha o composto tujona, ele não possuiu uma reputação tóxica. O óleo foi considerado não irritante e não sensitizante quando aplicado topicamente e em concentrações diluídas à pele humana. Superdosagem: o uso do óleo essencial puro, em altas doses, pode provocar sintomas de intoxicação.

Função mágica: usada para limpeza e purificação de pessoas e ambientes. Seu poder está ligado à longevidade, sabedoria, proteção e realização de desejos. A sálvia-branca possui energia de purificação e força da Luz, queimada ela pode ser usada para renovar nossa energia. Ótima para ser usada em processos de grandes mudanças, onde a sálvia removerá a energia estagnada e purificará nosso campo energético, trazendo clareza e força para continuarmos firmes na nossa caminhada. Antes de dormir, queime a sálvia-branca e inspire profundamente, ela irá afastar as energias negativas e o estresse físico e emocional do dia a dia. Defume toda a casa com sálvia-branca para limpar e renovar as energias do seu lar. Comece pelos fundos em direção à frente da casa, quando acabar deixe a sálvia queimando até apagar, na porta da frente, criando assim uma barreira de proteção em volta de sua casa.

Toque de Bruxa: sálvia, em latim, significa "para curar". Tradicionalmente, esta erva e o seu óleo são usados para o tratamento de uma grande variedade de doenças. A fragrância da planta suprime o odor desagradável dos peixes. O óleo da sálvia é usado como fragrância em sabonetes e perfumes. Se pretende ter um vaso de sálvia ou cultivá-la em seu jardim, peça a alguém que a plante para você, pois a tradição afirma que dá azar plantar a sua própria. Para realizar seus desejos, basta escrevê-los numa folha de sálvia e dormir com essa folha sob o travesseiro durante três dias, após os quais ela deverá ser queimada sobre brasa de carvão. Em banhos, atua na resolução dos problemas e dificuldades, trazendo sabedoria. Coloque folhas de sálvia sobre um capacho para proteger a casa contra negatividade. Faça defumador com a erva seca na Lua minguante para proteção. Combate asma, bronquite, catarro pulmonar, dor de cabeça, gases, inflamação da garganta e boca, resfriado e sistema nervoso. Inflamação na boca = 30 g/litro de água. Fazer bochechos e gargarejos. Outras afecções = 10 g/litro de água. Beber 4 xícaras ao dia. Banhos = cansaço, feridas velhas, úlceras. 50 g/litro.

Receitas terapêuticas e encantadas

- Digestão e sudorese excessiva das mãos e axilas: em uma xícara de chá, coloque uma colher de sobremesa de folhas e sumidades floridas, bem fatiadas e adicione água fervente. Abafe por 10 minutos e coe. Tome uma xícara de chá, duas vezes ao dia.
- Escaras de decúbito; feridas; piolhos; aftas: em um frasco, coloque três colheres de sopa de folhas e sumidades floridas, bem picadas e adicione uma xícara de chá de vinagre branco. Feche bem o frasco e deixe em maceração por 10 dias, em lugar quente ou ao sol. Coe em um pano e esprema o resíduo. Aplique nos locais afetados com um chumaço de algodão, de 2 a 3 vezes ao dia. No caso de piolhos, aplique no couro cabeludo, faça massagens suaves inclusive na nuca, deixando agir por 2 horas. Em seguida lave bem a cabeça e passe o pente fino.
- Excesso de catarro: com propriedades adstringentes, a sálvia combate infecções, tais como aftas, garganta inflamada e seca e catarro. A infusão é um excelente bochecho e gargarejo para infecções locais. Em problemas recorrentes, a sálvia conjuga-se bem com ervas como a equinácea.
- Mau hálito; afecções da boca; gengivas ulceradas ou com sangramento; aftas e dentes manchados: coloque duas colheres de sopa de flores e sumidades floridas, bem picadas, em uma xícara de chá de álcool de cereais a 70%. Deixe em maceração por 5 dias. Coe e armazene em frasco escuros.
- Memória fraca, estresse e ansiedade: a sálvia aparenta ser um remédio potencial para as fases iniciais da demência. Suas propriedades tranquilizantes ajudam a aliviar o estresse e a ansiedade e melhoram a vitalidade mental

e a memória. Para uso prolongado, é preferível a sálvia-de-folha-estreita, com baixo teor de tuiona. Uso pediátrico: as mesmas indicações possíveis. Uso na gestação e na lactação: não há estudos sobre uma farmacocinética nestas condições, mas há relatos de que reduza a lactação, onde se recomenda que seu uso não ultrapasse as doses alimentares.

- **Menstruação dolorosa; distúrbios da menopausa:** coloque três colheres de sopa de folhas e sumidades floridas fatiadas em uma garrafa de vinho branco. Deixe em maceração por 8 dias e coe. Tome um cálice, três vezes ao dia, sendo que no caso de menstruação dolorosa, tome 10 dias antes do início da menstruação.
- **Posologia:** até 12 ml de tintura 2 h antes de deitar ou divididas em três doses a cada 8 h; óleo essencial: 2 a 4 gotas, três vezes ao dia em água morna, para gargarejes e colutórios; extrato alcoólico: uma colher de café antes de deitar; 4 g de folhas frescas ou 2 g de folhas secas (uma colher de sopa para cada xícara de água) em infuso ou decocto leve, após as refeições ou ao deitar; 30 g de folhas frescas pra cada litro de água em infuso para enxágues, compressas, ou gargarejos. Interação medicamentosa: nenhuma interação foi encontrada na literatura consultada.

Vinho medicinal da sálvia – acalmando a TPM

- Folhas e inflorescências da sálvia
- Vinho branco seco

Coloque quatro colheres das de sopa de folhas e de inflorescências secas da sálvia em uma garrafa de um litro e adicione uma garrafa de 750 ml de vinho branco seco. Deixe em maceração durante oito dias. Coe e guarde de volta na garrafa de vinho usada. Para menstruação dolorosa, tome dois cálices, diariamente, durante os quinze dias que antecedem a menstruação. Para transtornos da menopausa tome um cálice ao dia. Repita o tratamento pelo tempo necessário ao alívio. Contraindicado para mulheres que tenham qualquer restrição ao uso do álcool, com problemas no estômago ou fígado sensíveis às substâncias presentes na sálvia, com epilepsia e durante o uso de medicamento para o coração.

Samambaia

As samambaias podem ser plantadas em qualquer vaso desde que o mesmo não retire a umidade ideal para as raízes. No caso de vasos de cerâmica é importante utilizar um impermeabilizante interno para impedir que a própria cerâmica absorva a umidade da terra, desidratando as raízes das plantas. Um vaso muito utilizado era o de xaxim, mas com a proibição devido ao risco de extinção desta planta, que também é uma samambaia, substituiu-se o mesmo pelo coxim (vasos de fibra de coco). Porém o coxim acumula água em excesso atraindo lesmas e caramujos para as plantas. As samambaias são plantas altamente exigentes em umidade no solo. Dessa forma, o ideal é utilizar no plantio um condicionador de solo "Classe A", pois além de ser orgânico, esse produto possui alta capacidade de retenção de água. Além disso, esse condicionador de solo possui nutrientes e matéria orgânica em sua composição que garantem às plantas mais saúde e crescimento radicular e foliar por um maior período de tempo. Para se fazer o plantio da samambaia, é importante antes fazer uma drenagem do vaso, que pode ser feita colocando uma camada de 5 cm de brita, seixos, argila expandida, isopor, etc., ou um pedaço de manta Bidim ou sombrite no fundo do vaso. Posteriormente, completa-se todo o vaso, até a borda, com o condicionador de solo, faz-se um buraco referente ao torrão que contém as raízes da samambaia, planta a muda e aperta em volta para que ela fique bem firme. Depois do plantio, deve-se molhar o vaso e completar com o condicionador de solo, se houver necessidade.

A flor de samambaia é um elemento da mitologia eslava, presente também em lendas do folclore brasileiro, mas ela não existe na realidade, já que samambaias são vegetais que se reproduzem sem a participação de flores. A flor é mencionada durante o Kupala, uma celebração eslava voltada para a contemplação do Solstício de Verão. Trata-se de um ritual de fertilidade pagão. Segundo a tradição, se os ventos presentearem alguém com a sorte de uma flor de samambaia, esta pessoa conquistará amor, prosperidade e fertilidade no novo ciclo. Assim, mulheres e homens procuravam essas flores dentro de densos bosques, à meia-noite.

O escritor Monteiro Lobato, em sua obra O Saci, resultado de um inquérito, em que recolheu diversas narrativas folclóricas brasileiras, incluiu um depoimento "do senhor Belmiro Aranha", da cidade de Pitangueiras (São Paulo), relatando que a samambaia floresce apenas uma vez por ano, na noite da Sexta-Feira Santa.

Aquele que colher a flor, segundo o depoimento, alcançará todas as riquezas e se tornará irresistível para todas as mulheres do mundo. A samambaia, porém, é guardada pelo Saci-pererê, que não deixa ninguém se apossar da flor.

Seu gênero é masculino, da planta se usa as folhas. Não há uso na gastronomia.

Nome popular: samambaia-do-amazonas, samambaia-de-matogrosso, samambaia, rabo-de-caxinguelê, erva-de-macaco, cipó-cabeludo, guaririnha.
Nome científico: *Phlebodium decumanum*
Planeta: Saturno e Júpiter.
Elemento: Terra
Deidades: Zeus e Hades.
Função terapêutica: ainda não está comprovado cientificamente por instituições credenciadas a utilização de samambaias internamente de forma segura. Seu uso só é difundido por tradições da população tropical, principalmente indígenas. Porém há um registro de comprovação científica da eficácia da samambaia para uso contra uma doença crônica na pele chamada psoríase (1974 – 1987).
Contraindicações: desaconselhável para quem sofre de anemia, gastrite, úlcera duodenal ou cardiopatias.
Função mágica: fazer chuva, proteção, sorte, riqueza, juventude, saúde, exorcismo.

Toque de Bruxa: no círculo mágico ritualístico, samambaias e avencas podem ser usadas como marcadores do Quadrante Norte. Sob forma de defumações. É uma planta extremamente poderosa para a proteção da casa. Algumas pessoas afirmam que as samambaias e avencas adoram ser regadas com cerveja e ficam muito agradecidas quando recebem esse mimo. De acordo com o Feng Shui, não se deve manter samambaias na parte interna da casa, pois elas captam todo tipo de energia e liberam nos moradores do local. Crendices populares contam que as avencas são boas indicadoras da fidelidade dos maridos, pois murcham e morrem quando o marido da sua dona "pula a cerca". Também há quem afirme que a avenca funciona como um para-raios de energias; além disso ainda atrai beleza. Sob forma de defumações, as folhas de samambaia afastam os maus espíritos.

Posologia: 5 g num copo de água fervente. O broto deve ser colhido quando ainda possui bastante suco e usado assim, fresco, em doses pequenas.

Sândalo

Encontrado principalmente nas florestas das zonas tropicais do sul da Ásia, a planta é parasita, por isso precisa de uma árvore hospedeira que lhe forneça os principais sais minerais. As aves são essenciais para espalharem as sementes do sândalo na natureza. Uma espécie exigente em luz e que facilmente é dominada e eliminada pelas outras árvores de crescimento mais rápido. Em zonas em que a precipitação média anual é inferior a 1500 mm o salgueiro se desenvolve e a duração da estação seca pode ultrapassar os 6 meses.

O óleo essencial de sândalo é um líquido viscoso amarelo, verde ou amarronzado com um penetrante odor balsâmico adocicado e lenhoso. É relaxante, confortante e especialmente indicado para acalmar a irritação nervosa.

Árvore natural da Malásia, tendo se espalhado para a Índia há quatro mil anos onde se considera que a melhor essência provêm da região de Misore, de onde sai o melhor óleo essencial usado na perfumaria ocidental.

O sândalo tem um perfume envolvente, quente, aconchegante, com aquela gostosura de cheiro de corpo limpo em dia de mormaço quente, um pouco adocicado sem ser enjoativo e, é considerado como afrodisíaco por indianos e chineses. Mas não só de perfume o sândalo se eternizou. Aliás, principalmente por suas qualidades medicinais é que esta árvore, de tão difícil crescimento, é preservada. Na pele, como perfume, o sândalo se integra ao odor corporal criando fragrâncias únicas que definem quem o usa. O melhor óleo de sândalo é retirado das raízes desta planta, razão pela qual só é permitida a extração quando a árvore já atingiu seu pleno desenvolvimento, aos 30 anos, e já está em declínio, perto da morte. A extração do óleo é feita a frio, lentamente.

Seu gênero é masculino. Da planta se utiliza a casca e as folhas. Não há uso na gastronomia.

Nome popular: sândalo
Nome científico: *Santalum álbum*
Planeta: Sol
Elemento: Fogo
Deidades: Shiva e Ganesha.
Função terapêutica: bronquite, tosse, tuberculose, garganta inflamada (sendo aplicado na parte externa para poder promover a sensação de alívio), infecção urinária, cólera, úlcera, cistite crônica, inflamação dos rins e fadiga. Ajuda mulheres que não conseguem ter filhos, atuando sobre o sistema reprodutor e combatendo a infertilidade. Erva aromática (aproveitada na forma de óleo

essencial para perfumar o ambiente), calmante (podendo ser usada em casos de ansiedade), antimicrobiana, adstringente, desinfetante, antisséptica (útil na limpeza de ferimentos), fixadora, diurética (atuando sobre o sistema urinário), expectorante (evitando a tosse e liberando secreções), sedativa, tônica, carminativa e refrigerante. Na Aromaterapia, o óleo essencial de sândalo é recomendado para acalmar a mente, a agitação e a ansiedade, sendo muito útil em casos de depressão por ser um estimulante do sistema nervoso central e, ao mesmo tempo, calmante dos estados de excitação por conta do aconchego, quase um abraço seguro, que nos traz ao usá-lo.

Contraindicações: não foram encontrados efeitos colaterais, portanto, não possui contraindicações.

Função mágica: o óleo essencial de sândalo remete à terra e ao espiritual, trazendo sensação de limpeza nesse aspecto. O sândalo acalma o espírito e reduz tensões nervosas, além de purificar, facilitar os estudos e contribuir para a espiritualidade, o amor, a elevação das vibrações, a sensualidade e a atração, favorecendo a meditação, a intuição e o equilíbrio mental. Pode ser usada em banhos de rituais, no pulso, saunas e trabalhos de Aromaterapia.

TOQUE DE BRUXA: um segredo para realmente aproveitar esse aroma é senti-lo com os olhos fechados, tendo a dimensão de seu poder e de suas qualidades sobre o espírito. É um aroma do Oriente, muito usado para transformar o prazer sexual em uma experiência mística, através do sexo tântrico, pois além de ter função afrodisíaca, traz segurança.

Receitas terapêuticas e encantadas

- ACNE: aplique a pomada de sândalo na área afetada duas vezes ao dia.
- BANHO DE ASSENTO PARA INFECÇÃO URINÁRIA OU CISTITE: adicione 10 gotas de óleo essencial de sândalo em uma bacia com um litro de água e sente-se nesta água por aproximadamente 20 minutos. Repita esse procedimento até a diminuição dos sintomas da infecção urinária.
- INALAÇÃO PARA BRONQUITE: adicione 10 gotas do óleo essencial de sândalo em uma bacia com água fervente e inale os vapores com cuidado para não ocorrer queimaduras no rosto.
- INFECÇÃO URINÁRIA: adicione 10 gotas de óleo essencial de sândalo na banheira e relaxe no banho por aproximadamente 20 minutos. Repita esse procedimento até a diminuição dos sintomas da infecção urinária.

- **Lábios ressecados:** utilize o batom hidratante de sândalo sempre que for necessário.

Receita básica de incensos

- 375 ml de água deionizada (água pura, sem cloro ou sais inorgânicos)
- Corante alimentício
- Óleo essencial ou essência de sândalo
- Pó de incenso
- Recipiente com no mínimo 20 cm de altura
- Um local com areia para espetar as varetas e deixá-las secar após mergulhá-las na massa
- Uma panela grande
- Varetas de madeira

Leve o pó para cola de incenso e a água ao fogo e mexa até atingir uma textura de mingau (é rápido). Deixe esfriar um pouco. A temperatura ideal para continuar o processo é 40 ºC. Para saber se chegou a esta temperatura é só ir colocando na palma da mão um pouquinho da massa. Quando conseguir ficar com ela na mão durante uns 10 segundos, está boa. Misture o pó para incenso e mexa. Misture a essência para incenso e mexa. Adicione o corante alimentício que preferir na massa e misture. Mergulhe as varetas na massa, espete cada vareta em um recipiente com areia e deixe secar por duas horas. Após essas duas horas mergulhe novamente a vareta na mesma mistura e deixe secando mais duas horas. Mergulhe pela terceira vez e deixe secar completamente. Aqui, a essência para incenso pode ser substituída por óleos essenciais (2 ml) ou substâncias aromáticas naturais. Se utilizarmos óleos essenciais na confecção dos incensos obteremos os incensos terapêuticos, usados na Aromaterapia. Se adicionarmos ervas desidratadas, flores, canela, etc., serão incensos fitoterápicos. Neste caso é preciso bater as ervas no liquidificador e peneirar.

Soja

Planta anual que cresce de 0,3 a 1,5 m de altura. A planta assemelha-se ao feijão. A vagem da soja é coberta de pelos finos e curtos, assim como os caules e as folhas da planta, e contém até 4 sementes ovais de cor amarela ou marrom. O *cotilédon* é responsável pela maioria do peso da semente e grande maioria do óleo e proteína presente na soja. Na presença da bactéria *Rhizobium japonicum*, legumes como a soja é capaz de transformar o nitrogênio livre do ar em formas que possam ser utilizadas pela planta.

Descrito pelo imperador chinês Shung Nang em 2838 a.C., o cultivo da planta iniciou-se no Japão e foi introduzida no Brasil no século 19. Atualmente é uma das mais importantes culturas nacionais, sendo o Brasil o segundo maior exportador mundial. Alimentos à base de soja se tornaram populares entre pessoas com uma consciência saudável desde o início de 1990. No ano 2000, aproximadamente 27% dos consumidores americanos disseram consumir produtos de soja pelo menos uma vez por semana, quase o dobro daquela observada em 1998.

Seu gênero é masculino. Toda planta é utilizada. Muito usada na gastronomia em diversos pratos, tendo uma excelente participação na culinária vegetariana e vegana.

Nome popular: soja
Nome científico: *Glycine max*
Planeta: Sol
Elemento: Fogo
Deidade: Apollo
Função terapêutica: combate a hipertensão, o colesterol alto, a arteriosclerose, fraquezas, diabetes e doenças da pele. É nutriente, calmante, mineralizante, energética, tônica, anticancerígena e repositora hormonal. Utilizada nas dietas dos diabéticos por não ter amido, substitui o leite animal, podendo ser produzidos queijos, requeijão, margarina, molhos, farinhas, salsichas, bifes e a chamada carne vegetal. A soja impede que pequenos tumores se conectem aos nossos vasos capilares, que transportam oxigênio e nutrientes, e se desenvolvam.
Contraindicações: nenhuma contraindicação foi identificada. Reconhecido geralmente como seguro como alimento. Gestantes devem evitar doses acima daquela encontrada em alimentos, pois a segurança e a eficácia de doses altas não foram comprovadas.
Função mágica: combate a cegueira energética e a impotência.

Toque de Bruxa: para fazer um óleo dos reinos místicos, pegue cinco colheres de chá de óleo de soja, adicione uma piada de pó de calêndula e mais três gotas de cada de óleos essenciais de jasmim e de rosa e faça uma massagem no corpo para ajudar na proteção astral, estimular os poderes da sua consciência psíquica e também para fazer com que a sua mente fique mais receptiva aos sonhos proféticos. Para incrementar ainda mais o poder deste óleo de massagem, beba uma xícara de chá de artemísia antes de trabalhar com ele. Pois esta erva, favorita das bruxas, vem sendo relacionada com todas as coisas de natureza psíquica desde os tempos remotos. Para fazer um chá de artemísia, adicione meia colher (chá) da planta seca em uma xícara de água fervente e deixe em infusão por aproximadamente cinco minutos. Depois coe e adoce com mel ou açúcar de acordo com seu gosto.

Receitas terapêuticas e encantadas

- **Brotos de soja:** indicado para edemas, disúria, diminuição do suor, estágios iniciais de gripe e dores reumáticas.
- **Emplastro das folhas de soja:** aplicado externamente sobre picadas de cobras.
- **Fabricação de produtos de beleza:** devolve a nutrição e a maciez da pele e acalma os tecidos.
- **Farinha de soja:** aplicada como cataplasma, atenua tumores, hérnias, dentre outros.
- **Fitoestrógenos existentes na planta** (fungicidas, para proteção da planta): nos seres humanos podem agir como agonistas ou antagonistas na produção de estrogênio. Os fitoestrógenos da soja estão sendo associados à baixa incidência de câncer de mama, de útero, de próstata e de cólon, bem como de doenças coronárias, na população oriental.
- Flores: tratamento de cegueira e opacidade da córnea.
- Grãos de soja: cozidos ou consumido com leite, queijo, farinha e brotos serve como alimento nutritivo.
- **Leite de soja:** nos casos de convalescenças, não se deve tomar mais de dois copos por dia, por ser um alimento forte, pode provocar diarreias, em especial nas crianças. Deve ser consumido para combater males como angina, asma e bronquite crônica. Hoje, existe nos supermercados o leite de soja em caixa tipo longa vida. Do leite, poderá ser feito o iogurte que,

acrescentado ao mel, frutas e passas, torna-se bastante agradável. É indicado aos que sofrem de alergias, problemas respiratórios e amigdalites.
- ÓLEO DE SOJA PARA PROBLEMAS CUTÂNEOS: uso externo – aplicar na região afetada. É contraindicado durante a amamentação, pois a soja tem ação ressecante, podendo reduzir ou secar o leite.
- ÓLEO DE SOJA: encontrado nas prateleiras de todos os supermercados, é utilizado para cozinhar alimentos e combate a prisão-de-ventre, queimaduras, convalescenças, infecções e fortalecimento em geral. Use uma colher de chá do óleo duas vezes ao dia. O óleo é recomendado para normalização das funções intestinais, mudando a flora intestinal e reduzindo o índice de colesterol.
- POSOLOGIA: produtos contendo isoflavonas de soja estandardizados estão disponíveis com os nomes comercias de Phytosoya e Abacor. Vários ensaios clínicos foram conduzidos para o uso de soja no tratamento da menopausa, osteoporose, câncer de mama e diabetes usando doses diárias de isoflavonas entre 40 e 120 mg. Uma fração insaponificável de abacate e soja foi estudada para o tratamento da osteoartrite com doses de 300 a 600 mg/dia. Interação medicamentosa: pacientes em tratamento com teofilina devem evitar ingestão de grandes quantidades de soja, pois pode aumentar a concentração plasmática da teofilina, podendo também prolongar sua meia-vida, aumentando o risco de reações adversas.
- RAÍZES E CAULES EM DECOCÇÃO: adstringentes. Lecitina (derivada da soja) – vaso depressor, sendo indicada como agente lipotrônico.
- SALADAS: extratos titulados hidrossolúveis a 40% de isoflavone (daidzeina e genisteina): 60 a 80 mg/dia.
- SEMENTES FERMENTADAS DA SOJA: possuem ação sudorífera e estomáquica, sendo usada no tratamento de febres, problemas estomacais, dores de cabeça, insônia e irritabilidade.
- SEMENTES IMATURAS: afecções da bexiga, do coração, dos intestinos e da vesícula biliar.

Stevia

Apesar de apresentar diferença no crescimento em climas menos tropicais, a stevia pode brotar de 3 a 4 vezes por ano. Plantá-la é ligeiramente simples. Preencha um vaso com uma turfa, que pode ser obtida em centros de compostagem e depois mariná-las para evitar infecção. Depois de colocá-la no pote a umedeça bastante. Corte a extremidade de 10 cm do caule de stevia, de preferência com uma ou duas folhas. Prenda este pedaço junto à trufa. Plante imediatamente ou mantenha a água como se fossem flores cortadas. Coloque o vaso em um local com sombra para evitar o sol. Evite enraizamento e regue três vezes ao dia. Deixe a planta ao ar livre para que se refresque. Em cerca de 30 dias a stevia começará a brotar, quando aparecer uma nova folha saindo. Neste momento a planta já pode ser colocada em uma área com mais sol. Durante o verão, é necessário regar todos os dias, mas na primavera e no outono, mantenha apenas o solo úmido. Quando chegar ao final do outono, se a planta já não quer crescer, é hora de cortá-la novamente, deixando uma altura e construção de 10 centímetros para secar as folhas que ainda restam. É uma planta pouco exigente.

O uso da stevia como adoçante e planta medicinal começou há séculos, com os índios Guaranis que viviam nas Florestas Tropicais do Brasil e Paraguai. Os nativos a usavam para reduzir o gosto acentuado da erva-mate e para refrescar a boca. Há relatos de que o curandeiro da tribo a usava para combater sintomas de desconforto abdominal e para pessoas que apresentavam fadiga física ou emocional, provavelmente portadores do que conhecemos hoje como diabetes. A planta também se difundiu do outro lado do mundo, em países como Coreia, Tailândia e Japão. Por meio de estudos realizados no último século, consumidores ingeriam de 5 a 10 gramas diários de stevia, o que é uma quantidade significativa, mas mesmo assim a planta não se mostrou nociva à saúde. O Japão adotou a planta como adoçante natural há 30 anos e também não produziu registros de efeitos colaterais.

Seu gênero é feminino, da planta se utiliza as folhas. Na gastronomia substitui o açúcar.

Nome popular: stevia
Nome científico: *Stevia rebaudiana*
Planeta: Vênus
Elemento: Água
Deidade: Afrodite

Função terapêutica: poderoso adoçante natural, sendo considerado o açúcar mais poderoso do mundo. A stevia contém poucas calorias e dificulta a absorção do açúcar durante o processo da digestão, sendo muito benéfico para os diabéticos e para as pessoas que desejam perder peso e ainda inibe a formação da placa e da cárie dental, não é tóxica, não contém ingredientes artificiais e pode ser usada para cozinhar. Além da sua capacidade adoçante, a stevia também possui muitas propriedades medicinais. O chá preparado a partir de suas folhas é indicado para os casos de diabetes, hiperatividade, pressão alta, indigestão, candidíase e obesidade. Ademais, é um ótimo tônico salutar para a pele e diminui a necessidade de tabaco, álcool e carboidratos.

Contraindicações: o excesso de consumo da stevia pode causar hipoglicemia. Siga as recomendações de consumo e, caso perceba sintomas inesperados, procure um médico imediatamente. As mulheres grávidas ou as pessoas que sofrem de alguma doença devem consultar o médico antes de fazer uso do chá.

Função mágica: encantamento, doçura da vida e vontade de viver.

TOQUE DE BRUXA: a stevia é uma das 62 ervas dedicadas à Afrodite.

Receitas terapêuticas e encantadas

CASADINHO DE AFRODITE

- ½ banana nanica picada
- 1 colher (sopa) de cacau em pó
- 1 colher (sopa) de linhaça dourada hidratada
- 1 scoop de proteína vegetal de baunilha
- 2 minis tapiocas
- 3 gotinhas de adoçante stevia
- Lascas de chocolate 100% cacau

Coloque a banana no micro-ondas por um minuto. Em uma tigela, misture todos os ingredientes. Reserve o creme. Prepare as minis tapiocas em uma frigideira. Em seguida, recheie com o creme e salpique o chocolate em pó.

CHÁ DE STEVIA

- 1 colher (chá) de folhas secas de stevia
- 1 xícara (chá) de água

Ferva a água e despeje sobre a stevia seca. Mantenha o recipiente abafado por aproximadamente 10 minutos. Após esse tempo, coe e beba 2 xícaras do chá durante o dia, entre as principais refeições. Infusão: ferva um litro de água, desligue o fogo e adicione 4 colheres de chá de folhas secas trituradas, deixe descansar pelo menos 30 minutos antes de beber. Se for fresca, use 4 folhas jovens, antes ou durante o almoço e mais 4 folhas antes ou durante o jantar. Extrato: a planta pode ser usada como substituta do açúcar. Sendo ela mais saudável e mais natural. Para isso precisará de duas xícaras de folhas frescas de stevia. Corte as folhas, misture-as com uma xícara de álcool de cereais e deixe descansar por 24 horas. Coe muito bem o líquido e aqueça a mistura até ter certeza de que o álcool foi evaporado. Armazene em um conta gotas e use para adoçar sucos, leite e chás. Suculenta e natural, a stevia é uma ótima possibilidade de mudarmos pequenos hábitos e melhorarmos nossa saúde.

Bolo para aumentar a inspiração

- 1/8 colher de chá de stevia pura (ou outro adoçante equivalendo 80 g de açúcar).
- 3/4 de xícara de farinha de coco
- 1 colher de chá de essência de baunilha
- 1 1/2 xícara de farinha de amêndoas (1 copo = 1 xícara = 240 ml)
- 2 colheres de chá de fermento químico
- 2 colheres de sopa de lavanda seca
- 4 ovos
- 100 g de manteiga + mais 10-15 gramas para forrar
- 110 g de requeijão cremoso (1/2 pote)
- Raspas da casca e suco de 2 limões (1/4 - 1/3 de xícara)

Bate os ovos com o adoçante até ficar bem cheio de ar (5 minutos). Se preferir um bolo mais doce, pode aumentar a dose. Derreta a manteiga numa panela e continue a ferver até ficar dourada, separe uma parte para forrar a forma. Moa a lavanda num pilão ou entre seus dedos. Nos ovos, adicione a manteiga dourada, requeijão cremoso, suco de limão, raspas de limão, lavanda e essência de baunilha e bata rapidinho, mas não de mais para não perder o ar nos ovos. Misture as farinhas e o fermento e adicione no líquido, delicadamente. Forre uma forma com manteiga dourada. Espalhe a mistura na forma. Leve ao forno por 35 minutos (dependendo do tamanho da forma, pode levar mais ou menos tempo) a 180-200 graus. Quando o bolo estiver douradinho e estabilizado por inteiro, está pronto. Deixe esfriar bastante antes de tirar da forma e solte os lados com uma faca para ajudar a sair. Sirva!

Tamarindo

Originário da África equatorial e da Índia. Cultivado em regiões de clima quente ou temperado, o tamarindo está bem aclimatado no Brasil.

Ísis era uma Deusa da mitologia egípcia. Foi mulher de Osíris e filha do Deus da Terra, Geb, e da Deusa do Céu, Nut, mãe de Hórus e cunhada de Seth. Segundo a lenda, Ísis, a Deusa do amor e da mágica, que se tornou a Deusa Mãe do Egito ajudou a procurar o corpo de Osíris, que tinha sido despedaçado por seu irmão, Seth. Quando Osíris, seu irmão e marido, herdou o poder no Egito, ela trabalhou com ele para civilizar o Vale do Nilo, ensinando a costurar e a curar os doentes e introduzindo o conceito do casamento. Ísis conhecia uma felicidade perfeita e governava as duas terras, o Alto e o Baixo Egito, com sabedoria, enquanto Osíris viajava pelo mundo difundindo a civilização. Até que Seth, irmão de Osíris, o convidou para um banquete. Tratava-se uma cilada, pois Seth estava decidido a assassinar o rei para ocupar o seu lugar. Seth apresentou um caixão de proporções excepcionais, assegurando que recompensaria generosamente quem nele coubesse. Imprudente, Osíris aceitou o desafio, permitindo que Seth e os seus acólitos pregassem a tampa e o tornassem escravo da morte. Cometido o crime, Seth, que cobiçava ocupar o trono de seu irmão, lança a urna ao Nilo (há também uma versão que diz que Ísis, ao saber o que havia ocorrido, chorou profundamente e de suas lágrimas surgiu o rio Nilo), para que o rio a conduzisse até ao mar, onde se perderia. Este incidente aconteceu no décimo sétimo dia do mês Athyr, quando o Sol se encontra sob o signo de Escorpião. Quando Ísis descobriu o ocorrido, afastou todo o desespero que a assombrava e resolveu procurar o seu marido, a fim de lhe restituir o sopro da vida. Assim, cortou uma madeixa do seu cabelo, estigma da sua desolação, e o escondeu sob as roupas peregrinando por todo o Egito, na busca do seu amado.

Por sua vez, e após a urna atingir finalmente uma praia, perto da Babilônia, na costa do Líbano, enlaçando-se nas raízes de um jovem pé de tamarindo, e com o seu crescimento, a urna ascendeu e se prendeu no interior do seu tronco, fazendo a árvore alcançar o clímax da sua beleza, atraindo a atenção do rei daquele país, que ordenou ao seu séquito que o tamarindo fosse derrubado com o propósito de ser utilizado como pilar na sua casa.

Ísis prosseguiu na sua busca pelo cadáver de seu marido, ao escutar as histórias sobre essa árvore, tomou de imediato a resolução de ir à Babilônia, na esperança de ultimar enfim e com sucesso a sua odisseia. Ao chegar ao seu destino, Ísis sentou-se ao pé de um poço e chorou. Sua triste beleza chegou até o rei da Babilônia, que, intrigado, a chamou para conhecer o motivo de seu desespero. Com essa manobra, Ísis conseguiu entrar na parte íntima do palácio e conquistou o privilégio de se tornar a ama do filho recém-nascido do casal régio, a quem amamentava com seu dedo, pois era proibido a Ísis ceder um dos seios. Apegando-se à criança, Ísis desejou conceder-lhe a imortalidade com um ritual de fogo realizado aos poucos. Certa noite, durante o ritual, ela tomou a forma de uma andorinha, a fim de cantar as suas lamentações. Maravilhada, a rainha seguiu a melopeia que escutava, entrando no quarto do filho, onde se deparou com um ritual aparentemente hediondo. De forma a tranquilizá-la, Ísis revelou-lhe a sua verdadeira identidade e desistiu do ritual, mesmo sabendo que dessa forma estaria privando o pequeno príncipe da imortalidade que tanto desejava oferecer-lhe.

Ísis acabou revelando o incidente que a fez vir à Babilônia, conquistando assim a confiança e benevolência da rainha, que prontamente lhe cedeu a urna que continha os restos mortais de seu marido. Dominada por uma imensa felicidade, Ísis apressou-se a retirá-la do interior do pilar. Porém, o fez de forma tão brusca, que os escombros atingiram mortalmente o pequeno príncipe. Essa lenda tem outras versões ricamente relatadas.

Seu gênero é feminino. Da planta se utiliza o fruto. Na gastronomia a polpa do fruto é utilizada como especiaria, tempero e em diversas receitas. Pode ser utilizada para fazer molhos, sucos, geleias, doces e até bebida alcoólica, por meio da fermentação da polpa.

Nome popular: tamarindo, cedro-mimoso; jabai; tamara-da-índia; tamarino, tamarinho.
Nome científico: *Tamarindus induica*
Planeta: Saturno
Elemento: Água
Deidades: Dionísio e Ísis.
Função terapêutica: na Índia é usado como laxante e também tomado em casos de náusea durante a gravidez.
Contraindicações: não deve ser utilizada por grávidas.
Função mágica: seu poder está ligado ao amor.

TOQUE DE BRUXA: o tamarino é famoso por repelir traças e mariposas. Carregue esse fruto junto a você para atrair o amor em seu caminho. Comer duas folhas frescas e meia dessa planta todos os dias depois das refeições, por quatro meses, pode curar sua enxaqueca.

Receitas terapêuticas e encantadas

Suco de tamarindo

- 1 litro água gelada
- 150 g tamarindo polpa

Coloque num copo de liquidificador 150 g de polpa de tamarindo, açúcar ou adoçante a gosto em um litro de água bem gelada, bata por aproximadamente um minuto. Passe o suco por uma peneira. Sirva de imediato, natural e gelado. Obs.: os sucos de frutas naturais, após prontos, perdem rapidamente os seus nutrientes. Se for o fruto in natura eles devem ser higienizados e descascados antes.

Bala de Ísis

- 1 colher (café) de sal
- ½ xícara de açúcar
- 1/4 de xícara de água
- 2 colheres (sopa) de pimenta vermelha seca em flocos
- 300 g de tamarindo (vagens frescas ou em bloco)

Para passar as bolinhas

- 1 colher (sopa) de pimenta vermelha seca em flocos
- 1 colher (café) de sal
- 2 colheres (sopa) de açúcar

Descasque os tamarindos (se estiver usando as vagens), basta apertar levemente e ir tirando os pedaços de casca e as fibras que recobrem a polpa. Coloque o açúcar, a água, o sal e a pimenta numa panela pequena. Misture bem e leve ao fogo baixo. Quando ferver, junte o tamarindo e cozinhe por 10 a 15 minutos, até que o líquido evapore e reste uma pasta espessa que se desprende do fundo da panela. Retire do fogo e deixe esfriar. Tire e descarte uma parte das sementes; deixe algumas para dar estrutura às bolinhas. O melhor é deixar a pasta de um dia para outro na geladeira. Coloque o açúcar, a pimenta e o sal em um prato e misture, para cobrir as bolinhas. Tire porções da massa do tamanho de bolinhas de gude e enrole-as nas mãos, com ao menos uma semente em cada. Passe pela mistura e sirva. Use pimenta em flocos daquelas para kimchi, mais suaves, ou outra sem sementes, para não ficar muito picante. Se quiser guardar o doce, envolva-os em papel-celofane. Só não se esqueça de tirar as sementes da boca ao comer.

Tanchagem

Planta de origem europeia, que medra em solos áridos, encontrada em até 2.000 m de altitude. Cresce subespontaneamente em todo Brasil. É invasora de áreas cultivadas, jardins, pomares, gramados e pastagens. Ocorre prolificamente também em áreas ruderais sombreadas e úmidas dos trópicos. Planta herbácea, vivaz, anual ou polianual, ereta, acaule, medindo 15 a 35 cm de altura. Forma uma cepa amarelada, com cerca de 2 cm de espessura, de onde parte uma cabeleira de raízes fasciculadas, brancas e uniformes, e também as folhas. Pecíolo acanalado, tão longo quanto à lâmina. Possui folhas basais, radiais à cepa, espessas, ovado-elípticas, com bordas lisas, ou levemente onduladas, glabras, com nervuras salientes. Inflorescência em espiga, cilíndrica, carnosa, sustentada por uma haste floral comprida, que pode atingir até 35 cm e possuem numerosos pelos. As flores são muito pequenas (1 a 2 mm de comprimento), marrom-avermelhadas. Fruto tipo pixídio, ovoide, de deiscência transversal, 2 mm de diâmetro, contendo até 30 sementes marrom-opacas, elípticas, bordas angulosas, cerca de 1 mm de comprimento, com tegumento crustáceo, castanho-claro a escuro, estriado, um pouco brilhante. Tanchagem é uma das ervas mais usadas na Índia.

Existem mais de 200 espécies espalhadas pelo mundo. É uma das nove plantas sagradas da antiga Lacnunga Saxônica, onde era chamada de *weybroed*. As propriedades curativas já foram mencionadas por Shakespeare e Chaucer. A tanchagem era um dos ingredientes da feijoada feita pelos escravos no Período Colonial brasileiro.

Uma das nove ervas sagradas dos anglo-saxões, a tanchagem tinha fama de curar dores de cabeça. O nome de gênero, plantago, é uma velha adaptação francesa para a palavra em latim que significa "planta". Uma antiga lenda diz que uma bela moça se casou com um cavaleiro renomado, que em seguida foi para a batalha. Após o beijo de despedida, o cavaleiro pediu para que ela esperasse seu retorno, e assim o fez, esperando infinitamente, sem que ele nunca houvesse retornado. Assim, depois de tanto esperar, ela foi transformada nesta planta.

Seu gênero é feminino. Da planta se usa as folhas. Na gastronomia usa-se a tanchagem sob forma de bolinhos e em refogados, feitos como os de couve, e que acompanham carnes em geral. Pode entrar também no recheio de omeletes, fritadas, pastéis e rocamboles. Para isso, utilizam-se as folhas mais novas, mais tenras, retirando-se o fio central das mesmas mais vigoroso.

Nome popular: tanchagem, tansagem, acatá, carrajá, tanchagem-terrestre ou erva-de-ovelha

Nome científico: *Plantago major*
Planeta: Lua e Netuno.
Elemento: Terra
Deidades: Demeter e Woden.
Função terapêutica: serve para ajudar no tratamento de infecções de pele, picadas de inseto, diarreia, inflamações de mucosas (garganta, útero, intestino ou faringe), rinite, sinusite, gripe, resfriado, inchaço, acne, varizes, ácido úrico elevado, azia, catarro, cistite, conjuntivite, disenteria, furúnculo, gastrite, gengivite, gota, hemorragia, feridas, irritação na pele após exposição solar prolongada, prisão de ventre, queimaduras, terçol e úlcera gástrica. Uso Cosmético: aplicada diretamente sobre a acne e outros males de pele, as folhas de tanchagem, bem lavadas e socadas como emplastro, aliviam a dor, combatem a inflamação, ajudam a cicatrizar e têm ação tonificante sobre a pele. Indicações pediátricas: afecções respiratórias; amigdalite; faringite; traqueíte; tosse; catarro; bronquite; inflamações; otite; parotidite; gengivite; estomatite; febres intermitentes; diarreias; afecções da pele; dermatoses; picadas de inseto; anemia; debilidade; constipação intestinal e alivia toxinas de picada de cobra (cataplasma das folhas).
Contraindicações: contraindicada para mulher em lactação e pacientes com problemas de coração. Evite nos casos de exaustão por excesso de trabalho; use com cuidado em deficiência do Yang, pois pode causar agravamento; use com cuidado em casos onde o QI do rim está enfraquecido com sintomas de polaciúria e espermatorreia. Evite em constipação com fezes ressecadas e no período da gravidez. Pode causar arritmia e parada cardíaca, reações alérgicas e irritações.
Função mágica: planta "Mestre de Cura". Estimula a iniciativa sem esperar retorno. Elimina a maldade interior e o mal estar, reduz o excesso de preocupação, combate a timidez e o excesso de perfeccionismo e ajuda a construir uma personalidade ética. Seu poder está ligado à cura, à força, à proteção e tem a capacidade de repelir cobras.

TOQUE DE BRUXA: para manter pessoas negativas a uma boa distância e repelir energias ruins, carregue sempre um raminho dessa planta no bolso. Amarre uma folha de tanchagem com uma fita de lã vermelha coloque sobre a cabeça para curar dores de cabeça. Coloque debaixo dos pés para remover o cansaço. A tanchagem também é pendurada no carro para protegê-lo contra invasão de maus espíritos.

Receitas terapêuticas e encantadas

- **Afecções buco, faríngeas, infusão das folhas:** uma xícara de cafezinho de folhas frescas picadas em ½ litro de água. Tome uma xícara de chá a cada 6 horas.
- **Cataplasma para feridas:** aplique as folhas amassadas sobre as feridas por 10 minutos e troque-as a seguir, três vezes ao dia.
- **Chá para resfriado e gripe:** coloque 20 g de folhas de tanchagem em um litro de água fervente e deixe repousar por cerca de 3 minutos. Deixe amornar, coe e beba até três xícaras por dia.
- **Enurese:** tome de oito em oito horas 15 gotas de Plantago D3 em um pouco de água.
- **Frigidez:** massagens com creme à base da planta.
- **Gengivite:** faça bochechos com 20 gotas de Plantago T.M de 12 em 12 horas em água morna. Piorreia alvéolo dentário – faça bochechos com 20 gotas de Plantago T.M em água morna três vezes ao dia.
- **Laxante** – infusão das sementes: adicione uma colher das de sopa de sementes em um copo de água fervente. Deixe uma noite em maceração e tome no dia seguinte, em jejum.
- **Úlceras, hemorroidas e ferimentos** – ferva 60 g de folhas e/ou raízes em um litro de água e realize gargarejos e emplastros.

Xarope para problemas dos rins

- 10 g de cana do brejo em pó
- 10 g de pata de vaca em pó
- 10 g de raiz de sapé em pó
- 10 g de tanchagem em pó
- 10 g de zedoaria em pó
- 300 g de mel

Misture as ervas em pó com o mel até virar uma pasta tipo creme. Coloque em um vidro limpo. Tome uma colher de sopa três vezes ao dia, puro ou com um suco de sua preferência.

Xarope para amigdalite

- ½ copo de chá de malva
- 2 colheres de sopa de suco de tanchagem
- 3 colheres de sopa de suco de alecrim
- 3 colheres de sopa de suco de cebola

Junte os sucos no chá de malva e faça gargarejo de 2 em 2 horas.

Bolinho de tanchagem

- ½ maço da erva
- 2 ovos
- 3 colheres de sopa de farinha
- Água ou cerveja o suficiente para amolecer a massa
- Sal e óleo para a fritura

Corte a tanchagem bem fina e junte os ovos, previamente batidos com a farinha, adicionando a água ou cerveja e o sal. Em seguida, frite em óleo bem quente.

Para evitar o aborto

- 5 g de avenca
- 5 g de beldroega
- 5 g de tanchagem
- 20 g de açúcar
- 20 g de raiz de bistorta

Transforme tudo em pó, misture, reparta em duas porções iguais e tome uma porção pela manhã e a outra à noite. Use uma pedra ímã nas axilas durante o dia (não usar por muitos dias seguidos, deve-se dar intervalos). Vocalize quando possível o poderoso mantra *LA*.

Tomateiro (tomate)

Apesar de ser popular na Itália, o tomate não é originário da Europa, mas sim das Américas. De acordo com o pesquisador da Embrapa, "o tomateiro é nativo da região Andina, englobando o Peru, Norte do Chile e Equador (incluindo as Ilhas Galapagos)". Arbusto que atinge 60 cm de altura, de folhas grandes, ovais e ásperas e flores amarelo-claro. Seus frutos são vermelhos, possuindo minúsculas e numerosas sementes.

Foi em Nápoles que nasceu a primeira pizza redonda de que se tem notícias. O inventor foi o pizzaiolo Rafaelle Sposito, que usou as cores da bandeira italiana – o branco do queijo, o verde do manjericão e o vermelho do tomate – e lhe deu o nome de Margherita, uma homenagem à rainha de mesmo nome.

Os antigos acreditavam que este fruto era venenoso devido às semelhanças com outra planta pertencente à mesma família – a mandrágora. Como esta possuía propriedades alucinógenas e afrodisíacas, era associada a bruxaria e alvo de lendas terríveis. Devido a estas lendas e crenças, muitos países europeus somente usavam o tomateiro como ornamento de jardins. Já os italianos gostaram de tal forma deste fruto, que logo o apelidaram de "pomo d'oro" (maçã de ouro).

Muitos acham que o tomate é um legume por ser muito usado em salada, mas ele é uma hortaliça do tipo fruta, mesmo sem o sabor doce. Isso porque o tomateiro é uma planta fanerógama, com flor, angiosperma (quando as sementes são protegidas por uma "bolsa"). O tomate foi oficialmente descrito pela primeira vez em 1544, pelo botânico italiano Pietro Andrea Mattioli. Em 1893, nos Estados Unidos, três importadores de frutas processaram o coletor de impostos de Nova Iorque, por lhes taxar um carregamento de tomates vindo das Índias. Naquela época, a importação de frutas não era taxada, a de vegetais, sim. Foi aí que a Suprema Corte dos Estados Unidos reconheceu o tomate como um fruto, botanicamente, mas foi por decreto taxado como vegetal!

Seu gênero é masculino. Da planta se aproveita frutos e folhas Na gastronomia é muito usado em sucos, saladas, molhos, chás e in natura, além de muitos outros usos.

Nome popular: tomate
Nome científico: *Lycopersicum esculentum*
Planeta: Vênus e Júpiter.
Elemento: Terra
Deidades: Demeter, Hera, Zeus e Athena.

Função terapêutica: combate angina, gripe, tosse, reumatismo, hemorroida e atua sobre os rins, baço e próstata. Na cosmetologia, limpa e tonifica a pele, bom para acnes e abscessos. Rico em vitaminas A, B, C e K, fosforo, cálcio, cloro, enxofre e ferro.

Contraindicações: não indicado para pessoas que sofram de fermentação gástrica e acidez no estômago.

Função mágica: seu poder está ligado a proteção, prosperidade e amor.

TOQUE DE BRUXA: para remover manchas de tinta das roupas, corte um tomate ao meio e esfregue-o bem na mancha. Depois, é só lavar. Mas, se é o tomate que manchou sua roupa, aplique WD-40 em spray, deixe algum tempo e depois lave bem. Coloque na sua cozinha um tomate bem vermelho dentro de um pote com sal marinho. Troque-o a cada três dias, isso fará com que sua casa nunca falte alimento. Plantado próximo à casa, o tomateiro protege os moradores e impede que o mal penetre em seu lar. Uma boa salada de tomates funciona como poderoso afrodisíaco.

Receitas terapêuticas e encantadas

- **AMIGDALITE, INFLAMAÇÕES NA GARGANTA:** suco de tomate verde em gargarejes.
- **AROMATIZANTE E ESPESSANTE:** aos frutos secos e em pó podem ser usados medicinalmente e como agente aromatizante e espessante.
- **ARTRITISMO E REUMATISMO:** 100 a 200 ml de suco de tomate fresco todos os dias, puro ou com um pouco de salsa, auxilia no tratamento.
- **CALOS E VERRUGAS:** rodelas do fruto aplicadas a noite.
- **CANDIDÍASE BUCAL:** bochecho do sumo recém-preparado por trituração do fruto e passado na peneira.
- **GOTA:** para reduzir o ácido úrico: 200 a 250 ml de suco de tomates frescos e maduros. Há no mercado brasileiro fitoterápicos à base de licopeno, podendo ser utilizados, com segurança, no lugar do fruto ou do suco.
- **HIPERPLASIA DE PRÓSTATA:** usar diariamente na alimentação, ou em forma de suco, uma xícara por dia, durante vários meses.
- **QUEDA DE CABELOS E CASPA:** in natura, verde, maduro, em saladas, lanches e sucos ou ainda refogados ou fritos. Suco puro de tomates no couro cabeludo.
- **QUEIMADURAS E PROCESSO DE CICATRIZAÇÃO:** decoto das folhas proporciona alívio.

- Extrato: é uma base de tomate mais concentrada de todos os derivados de tomate, adicionada de sal e açúcar. Usado para dar cor, sabor e consistência aos pratos, como arroz, feijão, sopas, carnes, tortas e no preparo de molhos.
- Ketchup: segundo a legislação, o ketchup é um molho preparado com polpa de tomate, temperado com especiarias, sal e açúcar, mas que pode conter outros ingredientes, como óleo, ovo, limão e vinagre. É obrigatório que contenha um mínimo de 35% de matéria seca. É permitida a adição de amido, na quantidade de 10%, mas é necessária a declaração na embalagem do teor adicionado.
- Molho refogado: é a polpa de tomate levemente concentrada com cebola, alho, salsa, cebolinha, manjericão e outros. Pode ser peneirado ou ter pedacinhos de tomate. Prático, para usar basta aquecer e, se quiser, incremente com cogumelos, azeitonas, alcaparras, linguiças, sardinha, camarão e carne moída
- Peles oleosas, acnes: suco ou purê em máscaras faciais e compressas. Máscaras e compressas de tomate/sálvia em loções funcionam como um ótimo tônico para fechar poros dilatados de peles oleosas.
- Polpa de tomate: não tem pele e nem sementes. Usada em receitas para realçar o sabor autêntico do tomate. Levemente concentrada e com pequenas quantidades de água, sal e açúcar. Facilita na preparação de um molho de tomate sem ter que aquecer os tomates, tirar a pele, bater no liquidificador e peneirar. Não vem temperado, por isso, cada um usa o tempero que mais gosta.

Tomate seco feito em casa – **traz alegria e felicidade para sua vida**
- ½ colher (de chá) de alecrim (opcional)
- ½ colher (de chá) de orégano
- ½ xícara (de chá) de azeite extravirgem
- 2 colheres (de chá) de açúcar
- 2 colheres (de chá) de sal
- 2 dentes de alho amassados
- 10 tomates bem maduros
- Papel Toalha

Lave e corte os tomates na metade, no sentido do comprimento. Com a ajuda de uma faca ou de uma colher, retire as sementes e a polpa do fruto e reserve para fazer outra receita. Cubra um recipiente (que possa ir no micro-ondas) com papel toalha. Arrume sobre o papel toalha as metades dos tomates, com as cascas viradas para cima. Leve ao micro-ondas por cinco minutos. Quando este tempo acabar, retire os tomates com uma colher (com muita delicadeza para não esbagaçar), retire o papel, enxugue e coloque um novo papel. Arrume novamente as metades dos tomates e leve ao micro-ondas por mais cinco minutos. Retire e arrume-os em uma forma polvilhada com uma colher (de chá de sal) e uma colher (de chá) de açúcar. Arrume os tomates sobre essa mistura. Polvilhe mais uma colher (de chá de sal) e uma colher (de chá) de açúcar por cima dos tomates e leve ao forno médio por 15 a 20 minutos ou até os tomates começarem a dourar. À parte, misture o azeite com o alho amassado, com o orégano e o alecrim. Coloque metade desta mistura em um vidro e arrume os tomates por cima (ainda quentes). Coloque o restante do azeite aromatizado sobre os tomates e espere esfriar. Tampe e conserve na geladeira.

Tomates de Júpiter

- 2 colheres (sopa) de cebolinha
- 4 colheres (sopa) de iogurte natural desnatado
- 4 tomates grandes
- 200 g de ricota
- Cebolinha picada e sal a gosto

Lave bem os tomates e corte a parte de cima de cada um deles, como se fizesse uma tampa. Retire as sementes com uma colher e salgue o interior. Vire os tomates e sacuda-os para retirar o excesso de sal. À parte, amasse a ricota e junte o iogurte e a cebolinha, acrescentando uma pitada de sal. Mexa bem, até adquirir consistência uniforme. Recheie os tomates com a mistura e sirva.

Tomates para a Lua

- 2 kg de tomate
- Sal a gosto

Preaqueça o forno em temperatura baixa (95 ºC). Lave os tomates e corte-os pela metade. Cuidadosamente, remova as sementes. Coloque os tomates em uma assadeira não aderente e polvilhe sal a gosto. Asse os tomates até que fiquem com a pele enrugada, com a textura semelhante ao couro. Isto literalmente pode levar o dia todo (ou noite). Pedaços menores de tomate geralmente ficam menos tempo no forno.

Tomates cereja salteados na manteiga

- ½ colher (chá) de açúcar
- 1 colher de (chá) de manjericão seco
- 2 colheres (chá) de manteiga
- 300 g de tomate cereja
- Sal e pimenta a gosto

Numa frigideira, derreta a manteiga em fogo médio-alto. Adicione o tomate cereja, o manjericão e o açúcar. Cozinhe por cerca de 30 segundos. Em seguida, cooque sal e pimenta a gosto. Continue cozinhando por mais alguns segundos até que a casca dos tomates comece a enrugar.

Tomates assados recheados

- 4 colheres (sopa) de queijo parmesão ralado na hora
- 6 fatias de bacon
- 6 raminhos de salsa
- 6 tomates médios
- 50 g de croutons (quadradinhos de pão torrados)
- 85 g de pimentão verde picado
- Sal e pimenta-do-reino moída na hora a gosto

Preaqueça o forno a 180 ºC. Unte uma forma refratária de 18 x 28 cm. Coloque o bacon em uma frigideira grande e funda. Cozinhe-o em fogo médio até ficar dourado por inteiro. Escorra a gordura. Corte o bacon em cubinhos e reserve-os. Enquanto o bacon cozinha, lave os tomates e descarte os caules. Com cuidado, retire a polpa, deixando uma parede com 2 cm de profundidade. Pique a polpa, colocando um terço em uma tigela média. Jogue fora a que sobrar ou reserve-a para usar em outra ocasião. Acrescente o bacon, o pimentão verde, o queijo parmesão, os croutons, o sal e a pimenta à polpa de tomate, misturando tudo. Preencha cada cavidade de tomate com uma quantidade igual desse molho. Depois, coloque os tomates recheados em uma forma refratária já preparada. Asse os tomates em forno preaquecido por 20 a 25 minutos, até que estejam aquecidos por inteiro. Decore o prato com raminhos de salsa.

Tomilho

Originário da Europa, o tomilho é um pequeno arbusto de caule lenhoso e muito ramificado. Suas folhas são pequenas e ovaladas, suas flores miúdas e de cor rosada ou branca. Planta perene, que atinge até 30 centímetros de altura, sempre verde, de caule tortuoso e lenhoso rasteiro, do qual partem os numerosos ramos eretos compactos, formando touceiras. As folhas são opostas, pequenas, sésseis ou com pecíolo curto, lineares, lanceoladas, oblongas ou ovais, com bordos enrolados para baixo, de cor verde na parte superior e verde acinzentada na parte inferior, com penugem em ambas as partes, porém mais inferior. As flores são pequenas, de coloração rosada ou branca, às vezes com tons lilases ou avermelhados, e nascem em forma de espigas nas axilas das folhas superiores, apresentando um cálice tubuloso, bilabiado. A planta toda possui um odor aromático e sabor um tanto picante e levemente amargo, assemelhando-se ao serpilho, que também é uma espécie de timo.

Existem cerca de 350 espécies de tomilho catalogadas. Em Portugal o tomilho também é conhecido pelos nomes de arca e *arcanha*, entre outros. Relaciona-se com as palavras gregas *thuein*, "sacrifício pelo fogo" e *thymus* que significa "coragem". Os gregos diziam que alguém cheirava a tomilho quando queriam elogiar a sua bravura, e os soldados romanos tomavam banho em água aromatizada com tomilho para obterem vigor.

Na Idade Média, as senhoras bordavam um lenço com um ramo de tomilho e uma abelha, para servir de inspiração aos seus cavaleiros. O chá de tomilho bravo dava coragem aos guerreiros das Terras Altas da Escócia. Os poderes antissépticos e de conservação do tomilho são usados para embalsamar, desde o Egito Antigo até aos nossos dias.

Conta à lenda que usar um ramalhete de tomilho atrai as fadas. O desafio que o tomilho nos dá é o de tornar-se um guerreiro para encontrar a coragem e o desejo de atingir os seus objetivos. Conta uma lenda que Platão devia sua eloquência ao fato de abelhas do monte Himete (que produziam um delicioso mel de tomilho), ter pousado em seus lábios. Os antigos romanos tinham o hábito de espalhar tomilho pelo chão para perfumar a casa e queimavam os seus ramos para afastar os maus espíritos (ou os demônios).

Nas fábulas sobre fadas, conta-se que elas e outros seres maravilhosos semelhantes, dormem em camas feitas com tomilho. Outro dito lendário fala que foi numa cama feita com ramos de tomilho, colhidos nos campos junto a Belém, na Palestina, que Maria deu à luz ao Menino Jesus. Segundo uma das lendas, o tomilho surgiu das lágrimas de Helena de Tróia e, por essa razão, possui a sua essência. Tome banho com uma infusão dessas folhas frescas para irradiar o magnetismo do amor.

Acredita-se que o tomilho já era utilizado pelos povos mediterrâneos por volta do ano 2000 a.C. Num manuscrito do século 17, no Ashmolean Museum, em Oxford, na Inglaterra, encontrou-se uma receita de óleo mágico que permitiria ver as fadas. Nela há uma estranha instrução para colher a erva selvagem: "O tomilho deve ser colhido perto de uma encosta onde habitavam as fadas."

Para os gregos, o tomilho constituía um símbolo de graça e elegância. Na Roma Antiga, ele era usado como símbolo de valor e os soldados se banhavam com tomilho para adquirir coragem. Na Idade Média, as damas europeias bordavam ramos de tomilho que ofereciam aos seus cavaleiros andantes. O maior elogio na Grécia Antiga era a expressão: "cheira a tomilho".

Seu gênero é feminino, da planta se aproveita as sementes, as flores, as folhas e o óleo essencial. Na gastronomia pode ser usado tanto fresco como seco. Vai bem nas omeletes, pratos com batatas, legumes, queijos, aves, peixes, em marinadas e também em sobremesas. Experimentem aromatizar geleias, bolos, sorvetes e salada de frutas. Existem duas formas diferentes de se conservar o tomilho, uma para a versão fresca da erva e outra para a versão seca. Versão fresca: mantém-se por alguns dias no refrigerador, guardada em saco plástico. Versão Seca: conserva-se bem em um recipiente sem umidade e ao abrigo da luz.

Nome popular: tomilho, timo, erva urso, imo; arça; arçanha; poejo; segurelha; tomilho-ordinário; tomilho-vulgar; tomilho-de-inverno; erva-urso.
Nome científico: *Thymus vulgaris*
Planeta: Vênus
Elemento: Ar
Deidades: Afrodite, Zeus e Apolo.
Função terapêutica: antisséptico, antiespasmódico, carminativo, vermífugo, digestivo, estimulante, desperta o apetite, favorece a digestão, estimula o aparelho respiratório, combate as tênias. Na cosmetologia é usado como inseticida contra pulga e piolhos. Em loção refrescante e tônicos de limpeza, age como estimulante e como um suave antisséptico. O vinagre de tomilho é bom para os rins, é escurecedor para cabelos brancos e ajuda tirar manchas da pele. Tem propriedades antissépticas, antivirais e é um forte estimulante do sistema imunitário, podendo combater toxinas. Na Aromaterapia, o óleo tem alta intensidade. Utilizado em tratamento de *Candida albicans*; cansaço; doenças infecciosas; doenças respiratórias; dor de garganta; estimulante genérico; exaustão mental;

monilíase; estimula a inteligência; congestão nasal; gengivite; afta; verruga; como bactericida e estimulante).
Contraindicações: em dose excessiva pode provocar irritabilidade nervosa e descoordenação motora.
Função mágica: seu poder está ligado a saúde, amor e purificação. Traz inspiração e coragem. Purifica as motivações para poder viver sem medos.

TOQUE DE BRUXA: queimado na forma de incenso, atrai saúde e vibrações positivas. Colocado sob o travesseiro garante sono tranquilo. Um pequeno ramo desta erva no cabelo de uma mulher a torna irresistível. Os antigos gregos costumavam queimar folhas secas de tomilho quando queriam purificar seus templos. Experimente misturar um pouco de folhas frescas de tomilho com um pouco de manjerona fresca e um punhado de sal marinho, faça um chá em processo de infusão e um escalda-pés para dar coragem e iniciativa em algum projeto. Usar a essência do tomilho atrai todos os que podem inspirar, ajudar e encorajar-nos para realizar os nossos objetivos mais ambiciosos. Use também como incenso purificador e banhos mágicos de limpeza e também pode ser inalado para refrescar e renovar energia e para se defender contra a negatividade. Traz inspiração e coragem.

Receitas terapêuticas e encantadas

- MANTEIGA COM TOMILHO: adicione 1/4 de xícara de tomilho fresco cortado em cubos a ½ xícara de azeite de oliva ou manteiga à temperatura ambiente e esfregue no frango ou no porco antes de grelhar ou assar.
- MISTURA DE TOMILHO PARA PASSAR NO BISCOITO: misture uma colher (chá) de folhas de tomilho fresco, uma colher (chá) de cebolinha finamente picada, 1/8 de colher (chá) de pimenta branca e 1/8 de colher (chá) de sal. Em um processador de alimentos, misture as especiarias com 85 g de cream cheese à temperatura ambiente. Sirva com torradas ou biscoitos salgados.
- MISTURA PARA CARNES: junte uma colher (chá) de tomilho fresco picado com ½ xícara de sal grosso e reserve por 15 minutos. Esfregue essa mistura salgada em qualquer tipo de carne antes de grelhar ou assar.
- OVOS COM TOMILHO: misture ½ colher (chá) de folhas de tomilho fresco com três ou quatro ovos grandes para fazer ovos mexidos ou omelete.
- PÃO DE ERVAS COM TOMILHO: misture ½ colher (chá) de tomilho picado com ½ colher (chá) de alecrim picado. Pincele manteiga derretida por cima de uma massa de pão, polvilhe a mistura de ervas e asse.

- **Recheie frango com tomilho fresco:** coloque três ou quatro ramos inteiros de tomilho e alecrim dentro de um frango que será assado. Quando o frango estiver pronto, remova os ramos e descarte-os.
- **Resfriados, gripes, amigdalites e laringites:** dosagem – prepare uma infusão com uma colher de chá de folhas de tomilho desidratadas ou duas colheres de chá de folhas de tomilho fresco em água fervente, tome três xícaras ao dia com um antimicrobiano.

Sal de ervas e especiarias

- 1 colher de café rasa de casca de limão ralada
- 1 colher de chá de alecrim
- 1 colher de chá de tomilho seco
- 1 colher de sopa de manjericão seco
- 1 pitada de açafrão em pó
- 1 pitada de pimenta-do-reino
- 2 colheres de sopa de salsinha picada e desidratada
- 2 folhas de louro picadas
- 4 colheres de sopa de sal marinho

Misture tudo, coloque em um recipiente fechado e guarde na geladeira. Ideal para arroz, legumes e carnes brancas. Receita da nutricionista Natália Colombo, de São Paulo.

Azeite aromatizado

- ½ chávena (chá) de azeite aromatizado
- 1 dente de alho picado
- 1 pitada de açúcar
- 1 ramo de tomilho fresco
- 4 tomates picados

No liquidificador, bata os tomates até desmancharem e despeje numa panela. Adicione o tomilho, o açúcar e o alho. Leve ao fogo baixo e deixe ferver até reduzir pela metade e então adicione o azeite e deixe cozinhar por mais 5 minutos. Aguarde arrefecer e coe num pano limpo. Transfira o líquido coado para um vidro com tampa e conserve no frigorífico.

BATATAS GRATINADAS COM TOMILHO

- 1 haste de tomilho fresco
- 2 colheres de sopa de natas light
- 3 batatas médias
- 200 ml de leite (magro ou meio-gordo)
- Sal e pimenta a gosto

Lave as batatas e descasque-as. Corte-as em rodelas com cerca de 0,5 cm de espessura e coloque-as numa panela com o leite e as natas. Tempere com sal, pimenta moída na ocasião e com a haste de tomilho. Leve a cozer até as batatas estarem macias. Retire o tomilho e coloque as batatas e o líquido da cozedura num pirex e leve a gratinar em forno quente. Polvilhe com umas folhinhas de tomilho e pimenta e sirva como acompanhamento de carnes assadas.

BATATAS GRATINADAS COM TOMILHO

- 1 haste de tomilho fresco
- 2 colheres de sopa de natas light
- 3 batatas médias
- 200 ml de leite (magro ou meio-gordo)
- Sal e pimenta a gosto

Lave as batatas e descasque-as. Corte-as em rodelas com cerca de 0,5 cm de espessura e coloque-as numa panela com o leite e as natas. Tempere com sal, pimenta moída na ocasião e com a haste de tomilho. Leve a cozer até as batatas estarem macias. Retire o tomilho e coloque as batatas e o líquido da cozedura num pirex e leve a gratinar em forno quente. Polvilhe com umas folhinhas de tomilho e pimenta e sirva como acompanhamento de carnes assadas.

INCENSO DA TERRA

- 1 parte de espinho de pinheiro
- 1 parte de tomilho
- Algumas gotas de óleo de patchuli

Queime para honrar a terra, atrair prosperidade e pedir e agradecer suas benções.

Infusão de Ísis para a cura

- 1 parte de alecrim
- 1 parte de canela
- 1 parte de sálvia
- 1 parte de tomilho

Encha meia garrafa de vidro com água fresca. Coloque nesta garrafa as ervas moídas. Quando a água tiver sido colorida pelas as ervas está pronta para ser usada. Se não, guarde na geladeira durante a noite e coloque de novo no sol no dia seguinte. Coe. Passe no corpo ou adicione a água do banho enquanto se visualiza com saúde perfeita.

Sachê para proteção do signo de Libra

- 1 parte de artemisia
- 1 parte de manjerona
- 1 parte de tomilho
- 2 partes de gataria
- 2 partes de menta
- 2 partes de pétalas de rosa

Amarre com tecido rosa e use para se proteger. Para proteger sua casa pendure esse sache em sua janela e irá atrair os aspectos positivos desse signo.

Chá para eliminar dor de cabeça

- 1 punhado de louro
- 1 punhado de alecrim
- 1 punhado de tomilho
- 2 galhos de hortelã
- 1 punhado de alfazema
- 2 copos de água

Coloque todas as ervas na água fervente por 15 minutos. Coe e tome uma xícara (chá) até quatro vezes ao dia.

Trevo

O trevo é uma planta silvestre comestível e com propriedades medicinais, utilizado como expectorante, regulador hormonal feminino e diurético. Atualmente as sementes de trevos de quatro folhas estão à venda em lojas especializadas. Cultive-as no seu jardim e atraia boas energias.

Conta a lenda que quem tivesse um trevo absorveria os poderes da floresta e a sorte dos deuses. Para que se tenha realmente sorte é preciso ganhá-lo e depois presentear três pessoas. Uma curiosidade sobre a lenda é que cada folha do trevo teria um significado: esperança, fé, amor e sorte. O número de folhas 4 representaria um ciclo completo, assim como as 4 estações, as 4 fases da lua e os 4 elementos da natureza: Água, Ar, Terra e Fogo.

Nos ensinamentos de São Patrício, o trevo simboliza a Santíssima Trindade, a doutrina de que Deus é Pai, filho e Espírito Santo. O trevo se tornou um dos símbolos da Irlanda. Existem muitas lendas sobre esta pequena planta, e uma delas é que Eva levou com ela um trevo de quatro folhas quando saiu do Jardim do Éden. Isso tornaria muito poderosa e rara esta planta, trazendo muita sorte para quem encontrasse uma. No entanto, muito antes do conto de Adão e Eva, os Druidas na Inglaterra acreditavam que o trevo de quatro folhas continha poderes mágicos. Eles acreditavam que quem encontrasse um trevo teria o poder de ver demônios, podendo assim evitar os seres do mal.

O trevo de quatro folhas original e de valor natural é o encontrado nas matas, e não comprado por fabricantes. Hoje você pode ter uma jardineira repleta de trevos de quatro folhas, que têm seu valor também, e deixar visível em sua casa, na entrada ou no jardim, atraindo aqueles quatro poderes iniciais.

Seu gênero é masculino. Da planta se utiliza as folhas. Não há uso na gastronomia.

Nome popular: trevo
Nome científico: *Trifolium pratense*
Planeta: Mercúrio
Elemento: Ar
Deidade: Deusa Tríplice
Função terapêutica: trevo é uma fonte muito rico de isoflavonas, uma substância que é muito benéfica para a prevenção de vários tipos de câncer. Além disso, o trevo ajuda a combater os sintomas da menopausa. Erva que possui propriedades antiasmáticas e expectorantes, portanto, seu consumo em forma

de chá é muito benéfico em casos de asma, tosse irritante, gripe e bronquite. O trevo é um parceiro perfeito para os casos de obesidade e retenção de água, devido ao seu caráter diurético. Por essa mesma propriedade, ele também pode ser usado para tratar doenças como gota ou artrite. O trevo é um adstringente, sendo muito útil para curar alguns problemas de pele, além disso, é um ótimo remédio para curar a conjuntivite. Uma fonte de aminoácidos essenciais como a arginina ou leucina, que ajuda a manter uma boa condição do sistema nervoso e também níveis de colesterol saudáveis, bem como um processo adequado digestivo e metabólico. Também tem quantidades benéficas de alguns minerais muito envolvidas com a perfeita manutenção dos músculos e ossos, tais como cálcio, magnésio e potássio.

Contraindicações: contraindicado na gravidez, na lactação e em situações com sangramento ativo (úlceras pépticas, etc.) e disfunções hemostáticas. É aconselhável descontinuar o uso 14 dias antes de procedimentos dentais ou cirúrgicos.

Função mágica: associado a Deusa Tríplice, o trevo é usado em rituais de beleza e de juventude e pode ser utilizado para ver fadas, curar doenças e em feitiços de boa sorte, além de resgatar vibrações de fé e de esperança. Seu poder está relacionado a proteção, ao exorcismo, ao sucesso e ao amor. O trevo de quatro folhas pode ser usado para curar doenças e em feitiços de boa sorte, ajuda os homens a evitar o serviço militar, protege contra loucura, fortalecendo os poderes psíquicos, capacita a perceber a presença de espíritos e traz direcionamento em projetos que terão sucesso e dinheiro. Sete grãos de trigo colocado com um trevo de 4 folhas capacita uma pessoa a ver fadas. Se colocar um trevo de 4 folhas no sapato antes de sair ele aumentará suas chaves de encontrar um novo amor rico. O trevo de duas folhas diz que logo você encontrará sua alma gêmea. O trevo de três folhas é utilizado como amuleto de proteção. O trevo de cinco folhas é para atrair dinheiro. O trevo branco é usado para trabalhar contra feitiços e olho gordo. O trevo vermelho é usado para remover espíritos negativos.

Toque de Bruxa: se duas pessoas comerem juntas um trevo de 4 folhas o resultado será um amor mútuo muito forte. Tenha um trevo de quatro folhas em sua carteira, próximo ao dinheiro ou ao cartão, diz a lenda que traz sorte nas suas finanças. Sonhar com um trevo significa fortuna, principalmente para pessoas jovens. Há um mantra que diz:

Uma folha para a fama,
Uma folha para a riqueza,
Uma folha para ter um amante fiel,
E uma folha para trazer uma saúde gloriosa!
Tudo isso em um Trevo de Quatro Folhas.

Há também uma Magia Irlandesa para atrair dinheiro famosa no mundo todo. A saga do pote de ouro no final do arco-íris atraí esta energia rica das reluzentes moedas douradas e, mentalmente, funciona na atração de desejos de fartura. Talvez este seja o motivo desta magia surtir um efeito muito bom para quem realiza. Numa quinta-feira, faça um chá de camomila e deixe esfriar. Coloque o chá na geladeira por pelo menos uma hora. Enquanto gela o chá, prepare o local do ritual assim. Perto de uma pia, pode ser na cozinha mesmo, deixe um castiçal com uma vela verde, fósforos e uma toalha de papel.

Após o chá ter gelado por uma hora, retire da geladeira e coloque na pia. Agora, respire fundo e concentre-se. Acenda a vela e deixe ao lado da pia. Jogue o chá nas mãos e esfregue-as delicadamente. Seque as mãos com o papel toalha dando pequenos tapinhas e diga o seguinte:

Magia da Fortuna,
Com a Sorte do Trevo Verde,
Permita que meu sonho,
Se transforme em Dinheiro Verde.

Passe o papel toalha rapidamente pela chama da vela, segurando-o para que queime um pouco e jogue dentro da pia para terminar de queimar.

Receitas terapêuticas e encantadas

Incenso para adivinhação

- 1 parte de chicória seca
- 1 parte de cravo-da-índia
- 1 parte de trevo de quatro folhas

Queime durante ou imediatamente antes de usar cartas de tarô, espelhos mágicos, esferas de cristais, pedras de runas e assim por diante, mas tenha cuidado, este incenso não tem um bom cheiro.

Urtiga

De origem asiática e europeia, a urtiga, também chamada ortiga, foi uma das plantas que começaram a ser utilizadas muito cedo pelo Homo sapiens. Desde 4000 a.C. suas fibras foram utilizadas na fabricação de tecidos e mais tarde na produção de papel. A urtiga é conhecida por uma propriedade em suas folhas que, se encostadas na pele, podem irritá-la, deixando uma sensação de que a pele fora queimada. Antes de serem descobertas as propriedades medicinais da planta seu uso na indústria têxtil se manteve em alta até o século 20, mesmo já tendo sido descoberto o linho para fabricação de roupas e demais tecidos. Durante a difícil época da Primeira Grande Guerra, os uniformes dos soldados eram feitos de fibras de urtiga. Hoje em dia, além de ser uma planta medicinal, ainda é alimento e fonte de clorofila. A planta cresce espontaneamente em bosques e sub-bosques, prados, a beira de cursos de água e em locais úmidos e sombreados, com reduzido número de indivíduo.

Planta arbustiva, perene, monoica e dioica, que cresce de 1,5 a 3,0 m de altura. O caule é ereto, ramificado, estriado, suculento, vermelho e aculeado na base, embora inerme na parte terminal. Apresenta um rizoma subterrâneo. As folhas são alternas, enrugadas na face ventral, longo-pecioladas, ápice acuminado e base cordada, ovaladas-elípticas, sendo as da base cordiformes, com dentes triangulares, hirsutas, medindo 10 a 20 cm de comprimento por 8 a 15 cm de largura, revestida de pelos urticantes sobre as nervuras, pecíolos e sobre cada ruga ventral. Inflorescência em cimas escorpioides, dispostas em ramos carnosos e róseos. As flores masculinas são globosas, róseo-claras, minúsculas (2 mm de diâmetro). As flores femininas são globosas, com perigônio carnoso, ovário súpero e estigma em forma de pincel. Fruto tipo núcula, ovoide, comprimida, assimétrica, castanho quando maduro, medindo 2 mm de diâmetro e contendo uma semente com forma e tamanho semelhantes à núcula. Existem dois tipos de urtigas: a branca e a comum, que não devem ser confundidas, pois a branca não tem características urticantes. As flores da primeira são muito diferentes da urtiga comum. Entretanto, vale apontar que as duas plantas têm algumas propriedades semelhantes, ambas são benéficas em casos de reumatismo e gota, por exemplo. Elas devem ser usadas externamente em casos de contusões e queimaduras.

Seu gênero é masculino, da planta se usa as folhas. Na gastronomia é feito o Queijo – Cornish Yarg – um queijo artesanal semiduro, com sabor cremoso, fabricado na Cornualha, Inglaterra e embrulhado em folhas de urtiga depois de prensado e salgado. As folhas, arrumadas manualmente, formam um desenho agradável e atraem fungos de várias cores, que auxiliam no processo de manutenção, dando ao queijo um sabor de cogumelo. As folhas novinhas da urtiga podem ser preparadas como verdura cozida, assim como o espinafre, e podem ser acrescentadas em sopas, ovos e carnes.

Nome popular: urtiga, urtigão, urtiga-maior, ortiga ou ortigão.
Nome científico: *Urtica urens*
Planeta: Marte com regente Vênus.
Elemento: Fogo
Deidade: Ares
Função terapêutica: combate a queda de cabelo e a fragilidade das unhas; previne anemia; estimula a secreção láctea; reduz o teor do ácido úrico; alivia artrose, crises de artrites e gota, também outras manifestações reumáticas; baixa o teor de glicose no sangue, estimulando a irrigação sanguínea em todas as partes do corpo; combate o entorpecimento dos membros; controla hemorragias; trata de problemas no sistema respiratório, como a asma e a bronquite, e é usada no tratamento de irritações na pele e em corrimentos.
Contraindicações: a urtiga está contraindicada no caso de edema causado por doenças cardíacas ou função renal prejudicada.
Função mágica: usada em feitiços de proteção e para dar coragem. Foi considerada como antídoto contra vários venenos.

TOQUE DE BRUXA: para amenizar os sintomas de queimação que a urtiga provoca, espalhe pela pele que foi atingida azeite e cebola: misture os dois e aplique na área urticada ou utilize fermento em pó, dos tipos usados para fazer bolos mesmo, aplicados sobre a pele. Encha um pote com urtiga para mandar más vibrações e maldições de volta para quem lhe mandou. Para remover um feitiço e mandá-lo embora, recheie um boneco de pano com folhas secas de urtiga e jogue-o o mais longe que puder. Um pote com urtiga fresca cortada e colocada debaixo da cama de um doente ajudará na recuperação da pessoa. No México, os espiritualistas recomendam banhos de purificações com urtiga em razão dela ser mais carnívora do que outras ervas, tendo, desta forma, efeitos mais eficientes. Usada na forma de amuleto, ela nos protege das influências negativas.

Receitas terapêuticas e encantadas

- CHÁ DE URTIGA PARA REUMATISMO, FADIGA OU FALTA DE APETITE: você pode comprar a planta já processada e pronta para uso ou fazer um chá em infusão. Adicione uma colher de sopa para cada litro de água. Cozinhe por

3 ou 4 minutos a partir do momento em que se inicia a ebulição. Depois disso, retire do fogo e deixe repousando, tampada, por 10 minutos. Coe e está pronto para consumo. O ideal é consumir até três xícaras ao dia.

- **Depurativo do sangue**: consumir na forma de salada, ensopado, chá ou sumo.
- **Eliminação de ureia e cloreto**: infusão de urtiga.
- **Extrato de urtiga**: misture 500 g de folhas frescas e 1 litro de água e deixe curtir por 2 dias. Pulverize sobre as partes da planta infestadas por cochonilhas, pulgões e lagartas.
- **Loção capilar**: coloque três punhados de urtiga fresca em um mixer. Adicione às urtigas trituradas cerca de 200 ml de água. Filtre a mistura e aplique e massageie o couro cabeludo. Não utilize em pontos de sutura!

Pesto de urtiga

- 1 dente de alho pequeno, ou a gosto
- 1cc de missô escuro
- 1cs de suco de limão espremido na hora
- Azeite
- Castanha de caju
- Pimenta-do-reino a gosto
- Urtigas do jardim (o equivalente a um escorredor de macarrão de urtigas frescas, aproximadamente 2 x depois de cozidas)

As urtigas se tornam totalmente inofensivas depois de passarem por uma panela de água fervente. Se você nunca cozinhou com urtigas, basta tomar alguns cuidados básicos quando estiver manipulando as folhas cruas, sempre use luvas (de jardinagem ou dessas para lavar louças), e será recompensado com um vegetal pra lá de original e nutritivo. Tome cuidado para as folhas não entrarem em contato com a pele que estiver exposta (braços). Despeje as urtigas em um escorredor de macarrão e lave bem (basta passar algumas vezes embaixo da torneira ligada). Encha uma panela grande com água e leve ao fogo. Quando começar a ferver, despeje as urtigas, cubra a panela e deixe ferver por um minuto. Pronto, agora os super poderes malignos da urtiga foram suprimidos e elas se tornaram inofensivas. Pode manipular com as mãos nuas e transformar esse vegetal em pesto. Não deixe de colocar uma folhinha cozida na boca para descobrir o sabor que ela tem e se sentir super durona/durão. E não esqueça de chamar testemunhas para ver a proeza. Escorra a urtiga cozida e esprema bem entre as mãos para retirar o excesso de água. Triture a urtiga cozida/escorrida com todos os outros ingredientes no liquidificador (ou multiprocessador) até obter uma pasta densa. Não precisa triturar totalmente as castanhas, alguns pedacinhos inteiros são bem-vindos e deixam a textura mais interessante. Prove e ajuste o tempero de acordo com o seu gosto (talvez você queira mais limão, ou mais alho). O missô é minha arma secreta para realçar o sabor de pestos, ele cumpre a mesma função do parmesão e geralmente é bem salgado, mas talvez você ache necessário acrescentar uma pitada de sal ao seu prato. Sirva com macarrão, batatas (cozidas ou assadas) ou com pão. Rende aproximadamente uma porção e meia. Conserve na geladeira, em um recipiente bem fechado, por alguns dias.

O FEITIÇO DO CASULO NEGRO – Estella do site Simplesmente Bruxa

- 1 folha de urtiga ou raiz da mesma
- 1 novelo de lã preta
- 1 pedaço de papel branco virgem
- Foto da pessoa, o nome dela ou um pedaço da roupa, etc...
    - Se for pessoa, escreva o nome
    - Se for uma situação, descreva num pedaço de papel, tudo a lápis

Num sábado ou numa terça-feira de Lua minguante, siga os protocolos básicos de um Ritual de Banimento, no momento de fazer o feitiço pegue o seu material e faça o seguinte: abra a folha de papel branco, coloque a folha de urtiga ou pedaços da raiz, coloque em cima da urtiga a referência da pessoa ou situação e cubra com mais urtiga. Faça um embrulho não muito apertado. Se concentre e visualize a situação que você deseja, isto é, afastamento ou neutralização das coisas ruins de suas vidas. Vá enrolando a lã preta no embrulho, sempre mentalizando o seu desejo. Cante um mantra, ou vá recitando algum verso. Eu costumo cantar a música Vou Banindo. Vá tecendo o seu feitiço até o embrulho ficar todo coberto pela lã preta, formando uma espécie de "casulo negro". Ergam o Cone do Poder para que seus pedidos sejam levados aos deuses. Não se esqueça de preencher o espaço vazio que ficou com situações positivas e de dizer no final: "Que meu desejo seja realizado de forma harmoniosa e concreta, sem que ninguém saia prejudicado, nem mesmo eu". Finalize o ritual como de costume e aguarde os resultados. Eu tenho uma caixinha de madeira com tampa onde guardo esse tipo de feitiço até os resultados, depois eu queimo no caldeirão agradecendo aos deuses.

Verbena

Herbácea de caule quadrangular, folhas rudes, flores roxas e pequenas. Usada em cerimônias de sacrifício e purificação dos antigos romanos e druidas. Seu nome deriva do celta *ferfaen*, de *fer*, "expulsar" e *faen* "pedra". A verbena está associada a práticas religiosas, culturais e mágicas.

De gênero feminino, suas folhas e flores são aproveitadas. Na gastronomia é amplamente usada em diversos pratos.

Nome popular: verbena, erva-sagrada, gerbão, jaivão, gerivão, planta da sorte, alegria dos viajantes.
Nome científico: *Verbena officulalis*
Planeta: Vênus
Elemento: Ar
Deidades: Ares, Afrodite, Ísis, Thor, Zeus, Cerridwen e Hera.
Função terapêutica: é estimulante e antidepressiva; combate enxaqueca, dores no corpo e males do estômago; diminui a cólica em estados de TPM, colaborando para melhorar a mudança de humor e elimina as bactérias do trato urinário, sendo muito eficaz contra cistite.
Contraindicações: não deve ser utilizada em épocas menstruais. Nem por grávidas ou por quem está amamentado.
Função mágica: seu poder está ligado à proteção, ao amor, purificação, dinheiro, paz e saúde. Ativa a sexualidade; favorece a adivinhação, a imortalidade, boas colheitas, contra raios e contra as forças do mal. Esmagando suas folhas afasta pessoas antipáticas.

TOQUE DE BRUXA: passado no corpo, o suco de verbena permite à pessoa vislumbrar o futuro, realizar desejos, transformar inimigos em amigos e atrair o amor de quem quiser. Uma guirlanda de verbena usada na cabeça protege aquele que invoca espíritos em rituais. Suas folhas secas transformadas em pó e salpicadas em volta da casa ou na roupa trazem paz e harmonia.

Receitas terapêuticas e encantadas

INCENSO PARA ABERTURA DO CÍRCULO MÁGICO

- ¼ parte de alecrim seco
- ¼ parte de louro seco
- ¼ parte de verbena seca

- ½ parte de pétalas de rosas secas
- 1 parte de sândalo
- 2 partes de beijoim
- 2 partes de mirra
- 4 partes de olíbano

Use para trabalhos gerais de abertura e purificação de círculos mágicos, dentro da bruxaria ou da magia em geral.

Unguento de proteção

- 1 parte de verbena
- 2 partes de alecrim
- 2 partes de malva

Prepare com óleo vegetal e as ervas acima. Esfregue no corpo para afastar as influências negativas e mantê-las distantes.

Unguento das bruxas

- 1 parte de pétalas de cravo – flor
- 2 partes de canela
- 3 partes de sândalo
- 3 partes de verbena

Prepare como de costume com óleo vegetal. Armazene em um recipiente marcado com um pentagrama e passe no corpo antes de rituais para se conectar a energia do universo e sentir a força total da magia.

Banho de purificação

- 1 parte de verbena
- 1 pitada de raiz de verbena
- 2 partes de alecrim
- 2 partes de erva-doce
- 2 partes de hissopo
- 2 partes de menta
- 3 partes de manjericão
- 3 partes de tomilho
- 4 partes de lavanda

Essa receita é do livro *Clavículas de Salomão* e é ideal para ser usada antes de todos os tipos de rituais mágicos e ou de purificação para seu dia a dia. Misture todos os ingredientes em um litro de água mineral quente e jogue da cabeça aos pés.

Infusão para o sono

- 1 parte de folhas de murta
- 1 parte de pétalas de rosa
- 1 parte de verbena

Encha meia garrafa com água fresca. Adicione um punhado ou mais das ervas misturadas e energizadas. Tampe hermeticamente e deixe essa infusão receber os raios solares do dia todo. Ao entardecer, sinta o aroma da água. Coe. Antes de ir para cama, banhe sua testa com três punhados da infusão, seu sono deverá ser livre de pesadelos e leve.

Sachê contra olho gordo

- 1 parte de endro
- 1 parte de raiz-de-são-joão (hipericão)
- 1 parte de trevo com 4 folhas
- 1 parte de verbena

Amarre com tecido branco e use para se proteger. Para proteger sua casa, pendure esse sache em sua janela.

Sache para proteção do carro

- 1 parte de artemisia
- 1 parte de erva-doce
- 1 parte de verbena
- 1 pitada de sal
- 2 partes de juníparo
- 2 partes de manjericão
- 3 partes de alecrim
- Tecido vermelho

Amarre tudo com o tecido vermelho e pendure esse sache em seu carro.

Videira (uva)

Registros apontam que o cultivo da uva se iniciou no período Neolítico, na região do Egito e da Ásia Menor. Mesmo sendo considerada uma cultura de clima temperado, em razão de ocorrer queda de folhas no outono, a videira apresenta ampla adaptação climática, apresentando melhor desenvolvimento em regiões de clima mediterrâneo, ou seja, verões secos e quentes e invernos frios e chuvosos. A luz afeta marcantemente a produção e o acúmulo de açúcares e, consequentemente, a qualidade, com elevada exigência de luminosidade no período de crescimento (da floração até a maturação). Assim, regiões de temperatura média mais elevada permitem obter produções mais precoces, possibilitando até, caso seja possível, controlar o fornecimento de água, mais de um ciclo por ano. A videira necessita de um período de repouso (dormência) hibernal para desenvolvimento adequado das gemas, crescimento vegetativo vigoroso e boa frutificação. O repouso é induzido por condições de baixas temperaturas nas regiões de clima subtropical e temperado, e por déficit hídrico em regiões de clima tropical semiárido. As exigências hídricas da videira se situam entre 500 e 1200 mm, dependendo do clima e da duração do ciclo. Deve-se evitar plantar em locais expostos a ventos fortes, caso não seja possível, faça uso de quebra-ventos.

A levedura, um dos primeiros micro-organismos conhecidos pelo homem, ocorre naturalmente na casca das uvas, levando à produção de bebidas alcoólicas, como o vinho. Os primeiros vestígios de vinho tinto são vistos na Armênia, onde foi encontrada a adega mais antiga do mundo, datando de cerca de 4.000 a.C. Por volta do Século 9, a cidade de Shiraz era conhecida por produzir um dos melhores vinhos do Oriente Médio. Assim, tem sido proposto que o nome do vinho tinto de Syrah possui origens em Shiraz, uma cidade na Pérsia, onde a uva foi usada para fazer vinho Shirazi. Hieróglifos no Antigo Egito recordam o cultivo de uvas. A história atesta que povos antigos da Grécia, Fenícia e Roma também cultivavam uvas para a alimentação e produção de vinho. Mais tarde, o cultivo de uvas se espalhou pela Europa, norte da África e, finalmente, América do Norte. As uvas pertencentes ao gênero Vitis proliferaram naturalmente nas selvas da América do Norte e foram parte da dieta de muitos nativos americanos, mas foram considerados pelos colonizadores europeus como impróprio para a produção de vinho.

Seu gênero é feminino. Da planta se usa as folhas e as frutas. Na gastronomia é usada em doces, sucos, compotas, aromatizantes, vinhos e inúmeros pratos.

Nome popular: uva
Nome científico: *Vitis vinifera* L.
Planeta: Lua
Elemento: Água
Deidades: Demeter, Baco e Dionísio.
Função terapêutica: as uvas são conhecidas por serem um ótimo fruto para o coração. Isso porque a uva aumenta o nível de óxido nítrico no sangue que, por sua vez, reduz a coagulação do sangue e ainda são ricas em antioxidantes, que ajudam na redução do processo de oxidação do mau colesterol. Pterostilbeno está presente nas uvas que pode também reduzir o nível de colesterol. Resveratrol e quercetina são flavonoides que atuam como poderosos antioxidantes e ajudam na proteção das paredes das artérias de danos. Resveratrol reduz as atividades de um hormônio conhecido como angiotensina, que pode aumentar a pressão arterial, reduzindo a largura das paredes das artérias. Estes antioxidantes também inibem os danos que podem ser provocados por radicais livres, limpando assim as toxinas do sangue. As uvas são bem conhecidas como sendo úteis contra a enxaqueca e as dores de cabeça. Seu suco pode ser consumido pela manhã para obter alívio imediato. É benéfica contra a acidez e, devido ao ácido úrico, pode reduzir os danos aos rins, além de fortalecer seu sistema imunológico. Por ser um agente antimicrobiano, consumir uvas traz maior defesa ao organismo.
Contraindicações: não encontrada na bibliografia consultada, porém uma dosagem acima daquela encontrada em alimentos deve ser evitada por gestantes e lactantes, pois a segurança e a eficácia do uso de doses altas não foram investigadas nestas condições.
Função mágica: aproveite ao máximo os poderes da natureza que a Deusa criou, mesmo porque, ao cozinhar, estamos atuando com os quatro elementos, Água, Terra, Fogo e Ar, e sabemos que esses poderes transformam qualquer coisa. Trabalhar com uvas aumenta a amizade e a prosperidade. Deve haver uvas no seu altar quando for fazer algum feitiço que envolva dinheiro. Comer uvas frescas é um poderoso estimulante da fertilidade. Ofereça sempre a seus amigos um punhado de uvas, pois elas reforçam a amizade.
TOQUE DE BRUXA: para atrair a sorte à sua casa e a todos os que habitam nela, você precisa de 12 sementes de uvas. Deixe-as em um copo com um pouco de suco ao sol, até que evapore e então reabasteça. Faça isso cada vez que terminar para continuar levando sorte ao lar.

Receitas terapêuticas e encantadas

- Prevenir a constipação: a uva é conhecido como um laxante devido à presença de ácido orgânico e de celulose. Frutas ricas em fibra dietética, que as torna potente na limpeza do trato intestinal, conhecidos por acalmar a membrana intestinal e o estômago. A fibra insolúvel pode ajudar na formação de grandes quantidades e pode promover a excreção saudável.
- Câncer: a uva tem um alto teor de antioxidante, que ajuda contra o processo de oxidação causados por radicais livres. O Resveratrol e o Pro-antocianidinas encontrados na fruta reduzem o metabolismo de células cancerígenas. A uva mostrou-se ser bastante eficaz em prevenir o câncer de mama, de próstata, de pele e de cólon são os outros tipos que podem ser prevenidos pelo consumo de uva.
- Alzheimer: várias doenças de demência relacionada podem ser adiada pelo consumo de uva. O Resveratrol encontrado nas uvas pode ajudar no retardamento do processo de danos em células do cérebro, bem como os danos que ocorrem devido aos radicais livres. O fluxo de sangue é conhecido por ser aumentado em 200%, devido a ele. As uvas podem ajudar a melhorar as atividades cerebrais e obter melhores funções cognitivas. Nível de peptídeos amiloide-beta podem ser reduzidas em pacientes que sofrem de doença de Alzheimer.
- Olhos: devido aos antioxidantes presentes, a uva ajuda na redução de ocorrência de doenças, tais como a degeneração macular e a catarata. Estes antioxidantes também ajudam a impedir o processo de oxidação e a perda de visão.
- Pele: fonte de vitamina C e antioxidantes tornam essa fruta uma maravilha para a saúde da pele. Os antioxidantes podem evitar o processo de oxidação dos radicais livres, evitando assim o envelhecimento, rugas, acne e manchas escuras. A Vitamina C melhora o processo de digestão, que, eventualmente, ajuda na eliminação de toxinas do corpo. Um corpo saudável reflete diretamente sobre a pele de uma pessoa e pode trazer brilho a ela. As uvas são também antimicrobianas e anti-inflamatórias, ajudando na luta contra vários micróbios no corpo. A interleucina 6 (IL-6), interleucina-1 beta (IL-1B) e fator de necrose tumoral alfa (TNF-alfa) são várias enzimas pro-inflamatórias que podem ser reduzidos através do consumo da uva.

Loção para a boa sorte

- 1 maçã
- 1 pera
- 4 morangos
- 10 uvas
- Água morna
- Essência de amêndoas

Coloque todos os elementos em uma batedeira e processe até que fique uma mistura bem homogênea. Tome banho usando este sabão caseiro de arruda e seque-se bem com uma toalha. Em seguida, aplique o creme de frutas em todo o corpo e deixe que se absorva naturalmente.

Suco de uva

- ½ xícara (chá) de sementes de romã
- 1 xícara (chá) de água
- 1 xícara (chá) de uva Thompson
- Gelo picado

No liquidificador, coloque todos os ingredientes e bata até ficar homogêneo. Coe numa peneira e sirva a seguir.

Geleia de uva

- 1 kg de uvas tintas
- 4 xícaras (chá) de açúcar
- 5 xícaras (chá) de água

Higienize as uvas. Coloque-as na panela e cubra com água. Leve ao fogo, tampe a panela e deixe cozinhando até levantar fervura. Passe por uma peneira, espremendo bem as uvas para extrair o suco. Deve render aproximadamente 6 e ½ xícaras. Volte o suco para a panela, adicione o açúcar e mexa bem. Leve ao fogo baixo, mexendo de vez em quando, somente até dissolver o açúcar. Retire o excesso de espuma que se forma na superfície. Continue cozinhando até obter o ponto de geleia.

Espetinho de brigadeiro com uva

- 1 colher (sopa) de manteiga
- 1 lata de leite condensado
- 1 tablete de chocolate ao leite
- 1 tablete de chocolate meio amargo
- 20 uvas Itália

Lave, escorra e enxugue bem as uvas. Reserve. Em uma panela, misture bem o leite condensado com a manteiga. Leve ao fogo baixo, mexendo sempre, até desprender do fundo da panela (cerca de 10 minutos). Retire do fogo, despeje em um prato untado com manteiga e deixe esfriar. Abra pequenas porções do brigadeiro branco na mão. Coloque no centro uma uva. Feche as bordas, enrole como docinho e coloque um espetinho. Repita o processo, modelando o restante do brigadeiro. Em um recipiente refratário, coloque os tabletes de chocolate ao leite e meio amargo e derreta em banho-maria. Deixe esfriar até a temperatura de 28 °C, banhe cada um dos docinhos e escorra o excesso de chocolate. Espere secar e sirva.

Charuto com folha de uva

- 1 colher de chá de alho
- 25 g de arroz cru
- 30 folhas de parreira em conserva
- 50 g de cebola picada
- 50 g de tomate picado
- 250 g de carne moída
- Sal pimenta-do-reino a gosto

Misture todos os ingredientes do recheio, tempere e reserve. Cozinhe as folhas de parreira por 3 minutos e, a seguir, coloque-as em água fria. Corte as folhas ao meio, coloque o recheio e enrole. Disponha os charutos em círculo na panela imersos em água, alho e limão. Rende cerca de 30 unidades.

Violeta

Uma planta que costuma florir por altura do fim do inverno e começo da primavera e que é fonte de inúmeros contos e lendas de amor é a violeta. Várias são as lendas de amor de origem grega e romana que se contam sobre ela. Mas existe igualmente um mito inglês sobre a violeta, e é esse que vou partilhar com você.

Segundo esse mito, o rei Frost (nome que significa em português gelo) sentia-se muito sozinho no seu grande palácio de gelo, onde imperava o frio e faltava vida. Então, um dia, o rei enviou emissários à procura de uma jovem bela e carinhosa que pudesse reconfortar o seu triste coração e trazer-lhe felicidade. Depois de terem andado dias sem conta, os emissários encontraram finalmente uma jovem, muito tímida, mas lindíssima, que se apressaram a levar à presença do rei Frost. Assim que o rei a viu, ficou imediatamente apaixonado pela simpática jovem e a frieza do seu coração fundiu como a neve funde ao sol. O nome da jovem era Violeta.

Graças ao amor e à ternura de Violeta, o rei Frost tornou-se bom e generoso e prometeu ao seu povo que, a partir daí, os invernos rigorosos e sem fim do seu reino se tornariam amenos durante metade do ano.

Depois de algum tempo de viver no palácio do rei Frost, Violeta sentiu saudades do seu país e pediu ao rei para a deixar que fizesse uma visita. O rei acedeu ao pedido, mas com uma condição: Violeta voltaria ao seu país alguns meses por ano, mas transformada numa flor. E é assim que, desde então, Violeta toma a forma de uma flor durante alguns meses do ano e regressa no inverno ao reino gelado do marido.

A violeta é símbolo de modéstia, de fidelidade e de simplicidade. Os árabes a utilizavam, durante a Idade Média, como vomitivo. Foi usada também como remédio contra o cancro de Santa Hidéldia.

Seu gênero é feminino, da planta se usa as folhas e o rizoma. Na gastronomia é usada em geleias, doces, sorvetes e em saladas, in natura, como decoração ou cristalizada.

Nome popular: violeta
Nome científico: *Viola odorata*
Planeta: Vênus
Elemento: Ar
Deidade: Afrodite

Função terapêutica: é expectorante, calmante, laxativa, emoliente; combate a intoxicação alimentar e auxilia no tratamento da coqueluche. Na cosmetologia é usada em cremes para os olhos para prevenir rugas.

Contraindicações: o uso externo pode causar dermatite, não deve ser utilizada em crianças.

Função mágica: seu poder está ligado à proteção, ao amor, à sorte, à saúde e à realização de desejos e de paz. A fragrância da violeta acalma, limpa a mente, desperta a auto confiança e é afrodisíaca. Quando misturadas às flores de violeta e de lavanda, obtêm-se poderoso estimulante amoroso. Os antigos gregos usavam as violetas para atrair e acalmar o sono.

TOQUE DE BRUXA: misture com lavanda para um poderoso encantamento de amor. A compressa feita com violeta ajuda a curar a dor de cabeça. Sonhar com violetas significa mudanças para melhor. Violetas absorvem feitiços do mal.

A primeira violeta colhida na primavera garantirá a realização de seu desejo mais intenso.

Receitas terapêuticas e encantadas

UNÇÃO DE CURA MEXICANA

- 1 punhado de alecrim
- 1 punhado de flores de violeta
- 1 punhado de margaridas amarelas
- 1 punhado de papoula

Misture todas as ervas frescas. Dê poder a elas. Coloque em uma tigela de cerâmica grande. Encharque as ervas totalmente com vodca ou outro álcool sem aroma. Se não desejar usar álcool, substitua por vinagre de maçã. Passe as ervas no corpo da pessoa doente, visualizando que elas estão absorvendo a doença. Quando tiver encerrado, enterre ou queime as ervas e lave as mãos em água corrente.

Zimbro

Originária das regiões frias da Noruega e da Rússia, seu nome tem raiz indo-europeia e significa "junco". Arbusto de folhas compostas e glauco-verde, um tipo de cone carnoso preto-azulado.

Seu gênero é masculino. Da planta se usa a madeira e as bagas. Na gastronomia é utilizado em diversas receitas.

Nome popular: zimbro, cedro, genebreiro, juniper, juniper comum, zimbrão, zimbro, zimbro-anão zimbro-comum, zimbro-rasteiro e zimbro-vulgar.
Nome científico: *Juniperus communis*
Planeta: Sol
Elemento: Terra
Deidades: Astarte e Ishtar.
Função terapêutica: diurético, depurativo; combate a cistite, o cálculo renal, a dermatose, o reumatismo e auxilia em todo aparelho urinário. Na cosmetologia é um antcelulítico natural, anestésico, antisseborreico, antimicótico e desodorizante.
Contraindicações: a essência é muito tóxica, devendo ser utilizada a própria baga sob forma de tempero. Não deve ser usado por pessoas com nefrite.
Função mágica: seu poder está ligado à proteção, ao amor e à saúde.

TOQUE EM BRUXA: um ramo de zimbro colocado atrás da porta de entrada repele pessoas invejosas e malignas. Suas sementes na forma de amuleto são excelentes ativadores de energia sexual masculina.

Receitas terapêuticas e encantadas

- BAGAS DE INFUSÃO OU PINTURA: diurético, ajuda nas moléstias renais, na amenorreia e em casos de asma.
- FRUTOS EM COMPRESSA: psoríase, antisséptico, dores ciáticas.
- MADEIRA E BAGAS EM ÁLCOOL: reumatismo.
- MADEIRA E PLÁSTICO EM INFUSÃO E DECOCÇÃO: asma, bronquite, acidez, má digestão, hidropisia, diurético, mau hálito, reumatismo, febres, doenças da pele.
- ÓLEO: asma, bronquite, acidez, má digestão, hidropisia, diurético.

Infusão de zimbro (contra cálculos dos rins e da vesícula)

- 1/4 de litro de água fervente
- 5 g de zimbro

Salve como vagens de zimbro e deixe-as de molho no recipiente, bem compactado, por 20 minutos, filtrando a seguir. Tome 3 vezes ao dia.

A Magia pode ser perigosa se não for usada de maneira apropriada, mas isso também vale para os carros e para a eletricidade.

Vinho de zimbro – para asma e equilíbrio das emoções

- 1 litro de vinho branco
- 10 g de casca de limão
- 50 g de bagas de zimbro

Esmague as bagas de zimbro e as cascas de limão. Em seguida, coloque tudo em 1 litro de vinho branco. Macere por uma semana e consuma em cálices 2 vezes ao dia.

Bibliografia Consultada

Anotações e Experiências Pessoais de Tânia Gori

Artese, Léo – *O Voo da Águia* – São Paulo – Editora Roca.
Barbosa, Cláudio – *Cura Alquímica pelas Plantas* – Editora Berkana.
Berwick, Ann – *Aromaterapia Holística* – São Paulo – Editora Nova Era.
Biancardi, Rosa Maria – *Segredos da Bruxa – Magias e Rituais para o Novo Milênio* – São Paulo – Editora Alfabeto.
Booth, Mike & Dalichow, Iriene – Editora Margarita Schack
Bornhausen, Rosy L. – *As Ervas do Sítio* – Editora BEI.
Bueno, Mar Rey – *História das Ervas Mágica se Medicinais* – São Paulo – Editora Madras, 2009.
Calnd, M.E – *O Uso Mágico e Espiritual de Incensos e Defumadores* – São Paulo – Editora Pensamento.
Camargo, Adriano – *Rituais com ervas – Banhos, defumações e benzimento* – São Paulo – Editora Livre Expressão – 2012.
____. *Curso de manipulação de ervas mágica* – São Paulo.
Carvalho, Ângela Maria e Júnior, Antônio Navarro – *A Magia das Ervas e seu Axé* – São Paulo – Editora Madras, 2003.
Caribe, Dr. José & Campos, Dr. José Maria – *Plantas que Ajudam o Homem* – São Paulo – Editora Cultrix, 1991.
Cerridween, Mavesper Cy – *Wicca Brasil* – São Paulo – Editora Gaia.
Chitwood, Sally – *Um guia prático de Cosmética Natural* – 5ª Edição – São Paulo – Editora Aquariana, 2002.
Claudino, Hilton – *Os vegetais: alimentos que promovem qualidade de vida* – 2ª Edição – São Paulo – Editora Elevação, 2006.
Cirilo, Irmão – *Plantas Medicinais* – Editora Francisco Beltrão.
Corazza, Sonia – *Aromacologia* – São Paulo – Editora Senac.
Cunningham, Scott – *Enciclopédia de Wicca na Cozinha* – São Paulo – Editora Gaia.
____. *O Livro Completo de Óleos, Incensos e Infusões* – São Paulo – Editora Gaia.
Dawson, Adele G. – *O Poder das Ervas* – Editora Best Seller.
Duniau, Marie-Christine M. – *Plantas Medicinais da magia à ciência* – Coleção Saúde total – Rio de Janeiro – Brasport, 2003.
Dunwich, Gerina – *Poções Mágicas* – Rio de Janeiro – Editora Bertrand Brasil.
Felippe, Gil – *Entre o Jardim e a Horta* – São Paulo – Editora Senac.
____. *Frutas – Sabor à primeira dentada* – São Paulo – Editora Senac, 2005.
Fellner, Tara – *Aromaterapia para o Amor* – Rio de Janeiro – Editora Nova Era.
Frazão, Marcia – *Manual Mágico do Amor* – Rio de Janeiro – Editora Bertrand Brasil, 2001.
Franco, Lelington L – *As incríveis 50 frutas com poderes medicinais* – São Paulo – Ed. O Naturalista.
____. *As sensacionais 50 plantas medicinais* – São Paulo – Ed. Naturalista.
____. *Doenças Tratadas com plantas medicinais* – São Paulo – Editora Vozes, 2003.
____. *50 sucos medicinais campeões de saúde* – São Paulo – Editora Lobo Franco, 2002.
Froes, Vera e Rocha, Antônio – *Alquimia Vegetal* – Editora Nova Era.
Feu, Eddie Van – *Herbarium Wicca* – Rio de Janeiro – Editora Escala.

Figueiredo, Wanda – *Sabores da Índia* – Editora Lótus do Saber.
Gravina, Wania – *Terapia da Natureza* – São Paulo – Idepes, 2009.
Grimassi, Raven – *Enciclopédia de Wicca e Bruxaria* – São Paulo – Editora Gaia.
Hartmann, Hilda – *Duas ou Três Coisas que me Contaram sobre as Ervas* – São Paulo – Editora Pallas.
Keller, Erich – *Guia Completo de Aromaterapia* – São Paulo – Ed. Pensamento – 1989.
Miller, Iona & Miller, Richard Alan – *A Utilização Ritual e Mágica dos Perfumes* – Editora Nova Era.
Moura, Anna – *Wicca – A grande arte da bruxaria verde* – São Paulo – Editora Madras, 2004.
Paracelso – *As plantas mágicas* – São Paulo – Editora Hemus, 2005.
Panizza, Silvio – *Plantas que Curam* – Cheiro de Mato – Editora Ibrasa.
Rezende, André – *O Poder das Ervas – Vida natural* – Editora Ibrasa, 2006.
Riggs, Maribeth – *Guia Feminino de Saúde e Beleza* – Editora Angra.
Rose, Jeanne – *O Livro da Aromaterapia* – Editora Campus.
Rhomer, Francis – *O Livro do Chá* – Editora A.
Saraceni, Rubens – *A magia divina das setes ervas sagradas* – São Paulo – Editora Madras, 2010.
Sellar, Wanda – *Óleos que Curam* – Editora Nova Era.
Sedding, Michelle & Erbetta, Gabriela – *O Livro de Ervas, Especiarias e Pimentas* – São Paulo – Editora Publifolha.
Silva, Adão Roberto da – *Aromaterapia em Dermatologia e Estética* – São Paulo – Ed. Roca.
Soares, Carlos Alves – *A cura que vem dos chás* – Ed. Vozes – 2006.
_____. Plantas Medicinais, do plantio à colheita – São Paulo – Ed Ícone, 2010.
Soares, Cecilia Beatriz L. da Veiga – *O Livro de Ouro das Flores* – Editora Ediouro.
Stobart, Tom – *Ervas, Temperos e Condimentos de A a Z* – Editora. Zahar, 2009.
Smith, Steven R. *O Livro dos Incensos* – *São Paulo* – Editora Roca.
Uydert, Mellie – *A magia das plantas* – São Paulo – Editora Pensamento.
Teske, Magrid & Trentini, Anny Margaly – *Herbarium – Compêndio de Fitoterapia* – São Paulo – Ed. Herbarium.
Weil, Roberto – *As ervas que curam* – São Paulo – Ediora Gaia.
Weor, Samael Aun – *Medicina Oculta* – Curitiba – Ed. Edisaw, 2011.
Vários – *Guia prático de Ervas Aromáticas e Plantas Medicinais* – São Paulo – Editora Impala, 2001.
Vukovic, Laurel – *1001 soluções naturais* – São Paulo – Editora Publifolha, 2006.

Revistas

Ervas e Plantas que Curam – Editora Escala.
Plantas que Curam – Editora Três.
Plantas que Curam – Revista Planeta.
Segredos da Cozinha – Editora Impala .
Guia de plantas medicinais de A a Z – 76 espécies aprovadas pela ciência – Ed. Abril – 2011.

Apostilas

Herbário – Cybele Regina Fiorotti – 2004
Herbanário Sagrado – Soraya Ferreira Mariani – 2000

Monografia sobre Ervas (alunos)

Ana Maria Palubinskas
Awita Priscila Raposo de Oliveira
Carlos Eduardo Bonício
Humberto Zambetti
Márcia M. Alcântara
Vanessa Marchan Negrini

Sites consultados

http://come-se.blogspot.com.br/2008/08/gernios-perfumados.html
http://www.plantasquecuram.com.br/ervas/galbano.html#ixzz2IjVDyouP
http://come-se.blogspot.com.br/2008/08/gernios-perfumados.html
http://www.plantasquecuram.com.br/ervas/galbano.html#ixzz2IjVDyouP
http://www.almanaqueculinario.com.br/receita/laranjas-confitadas-33602
http://www.plantamed.com.br
http://www.fsg.com.br/florais_detalhes.php?num=117
http://www.essenciasflorais.com.br/floral/lavender-florais-california/
http://www.fuguitang.com/tratamento-homeopatico-de-fungo-unha.html • http://saude.hsw.uol.com.br/aromaterapia-lavanda.
http://ci-67.ciagri.usp.br/pm/ver_1pl.asp?f_cod=5
http://www.almanaqueculinario.com.br/receita/licor-de-menta-2939
http://tudogostoso.uol.com.br/receita/362-bolo-de-arroz-da-berilda.html
www.bolodearroz.com
http://www.frutasdourosul.pt/Receitas/Sobremesas/Surpresa-de-Lichias-com-Canela
http://revistavivasaude.uol.com.br/Edicoes/40/artigo42721-1.asp

Educadora e Pesquisadora

Tânia Gori – Bruxa: Idealizadora da Universidade Livre Holística Casa de Bruxa. Escritora dos livros *Bruxaria natural 1 – escola de magia*, *Bruxaria natural 2 – a magia da conquista* e *A Bruxa e o Cavaleiro*. Reiki Máster Cabalístico, Tibetano, Xamânico e Celtic. Numeróloga & Astróloga. Facilitadora de Atividades Bioenergéticas. Treinadora de Almas. Facilitadora do Curso de *Bruxaria Natural – Uma filosofia de Vida*, entre outros Organizadora da "Convenção de Bruxas e Magos na vila de Paranapiacaba" – Classificado o Maior evento da Área da América Latina.
Contato ou dúvidas: taniagori@casadebruxa.com.br.
Site: taniagori.com.br.
Redes sociais: @Tânia Gori – A Bruxa Brasileira